W0255636

Imaging dell'Apparato Urogenitale

Alfredo Blandino • Francesco M. Danza
Ilario Menchi • Roberto Pozzi Mucelli
Antonio Rotondo
(a cura di)

Imaging dell'Apparato Urogenitale

Patologia non oncologica

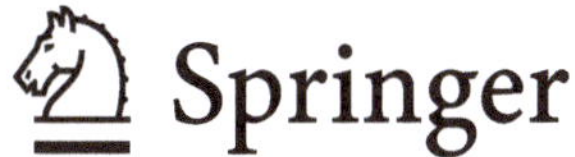

Springer

a cura di

Alfredo Blandino
Dipartimento di Scienze Radiologiche
Università degli Studi di Messina

Francesco M. Danza
Dipartimento di Bioimmagini e Scienze Radiologiche
Policlinico "Agostino Gemelli"
Università Cattolica del Sacro Cuore, Roma

Ilario Menchi
Dipartimento di Diagnostica per Immagini
Azienda Ospedaliero-Universitaria Careggi
Firenze

Roberto Pozzi Mucelli
Istituto di Radiologia, Università di Verona
Policlinico "G.B. Rossi", Verona

Antonio Rotondo
Dipartimento di Internistica Clinica e Sperimentale
"F. Magrassi e A. Lanzara"
Seconda Università degli Studi di Napoli

ISBN 978-88-470-1768-9

ISBN 978-88-470-1769-6 (eBook)

DOI 10.1007/978-88-470-1769-6

9 8 7 6 5 4 3 2 1

Layout di copertina: Simona Colombo, Milano

Realizzazione editoriale: Scienzaperta S.r.l., Novate Milanese (MI)
Stampa: Printer Trento S.r.l., Trento

Springer-Verlag Italia S.r.l., Via Decembrio 28, I-20137 Milano
Springer fa parte di Springer Science+Business Media (www.springer.com)

Nell'attuale panorama editoriale un testo di diagnostica per immagini dell'apparato urogenitale può sembrare un'inutile aggiunta a quanto già disponibile sul "mercato dei saperi"; inoltre le pubblicazioni di diagnostica per immagini, in particolar modo se monotematiche, sono destinate necessariamente a un rapido "invecchiamento", in quanto la continua evoluzione delle tecniche e delle metodiche di **imaging** le conducono inesorabilmente verso l'obsolescenza.

Tuttavia, se è vero che tutte le tecniche sono suscettibili di una continua modernizzazione, è anche vero che le **conoscenze anatomo-cliniche**, alla cui divulgazione questo testo è anche finalizzato, rappresentano per gli specialisti una "piattaforma" culturale, strumento ineludibile per affrontare e utilizzare al meglio tutto ciò che di nuovo potrà venire dall'evoluzione tecnologica.

Non è semplice scrivere la prefazione di un testo al quale, per giunta, si è collaborato, in quanto forte è il rischio di scivolare nell'esaltazione dell'operato degli autori; tuttavia, dopo aver esaminato con il necessario distacco tutte le sezioni di quest'opera, non posso non riconoscere a coloro che hanno collaborato alla sua realizzazione la capacità di aver saputo affrontare gli argomenti con giusta sintesi e con completezza di trattazione, prerogative queste che appartengono solo a chi ha maturato una profonda esperienza nello specifico settore della diagnostica per immagini dell'apparato urogenitale.

Il manuale, affrontando in modo preciso, non ridondante, la patologia delle malattie delle vie urinarie e dell'apparato genitale maschile e femminile a genesi non oncologica, è destinato a tutti i radiologi che hanno interesse ad approfondire un argomento così centrale.

È sicuramente doveroso riconoscere agli autori di aver saputo trasfondere nel testo il frutto dell'esperienza, non certo autoreferenziata, maturata sul campo e certificata dalla quotidianità del loro lavoro; il risultato, devo ammettere, con una punta di orgoglio, è andato ben oltre le nostre previsioni.

Nei vari capitoli si analizzano i differenti campi della patologia nefro-uro-genitale attraverso un percorso complesso e differenziato che, partendo dalle basi della fisiopatologia e della clinica, si articola attraverso le potenzialità, il razionale e le corrette indicazioni all'utilizzo delle differenti tecniche di diagnostica per immagini, per arrivare a definire il work-up di ciascuna condizione patologica, ottimizzato in base a requisiti di efficienza ed efficacia imprescindibili nella pratica quotidiana.

Nell'affrontare le problematiche relative alla patologia displastica e malformativa, si è partiti dall'embriogenesi dell'apparato urogenitale per definire le numerose e possibili varianti e per fornire un canovaccio interpretativo su cui basare l'osservazione radiologica e nel quale inscrivere la ricerca di eventuali anomalie associate sia di tipo displastico sia di tipo disembriogenetico.

Analogamente sono stati definiti ruoli, limiti e impiego delle differenti tecniche nella patologia traumatica e ciò ha richiesto una disamina approfondita delle condizioni meccaniche

che sottendono la traumatologia delle vie urinarie, non senza affrontare le problematiche relative alla ricerca di quei "segni minori", sfumata espressione di lesioni traumatiche "occulte" che, se non riconosciute, possono essere responsabili di complicanze tardive nel paziente traumatizzato.

La patologia infettiva renale, che ha sempre rappresentato un ambito estremamente complesso, analizzata in modo puntuale ed esaustivo, è stata resa fruibile anche a chi non le ha dedicato anni di studio e di impegno, ai radiologi di minore esperienza e agli assistenti in formazione, che potranno pertanto ora confrontarsi con un campo della diagnostica per immagini che rappresenta una vera sfida nel lavoro quotidiano.

Nel capitolo relativo all'apparato genitale femminile si è dato ampio spazio all'imaging "emergente", cioè a quelle tecniche innovative finalizzate allo studio di condizioni disfunzionali sia meccaniche (quali le patologie del pavimento pelvico) sia di tipo ormonale e/o flogistico (quali l'endometriosi e la PID) che – grazie anche alla diffusione di macchine RM performanti e all'ampio interesse che viene posto attualmente al *women's imaging* – trovano sempre nuovi adepti.

Rilevante anche il contributo degli autori che si sono occupati della sezione relativa all'apparato genitale maschile, i quali, forti della loro ampia e certificata esperienza nell'ambito di tale distretto anatomico, sono riusciti a mettere a punto una rassegna ampia e completa, fornendo una sorta di "manuale" a chi affronta nella quotidianità del lavoro sfide e dubbi relativi a tali strutture.

Lo sforzo profuso da tutti gli autori ha prodotto un testo di semeiotica moderna di facile e agevole consultazione e di certa utilità per chi deve affrontare le problematiche non oncologiche dell'apparato urogenitale. Questo manuale, partendo dalle basi tecnico-metodologiche dell'imaging (RX, Ecografia, TC, RM), oltre a fornire una guida per affrontare le sfide della radiourologia, completa l'offerta dell'attuale panorama editoriale e può rappresentare un punto di partenza per i giovani radiologi che vorranno dedicarsi al **settore radio-urologico**, sicuramente tra i più stimolanti della diagnostica per immagini.

Napoli, maggio 2010

Antonio Rotondo
Dipartimento di Internistica Clinica e
Sperimentale "F. Magrassi e A. Lanzara"
Seconda Università degli Studi di Napoli

Indice

Elenco degli Autori

Ciro Acampora   Dipartimento di Diagnostica per Immagini, A.O.R.N. "A. Cardarelli", Napoli

Simone Agostini   Dipartimento di Diagnostica per Immagini, Azienda Ospedaliero-Universitaria Careggi, Firenze

Maurizio Atzori   U.O.C. Radiologia della Piastra, Ospedale S. Camillo-Forlanini, Roma

Giuseppe Balconi   Dipartimento di Radiologia, Ospedale San Raffaele Turro, Milano

Libero Barozzi   U.O. Radiologia, Dipartimento Emergenza Urgenza, Chirurgia Generale e dei Trapianti, Policlinico S. Orsola-Malpighi, Bologna

Massimo Bazzocchi   Dipartimento di Ricerche Mediche e Morfologiche, Università degli Studi di Udine

Michele Bertolotto   Dipartimento di Scienze Cliniche, Tecnologiche e Traslazionali, U.C.O. Radiologia, Università degli Studi di Trieste, Ospedale di Cattinara

Costanza Bruno   Istituto di Radiologia, Università di Verona, Policlinico "G.B. Rossi", Verona

Gianpiero Cardone   Dipartimento di Radiologia, Ospedale San Raffaele Turro, Milano

Emanuele Casciani   U.O.S. Diagnostica del Trauma in Urgenza, Azienda Policlinico "Umberto I", Roma

Marco F. Cavallaro   Dipartimento di Scienze Cliniche, Tecnologiche e Traslazionali, U.C.O. Radiologia, Università degli Studi di Trieste, Ospedale di Cattinara

Teresa Cinque   Dipartimento di Diagnostica per Immagini, A.O.R.N. "A. Cardarelli", Napoli

Maria A. Cova   Dipartimento di Scienze Cliniche, Tecnologiche e Traslazionali, U.C.O. Radiologia, Università degli Studi di Trieste, Ospedale di Cattinara

Stefania Daniele   Dipartimento di Diagnostica per Immagini, A.O.R.N. "A. Cardarelli", Napoli

Francesco M. Danza   Dipartimento di Bioimmagini e Scienze Radiologiche, Policlinico "Agostino Gemelli", Università Cattolica del Sacro Cuore, Roma

Carlo De Luca   U.O. Radiologia, Dipartimento Emergenza Urgenza, Chirurgia Generale e dei Trapianti, Policlinico S. Orsola-Malpighi, Bologna

Lorenzo Derchi   Dipartimento di Scienze Chirurgiche e Diagnostiche Integrate, Università degli Studi di Genova

Loredana Di Nuzzo   Dipartimento di Diagnostica per Immagini, A.O.R.N. "A. Cardarelli", Napoli

Roberto Farina   Dipartimento di Diagnostica per Immagini, A.O.R.N. "A. Cardarelli", Napoli

Francesca Fierro   Dipartimento di Scienze Radiologiche, "Sapienza", Università di Roma

Michele Gaeta   Dipartimento di Radiologia, Policlinico "G. Martino", Messina

Nicola Gagliardi   Dipartimento di Diagnostica per Immagini, A.O.R.N. "A. Cardarelli", Napoli

Nicoletta Gandolfo   Dipartimento di Diagnostica per Immagini ASL 1 Imperiese, S.C. di Radiologia, Ospedale di Sanremo

Leonardo Giarraputo   Dipartimento di Scienze Cliniche, Tecnologiche e Traslazionali Unità Clinico-Operativa di Radiologia, Università degli Studi di Trieste, Ospedale di Cattinara

Rossano Girometti   Dipartimento di Ricerche Mediche e Morfologiche, Università degli Studi di Udine

Vincenza Granata   Dipartimento di Internistica Clinica e Sperimentale "F. Magrassi e A. Lanzara", Seconda Università degli Studi di Napoli

Roberto Grassi   Dipartimento di Internistica Clinica e Sperimentale "F. Magrassi e A. Lanzara", Seconda Università degli Studi di Napoli

Giovanna Grillo   Dipartimento Immagini, ASL 2 Savonese, S.C. di Radiologia Diagnostica e Interventistica, Ospedale Santa Corona, Pietra Ligure

Gianfranco Gualdi   U.O.C. Radiologia d'Urgenza, Azienda Policlinico "Umberto I", Roma

Cristiana Iabichino   Dipartimento di Radiologia, Ospedale San Raffaele Turro, Milano

Francesca Lacelli   Dipartimento Immagini, ASL 2 Savonese, S.C. di Radiologia Diagnostica e Interventistica, Ospedale Santa Corona, Pietra Ligure

Franco Maglione   Dipartimento di Diagnostica per Immagini, A.O.R.N. "A. Cardarelli", Napoli

Ylenia Mandato   Dipartimento di Internistica Clinica e Sperimentale "F. Magrassi e A. Lanzara", Seconda Università degli Studi di Napoli

Lucia Manganaro   Dipartimento di Scienze Radiologiche, "Sapienza", Università di Roma

Lorenzo Masieri   Clinica Urologica I, Università degli Studi di Firenze

Ilario Menchi   Dipartimento di Diagnostica per Immagini, Azienda Ospedaliero-Universitaria Careggi, Firenze

Stefanella Merola   Dipartimento di Diagnostica per Immagini, A.O.R.N. "A. Cardarelli", Napoli

Vittorio Miele   U.O. Diagnostica per Immagini per DEA e Urgenze, A.O. San Camillo-Forlanini, Roma

Francesco Mondaini Dipartimento di Diagnostica per Immagini, Azienda Ospedaliero-Universitaria Careggi, Firenze

Alessandro Natali Clinica Urologica I, Università degli Studi di Firenze

Silvana Nicotra Dipartimento di Diagnostica per Immagini, A.O.R.N. "A. Cardarelli", Napoli

Raffaella Niola Dipartimento di Diagnostica per Immagini, A.O.R.N. "A. Cardarelli", Napoli

Pietro Pavlica U.O. di Radiologia, Dipartimento Emergenza Urgenza, Chirurgia Generale e dei Trapianti, Policlinico S.Orsola-Malpighi, Bologna

Nadia Perrone Dipartimento Immagini, ASL 2 Savonese, S.C. di Radiologia Diagnostica e Interventistica, Ospedale Santa Corona, Pietra Ligure

Antonio Pinto Dipartimento di Diagnostica per Immagini, A.O.R.N. "A. Cardarelli", Napoli

Fabio Pinto Dipartimento di Diagnostica per Immagini, A.O.R.N. "A. Cardarelli", Napoli

Gianluca Ponticiello Dipartimento di Diagnostica per Immagini, A.O.R.N. "A. Cardarelli", Napoli

Fabio Pozzi Mucelli Dipartimento di Scienze Cliniche, Tecnologiche e Traslazionali, U.C.O. Radiologia, Università degli Studi di Trieste, Ospedale di Cattinara

Roberto Pozzi Mucelli Istituto di Radiologia, Università di Verona, Policlinico "G.B. Rossi", Verona

Giovanni Regine U.O.C. Radiologia della Piastra, Ospedale S. Camillo-Forlanini, Roma

Alfonso Reginelli Dipartimento di Internistica Clinica e Sperimentale "F. Magrassi e A. Lanzara", Seconda Università degli Studi di Napoli

Luigia Romano Dipartimento di Diagnostica per Immagini, A.O.R.N. "A. Cardarelli", Napoli

Antonio Rotondo Dipartimento di Internistica Clinica e Sperimentale "F. Magrassi e A. Lanzara", Seconda Università degli Studi di Napoli

Anna Russo Dipartimento di Internistica Clinica e Sperimentale "F. Magrassi e A. Lanzara", Seconda Università degli Studi di Napoli

Giovanna Russo Dipartimento di Diagnostica per Immagini, A.O.R.N. "A. Cardarelli", Napoli

Mariano Scaglione Dipartimento di Diagnostica per Immagini, Presidio Ospedaliero Pineta Grande, Castel Volturno, Caserta

Rita Sciutti Dipartimento Salute della Donna, del Bambino e dell'Adolescente, S.S.D. Radiologia Pediatrica, Policlinico S. Orsola-Malpighi, Bologna

Giovanni Serafini Dipartimento Immagini, ASL 2 Savonese, S.C. di Radiologia Diagnostica e Interventistica, Ospedale Santa Corona, Pietra Ligure

Giacomo Sica Dipartimento di Diagnostica per Immagini, Presidio Ospedaliero Pineta Grande, Castel Volturno, Caserta

Fulvio Stacul Azienda Ospedaliero-Universitaria "Ospedali Riuniti di Trieste", S.C. Radiologia, Ospedale Maggiore

Ciro Stavolo Dipartimento di Diagnostica per Immagini, A.O.R.N. "A. Cardarelli", Napoli

Giulia Succio Dipartimento Immagini, ASL 2 Savonese, S.C. di Radiologia Diagnostica e Interventistica, Ospedale Santa Corona, Pietra Ligure

Alberto Tagliafico Dipartimento Immagini, ASL 2 Savonese, S.C. di Radiologia Diagnostica e Interventistica, Ospedale Santa Corona, Pietra Ligure

Alessandra Tomei Dipartimento di Scienze Radiologiche, "Sapienza", Università di Roma

Massimo Valentino U.O. Radiologia, Dipartimento Emergenza Urgenza, Chirurgia Generale e dei Trapianti, Policlinico S. Orsola-Malpighi, Bologna

Daniela Vecchione Dipartimento di Diagnostica per Immagini, A.O.R.N. "A. Cardarelli", Napoli

Antonella Verrioli Dipartimento di Diagnostica per Immagini, Azienda Ospedaliero-Universitaria Careggi, Firenze

Chiara Zanatta Dipartimento di Ricerche Mediche e Morfologiche, Università degli Studi di Udine

Chiara Zuiani Dipartimento di Ricerche Mediche e Morfologiche, Università degli Studi di Udine

Parte I

Malformazioni e displasie dell'apparato urogenitale

A cura di Francesco M. Danza

Gianpiero Cardone, Cristiana Iabichino, Giuseppe Balconi,
Francesco M. Danza

1.1 Introduzione

Dal punto di vista funzionale il sistema urogenitale può essere suddiviso in due apparati diversi, l'apparato urinario e l'apparato genitale, embriologicamente e anatomicamente collegati. Entrambi si sviluppano da un primitivo abbozzo comune, formato dalla proliferazione del mesoderma posto lungo la parete posteriore della cavità addominale, con i dotti escretori di entrambi gli apparati che sboccano in una cavità comune, la cloaca.

L'apparato urogenitale inizia a formarsi dalla 4ª settimana di vita embrionale. Il mesoderma intermedio della gastrula si ispessisce a formare due strutture pari e simmetriche: le creste urogenitali, che a loro volta si differenziano in una porzione laterale nefrogenica e in una porzione mediale genitale (Fig. 1.1).

Nell'arco di tempo che intercorre dalla 4ª alla 9ª settimana, dalla porzione laterale delle creste urogenitali (cordoni nefrogenici) si sviluppano, in successione temporale e con topografia cranio caudale, tre serie di organi escretori pari e simmetrici: pronefri, mesonefri e metanefri (Fig. 1.2), ciascuno fornito di plurimi dotti connessi caudalmente con la cloaca (Fig. 1.3). Pronefri e metanefri regrediscono durante la vita intrauterina, mentre dai mesonefri originano i reni definitivi. L'uretere definitivo, la pelvi renale, i calici primitivi e secondari, i dotti collettori retti e arcuati si formano, in successione, per accrescimento e plurime divisioni del dotto metanefrico (Fig. 1.4).

A partire dalla 5ª settimana, dalle porzioni mediali delle creste urogenitali iniziano a svilupparsi le gonadi, apparentemente identiche nei due sessi fino alla 7ª

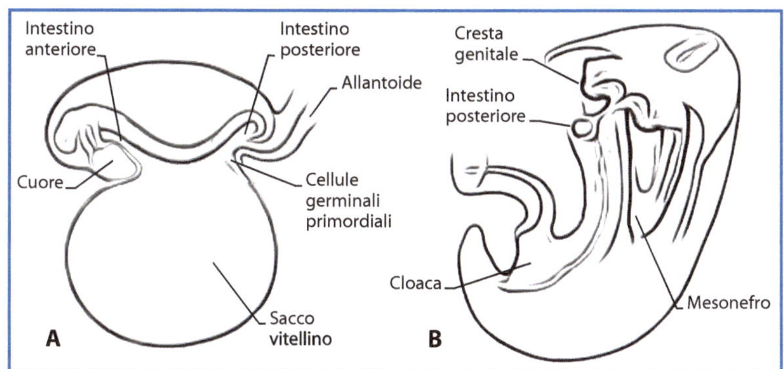

Fig. 1.1 Schema della posizione della cresta urogenitale in embrione di 3 settimane (**A**). Sezione trasversale della cresta urogenitale, con la componente escretrice laterale e la componente genitale mediale (**B**)

G. Cardone (✉)
Dipartimento di Radiologia
Ospedale San Raffaele Turro, Milano

A. Blandino et al. (a cura di), *Imaging dell'Apparato Urogenitale*.
© Springer-Verlag Italia 2010

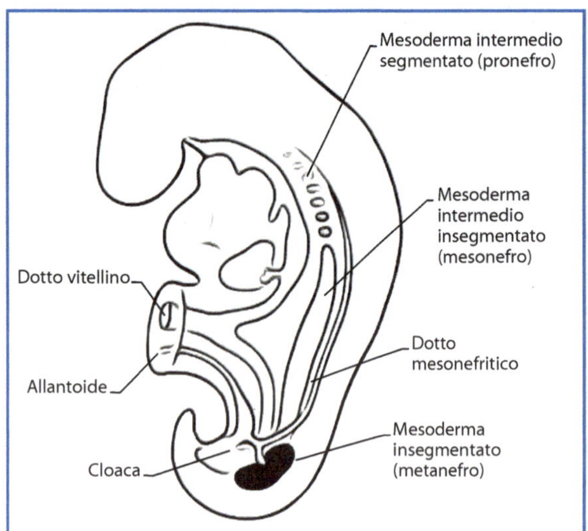

Fig. 1.2 Rappresentazione schematica degli organi escretori in un embrione di 5 settimane: pronefro, mesonefro e metanefro

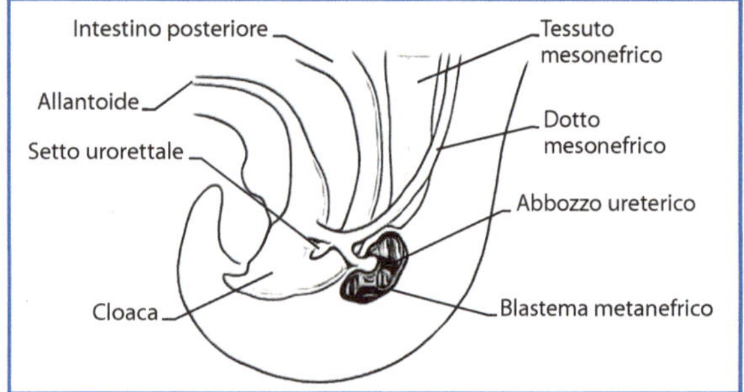

Fig. 1.3 Schema del sistema collettore dei diversi organi escretori, ciascuno dei quali fornito di plurimi dotti connessi caudalmente con la cloaca

settimana (stadio indifferente) (Fig. 1.5). Durante tale stadio nell'embrione sono presenti sia due dotti mesonefrici (dotti di Wolff), residuati dalla precedente fase di sviluppo mesonefrica dell'apparato escretore, sia due dotti definiti paramesonefrici (dotti di Müller), disposti più lateralmente, formatisi per invaginazione del peritoneo viscerale. Da questi dotti si formano rispettivamente i genitali interni maschili (Fig. 1.6) e i genitali interni femminili (Fig. 1.7).

Vescica, uretra femminile, ghiandole uretrali femminili e ghiandole del Bartolini, porzione superiore della vagina, uretra maschile a eccezione della fossa navicolare, prostata e ghiandole bulbo-uretrali originano dal seno urogenitale, che si forma al termine della 6ª settimana per suddivisione della cloaca da parte del setto urorettale in una porzione anteriore (seno urogenitale) e in una posteriore (canale rettale) (Fig. 1.8).

I genitali esterni si sviluppano dal tubercolo genitale, struttura che si forma all'inizio della 4ª settimana dalla proliferazione di tessuto mesenchimale disposto cranialmente alla membrana cloacale.

1.2 Sviluppo embrionario multifasico del rene e dell'uretere

Lo sviluppo embrionario del rene si attua attraverso la comparsa di tre serie di strutture pari e simmetriche: i pronefri, i mesonefri e i metanefri, che originano in senso cranio caudale e in successione temporale dalla 4ª settimana (Fig. 1.2). I primi a comparire in sede cervicale, all'inizio della 4ª settimana, sono i pronefri, gruppi di cellule e strutture tubulari che si aprono nella cloaca, non funzionali, che vanno incontro per lo più a fenomeni degenerativi. Alcune delle strutture tubulari dei pronefri non vanno però incontro a involuzione e

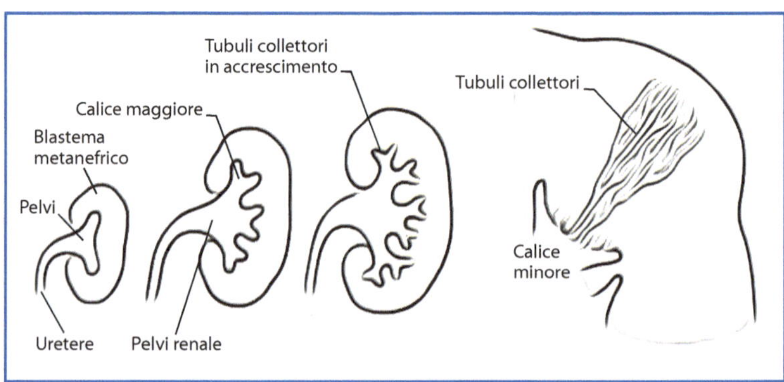

Fig. 1.4 Schema dello sviluppo della pelvi renale, dei calici e dei tubuli collettori del metanefro

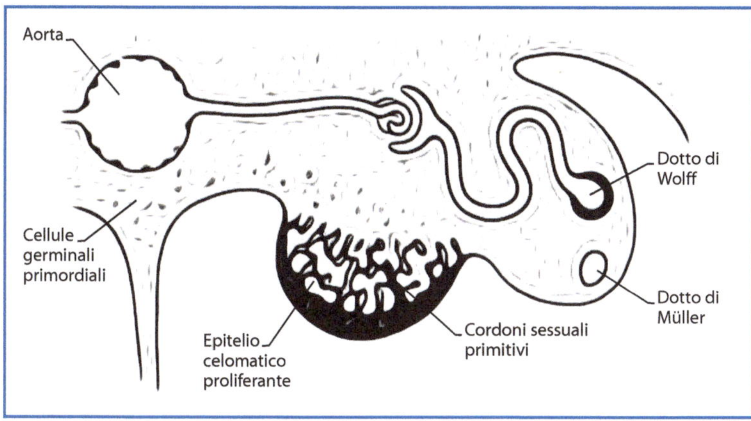

Fig. 1.5 Schema dello sviluppo delle gonadi in un embrione di 6 settimane. Sezione assiale delle creste urogenitali, con evidenza dei cordoni sessuali primitivi (stadio indifferente)

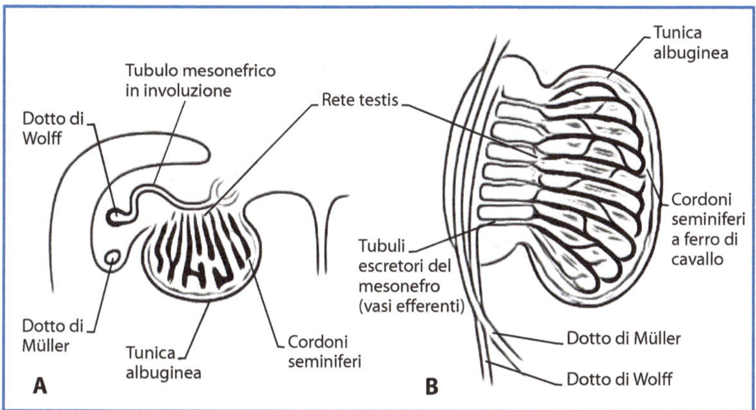

Fig. 1.6 Rappresentazione schematica in sezione trasversale di un testicolo di un embrione di 6 settimane, con evidenza dei cordoni seminiferi contenenti le cellule germinali primordiali (**A**). Rappresentazione schematica di un testicolo di un feto di 4 mesi, con aspetto a ferro di cavallo dei cordoni seminiferi (**B**)

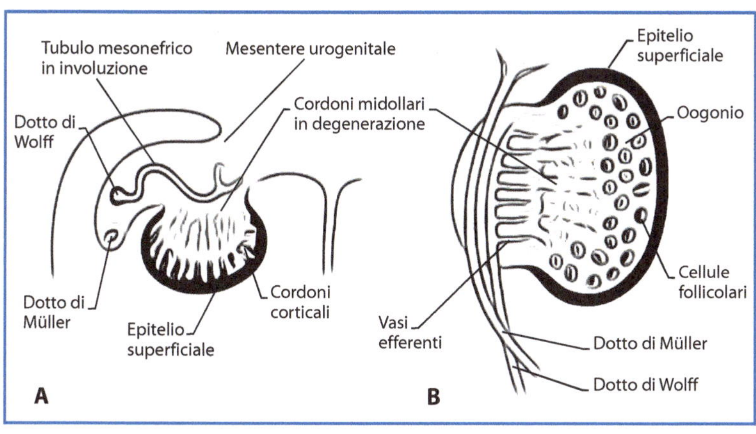

Fig. 1.7 Rappresentazione schematica in sezione trasversale di un ovaio di un embrione di 7 settimane, con involuzione dei cordoni genitali primordiali midollari e formazione dei cordoni corticali (**A**). Rappresentazione schematica di un ovaio di un feto di 5 mesi, con evidenza di gruppi di oogoni circondati da cellule follicolari (**B**)

vengono incorporate dai dotti mesonefrici, che compaiono nelle fasi di sviluppo successive. I mesonefri compaiono, caudalmente ai pronefri, al termine della 4ª settimana. Sono costituiti da glomeruli, tubuli mesonefrici e dotti mesonefrici che si aprono nella cloaca e funzionano temporaneamente per circa quattro settimane. Nelle successive fasi dello sviluppo embrionario i mesonefri regrediscono e a loro succedono i precursori dei

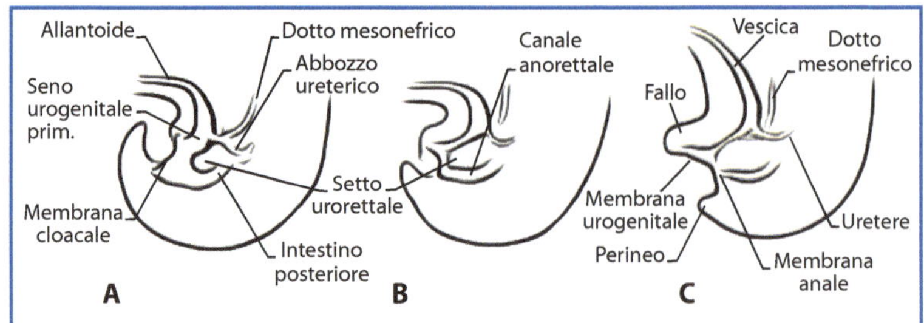

Fig. 1.8 Schema della suddivisione della cloaca nel seno urogenitale e nel canale anorettale alla fine della 5ª settimana (**A**), alla 7ª settimana (**B**) e alla 8ª settimana (**C**)

reni definitivi o metanefri. I dotti mesonefrici (dotti di Wolff), originariamente strutture di connessione tra mesonefri e cloaca, si evolvono in maniera differenziata secondo l'assetto cromosomico sessuale dell'embrione. I metanefri, precursori dei reni definitivi, originano all'inizio della 5ª settimana dalle porzioni laterali e caudali del mesoderma intermedio, a livello di ciascuna cresta urogenitale. I precursori dei nefroni, i tubuli metanefrici, si formano dalle vescicole metanefriche, strutture la cui comparsa all'interno del blastema metanefrogenico è indotta dalla contiguità con le porzioni distali dei tubuli collettori arcuati, a loro volta derivanti dalle ramificazioni distali del diverticolo ureterale. I tubuli metanefrici si allungano e si differenziano in tubuli convoluti prossimali, ansa di Henle e tubuli convoluti distali; le loro porzioni prossimali sono invaginate in prossimità dei glomeruli, mentre quelle distali confluiscono nei tubuli collettori arcuati e questi nei tubuli collettori retti. Di conseguenza la capsula di Bowman, il tubulo convoluto prossimale, l'ansa di Henle e il tubulo convoluto distale costituiscono il nefrone definitivo, con origine dal blastema nefrogenico; i tubuli collettori arcuati e retti, i calici, la pelvi renale e l'uretere originano dal diverticolo ureterale (Fig. 1.9).

I precursori degli ureteri definitivi si sviluppano dai diverticoli ureterali, due strutture che si differenziano simmetricamente in prossimità dello sbocco nella cloaca dei due dotti mesonefrici (Fig. 1.3). Tra i diverticoli ureterali, che si allungano all'interno del mesoderma nefrogenico dei cordoni nefrogeni e quest'ultimo si attuano dei processi d'induzione molecolare reciproca che conducono alla formazione di nefroni e tubuli collettori. Da ogni diverticolo ureterale origina un peduncolo diverticolare, dal quale si sviluppano: l'uretere, una porzione craniale espansa o pelvi renale e ripetute ramificazioni di tubuli collettori, da alcuni

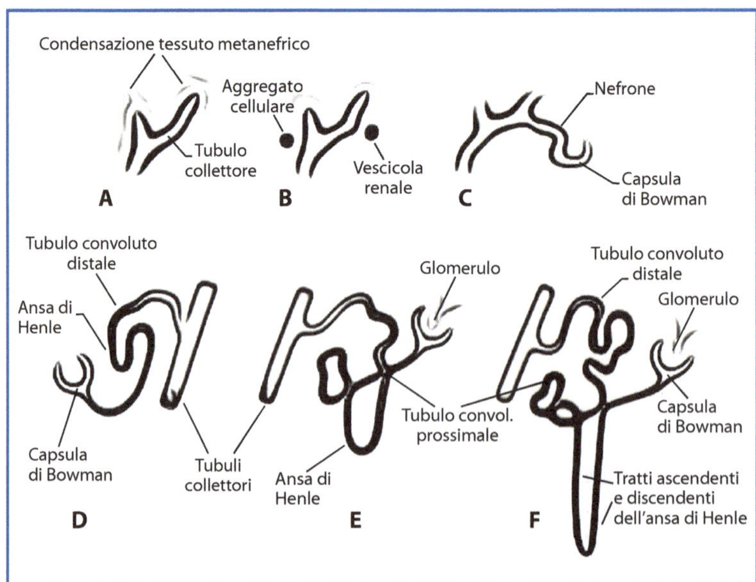

Fig. 1.9 Rappresentazione schematica dello sviluppo di un'unità escretrice del metanefro

dei quali per confluenza originano i calici maggiori e minori (Fig. 1.4). Nel periodo compreso tra il 37° e il 41° giorno di vita fetale, l'uretere va incontro a un processo di ostruzione transitoria, con successiva ricanalizzazione, come meccanismo di protezione dagli elevati valori pressori che si instaurano a livello del seno urogenitale sino all'apertura della membrana cloacale. Difetti nella ricanalizzazione ureterale possono dare quindi origine a ostruzioni meccaniche (stenosi o valvole) dell'uretere.

In origine i reni metanefrici sono disposti anteriormente al sacro, con l'ilo rivolto ventralmente. Al termine della 9ª settimana raggiungono la loro sede definitiva, retroperitoneale, a contatto con le ghiandole surrenali e ruotati medialmente di circa 90°. La ricollocazione dei reni definitivi rappresenta un processo di risalita relativa, in gran parte condizionato dal prevalente sviluppo e accrescimento delle porzioni embrionarie situate caudalmente rispetto ai metameri (Fig. 1.10). Durante questo processo di "risalita" i reni ricevono il loro apporto ematico da vasi derivanti inizialmente dalle arterie iliache esterne e successivamente da segmenti sempre più craniali dell'aorta addominale, con progressiva involuzione dei vasi a emergenza più caudale. Le varianti anatomiche della vascolarizzazione renale rappresentano una conseguenza della mancata involuzione di alcuni di questi vasi, prevalentemente di quelli di tipo arterioso. Circa il 25% dei reni adulti, infatti, presenta arterie renali accessorie, vasi di tipo terminale, con emergenza dall'aorta superiormente o inferiormente all'emergenza dell'arteria renale principale, cui si affiancano nell'ingresso all'ilo renale; più raramente con ingresso diretto al parenchima renale polare superiore o inferiore.

1.3 Sviluppo della vescica e dell'uretra

La vescica origina dalla porzione superiore del seno urogenitale, struttura cavitaria che si forma dalla suddivisione della cloaca in due porzioni, una anteriore (seno urogenitale) e una posteriore (retto), separate nel corso della 7ª settimana dal setto urorettale, che si accresce fino a fondersi inferiormente con la membrana cloacale (Fig. 1.8).

Dalla porzione intermedia del seno urogenitale si sviluppano il collo della vescica, l'uretra femminile e l'uretra prostatica (Fig. 1.11). Una membrana (membrana uretero-vescicale) ostruisce transitoriamente la giunzione uretero-vescicale nel periodo compreso tra il 37° e il 43° giorno di gestazione. Un ritardo nel riassorbimento di tale membrana provoca un quadro di ostruzione funzionale (megauretere primitivo).

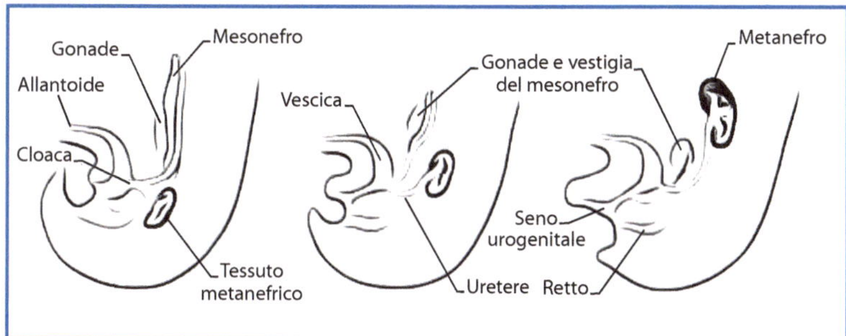

Fig. 1.10 Schema dello spostamento craniale del rene durante lo sviluppo fetale

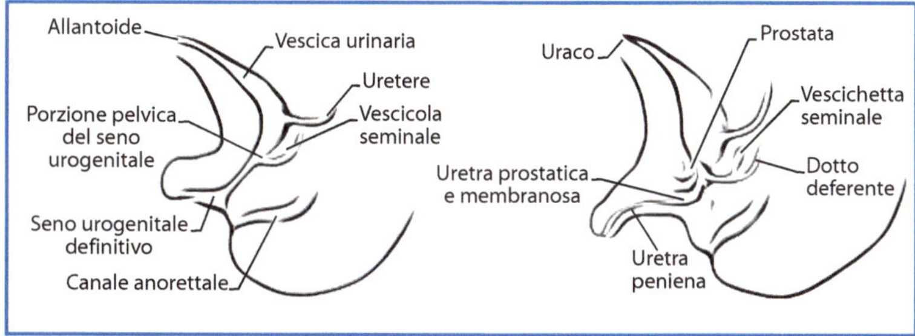

Fig. 1.11 Schema della formazione della vescica, dell'uretra e della prostata nel feto di sesso maschile

La porzione caudale del seno urogenitale o fallica si accresce inferiormente verso il tubercolo genitale, proliferazione mesenchimale che si sviluppa dalla 4ª settimana cranialmente alla membrana cloacale e dalla quale si differenziano i genitali esterni, apparentemente simili nei due sessi fino alla 7ª settimana (Fig. 1.11).

Il profilo superiore e anteriore della vescica si continua cranialmente con l'allantoide, estroflessione diverticolare della cloaca che si estende nel cordone ombelicale e dalla cui involuzione fibrosa si formano l'uraco e nell'adulto il legamento ombelicale mediano, esteso dall'apice della vescica all'ombelico e lateralmente al quale i legamenti ombelicali mediali rappresentano l'involuzione fibrotica delle arterie ombelicali (Fig. 1.11).

L'epitelio della vescica, dell'uretra femminile e dell'uretra maschile a eccezione della porzione distale derivano dall'endoderma del seno urogenitale, gli altri strati della parete vescicale e uretrale originano dal contiguo mesenchima splancnico. Il trigono vescicale si forma per inglobamento nella parete posteriore vescicale delle porzioni distali dei dotti mesonefrici (Fig. 1.12). La ghiandola prostatica e il suo epitelio ghiandolare originano da plurime estroflessioni endodermiche, che dall'uretra prostatica si estendono nel mesenchima circostante, dal quale si differenziano le componenti stromali e connettivali della ghiandola prostatica stessa (Fig. 1.11).

1.4 Sviluppo delle gonadi e delle vie genitali; strutture vestigiali residue

Le gonadi – apparentemente identiche negli embrioni, a prescindere dal loro assetto cromosomico sessuale, fino alla 7ª settimana (stadio indifferente) – iniziano a svilupparsi dalla 5ª settimana da ispessimenti mesoteliali situati in prossimità dei versanti mediali dei mesonefri, dove si formano le creste gonadiche (Fig. 1.13). Nel mesenchima delle creste gonadiche si differenziano dei cordoni epiteliali, detti cordoni sessuali primitivi, al cui interno nel corso della 6ª settimana migrano, provenienti dall'endoderma dell'intestino primitivo, le cellule germinali primordiali, precursori degli spermatogoni e degli ovogoni (Fig. 1.1).

Durante lo stadio indifferente sono presenti nell'embrione due dotti mesonefrici di Wolff, derivati dalla fase mesonefrica dello sviluppo reno ureterale e, lateralmente a questi, due dotti paramesonefrici di Müller, formatisi per invaginazione del peritoneo viscerale (Fig. 1.5).

All'inizio della 7ª settimana la produzione del fattore di determinazione testicolare (TDF) da parte del braccio corto del cromosoma y induce la differenziazione dei cordoni sessuali primitivi in cordoni seminiferi, tubuli retti e rete testis (Fig. 1.6). Tra i tubuli seminiferi compaiono le cellule di Leydig, che dall'8ª settimana producono testosterone e androstenedione, responsabili della differenziazione in senso maschile dei dotti mesonefrici di Wolff e dei genitali esterni, e le cellule del Sertoli, che rilasciano una glicoproteina, la sostanza di inibizione mülleriana (MIS), responsabile dell'involuzione dei dotti paramesonefrici. Pertanto, nell'embrione con genotipo maschile, per azione degli ormoni mascolinizzanti, dai dotti mesonefrici di Wolff si differenziano i condotti efferenti del testicolo, l'epididimo, il dotto deferente, le vescicole seminali e il dotto eiaculatore; come formazione vestigiale residuano l'appendice dell'epididimo e, a volte, il paradidimo, una piccola struttura costituita dall'insieme di alcuni tubuli mesonefrici disposti caudalmente ai condotti efferenti

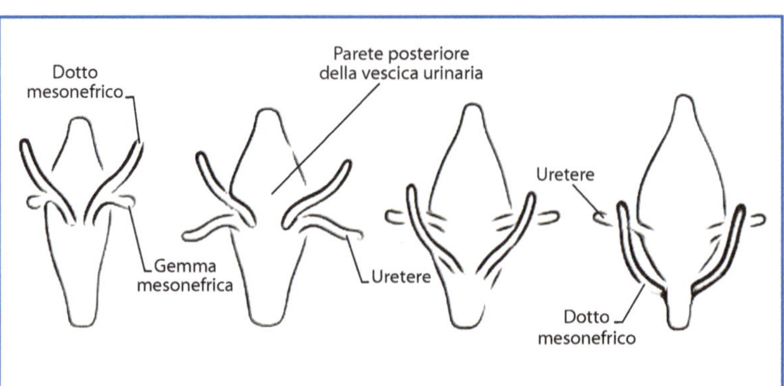

Fig. 1.12 Schema dei rapporti tra gli ureteri e i dotti mesonefrici durante lo sviluppo

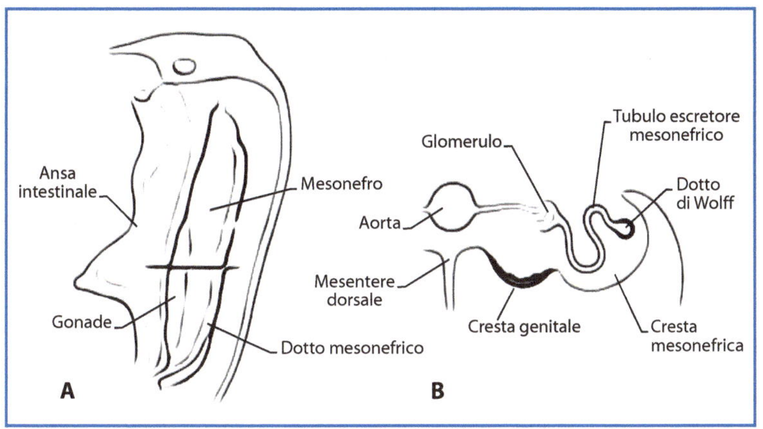

Fig. 1.13 Rappresentazione schematica della posizione della cresta urogenitale rispetto al mesonefro (A). Sezione trasversale della cresta urogenitale, con la componente genitale mediale (B)

del testicolo. I dotti paramesonefrici vanno incontro a involuzione e come formazioni vestigiali residuano l'appendice vescicolare del testicolo, l'utricolo prostatico, piccola struttura sacciforme che si apre nell'uretra prostatica, e il collicolo seminale, circoscritta salienza della parete posteriore dell'uretra prostatica, questi ultimi due ritenuti omologhi rispettivamente della vagina e dell'imene.

Negli embrioni a genotipo femminile, in assenza di ormoni mascolinizzanti e di fattore di inibizione mülleriano, i cordoni sessuali primitivi della gonade indifferenziata sono sostituiti da cordoni sessuali secondari, al cui interno sono inglobate le cellule germinali primordiali e dalla cui frammentazione si formano, a partire dalla 16ª settimana, i follicoli primordiali (Fig. 1.7). I dotti mesonefrici di Wolff vanno incontro a involuzione e di essi persistono alcune formazioni vestigiali residue rappresentate dall'epooforo, dal paroforo, dall'appendice vescicolosa dell'ovaio e dai dotti di Gartner. I dotti di Muller si sviluppano a formare le tube uterine nella loro porzione craniale, caudalmente e medialmente si fondono a formare il canale utero-vaginale primitivo, dal quale successivamente si formano l'utero e la porzione superiore della vagina (Fig. 1.14). La formazione vestigiale residua è rappresentata dall'appendice vescicolare della tuba o idatide di Morgagni. La fusione dei dotti paramesonefrici condiziona la medializzazione di due pliche peritoneali a formare i legamenti larghi e a determinare due compartimenti peritoneali, anteriormente e posteriormente al canale utero-vaginale: la tasca vescico uterina e la tasca retto uterina. Lateralmente ai legamenti larghi si differenzia il parametrio, costituito da tessuto connettivo lasso e da muscolo liscio.

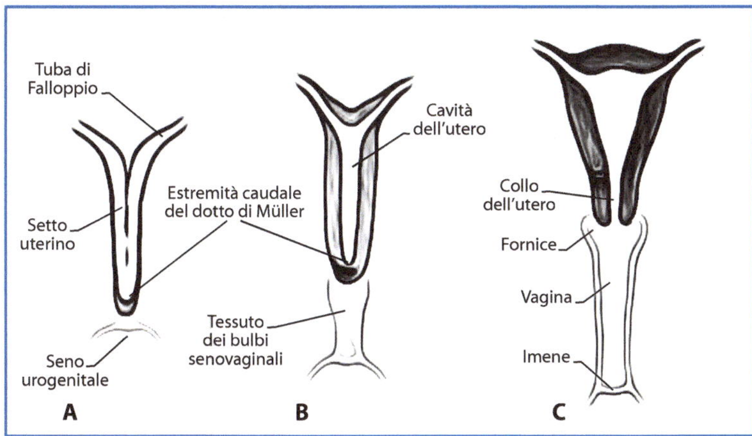

Fig. 1.14 Schema dello sviluppo dell'utero e della vagina a 9 settimane (A), alla fine del III mese (B) e alla nascita (C)

I genitali esterni si sviluppano oltre che dal tubercolo genitale, che si allunga a formare il fallo primordiale, anche dalle pliche urogenitali e dai rigonfiamenti labioscrotali, ispessimenti pari e simmetrici che compaiono ai lati della membrana cloacale (di derivazione ectodermica) già dalla 4ª settimana. Al termine della 6ª settimana il setto urorettale fondendosi caudalmente con la membrana cloacale la divide in una membrana urogenitale ventrale e in una membrana anale dorsale, che si aprono intorno alla 7ª settimana, mettendo così in comunicazione il sacco amniotico con l'apparato urinario e l'intestino. Nel feto di sesso maschile la differenziazione dei genitali esterni viene indotta dal testosterone prodotto dalle gonadi maschili. Le pliche uretrali si fondono a formare l'uretra spongiosa, che viene racchiusa all'interno del pene da tessuto di derivazione ectodermica che si fonde sulla linea mediana inferiore a formare il rafe del pene. Distalmente, in corrispondenza del glande, l'ectoderma si accresce in profondità, originando un cordone che si allunga e si fonde all'uretra spongiosa e determina, dopo essersi canalizzato, lo spostamento dell'orifizio uretrale esterno all'apice del glande. I corpi cavernosi del pene e il corpo cavernoso dell'uretra originano dal mesenchima. I rigonfiamenti labioscrotali si fondono a formare lo scroto. Nel feto di sesso femminile dal fallo primordiale origina il clitoride. Le pliche urogenitali formano le piccole labbra, solo parzialmente fuse posteriormente in corrispondenza del frenulo delle piccole labbra. Le pliche labioscrotali danno origine alle grandi labbra, fuse posteriormente nella commissura posteriore e anteriormente nella commissura anteriore e nel monte del pube.

Uretra e vagina si aprono in una cavità comune detta vestibolo della vagina.

Durante lo stadio indifferenziato dello sviluppo embrionario in corrispondenza del polo inferiore delle gonadi compare un legamento, detto *gubernaculum*, che con la degenerazione dei mesonefri si estende inferiormente, attraversa obliquamente la parete addominale anteriore e si inserisce distalmente in corrispondenza dei rigonfiamenti labioscrotali. Ventralmente al passaggio del *gubernaculum* attraverso la parete addominale si forma un'evaginazione di peritoneo, detta processo vaginale, che trasportando con sé strati fasciali della parete addominale supera la fascia trasversale a livello dell'anello inguinale interno ed emerge all'esterno della parete addominale in corrispondenza di un'apertura dell'aponeurosi obliqua esterna (anello inguinale superficiale), portandosi all'interno dello scroto. Nel feto di sesso maschile la discesa dei testicoli dalla parete addominale posteriore agli anelli inguinali profondi è un processo controllato dagli androgeni, e avviene entro la 26ª settimana (Fig. 1.15). Il passaggio dei testicoli dai canali inguinali allo scroto avviene nell'arco di 2-3 giorni nel corso della 26ª settimana e alla nascita il 97% dei nati a termine di sesso maschile presenta entrambi i testicoli in sede propria. Nel feto di sesso femminile le ovaie scendono dalla parete addominale posteriore fino alla pelvi, senza entrare nei canali inguinali. La porzione craniale del *gubernaculum* forma il legamento ovarico e la porzione caudale il legamento rotondo dell'utero, che passando attraverso il canale inguinale termina a livello delle grandi labbra; il processo vaginale si oblitera e scompare già molto prima della nascita.

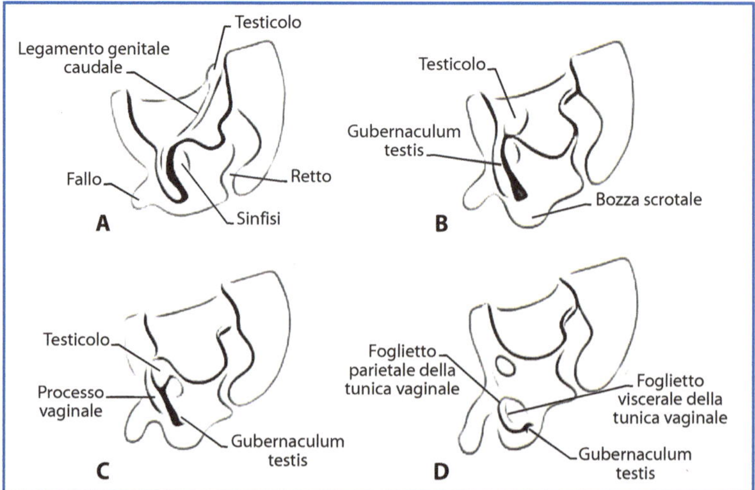

Fig. 1.15 Rappresentazione schematica della discesa del testicolo durante lo sviluppo fetale nel II mese (**A**), a metà del III mese (**B**), al VII mese (**C**) e alla nascita (**D**)

1.5 Fisiopatologia dell'escrezione nella vita fetale e immaturità del rene neonatale

Nel feto la funzionalità renale è presente dalla 9ª settimana, ma molto ridotta. La formazione dell'urina inizia tra la 9ª e la 12ª settimana e viene escreta nel liquido amniotico, dal quale i prodotti di rifiuto del feto sono trasferiti nella circolazione materna tramite la placenta. L'urina fetale risulta simile al plasma, dato che i cataboliti fetali vengono eliminati attraverso scambi placentari. Nelle fasi avanzate della gravidanza si stima che il feto ingerisca circa 400 ml di liquido amniotico e produca circa 500 mL di urina al giorno. Il numero massimo di glomeruli viene raggiunto alla 32ª settimana e alla nascita ciascun rene presenta lobature fetali e risulta costituito da un numero di nefroni che varia da 400 000 fino a 2 000 000. Le lobature scompaiono nel corso dell'infanzia per allungamento dei tubuli convoluti prossimali e per aumento del tessuto interstiziale. Si ritiene che la formazione dei nefroni sia completa nei nati a termine, mentre la maturazione funzionale dei reni, con produzione di maggiori quantità di filtrato glomerulare si abbia solo dopo la nascita, sebbene la prima produzione di filtrato glomerulare avvenga già dalla 9ª settimana. Per quanto riguarda la funzione vescicale, circa un quinto dei neonati emette urina entro i primi minuti dalla nascita, tuttavia non è eccezionale che la prima minzione avvenga 24 ore dopo la nascita.

Bibliografia

1. Moore KL, Persaud TV (2009) Lo sviluppo prenatale dell'uomo, 2ª ed. EdiSES, Napoli
2. Sadler TW (2006) Embriologia Medica di Langman. Elsevier Masson, Milano
3. Cochard LR (2006) Atlante di embriologia umana di Netter. Elsevier Masson, Milano
4. Wein AJ, Kavoussi LR, Novick AC et al (2007) Campbell-Walsh Urology. Saunders, Philadelphia
5. Pescetto G, De Cecco L, Pecorari D, Ragni N (2001) Ginecologia e ostetricia, 2ª ed. Società Editrice Universo, Roma
6. Alcaraz A, Vinaixa F, Tejedo-Mateu A et al (1991) Obstruction and recanalization of the ureter during embryonic development. J Urol, 145:410–416
7. Berrocal T, Lopez-Pereira P, Arjonilla A, Gutiérrez D (2002) Anomalies of the distal ureter, bladder, and urethra in children: embryologic, radiologic, and pathologic features. Radiographics 22:1139–1164

Giovanni Regine, Maurizio Atzori, Francesco M. Danza

2.1 Introduzione

Come ben noto, il tratto urogenitale è spesso interessato da anomalie congenite (tra lo 0,2 e il 2% di tutti i nati vivi), caratterizzate da diversi gradi di gravità, secondarie ad alterazioni che possono svilupparsi in ognuno dei diversi stadi evolutivi del processo embriogenetico dell'apparato urinario [1]. Di conseguenza esiste un'ampia varietà di quadri, che appare opportuno classificare al fine di renderne più semplice la comprensione.

Per quel che riguarda il parenchima renale propriamente detto si hanno:
– anomalie di numero;
– anomalie di fusione e di migrazione;
– malformazioni cistiche.

Vengono poi identificate le malformazioni delle alte vie urinarie, in cui si ha l'interessamento delle strutture caliceali, della pelvi renale e dell'uretere:
– duplicità/triplicità pielo-ureterale;
– anomalie della giunzione pielo-ureterale;
– anomalie dell'uretere e del suo decorso;
– anomalie della giunzione uretero-vescicale;
– ureterocele;
– megauretere.

Vi sono poi le anomalie delle basse vie urinarie con interessamento della vescica e dell'uretra, queste ultime più frequenti nel sesso maschile:
– complesso estrofico;
– diverticoli vescicali;
– persistenza dell'uraco;
– duplicità uretrale;
– valvole uretrali;
– diverticoli dell'uretra anteriore;
– stenosi uretrali;
– siringocele.

La maggior parte di queste anomalie vengono ormai solitamente diagnosticate in età fetale o neonatale e, se responsabili di un quadro di uropatia (circa il 15% dei casi), vengono avviate a terapie di correzione entro il primo anno di vita [1]. Ciò al fine di preservare la funzionalità renale, in quanto alcuni di questi quadri sono spesso associati a fenomeni (quali il reflusso) che possono comprometterla; per tale motivo la fase diagnostica deve essere rapida, precisa e affidabile. Inoltre, recentemente, la ricerca genetica ha dimostrato che la frequente familiarità e predilezione per il sesso maschile di alcune di queste malformazioni, sono dovute ad alterazioni a carico di uno o più geni preposti al controllo del corretto sviluppo embriogenetico [1].

2.2 Malformazioni del parenchima, pseudomasse e loro imaging radiologico

2.2.1 Anomalie di numero

L'agenesia renale bilaterale è chiaramente incompatibile con la vita. Si manifesta ogni 4800 nati e può essere secondaria all'assenza del blastema metanefrogenico e della cresta nefrogenica o a un'anomalia di sviluppo del dotto mesonefrico o dell'abbozzo ureterale. Il neonato, in oltre la metà dei casi prematuro, presenta la tipica

G. Regine (✉)
U.O.C. Radiologia della Piastra
Ospedale S. Camillo-Forlanini, Roma

A. Blandino et al. (a cura di), *Imaging dell'Apparato Urogenitale*.
© Springer-Verlag Italia 2010

facies di Potter (volto appiattito, orecchie larghe, iper-telorismo, micrognatia); la condizione è rapidamente fatale in quanto si associa a ipoplasia polmonare, dovuta ad assenza di produzione urinaria con oligoidramnios [1, 2]. L'ecografia fetale è sufficiente per dimostrare in utero l'assenza di ambedue i reni, nei casi dubbi si deve ricercare la presenza della vescica urinaria: la persistente impossibilità di visualizzarla, anche dopo somministrazione di furosemide, conferma l'anuria fetale. Da ricordare che a volte i surreni assumono un aspetto cilindrico che simula l'aspetto renale [1, 2].

L'agenesia renale monolaterale è la più frequente tra le anomalie di numero (una su 1100 nati), colpisce più frequentemente il lato sinistro, con un rapporto maschi femmine di 2:1. Può essere diagnosticata nel corso di un esame ecografico di screening (assenza di un rene in ambito addominale) o sospettata per la presenza di anomalie dei genitali interni o esterni (utero mono o bicorne, cisti della vescicola seminale) e può associarsi a malformazioni cardiache (30%), gastroenteriche (25%) e muscolo scheletriche (14%). In un paziente colpito da agenesia renale monolaterale, alla nascita il monorene appare di dimensioni normali, in quanto la funzione renale materna evita l'ipertrofia compensatoria che si sviluppa nell'arco di tempo compreso tra i 6 e i 12 mesi dalla nascita [1-3]. L'ecografia – con la mancata identificazione del rene nella loggia corrispondente o lungo la via escretrice urinaria e la consensuale ipertrofia vicariante del rene controlaterale sano – permette di porre la diagnosi con elevata certezza, anche se a volte il meteorismo enterocolico può ostacolare l'esplorazione e quindi l'identificazione di un rene posizionato in altra sede. Appare comunque importante l'integrazione con l'esame scintigrafico, anche per valutare la funzionalità del rene controlaterale. L'urografia endovenosa appare oggi superata dall'utilizzo sia dell'uro-TC sia della uro-RM, ambedue in tecnica multifasica: mancata identificazione del rene e del peduncolo vascolare renale [1-5].

2.2.2 Anomalie di fusione e di migrazione

Le *anomalie di fusione* sono secondarie a un anomalo contatto tra i due abbozzi metanefrici e possono manifestarsi sia in caso di ectopia renale crociata sia di contatto sulla linea mediana con il tipico aspetto del rene a ferro di cavallo [3].

Il rene a ferro di cavallo, la più frequente tra le anomalie di fusione (1 caso ogni 400-500 nati vivi), è associato in un un terzo dei casi ad altre malformazioni di gravità variabile, mentre nei restanti casi si presenta iso-

lato; prevale nei maschi, con un rapporto di 2:1 [3, 4]. Nel 95% dei casi la fusione avviene in corrispondenza del polo inferiore attraverso un tratto comune, l'istmo, che può essere fibrotico, displasico o costituito da parenchima normale. Si associa anche una malrotazione, con i poli inferiori posizionati medialmente rispetto a quelli superiori; i bacinetti appaiono medializzati, con gli ureteri che decorrono anteriormente all'istmo. La vascolarizzazione del rene a ferro di cavallo è anomala nel 70% dei casi, con arterie renali accessorie che possono originare dall'aorta, ma anche dai vasi iliaci, dall'arteria mesenterica inferiore e, meno frequentemente, dall'arteria sacrale mediana. La condizione è associata spesso a complicanze, che comprendono dilatazione della giunzione pielo-ureterale secondaria a inserzione alta dell'uretere e infezioni ricorrenti secondarie a reflusso vescico-ureterale; è anche associata a maggior rischio di urolitiasi e di sviluppo di traumi nella regione dell'istmo (posizionata anteriormente alla colonna vertebrale), oltre che a una più elevata incidenza di neoplasie [4].

Clinicamente il rene a ferro di cavallo si può dividere in due gruppi: il primo, più grave, è associato ad altre anomalie a carico dell'apparato urogenitale (dilatazione pielo-ureterale, reflusso vescico-ureterale, duplicazione ureterale, uretere ectopico, uretere retrocavale, utero setto e/o bicorne), dell'apparato gastrointestinale (malformazioni ano-rettali, diverticolo di Meckel), del sistema nervoso centrale (difetti del tubo neurale), del sistema scheletrico e dell'apparato cardiovascolare. Il secondo è tipicamente isolato; nell'80% dei casi i pazienti sono asintomatici, con riscontro occasionale del reperto [4], oppure può essere diagnosticato in rapporto alla comparsa di sintomi urinari (coliche, infezioni, riscontro di una massa addominale).

La diagnostica per immagini è fondamentale per identificare non solo l'anomalia, ma anche le possibili complicanze (giuntopatia, reflusso, litiasi, neoplasie). L'ecografia resta l'esame di prima istanza, in quanto non prevede l'utilizzo di radiazioni e di mezzo di contrasto, potenzialmente nefrotossico, ed è facilmente eseguibile. Permette di identificare la fusione dei poli renali anteriormente all'aorta e le eventuali complicanze associate (idronefrosi, litiasi ecc.); i mezzi di contrasto ultrasonografici di II generazione, non nefrotossici, possono potenziare l'accuratezza diagnostica della tecnica, che può però essere inficiata dalla scarsa esplorabilità del soggetto. L'urografia endovenosa, in passato considerata l'esame di prima istanza, appare attualmente superata dall'uro-TC (Fig. 2.1) che permette, se condotta con tecnica adeguata, l'acquisizione di un elevato numero di informazioni aggiuntive: esatta posi-

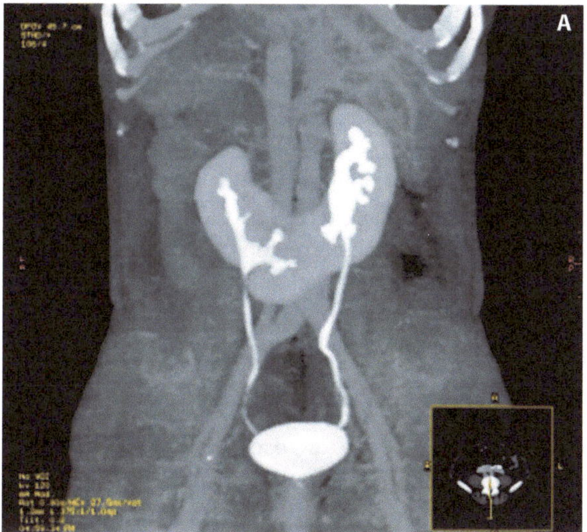
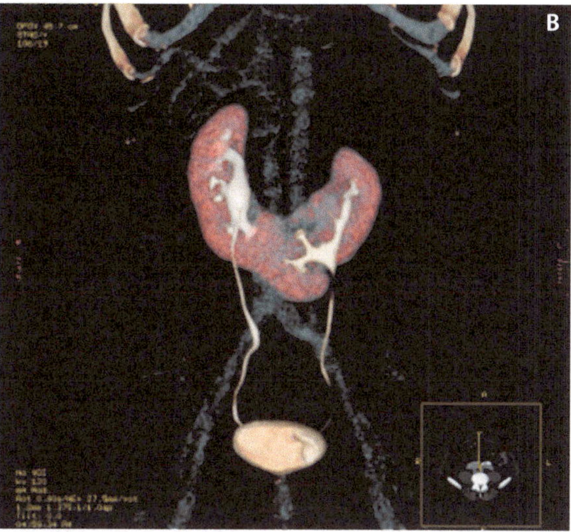

Fig. 2.1 Rene a ferro di cavallo: ricostruzioni 3D urografiche, volume rendering e MIP

zione della sede di fusione in rapporto all'aorta, aspetto dell'istmo, tipo di vascolarizzazione e definizione dei rapporti tra vasi e giunzione uretero-pelvica, presenza di formazioni litiasiche ed espansive, altre patologie associate in ambito addominale [1, 4]. Anche la RM fornisce tutte le informazioni fornite dall'uro-TC, con il vantaggio della mancata irradiazione, ma ancora paga tributo ai prolungati tempi di esecuzione e alla minor disponibilità territoriale rispetto alla TC; inoltre, non può essere eseguita su pazienti portatori di device magneto-sensibili e nei soggetti claustrofobici [1, 5].

Si parla di *anomalie di migrazione* quando il rene è al di fuori dalla normale loggia di appartenenza; possono essere semplici o crociate. Nel primo caso il rene ectopico è posizionato omolateralmente alla sede normale dando luogo, a seconda della posizione, a ectopia toracica (la più rara), ectopia addominale, ectopia lombare ed ectopia pelvica. Il rene pelvico (Fig. 2.2) è la

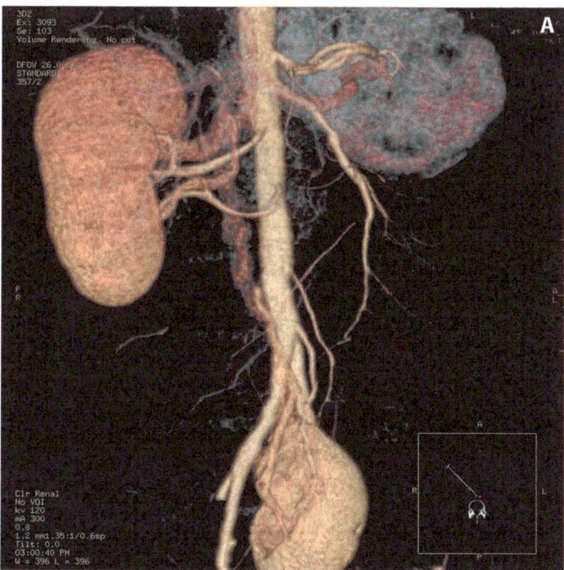
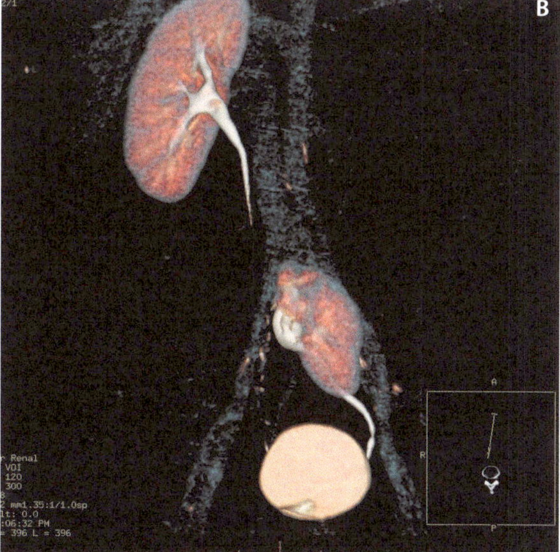

Fig. 2.2 Rene pelvico: uro-TC

forma più frequente: 1/500-1200 nati vivi; tutti i vari tipi di ectopia si possono associare a malrotazioni e sono maggiormente esposti allo sviluppo di dilatazione, infezioni e traumi. Va inoltre ricordato che si può parlare di vero rene pelvico congenito solo quando il relativo uretere ha decorso breve e la sua vascolarizzazione è fornita dal tratto distale dell'aorta e/o dai vasi iliaci (Fig. 2.3); questi aspetti permettono di differenziare il rene pelvico congenito da una condizione di ptosi renale secondaria a una lassità delle strutture fasciali renali di sostegno che rende l'organo mobile, e quindi posizionato in basso, ma con uretere di lunghezza normale [1, 2, 4]. Nel caso di ectopie crociate il rene è situato nell'emisoma opposto al suo sbocco ureterale in vescia e nel 90-95% circa dei casi i reni possono essere fusi tra loro (*crossed fused renal ectopia*): tale condizione si manifesta in circa 1/1000 nati. La fusione si sviluppa di solito tra il polo inferiore del rene ortotopico e il polo superiore del rene ectopico, con aspetto di tipo sigmoide del complesso; in genere è il rene di sinistra a essere ectopico nell'emisoma controlaterale. Altra caratteristica è il fatto che l'uretere del rene ectopico supera la linea mediana decorrendo controlateralmente, raggiungendo la vescica sul proprio lato di pertinenza (rene sinistro ectopico e fuso al controlaterale con sbocco ureterale in vescica a sinistra). Anche in tale condizione si possono avere altre malformazioni congenite associate o meno.

Come si è detto a proposito del rene a ferro di cavallo, l'imaging è spesso integrato con tecniche di maggiori impatto diagnostico; nei casi non risolti dall'ecografia, la TC (Fig. 2.4) e la RM offrono una migliore definizione spaziale della condizione e una maggiore affidabilità diagnostica nel sospetto di complicanze associate (idronefrosi, urolitiasi, traumi e infezioni). Malrotazioni isolate possono essere il risultato di anomale rotazioni del rene lungo il suo asse verticale, con pelvi renali che possono essere anteriorizzate o posizionate in senso antero-mediale [4, 5].

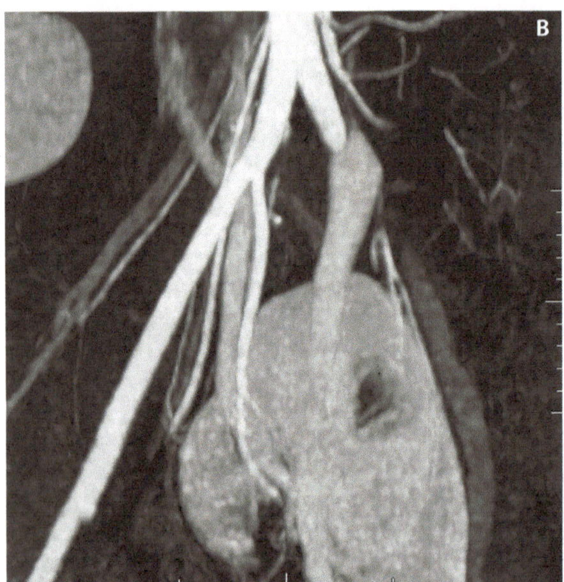

Fig. 2.3 Valutazione di un quadro di vascolarizzazione "complessa" in rene pelvico con ricostruzioni 3D

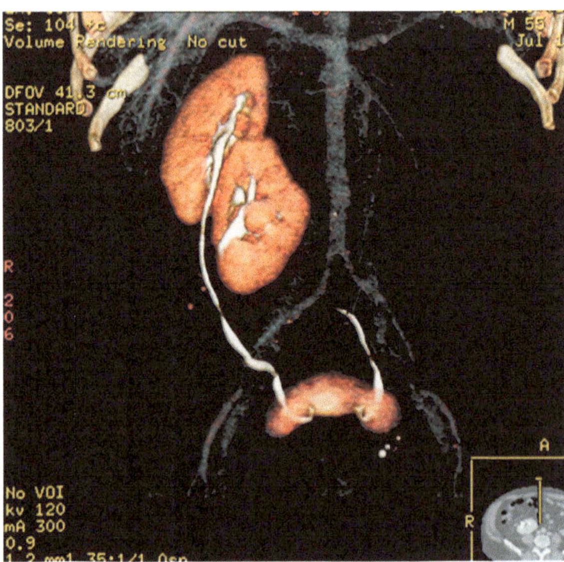

Fig. 2.4 Ectopia renale crociata: valutazione della posizione dei reni e del decorso degli ureteri mediante uro-TC

2.2.3 Pseudomasse

Il termine pseudomassa indica una condizione benigna, caratterizzata dalla presenza di parenchima renale sano, che può mimare una formazione espansiva [6, 7].

Le pseudomasse possono essere congenite o acquisite. Tra le prime: l'ipertrofia della colonna di Bertin, la prominenza a gobba di dromedario (*splenic bump*), la prominenza di un labbro renale in sede ilare (*hilar lip*), la persistenza delle lobature fetali e il difetto di giunzione parenchimale; tra le seconde: l'ipertrofia compensatoria parenchimale associata a retrazione post-flogistica e le lesioni flogistiche [6, 7].

Con l'espressione ipertrofia colonnare di Bertin si indica una sorta di intrusione di tessuto corticale tra le piramidi con estensione verso il seno renale. In realtà il termine colonna deriva da un'errata traslazione della parola *cloison* (setto), originariamente utilizzata da Bertin. Questa condizione può essere associata a duplicità calico-pielica.

La prominenza a gobba di dromedario è caratterizzata da un'impronta focale sulla superficie laterale del rene sinistro conseguente a impronta focale di pertinenza splenica [3, 6].

La persistenza delle lobature fetali si presenta come fini incisure lungo la superficie corticale, conseguenti a mancata fusione della corticale centrolobulare tra i renuncoli fetali.

Il difetto di giunzione parenchimale è determinato dall'estensione/infiltrazione parenchimale del grasso renale alla giunzione dei renuncoli; all'esame ecografico si presenta come una stria iperecogena superficiale intraparenchimale [3, 6].

La prominenza di un labbro renale nell'ilo renale è più frequentemente localizzata a carico del rene di sinistra e interessa il labbro mediale; può presentarsi sotto forma di massa peduncolata o espansiva. Istologicamente appare costituita sia da corticale sia da midollare e questo aspetto aiuta nella diagnosi, in quanto nel corso di un esame contrastografico (TC/RM) si apprezza la caratteristica impregnazione di tessuto renale normale [5, 6].

Talvolta le condizioni descritte possono creare, specie durante un esame ecografico (Fig. 2.5), problemi di diagnosi differenziale, che rendono necessaria una valutazione diagnostica di seconda istanza, spesso rappresentata dalla TC o dalla RM [5, 6, 7].

Il criterio diagnostico fondamentale è dato dall'identica impregnazione della pseudomassa e del parenchima sano durante la fase nefrografica. Inoltre, nella fase cortico-midollare si apprezza la regolare differenziazione della pseudomassa. L'esame TC con l'utilizzo di ricostruzioni multiplanari, a strato sottile, può aiutare nella corretta interpretazione diagnostica [6]. Negli ultimi anni l'utilizzo dell'ecocontrastografia ha incrementato l'affidabilità diagnostica degli ultrasuoni nella diagnosi di pseudomassa, riducendo il ricorso a tecniche che utilizzano radiazioni ionizzanti e mezzi di contrasto nefrotossici [8].

Le forme infiammatorie, che si presentano all'imaging spesso come lesioni espansive, si accompagnano a uno specifico quadro clinico ed ematochimico.

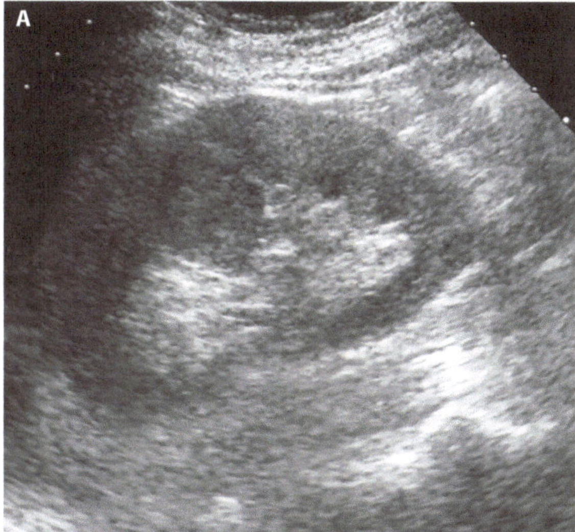

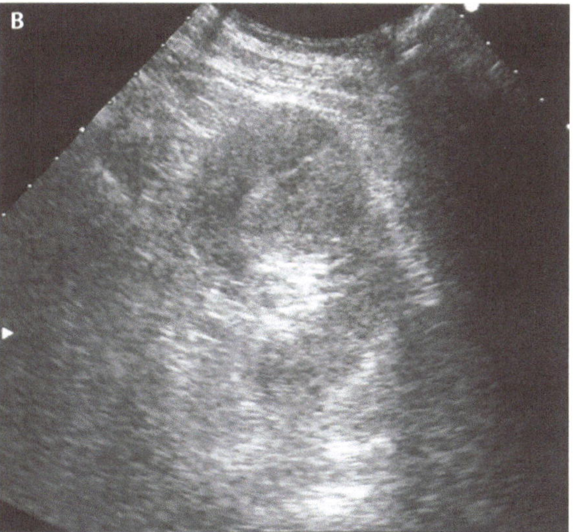

Fig. 2.5 Valutazione ecografica di ipertrofia colonnare con aspetto di pseudomassa

2.3 Malformazioni delle vie escretrici e loro imaging radiologico

Le malformazioni delle alte vie escretrici possono essere classificate in:
- anomalie di numero, posizione e forma dell'uretere, con interessamento delle strutture caliceali e del bacinetto renale;
- ostruzione congenita dell'uretere;
- anomalie della giunzione pielo-ureterale;
- anomalie di origine e di terminazione dell'uretere [3].

Tra le anomalie di numero si ricordano la bi-trifidità del bacinetto con interessamento dell'uretere, le duplicazioni ureterali incomplete (uretere bifido) e le duplicazioni complete.

Le anomalie di forma e posizione comprendono il diverticolo unico dell'uretere, l'uretere con diramazione rudimentale e l'uretere retrocavale (post-cavale e circumcavale) [2, 3]. La duplicità dei bacinetti e degli ureteri rappresenta la più comune tra le malformazioni delle vie urinarie superiori (1,7-2,4% delle autopsie e degli studi urografici [2]), è più frequente nel sesso femminile; in particolare, il bacinetto renale bifido sarebbe presente nel 10% della popolazione [3]. In realtà spesso ci si trova di fronte a molteplici quadri secondari alle variazioni occorse durante la ramificazione dell'estremo craniale dell'uretere [3]: si può andare dalla pelvi bifida alla completa duplicazione del sistema collettore [2, 3].

La variazione minima è rappresentata dalla divisione parziale del bacinetto, che può dare origine a bacinetto bifido, trifido o multifido [3]; a causa della sua frequenza, questa condizione è considerata un reperto quasi normale, sebbene possa talora associarsi ad altre malformazioni [2].

Radiologicamente può essere difficile distinguere tra una duplicità parziale e una completa: in genere quando la fusione delle parti del bacinetto avviene distalmente al punto in cui si dovrebbe trovare il giunto pielo-ureterale normale si configura una condizione di duplicità [3]. La duplicazione del bacinetto può essere unilaterale o bilaterale, completa o incompleta.

Si parla di duplicazione incompleta se i due ureteri si fondono prima di sboccare in vescica (uretere bifido) (Fig. 2.6). Nella duplicazione completa gli ureteri, doppi, sboccano indipendentemente con due ostii separati in vescica o in altro organo (uretere doppio, uretere doppio ectopico) [3]; vi è da aggiungere che in questa condizione l'uretere che drena il segmento superiore renale si porta caudalmente con sbocco in posizione ectopica variabile, ma in posizione più caudale rispetto a quella dell'uretere che drena il segmento renale inferiore secondo la regola di Meyer [2]. Le complicanze di tale condizione sono rappresentate dalle infezioni renali ricorrenti secondarie al reflusso vescico-ureterale dell'uretere del polo renale inferiore che, sboccando in posizione laterale e superiore rispetto al trigono, manca di un tragitto sottomucoso ed è quindi privo del meccanismo antireflusso; viceversa l'uretere del segmento superiore – avendo spesso un orificio ureterale ectopico (collo vescicale, uretra o anche sede extraurinaria o associato a un ureterocele) – può sviluppare idronefrosi ostruttiva [2, 3].

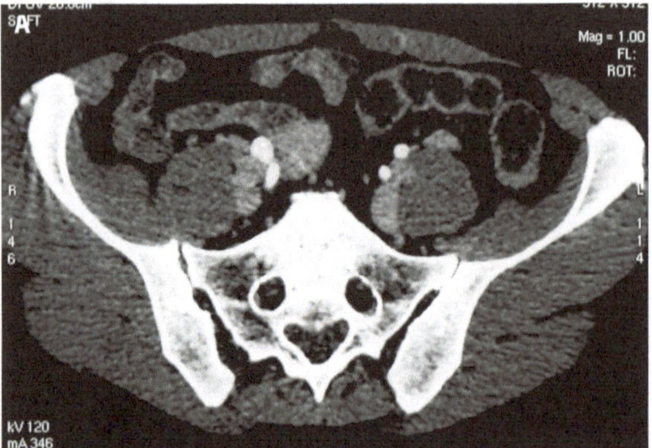
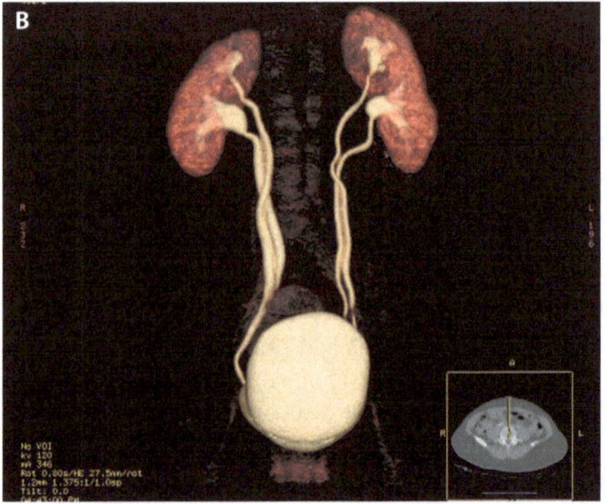

Fig. 2.6 Duplicità ureterale con bifidità a sinistra: immagine assiale (**A**), ricostruzioni 3D (**B**)

Meno frequenti sono sia il diverticolo dell'uretere, che può essere singolo o multiplo, sia l'uretere con diramazione rudimentale, che rappresenta il risultato di una gemmazione multipla del dotto di Wolff o del distacco prematuro di una gemma ureterale. Entrambi si presentano come una branca rudimentale a fondo cieco in posizione laterale all'uretere; secondo alcuni autori il diverticolo unico e l'uretere con diramazione rudimentale sono la medesima entità [3].

Tra le anomalie di posizione ricordiamo l'uretere retrocavale, l'unica anomalia del tratto urogenitale limitata al lato destro. Essa si caratterizza per una brusca deviazione dell'uretere a livello del suo III superiore in senso mediale: l'uretere passa posteriormente alla vena cava, si porta poi anteriormente tra cava e aorta e quindi si riporta lateralmente nella sua posizione normale esterna alla cava, descrivendo un percorso di aspetto spiraliforme intorno alla cava stessa [3]. Questa condizione può determinare idronefrosi, per cui clinicamente va sospettata in tutti i pazienti che presentino calicopieloectasia e dilatazione unicamente del tratto superiore di destra.

Una rara anomalia di posizione è rappresentata dall'uretere retroiliaco, da considerare – analogamente all'uretere retrocavale – più una condizione secondaria a una malformazione vascolare che a una malformazione urogenitale [3].

I quadri malformativi descritti, in modo particolare le condizioni di duplicità, che sono anche le più frequenti, possono essere silenti e identificati casualmente nel corso di esami diagnostici eseguiti per altri motivi o in rapporto alla presenza di complicanze degli stessi, rappresentate come si è detto dal reflusso o dall'idronefrosi.

L'ectopia degli sbocchi ureterali è secondaria a un'anomala posizione della gemma ureterale sul dotto mesonefrico o wolffiano. Occorre ricordare che la definizione "uretere ectopico" va impiegata solo per la condizione caratterizzata da sbocco extravescicale dello stesso; spesso, tuttavia, gli ureteri possono sboccare in sede anomala anche all'interno della vescica, ma in questo caso, secondo Mackie e Stephens, non sono considerati dal punto di vista clinico [3]. È una condizione più frequente nel sesso femminile, con un'incidenza di circa 1:1900 riscontri autoptici [1].

La forma extravescicale – che può essere associata a incontinenza o reflusso, a seconda della sede dello sbocco – varia in rapporto al sesso; nei maschi coinvolge uretra posteriore sovrasfinterica, deferente, vescichette seminali ed epididimo; nelle femmine coinvolge uretra sovra o sottosfinterica, vagina, cervice uterina, utero e tube. Spesso si associa a una condizione di doppio distretto reno-ureterale completo e, quando lo sbocco anomalo è distale allo sfintere uretrale, può manifestarsi con l'incontinenza, quadro tipico dei soggetti di sesso femminile, in quanto nei maschi, come si è detto, le strutture anatomiche colpite sono tutte, sempre, sovrasfinteriali [1]. I quadri clinicoradiologici sono essenzialmente due: incontinenza e ostruzione, con o senza reflusso, cui si associa la comparsa di infezioni e la compromissione della funzionalità renale [3].

L'iter diagnostico si basa in prima istanza sull'utilizzo dell'ultrasonografia che viene comunque eseguita quando si sospetta di trovarsi di fronte a una delle due condizioni suddette.

Nel caso di sospetto clinico di reflusso l'ecografia – eventualmente integrata con l'utilizzo di mezzo di contrasto ecografico introdotto in vescica e da esami radiologici tradizionali (cistouretrografia ascendente/ minzionale) – permette di stabilire non solo la diagnosi ma anche il grado di gravità della patologia [1].

Nel caso di idronefrosi l'ultrasonografia è attualmente integrata con esami di ampia panoramicità, come la uro-TCMS, che permettono di esplorare tutti i vari distretti dell'apparato urinario generando ricostruzioni 3D di tipo urografico [9].

Le anomalie della giunzione pielo-ureterale si manifestano con il quadro dell'idronefrosi e possono essere classificate in primitive (intrinseche ed estrinseche) e secondarie. Le primitive intrinseche, rare, sono dovute ad anomalie parietali della giunzione pielo-ureterale (pieghe fetali persistenti, impianto alto dell'uretere, ipoplasia uretrale, valvole ureterali); le primitive estrinseche, più fequenti, sono invece dovute alla presenza di un vaso anomalo a livello del polo inferiore, che determina una stenosi ureterale di tipo intermittente. Si è visto che questa condizione è responsabile di circa il 20% delle idronefrosi da anomalia del giunto pielo-ureterale. Possono coesistere una condizione di rene a ferro di cavallo o un megauretere primitivo e aspetti malformativi a carico dell'apparato gastrointestinale, del sistema nervoso centrale e dell'apparato cardiovascolare [1, 3].

Attualmente la diagnosi può essere posta mediante ecografia prenatale, in quanto è possibile identificare i reni fetali già tra la 17^a e la 20ª settimana di gestazione e le anomalie del tratto urogenitale tra la 12^a e la 15ª settimana, quando una condizione di idronefrosi può essere agevolmente diagnosticata e, soprattutto, stadiata. Ciò risulta fondamentale per la corretta gestione della situazione, poiché l'idronefrosi di I grado può risolversi spontaneamente nella metà dei casi, mentre nei gradi più alti (IV-V), caratterizzati da compromissione parenchimale, la risoluzione dovrà essere chirurgica [1, 2].

Per la valutazione delle forme primitive estrinseche, spesso misconosciute in quanto caratterizzate da idronefrosi intermittenti, la RM con sequenze fortemente pesate in T2 (pielo-RM), e successivo studio post-contrastografico, dopo infusione di diuretico, con fase angiografica e urografica (uro-RM), può identificare vasi anomali [1, 5].

Grazie alla sua risoluzione spaziale e temporale, può essere utilizzata anche la TCMS con accorgimenti specifici come la "marcatura" della pelvi renale mediante somministrazione di mezzo di contrasto iodato circa 180 minuti prima dell'esame e successiva fase angiografica e pielografica, in modo tale da identificare il vaso accessorio e definire i rapporti dello stesso con la pelvi renale dilatata [10, 11].

Il termine ureterocele indica la dilatazione cistica congenita del tratto inferiore dell'uretere; può essere semplice, quando si localizza in sede intravescicale, o ectopico, quando lo sbocco, con associata dilatazione cistica, avviene a livello o al di sotto del collo vescicale; per molto tempo si è discusso su questa definizione che attualmente è stata accettata [3, 12]. La forma semplice si riscontra più frequentemente negli adulti, mentre quella ectopica è più frequente nei bambini, con un'incidenza che varia tra 1:500 e 1:4000 casi autoptici in ambito pediatrico e una frequenza sette volte maggiore nel sesso femminile.

Questa condizione può essere dovuta a un'anomalia nel processo di riassorbimento del tratto di dotto mesonefrico compreso tra la vescica e la gemma ureterale o a una persistenza della membrana di Chwalla, che occlude la giunzione uretero-vescicale e compare tra l'uretere distale e il seno urogenitale alla 37[a] giornata di vita embrionaria [1, 3].

L'ureterocele può essere tributario di un rene a distretto singolo o, più fequentemente, drenare il polo superiore di un rene con duplicazione reno-ureterale completa. Nelle forme ectopiche può causare l'incompleto svuotamento vescicale e la conseguente flogosi con idroureteronefrosi.

Le tecniche di imaging, da quelle ultrasonografiche a quelle contrastografiche (cistografia/urografia/uro-TC/RM), si basano sul caratteristico segno detto a "testa di cobra" (Fig. 2.7); si tratta del rilievo della dilatazione cistica dello sbocco ureterale che durante l'esecuzione di un esame contrastografico si riempie progressivamente di urina iodata, mentre in ecografia,

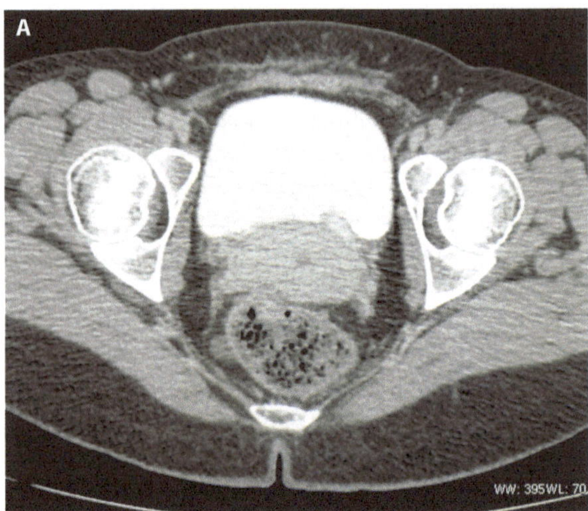
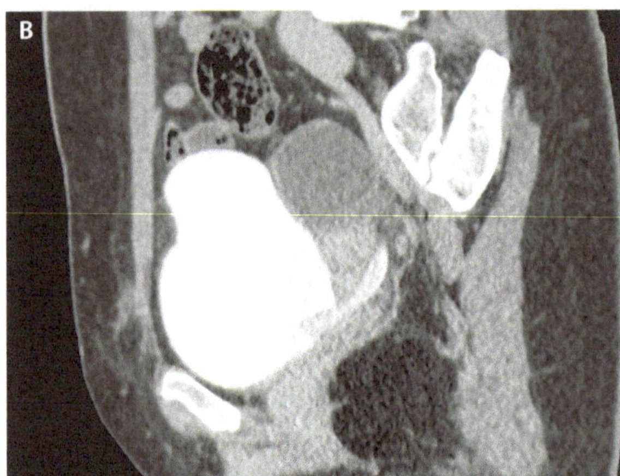
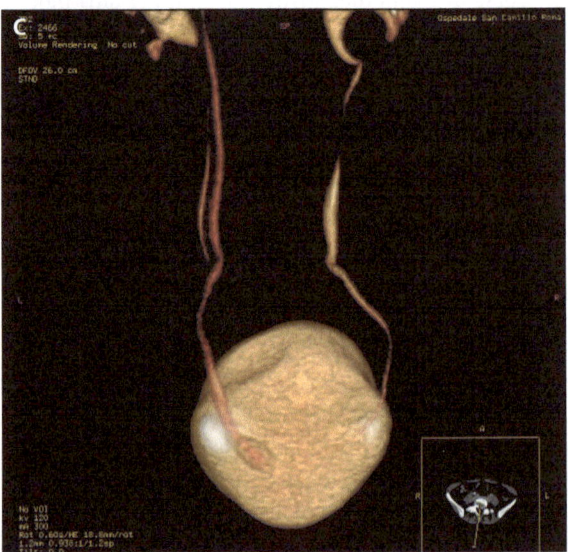

Fig. 2.7 Ureterocele: immagine assiale (**A**) con identificazione dell'aspetto "a testa di cobra", ricostruzione secondo il piano sagittale (**B**) e 3D in volume rendering (**C**)

che è l'esame di prima scelta, si presenta come una formazione anecogena (Fig. 2.8), delimitata da parete iperecogena [1, 2, 3, 12].

Ovviamente, la tecnica diagnostica impiegata deve necessariamente fornire informazioni su tutto il resto della via escretrice e del parenchima renale.

Il termine megauretere indica diverse condizioni che si caratterizzano per la dilatazione, spesso cospicua, dell'uretere e delle vie escretrici intrarenali. La forma primitiva, congenita, può essere secondaria al mancato riassorbimento della membrana di Chwalla, con conseguente ostacolo meccanico e quindi idroureteronefrosi. Le tecniche di ampia panoramicità, per esempio la pielo-RM, permettono di valutare il grado di dilatazione e l'impatto di questa a carico del parenchima renale; le tecniche contrastografiche e/o scintigrafiche possono invece fornire informazioni di tipo funzionale [1, 5, 12].

Le malformazioni delle basse vie escretrici sono più frequenti nei soggetti di sesso maschile e sono meno comuni di quelle delle alte vie.

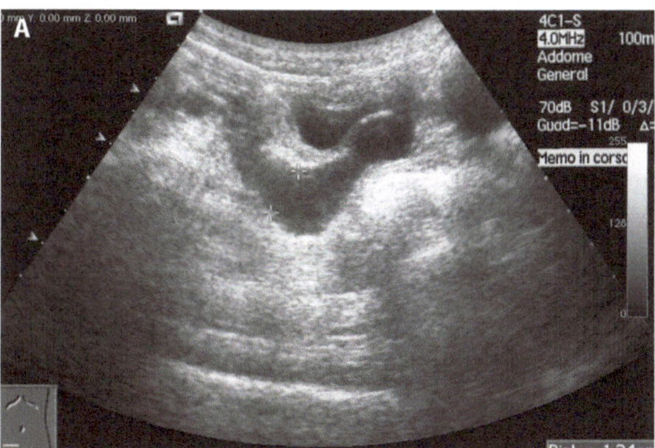

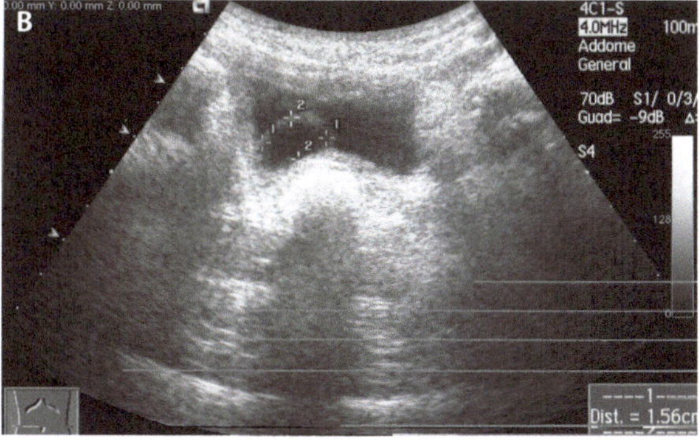

Fig. 2.8 Formazione anecogena delimitata da parete ecogena a livello della regione emitrigonale vescicale: ureterocele con associato reflusso

L'estrofia della vescica, una condizione rara presente in 1 su 30 000 nati, è secondaria alla mancata fusione degli elementi mesodermici della linea mediana della parete addominale anteriore intraombelicale. Il difetto può limitarsi a uretra e sfintere, con epispadia, o arrivare alla forma più grave di estrofia della cloaca. Nel maschio l'epispadia e l'estrofia sono clinicamente rilevabili, nella femmina l'epispadia è più difficile da rilevare e può essere causa occulta di incontinenza.

Nell'estrofia classica la vescica si trova aperta e arrovesciata alla superficie anteriore dell'addome inferiore; il trigono e gli orifici ureterali sono facilmente identificabili, in quanto l'urina sgocciola dalla parete addominale [3, 12]. L'estrofia cloacale è rara e differisce da quella vescicale per la presenza di malformazioni a carico dell'ileo terminale e del colon, con possibile mielomeningocele associato.

L'imaging permette di identificare le malformazioni scheletriche del cingolo pelvico (l'allontanamento delle ossa pubiche è un segno tipico: nel soggetto normale la distanza intersinfisaria pubica non supera mai i 10 mm a qualunque età, in pazienti con complesso estrofia-epispadia questa distanza va da 12 a 170 mm, con quadri di gravità direttamente proporzionali all'entità dell'allontanamento delle ossa pubiche); gli esami contrastografici permettono di identificare sia le alterazioni a carico delle componenti urinarie sia quelle a carico delle componenti intestinali [3, 12].

La duplicazione della vescica è una condizione rara e spesso associata ad altre anomalie: diverticoli vescicali, ureteroceli ectopici. Può essere classificata in diverse forme: completa, incompleta, setto sagittale completo, setto sagittale incompleto, vescica a setti multipli, vescica a clessidra.

Nel caso di duplicità completa le due vesciche sono situate una accanto all'altra; ciascuna presenta strati muscolari normali, rivestiti da epitelio di transizione, riceve un uretere dal rene omolaterale e si svuota attraverso un'uretra distinta, senza che vi sia necessariamente anche duplicazione dei genitali esterni.

Nella duplicazione incompleta i due compartimenti vescicali hanno un egresso vescicale e un'uretra comuni. Nei casi di *vescica settata* i setti possono essere completi o incompleti con definizione di camere simmetriche o asimmetriche e ogni camera vescicale riceve un uretere. Nella *vescica a clessidra* la camera vescicale è ristretta sul piano orizzontale per la presenza di una costrizione fibro-muscolare che dà origine a due camere uguali o ineguali [3, 12].

I *diverticoli vescicali congeniti* sono di solito unici e localizzati a livello della parete postero-laterale, senza contrarre rapporti con il meato ureterale; possono associarsi ad alcune sindromi, come quella di Ehlers-Danlos (EDS) [3].

L'uraco rappresenta il dotto che nel feto mette in comunicazione la vescica primitiva con la cavità allantoidea; normalmente durante lo sviluppo si oblitera, trasformandosi in un cordone fibroso che unisce l'apice della cupola vescicale con il margine inferiore dell'ombelico. Anomalie del fisiologico processo di involuzione possono dare origine a: pervietà completa, cisti dell'uraco, seno uracale esterno e diverticolo uracale.

Nel primo caso la diagnosi può essere clinica: alla nascita si apprezza secrezione di urina dall'ombelico in fase minzionale. La cisti dell'uraco è dovuta a involuzione incompleta, con persistenza di uno o più segmenti pervii in cui si raccolgono secrezioni. L'imaging si avvale essenzialmente della tecnica ultrasonografica, che – con l'utilizzo di trasduttori ad alta frequenza – è in grado di identificare una dilatazione tubulare o cistica, ipoanecogena, in connessione con la cupola vescicale. Nei casi di pervietà completa la cistografia minzionale permette di identificare, in proiezione laterale, la connessione tra la vescica, di forma allungata, e l'ombelico, con fuoriuscita di mezzo di contrasto a tale livello durante la minzione [1].

2.3.1 Fisiopatologia delle ostruzioni congenite e interpretazione dell'imaging radiologico

La stasi urinaria può essere classificata in *ostruttiva* e *non ostruttiva*. La prima è la più frequente e la causa ostruttiva da cui origina è solitamente evidente all'imaging; le cause di stasi urinaria non ostruttiva non sono invece altrettanto evidenti, potendo riconoscere una natura flogistica, neurogena o congenita [12].

Il primo effetto dell'incremento pressorio dell'urina è l'atrofia parenchimale, causata sia dall'ischemia di natura meccanica, conseguente alla compressione delle arterie interlobari e arcuate, sia dal danno diretto da compressione. L'incremento pressorio intrarenale dovuto alla stasi viene in parte compensato attraverso il reflusso pielovenoso e pielolinfatico dell'urina; la sua importanza si misura in termini quantitativi in base all'entità dell'atrofia della corticale renale (Hodson e Craven) e non in base al grado della pielocalicectasia [12].

I primi segni radiologici di pressione retrograda ostruttiva si osservano nei calici. La morfologia caliceale dipende dal profilo della papilla renale. Se la papilla è stretta, il calice risulta stretto, profondo e conico, mentre se la papilla è larga e grande il calice appare a base larga. Solitamente un calice normale ha una forma a Y. L'atrofia e l'appiattimento progressivo della papilla determinano la raccolta dell'urina alla base della papilla stessa, provocando un netto appiattimento del calice. Progressivamente la papilla non sporge più nel calice, ma diviene prima piatta e poi concava, le pareti caliceali si divaricano e il calice diventa slargato fino ad arrivare all'atrofia completa della papilla renale, configurando un quadro simile alla necrosi papillare. La distinzione tra atrofia papillare da stasi cronica e necrosi papillare è che nel primo caso le alterazioni sono sporadiche e non interessano tutti i calici, mentre nel secondo tutti i calici sono più o meno coinvolti [12].

Il processo di atrofia non si ferma alle papille renali: se la causa ostruttiva permane, si estende al parenchima renale e il risultato finale è quasi sempre la riduzione dello spessore e delle dimensioni della corticale renale (atrofia idronefrotica). Solitamente è possibile distinguere tra atrofia parenchimale ostruttiva e atrofia infiammatoria, poiché la prima tende a essere uniforme mentre la seconda ha un aspetto più focale.

Non è sempre facile distinguere una pielectasia iniziale da un grosso bacinetto renale normale. In genere la dilatazione del bacinetto e dei calici procede in modo sincrono, ma in alcuni casi ciò non accade, potendosi evidenziare calicectasie accentuate con pielectasia scarsa o assente, ovvero evidenti quadri di pielectasia con calici normali. Solitamente un'ostruzione vicino al bacinetto provoca pielectasia, mentre un'ostruzione distale determina più spesso calicectasia [12].

Un bacinetto extrarenale si dilata più facilmente di uno intrarenale, in quanto quest'ultimo è sostenuto e contenuto in uno spazio più rigido e limitato.

Una pielectasia con calici normali può essere secondaria a un difetto di conduzione neuromuscolare anziché a una lesione ostruttiva.

- Dilatazione localizzata di un calice: rientrano in questo gruppo l'idrocalice, il diverticolo caliceale, la cisti pielogena e l'idrocalicosi.
- Ostruzione vascolare dell'infundibolo del calice superiore: impressioni larghe con contorni mal definiti in caso di vaso venoso e impressioni strette a margini netti in caso di vaso arterioso.
- Ostruzioni del giunto pielo-ureterale: è l'anomalia congenita più frequente dell'apparato urinario, spesso bilaterale, più frequente nel lato sinistro.

L'ostruzione può essere causata da:
- sostituzione delle fibre muscolari con collagene o fibroblasti (Notley, Allen);
- presenza di pliche valvolari della mucosa;
- disfunzione del giunto pielo-ureterale, che determina discinesia con peristalsi retrograda, con conseguente deviazione del flusso urinario verso il bacinetto e i calici;
- ostruzione vascolare causata da vasi aberranti o accessori contigui al giunto, che determinano compressione del giunto stesso o angolazione dell'uretere [12].

Disfunzioni giuntali possono anche essere secondarie a reflusso vescico-ureterale cronico responsabile di stasi e infezioni, che determinano fibrosi del giunto.

2.3.1.1 Reflusso vescico-ureterale

Disordine congenito che può essere familiare. Il 30-55% dei bambini con infezioni urinarie presenta reflusso. Lo schema di graduazione del reflusso prevede 5 stadi, passando dal I, nel quale è riempito il tratto distale dell'uretere, al V, in cui vi è idroureteronefrosi massiva.

Alla base del reflusso vi è l'incontinenza del giunto uretero-vescicale. Le malformazioni congenite della giunzione uretero-vescicale sono dovute all'anomalia dello sbocco ureterale per situazione laterale (*ectopia lateralis*), per alterazioni morfologiche e per la presenza di un trigono mancante o poco sviluppato. Nel caso di doppio distretto renale l'uretere del segmento renale inferiore ha uno sbocco vescicale più alto rispetto all'uretere del segmento superiore e solo in esso solitamente vi è reflusso. Il reflusso è l'anomalia più frequente nella duplicità ureterale completa [1, 12].

Il punto di penetrazione dell'uretere nella parete vescicale corrisponde a una zona di debolezza del detrusore che può portare alla formazione di diverticoli, che in condizioni di replezione vescicale possono contribuire a rendere incontinente l'angolo uretero-vescicale (Hutch) [12, 13].

In assenza di infezione associata, l'effetto idrodinamico sul rene del deflusso non è tale da produrre alterazioni renali significative e – a meno che non esista una grave idronefrosi in rapporto al reflusso – la clearance della creatinina è normale. In tali casi, quando esiste calicectasia o lieve deformazione dei calici, è stata accertata una ridotta capacità di concentrazione reversibile dopo la correzione del reflusso. Se associato a infezione e non trattato, il reflusso porta progressivamente al coinvolgimento del rene. L'urina infetta refluente, associata all'aumento pressorio nel sistema collettore, può portare ad atrofia generalizzata del rene [12].

2.3.1.2 Vescica neuropatica congenita (spina bifida, anomalie congenite del sacro)

Aspetto trabecolato della parete vescicale associato a vari gradi di ureteropielectasia, spesso con reflusso, legati al grado di tonicità residua dello sfintere uretrale esterno.

2.3.1.3 Valvole uretrali congenite

Compaiono quasi esclusivamente nel maschio; determinano dilatazione e allungamento dell'uretra a monte, ipertrofia del detrusore con trabecolazione parietale. Se concomita anomalia della giunzione uretero-vescicale e se si forma un diverticolo parauretrale può prodursi reflusso vescico-ureterale [12, 13].

Bibliografia

1. Bondioni MP, Milianti S, Frugoni A (2008) Patologia malformativa. In: Olivetti L, Grazioli L (eds) Diagnostica per immagini dell'apparato urogenitale. Springer-Verlag Italia, Milano, pp 93–123
2. Stuart AR (1991) Anomalie congenite delle vie urinarie. In: Putman CE, Ravin CE (eds) Trattato di diagnostica per immagini. Vol 3. Verduci, Roma, pp 55-70
3. Witten DH, Myers GH, Utz DC (1980) Urografia clinica di Emmett. Vol 2. Verduci, Roma, pp 551-790
4. Singer A, Simmons MZ, Maldjian PD (2008) Spectrum of congenital renal anomalies presenting in adulthood. Clin Imaging 32:183–191
5. Leyendecker JR, Barnes CE, Zagoria RJ (2008) MR urography: techniques and clinical applications. Radiographics 28:23–47
6. Zeman RK, Cronan JJ, Rosenfield AT et al (1986) Computed tomography of renal masses: pitfalls and anatomic variants. Radiographics 6:351–372
7. Israel GM, Bosniak MA (2005) How I do it: evaluating renal masses. Radiology 236:441–450
8. Mazziotti S, Zimbaro F, Pandolfo A et al (2010) Usefulness of contrast-enhanced ultrasonography in the diagnosis of renal pseudotumors. Abdom Imaging 35:241–245
9. Croitoru S, Gross M, Barmeir E (2007) Duplicated ectopic ureter with vaginal insertion: 3D CT urography with i.v. and percutaneous contrast administration. AJR 189:272–274

10. Stabile Ianora AA, Scardapane A, Chiumarullo L et al (2003) Congenital stenosis of ureteropelvic junction: assessment with multislice CT. Radiol Med 105(4):315–325

11. Lawler LP, Jarret TW, Corl FM, Fishman EK (2005) Adult ureteropelvic junction obstruction: insights with three-dimensional multi-detector row CT. Radiographics 25:121–134

12. Berrocal T, López-Pereira P, Arjonilla A, Gutiérrez J (2002) Anomalies of the distal ureter, bladder, and urethra in children: embryologic, radiologic, and pathologic features. Radiographics 22:1139–1164

13. Witten DH, Myers GH, Utz DC (1980) Urografia clinica di Emmett. Vol 2. Verduci, Roma, pp 932-1136

Massimo Valentino, Michele Bertolotto, Rita Sciutti,
Pietro Pavlica, Libero Barozzi

3.1 Anomalie congenite della prostata

3.1.1 Agenesia e ipoplasia

La prostata trae origine, insieme alla vescica e all'uretra, dall'epitelio del seno urogenitale. L'ipoplasia o l'aplasia ghiandolare sono anomalie molto rare, in genere collegate ad anomalie genetiche o conseguenti all'assenza di specifici recettori ormonali. La sindrome più frequente in cui queste anomalie si osservano è la *prune-belly syndrome*, una rara malformazione complessa che colpisce preferenzialmente il sesso maschile [1]. L'esame radiologico più indicato è la cistouretrografia minzionale (CUM), che dimostra ectasia e apparente allungamento dell'uretra intraprostatica che termina a livello del segmento membranoso.

3.1.2 Utricolo o vagina maschile

L'utricolo prostatico si forma nel punto di unione tra dotto di Müller, dotto di Wolff ed epitelio di origine del seno urogenitale e rappresenta un residuo rudimentale del tratto inferiore della vagina, per cui tale malformazione è stata chiamata anche "vagina maschile". Nella maggioranza dei casi l'utricolo prostatico si presenta come una piccola formazione diverticolare in stretta connessione con l'uretra intraprostatica, a livello del

veru montanum [2]. Normalmente le dimensioni sono ridotte, con diametro longitudinale di 8-10 mm e trasversale di 1-6 mm. Questa anomalia si osserva associata nel 25% dei casi a ipospadia, nel 20% a criptorchidismo e nel 10% ad agenesia o displasia di un rene. A seconda delle dimensioni e della modalità di sviluppo della displasia, si riconoscono tre gradi di utricolo prostatico (Fig. 3.1). Nei Gradi 0, I e II l'apertura si localizza a livello del veru montanum; la cavità pseudodiverticolare non si sviluppa mai al di fuori del veru montanum nel Grado 0, mentre nel Grado I si sviluppa cranialmente fino al collo vescicale e nel Grado II si estende sopra il collo vescicale. Nel Grado III l'utricolo

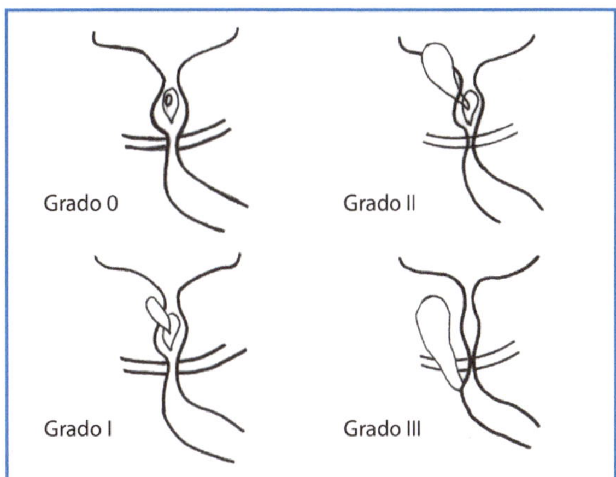

Fig. 3.1 Classificazione radiologica dei diversi gradi di sviluppo dell'utricolo prostatico. Grado 0: utricolo intramontanale; Grado I: utricolo con sviluppo intraprostatico; Grado II: utricolo che si sviluppa verso la regione sottovescicale; Grado III: utricolo che origina dal bulbo uretrale e si estende sopra al diaframma urogenitale

M. Valentino (✉)
U.O. Radiologia, Dipartimento Emergenza Urgenza
Chirurgia Generale e dei Trapianti
Policlinico S. Orsola-Malpighi, Bologna

A. Blandino et al. (a cura di), *Imaging dell'Apparato Urogenitale*.
© Springer-Verlag Italia 2010

ha origine dall'uretra bulbare e si estende cranialmente sopra il piano perineale. Vi è correlazione tra grado radiologico dell'utricolo e gravità dell'ipospadia [3].

L'utricolo prostatico comunica in genere con l'uretra e nel corso della cistouretrografia minzionale si opacizza, presentandosi come un'estroflessione diverticolare diretta posteriormente e in alto (Fig. 3.2). Nel suo contesto possono formarsi dei piccoli calcoli oppure, più raramente, tumori.

Piccoli utricoli si osservano frequentemente in corso di ecografia transrettale. Si presentano come cisti provviste di una parete relativamente spessa (Fig. 3.3) e non devono essere confusi con le cisti mülleriane. Nella maggioranza dei casi sono asintomatici e scoperti casualmente in corso di accertamenti eseguiti per la presenza di altre anomalie (ipospadismo). Quando di grandi dimensioni, possono essere causa di una sindrome ostruttiva sottovescicale che compare già nell'infanzia

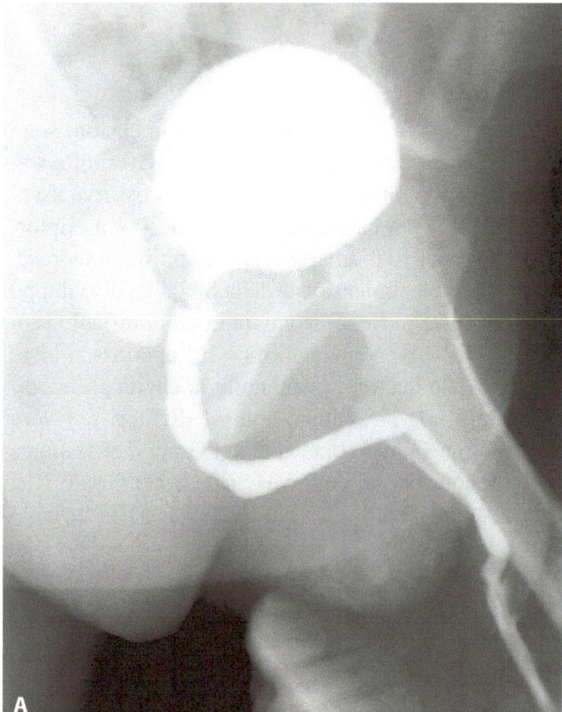

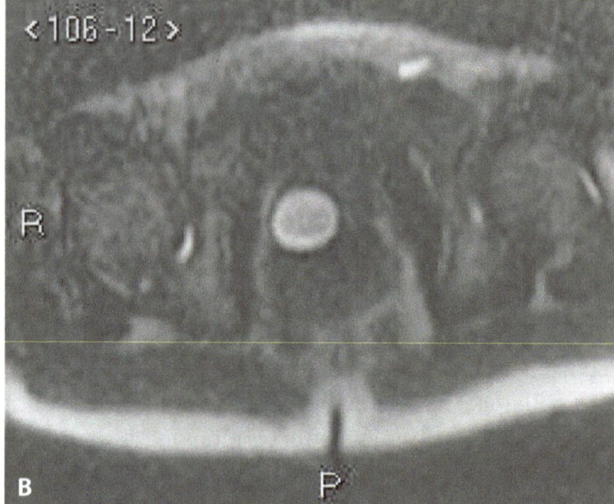

Fig. 3.2 Voluminosa cisti utricolare. Cistouretrografia minzionale in bambino (**A**) e RM in scansione assiale (**B**). In corso di minzione si visualizza una formazione, con profili regolari e contenuto omogeneo, di tipo diverticolare, che ha origine dalla regione del veru montanum e si espande cranialmente e posteriormente alla vescica. Alla RM la formazione presenta segnale iperintenso in T2 e si localizza nel contesto della ghiandola prostatica. Si associa ipospadia

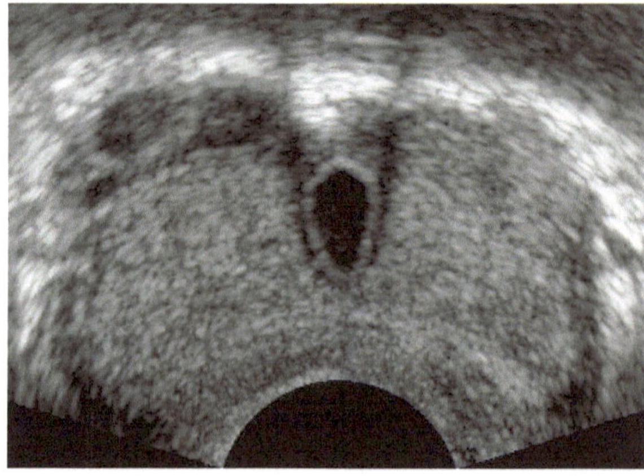

Fig. 3.3 Piccola cisti utricolare. Ecografia transrettale in scansione coronale. La cisti inscritta nel contesto del parenchima, sulla linea mediana, presenta una parete ben definita, che non si osserva nelle cisti mülleriane

oppure essere responsabili della sindrome del basso apparato urinario (LUTS) per la sovrapposizione flogistica. Sono stati segnalati anche casi di tumori insorti a livello dell'utricolo [4].

3.1.3 Cisti di Müller

Nel maschio il dotto di Müller – che nella donna dà origine all'apparato genitale – regredisce completamente e gli unici residui che persistono sono le appendici del Morgagni nel testicolo. Le malformazioni che derivano dalla mancata regressione del dotto di Müller sono in genere conseguenti ad anomalie genetiche dovute a insufficiente stimolazione dei fattori neuro-ormonali che determinano lo sviluppo femminile [5].

Le cisti mülleriane sono cavità localizzate sulla linea mediana nella parte craniale e posteriore della ghiandola prostatica. Esse si localizzano nello spazio compreso tra vescica, ampolle deferenziali e retto. Nella grande maggioranza dei casi sono di piccole dimensioni (da 5 a 10 mm), ma possono raggiungere dimensioni giganti, occupando buona parte dell'addome inferiore [6]. Generalmente sono uniloculari, piene di un liquido chiaro o brunastro e non contengono materiale di origine spermatica (tipico delle cisti delle vescicole seminali). La loro identificazione è frequente in corso di ecografia transrettale, nella quale si presentano come formazioni cistiche di aspetto piriforme localizzate a livello dalla base prostatica. Alla TC presentano profili netti e regolari e sviluppo extraprostatico. I valori densitometrici variano da +10 a +25 UH, a seconda del contenuto, e possono aumentare per la presenza di una componente proteica o emorragica. I calcoli sono facilmente riconoscibili, mentre può essere più difficile identificare ispessimenti parietali o piccole neoformazioni [7].

La RM è sicuramente l'esame più indicato dopo l'ecografia. La lesione si presenta nella maggioranza dei casi come una formazione a contenuto liquido con segnale iperintenso in T2 (Fig. 3.4). Nelle cisti complicate l'intensità di segnale può variare a seconda del contenuto [8].

3.1.4 Cisti prostatiche congenite

Sono rare, di piccole dimensioni e difficilmente differenziabili dalle cisti acquisite. Si presentano nei giovani, sono parauretrali o sottocervicali e asintomatiche. Quando voluminose, possono essere causa di disturbi ostruttivi sottovescicali [9].

Si identificano bene all'ecografia prostatica transrettale per la loro localizzazione mediana e posteriore (Fig. 3.5), al di fuori della sede delle cisti utricolari o mülleriane. Quando grandi sono ben identificabili anche con la TC o la RM, ma la loro esatta sede di origine è in questi casi mal definibile [10, 11].

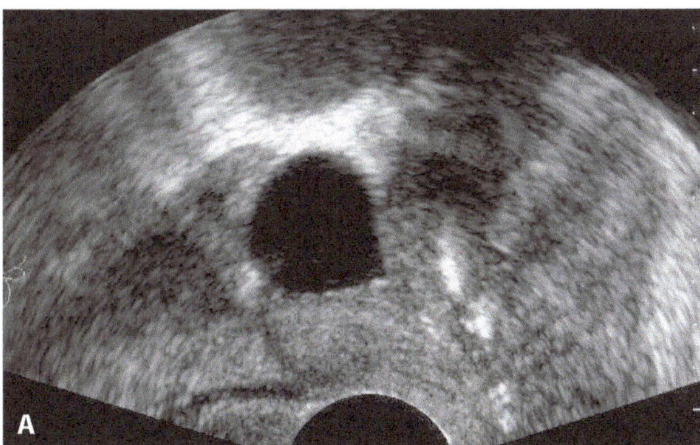

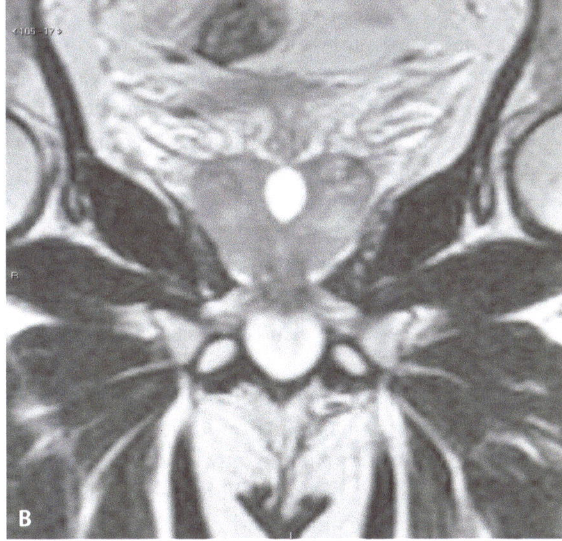

Fig. 3.4 Cisti mülleriana. (**A**) Ecografia transrettale in scansione sagittale e (**B**) RM T2 pesata in scansione coronale. La cisti si sviluppa alla base della ghiandola prostatica e si espande prevalentemente al di fuori di essa con aspetto piriforme. La RM evidenzia chiaramente la sede dell'alterazione e il suo contenuto liquido

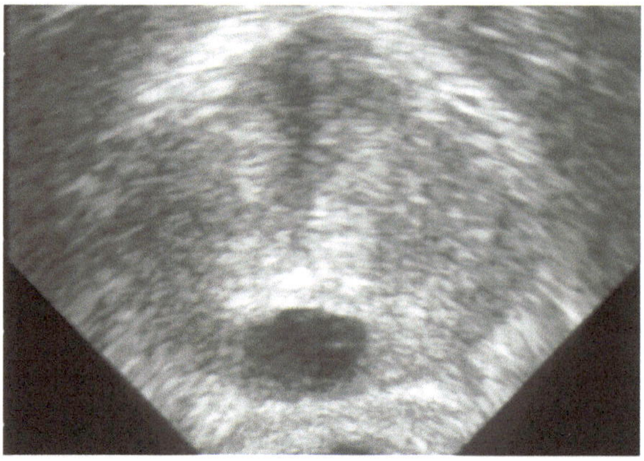

Fig. 3.5 Cisti prostatica congenita in paziente di 24 anni. Ecografia transrettale in scansione trasversale. Nella parte posteriore della ghiandola, nel contesto della zona periferica, si apprezza una formazione anecogena, ovoidale, circondata da tessuto normale in prostata non ingrandita

3.1.5 Diagnosi differenziale

a. Diverticoli vescicali a sviluppo postero-inferiore: in corso di urografia, cistografia e TC si opacizzano contemporaneamente alla vescica. I diverticoli utricolari si opacizzano in corso di CUM o dopo minzione. All'ecografia transrettale i diverticoli presentano un colletto comunicante con il lume vescicale.

b. Cisti prostatiche vere: sono cisti da ritenzione, molto frequenti, di dimensioni inferiori a 1 cm, in genere a sviluppo laterale e solo raramente mediano. I loro rapporti con l'uretra sono ben definibili mediante ecografia e RM.

c. Ascesso prostatico: oltre alla sintomatologia clinica e ai dati di laboratorio, piccoli ascessi parauretrali possono essere confusi con cisti utricolari, più raramente con quelle mülleriane. Quando è voluminoso, in genere l'ascesso si estende agli spazi periprostatici. La TC è in genere l'esame più utile.

d. Cisti delle vescicole seminali: si differenziano in quanto non sono mai poste sulla linea mediana, ma appaiono inscritte in una vescicola seminale.

e. Cisti dermoidi o teratomi: lesioni rare, contenenti in genere tessuto adiposo e altri residui embrionari; sono difficilmente differenziabili dalle cisti malformative.

f. Cisti da echinococco intraprostatiche: possono osservarsi nelle aree endemiche e si possono sospettare quando sono presenti cisti figlie o calcificazioni lamellari periferiche.

g. Adenoma cistico della prostata: è un tumore prostatico benigno o a bassa malignità formato da cisti multiple, settate, a sviluppo intra ed extraprostatico, facilmente differenziabili dalle cisti malformative, che sono in genere uniloculari e in sedi ben definite.

3.2 Anomalie delle vescicole seminali

Per la comune origine embriologica, le anomalie delle vescicole seminali si associano molto spesso a malformazioni dell'apparato genitale maschile e delle vie urinarie. La diagnosi è spesso tardiva, o effettuata casualmente in corso di accertamenti diagnostici eseguiti per altri motivi. In passato il riconoscimento e la caratterizzazione erano difficili, in quanto i segni urografici si rendevano evidenti solo nelle malformazioni più gravi e la deferentovesciculografia (DVG) veniva eseguita solo in occasione di indagini per infertilità.

Lo sviluppo delle vescicole seminali avviene intorno alla 12ª settimana di gravidanza, in una fase molto più tardiva rispetto agli altri organi dell'apparato urogenitale, sotto forma di un'estroflessione della parte inferiore del dotto di Wolff. Verso la 19ª settimana si sviluppa l'ampolla deferenziale e solamente intorno alla 25ª settimana il deferente, l'ampolla e le vescicole seminali assumono la loro morfologia definitiva [12]. Questo processo evolutivo è influenzato sia da numerosi fattori genetici sia dal testosterone.

3.2.1 Anomalie di numero

Comprendono l'agenesia e la duplicità delle vescicole. L'agenesia può essere unilaterale o bilaterale e può associarsi ad anomalie delle vie urinarie [13, 14]. La forma isolata non esiste o è comunque molto rara. L'agenesia unilaterale è spesso di riscontro casuale in corso di ecografia transrettale, TC, RM o di indagini diagnostiche per infertilità (Fig. 3.6). Può associarsi ad agenesia o ipoplasia reno-ureterale, agenesia dei

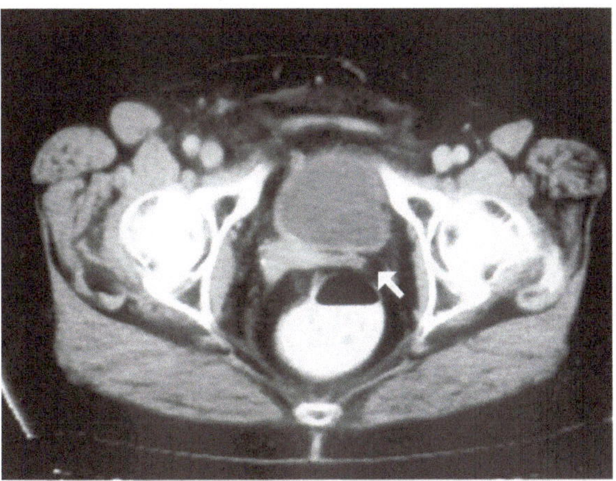

Fig. 3.6 Agenesia della vescicola seminale sinistra. TC in scansione assiale condotta a livello delle vescicole seminali

deferenti o anastomosi congenite tra uretere e deferente (Fig. 3.7). Le duplicità vescicolari uni o bilaterali sono molto più rare. Tutte queste malformazioni sono facilmente diagnosticabili con le moderne metodiche di imaging e non richiedono in genere la DVG.

Dal punto di vista embriogenetico si riconoscono due forme distinte, a seconda della fase dello sviluppo embriologico in cui la noxa ha agito sugli elementi embrionari. Quando l'anomalia si verifica prima della 7ª settimana di gravidanza, in un periodo antecedente alla formazione della gemma ureterale, la malformazione della vescicola si associa ad agenesia o ipoplasia renale omolaterale. Quando invece l'anomalia embriologica si verifica dopo la 7ª settimana, mancano le malformazioni a carico delle vie urinarie omolaterali, mentre si osserva agenesia unilaterale (Fig. 3.8) o bilaterale delle vescicole e dei dotti deferenti. Questa ultima malformazione è associata a fibrosi cistica per l'anomalia del gene CFRT [15]. Probabilmente si tratta di un'ipoplasia grave più che di un'agenesia, in quanto lo sviluppo delle vescicole seminali e dei dotti deferenti risulta bloccato dalla presenza di secrezioni endoluminali dense. Sono stati descritti casi di sbocco deferenziale ectopico in strutture tubulari residue del dotto di Müller. Questi soggetti sono infertili con azoospermia, ma presentano una regolare spermatogenesi testicolare (infertilità escretoria), per cui è possibile l'aspirazione di spermatozoi vitali dall'epididimo. L'agenesia unilaterale o bilaterale delle vescicole seminali può essere documentata

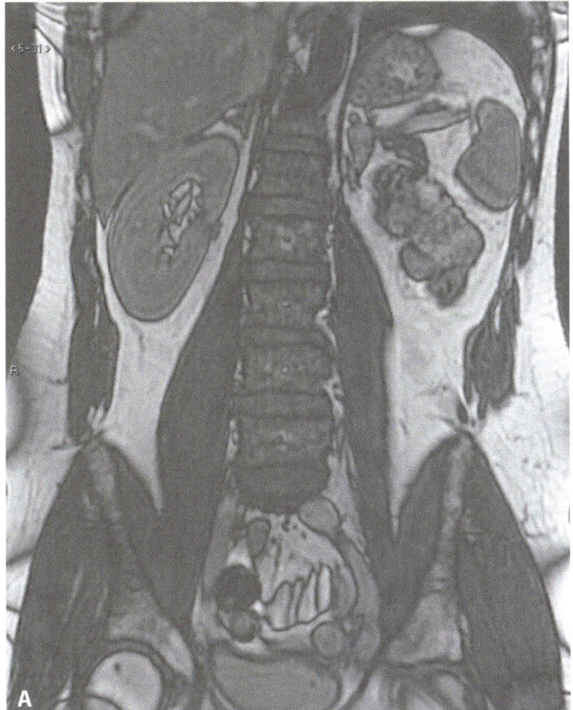

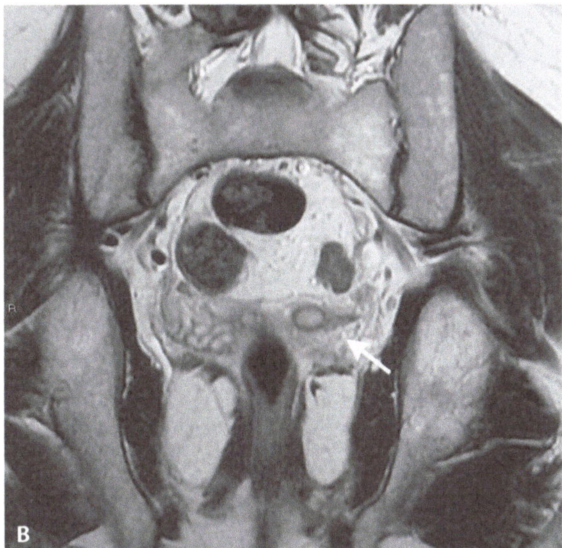

Fig. 3.7 Agenesia della vescicola seminale sinistra e delle vie urinarie omolaterali. RM dell'addome in scansione coronale (**A**) ed in scansione assiale (**B**). In scansione assiale al posto della vescicola si apprezza un'immagine similcistica, espressione delle vie seminali distali dilatate e dismorfiche

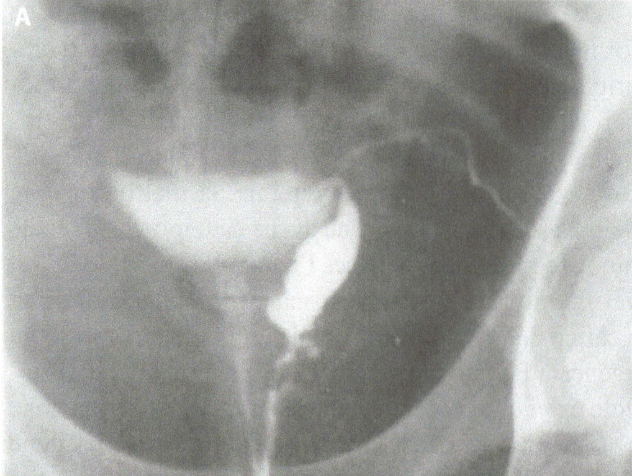

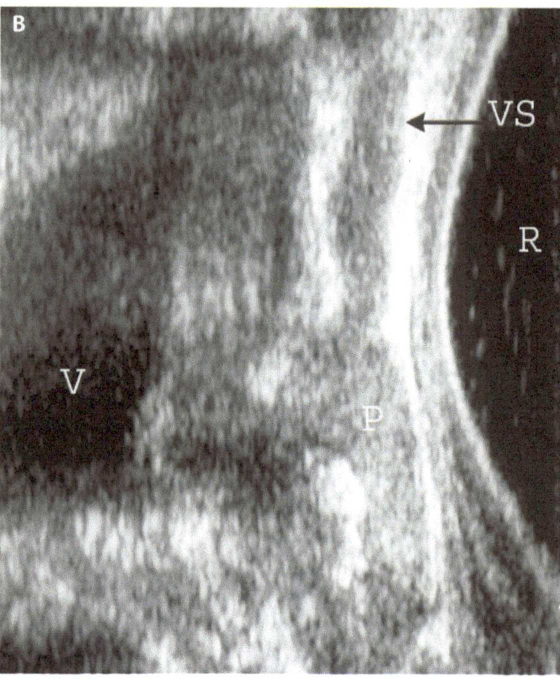

Fig. 3.8 Agenesia della vescicola seminale sinistra. Deferento-vesciculografia (**A**) ed ecografia transrettale in scansione longitudinale (**B**). Il dotto deferente sn risulta regolare e termina in una dilatazione sacciforme dell'ampolla deferenziale che attraverso un dotto eiaculatore dismorfico consente al contrasto di defluire nell'uretra ed in vescica. All'ecografia si apprezza una struttura tubulare con pareti ispessite posta davanti al retto (*R*) e cranialmente alla prostata (*P*)

agevolmente mediante ecografia transrettale, TC o RM, che evidenziano l'assenza della/e vescicole nella loro normale sede anatomica.

3.2.2 Anomalie di sede

Le anomalie di sede comprendono l'ectopia in generale, e in particolare l'ectopia crociata, che si accompagna spesso a ectopie di sbocco dell'uretere omolaterale, che sbocca in una cavità dismorfica formata dalla vescicola e dal tratto distale dell'uretere dilatato [16]. Queste anomalie, documentabili con ecografia, TC e soprattutto RM, possono talvolta richiedere la DVG per una migliore definizione diagnostica (Fig. 3.9).

3.2.3 Anomalie di forma

Rientrano in questo gruppo l'uretere ectopico con sbocco nella vescicola seminale e i diverticoli congeniti della vescicola. Lo sbocco ectopico (Fig. 3.10) è descritto soprattutto in presenza di duplicità pielo-ureterali con uno dei due ureteri che termina nella vescicola in-

grandita. Si identificano a volte in corso di urografia e possono essere sospettate alla uro-TC e alla uro-RM quando il distretto pielo-ureterale risulta escluso e si documenta la dilatazione della via escretrice. Il diverticolo della vescicola seminale è raro e di riscontro casuale [17]. La diagnosi di certezza si ottiene solo con la DVG.

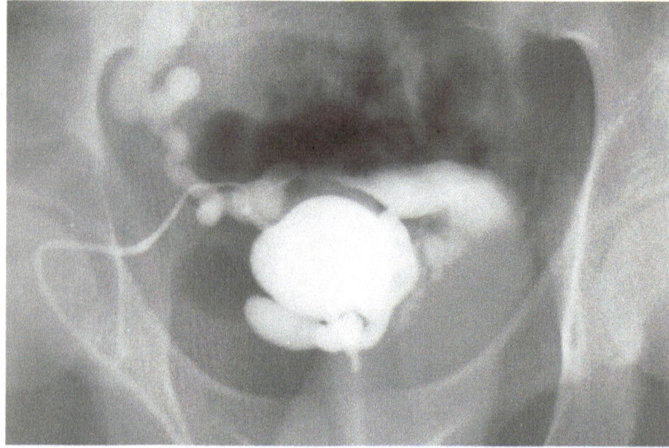

Fig. 3.9 Deferentovesciculografia. Ectopia crociata della vescicola seminale destra che supera la linea mediana e disloca la vescicola sinistra. Dismorfia complessa della vescicola destra di tipo cistico, con reflusso di contrasto nell'uretere destro per sbocco anomalo nelle vie urinarie

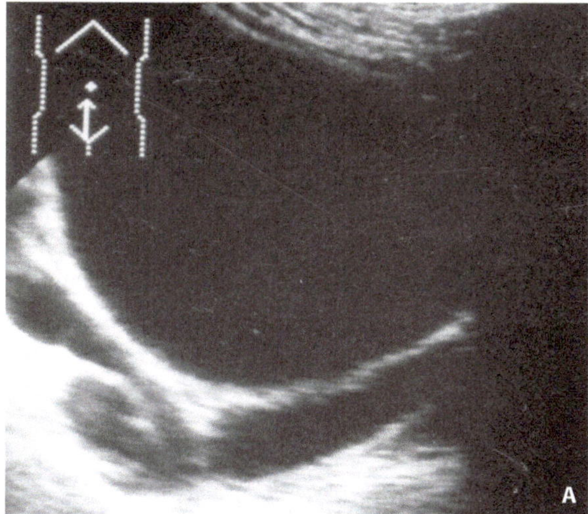

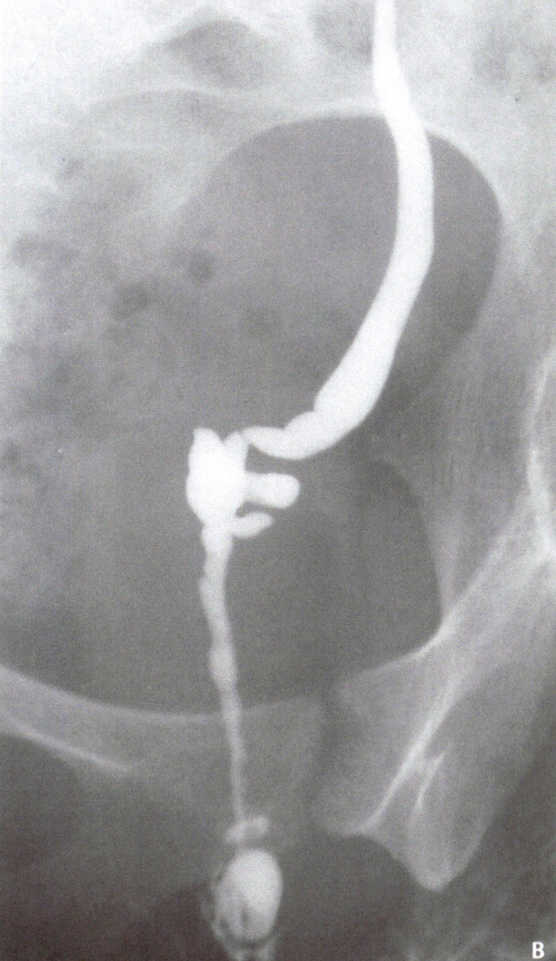

Fig. 3.10 Sbocco ectopico dell'uretere sinistro in vescicola ipoplasica e rudimentale. Ecografia sovrapubica (**A**) e pielografia retrograda (**B**). Si dimostra in sede retrovescicale una formazione tubulare, corrispondente all'uretere dilatato, che comunica con una cavità pseudodiverticolare corrispondente alla displasia vescicolare (**A**) come dimostrato dalla pielografia retrograda transureterale (**B**)

3.2.4 Cisti congenite delle vescicole seminali

Le cisti congenite isolate sono rare e non differenziabili dalle cisti secondarie a processi infiammatori pregressi [18]. In genere sono uniloculari, raramente multiloculari, possono essere limitate a una parte della vescicola o interessarla completamente. Le dimensioni sono di solito ridotte, anche se sono stati descritti casi di cisti giganti che occupavano tutta la pelvi. Sebbene siano identificabili con qualsiasi metodica d'imaging, una caratterizzazione precisa può talvolta richiedere la puntura diretta con successiva iniezione di contrasto [19]. In genere sono associate ad altre anomalie del dotto di Wolff, quali agenesia, ipoplasia o displasia dell'apparato urinario omolaterale, con sbocco ureterale ectopico nelle vescicole seminali o deferenti. Le cisti contengono materiale fluido viscoso, a volte frammisto a residui emorragici, e materiale spermatico. Le pareti sono generalmente spesse e talvolta presentano calcificazioni. Le dimensioni sono variabili, ma in genere inferiori a 5 cm, benché siano state descritte cisti con diametro di 15 cm.

Dal punto di vista clinico sono asintomatiche fino all'età adulta, ma possono manifestarsi con dolore pelvico o perineale, disuria e dolore eiaculatorio [20]. Nella grande maggioranza dei casi si associano a infertilità con alterazioni dello spermiogramma. Una forma particolare di cisti bilaterale delle vescicole seminali si osserva in molti pazienti affetti da malattia policistica congenita dell'adulto [21, 22].

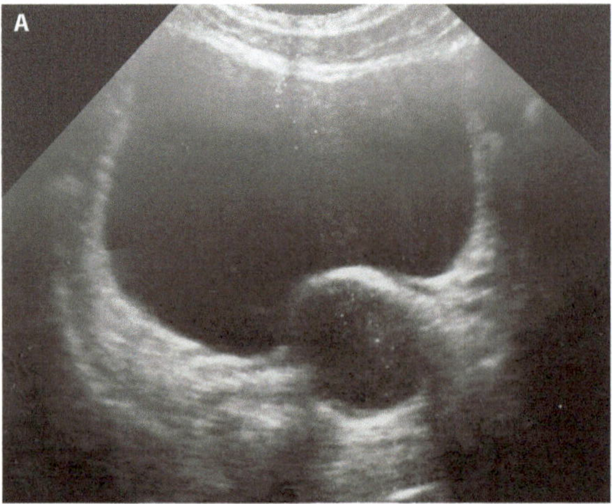

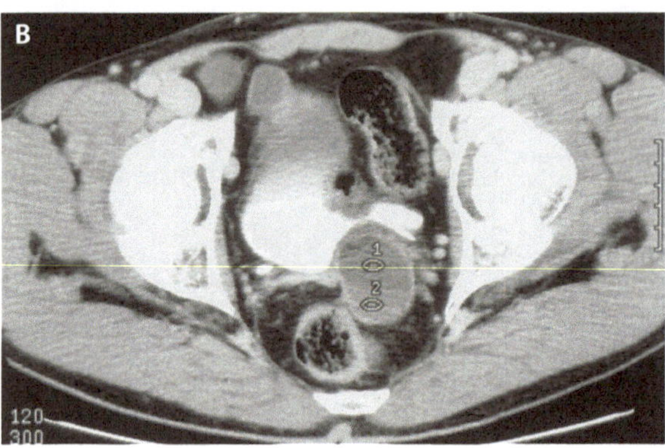

Fig. 3.11 Cisti della vescicola seminale sinistra. Ecografia sovrapubica (**A**) e TC pelvica in scansione trasversale (**B**). In sede sottotrigonale sinistra si apprezza una formazione cistica che improntala la vescica e i cui rapporti sono meglio definibili con la TC, che ne dimostra l'origine dalla vescicola seminale sinistra

In corso di urografia le cisti delle vescicole sono talvolta identificabili per i segni di compressione e dislocazione che determinano sul profilo infero-laterale della vescica e del trigono, con dislocazione anche dell'uretere pelvico. All'ecografia sono identificabili per via sovrapubica sotto forma di formazione anecogena sottovescicale e paramediana. Alla TC si localizzano in sede extravescicale e sono provviste di una parete spessa e ben distinta da quella della vescica, sulla quale esercitano compressione. La loro densità è pari o poco superiore a quella dell'acqua, ma può essere elevata quando presenti sangue o proteine.

La RM è sicuramente la metodica più utile e panoramica, poiché fornisce una rappresentazione globale di tutto l'apparato genito-urinario. Le cisti presentano il tipico segnale in T1 e, soprattutto, in T2 e non dimo-

strano impregnazione di contrasto dopo somministrazione di gadolinio [23].

Quando non sono isolate, le lesioni cistiche si associano a malformazioni dell'apparato urinario, con agenesia completa o di un distretto pielo-ureterale associata a dilatazione dell'uretere, che può aprirsi nella vescicola, nel dotto eiaculatore o nel deferente. L'anomalia risulta ben documentabile mediante la deferentovescicolografia, attualmente poco utilizzata in quanto sostituita dalla TCMS e dalla RM; queste, infatti, con le relative ricostruzioni tridimensionali, forniscono una rappresentazione accurata della malformazione [24].

3.2.5 Diagnosi differenziale

a. Diverticolo ureterale o vescicale (diverticolo parameatale di Hutch) diagnosticabile per la modalità di riempimento dopo somministrazione di contrasto.
b. Cisti utricolari e mülleriane: si riconoscono per la caratteristica sede mediana o alla base nel contesto della ghiandola, rispetto alle cisti delle vescicole che sono lateroposte.
c. Ascesso della vescicola: si riconosce sulla base dei sintomi e dei caratteri di impregnazione contrastografica della parete.
d. Cistoadenoma della vescicola seminale: lesione cistica multiloculare.
e. Cisti da echinococco: pazienti provenienti da aree endemiche, lesione multiloculare con cisti multiple e calcificazioni marginali.
f. Cisti dermoide e teratoma: lesione che si distingue per contenuto adiposo, calcificazioni e ossificazioni e residui ectodermici.

3.3 Anomalie dei dotti eiaculatori

I dotti eiaculatori hanno origine dal seno urogenitale, per cui le loro anomalie sono rappresentate da cisti o piccoli diverticoli, definiti da alcuni Autori anche cisti del seno urogenitale [25].

Le anomalie possono essere di tre tipi: confluenza dei due dotti eiaculatori in una cisti mediana, cisti unilaterale del dotto eiaculatore o cisti bilaterale del dotto eiaculatore (Fig. 3.12). I sintomi, che dipendono dalla gravità della malformazione, sono rappresentati da azoospermia, disturbi della fertilità e dell'eiaculazione, emospermia [26].

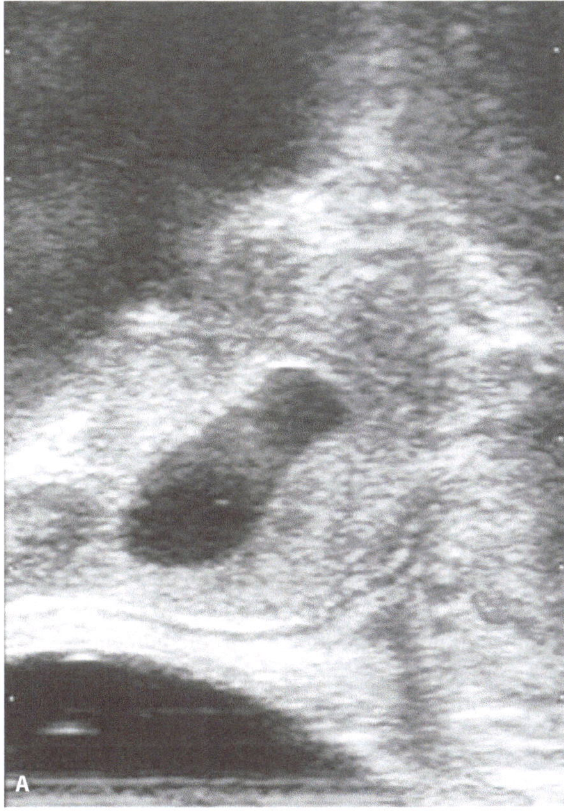

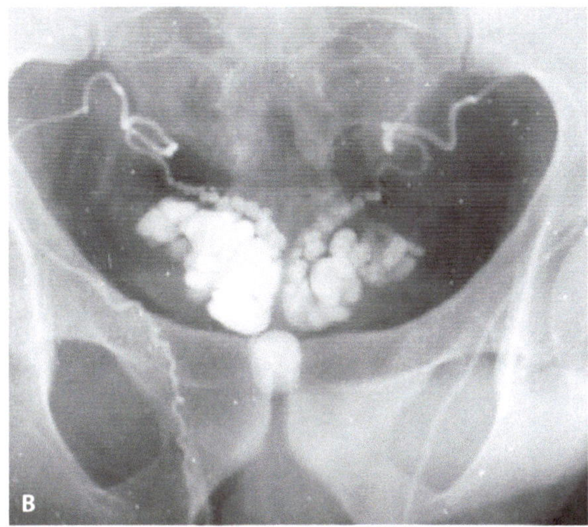

Fig. 3.12 Cisti mediana nella quale confluiscono i due dotti eiaculatori. Ecografia transrettale in sezione longitudinale (**A**) e deferentovesciculografia bilaterale (**B**). L'ecografia dimostra una formazione similcistica, di forma ovoidale, che si estende dalla base prostatica alla regione del veru montanum, con dilatazione della vescicola in paziente con azoospermia completa. La DVG chiarisce la natura dell'ostruzione delle vie seminali

La diagnosi di certezza si ottiene solo con la deferentovesciculografia e per puntura diretta della cisti sotto guida ecografica transperineale con ago sottile [27].

3.4 Anomalie dei vasi deferenti

3.4.1 Anomalie di numero

Comprendono le agenesie unilaterali o bilaterali, le duplicità e il deferente bifido.

La malformazione più frequente è l'agenesia bilaterale, che si osserva nell'80% circa dei casi ed è tra le cause di sterilità di origine escretoria riscontrata nell'1-32% degli uomini infertili [28]. Si tratta di una malattia genetica che si associa alla fibrosi cistica [29]. Nel 20% dei casi l'agenesia è unilaterale ed è più frequente a sinistra. L'agenesia dei deferenti si associa ad assenza dei dotti eiaculatori, della coda e del corpo dell'epididimo, mentre la testa e il didimo sono di aspetto normale. Le vescicole seminali sono presenti, ma spesso ipoplasiche

o con trasformazione cistica [30] (Fig. 3.13). Non raramente si associano anomalie di sede, forma e numero dei reni e degli ureteri. La diagnosi è in genere clinica nei soggetti con fibrosi cistica, ma può essere confermata dalla TC o dalla RM [23]. Nei casi di infertilità escretoria la situazione anatomica può richiedere una migliore definizione mediante DVG.

La duplicità e la bifidità del deferente sono rare anomalie congenite associate in genere ad agenesia omolaterale del rene e a poliorchia [31].

3.4.2 Anomalie di posizione

Rientrano in tale gruppo le comunicazioni congenite tra uretere e deferente e gli sbocchi deferenziali ectopici.

Le connessioni congenite tra deferente e uretere, definite anche dotto mesonefrico persistente, sono caratterizzate da un tratto comune tra uretere e deferente, che si uniscono in un punto più o meno distante dallo sbocco trigonale. La vescicola seminale omolaterale è

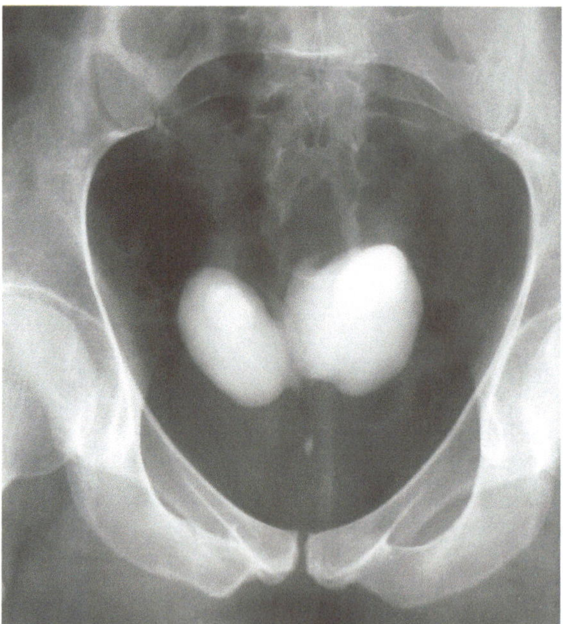

Fig. 3.13 Agenesia bilaterale dei dotti deferenti e dei dotti eiaculatori, con dilatazione cistica delle vescicole seminali. Vesciculografia per puntura diretta transperineale

3.5 Anomalie del testicolo

3.5.1 Criptorchidismo

Le anomalie di sede del testicolo costituiscono la malformazione più frequente dell'apparato genitale maschile. Il criptorchidismo si riscontra nell'1-2% dei neonati a termine nel primo anno di vita. Nel 20-25% dei casi la lesione è bilaterale [34].

Il criptorchidismo deve essere differenziato dall'ectopia testicolare, in quanto nel primo caso il didimo si localizza in un punto del suo normale tragitto embriologico di discesa dalla regione retroperitoneale allo scroto, mentre nell'ectopia si localizza in una posizione inusuale. Nel 20% dei casi il testicolo incompletamente disceso non è palpabile. Il testicolo risulta indovato nel canale inguinale nel 45-80% dei casi, mentre risulta intraddominale nel 20-55% dei casi. La diagnosi di criptorchismo è importante per l'aumentato rischio di insorgenza di tumore germinale (rischio aumentato da 5 a 12 volte rispetto al didimo normoposto) e per la ridotta fertilità per fenomeni regressivi secondari.

sempre agenesica. Si associano generalmente altre anomalie urogenitali più complesse (agenesia renale, uretere bifido, ectopia renale, bifidità uretrale ecc.) che richiamano l'attenzione clinica [32]. Le metodiche d'imaging sono soprattutto la TC e la RM, che evidenziano la malformazione complessa e multipla, mentre la diagnosi certa si ottiene mediante cistografia retrograda e CUM, che dimostrano il reflusso nel dotto mesonefrico persistente e l'opacizzazione simultanea del deferente e dell'uretere (Fig. 3.14).

Altre varietà di sbocco deferenziale ectopico sono riportate in letteratura, ma sono rare da osservarsi [33]. Il deferente può sboccare, indipendentemente, a livello del trigono o nell'uretra posteriore, associato o meno ad anomalia dell'uretere omolaterale. La diagnosi si ottiene in genere mediante CUM, che evidenzia il reflusso di contrasto dalla vescica o dall'uretra nel dotto deferente.

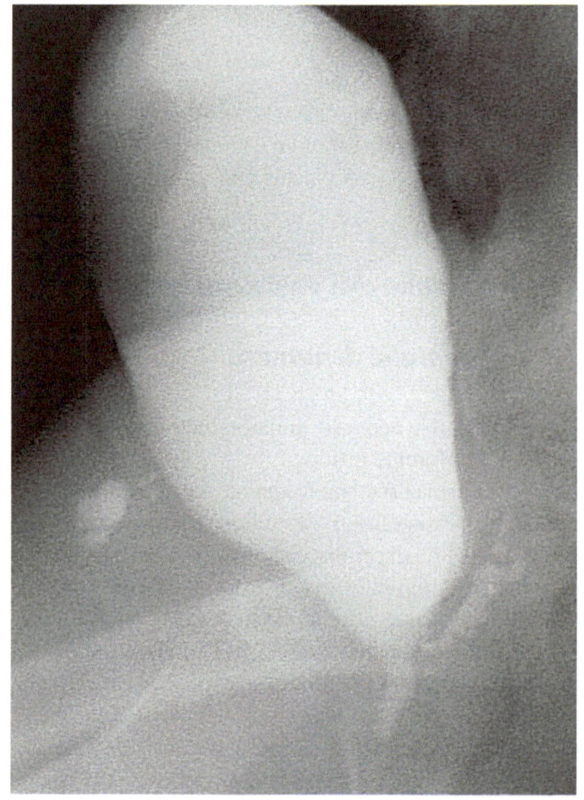

Fig. 3.14 Sbocco ectopico del deferente a livello dell'uretra posteriore. Cistouretrografia minzionale in proiezione laterale. Subito sotto al collo vescicale si apprezza una struttura tubulare, corrispondente al tratto distale del deferente, che si opacizza per buona parte del suo decorso intraddominale

L'ecografia con sonde ad alta frequenza rappresenta la metodica iniziale per la ricerca e la caratterizzazione del testicolo criptorchide. Quando localizzato nel canale inguinale o nella zona inguinale, il testicolo criptorchide è facilmente identificabile con gli US (la cui sensibilità è dell'89-93%) sotto forma di un didimo ovoidale ipoecogeno e poco vascolarizzato [35] (Fig. 3.15). Rispetto al didimo normale non presenta i fini echi puntiformi diffusi. La presenza di aree ipoecogene al suo interno richiede sempre un approfondimento diagnostico, in quanto può trattarsi di una lesione tumorale o di aree di fibrosi post-ischemiche pseudotumorali. In questi casi l'uso del mezzo di contrasto ecografico facilita il riconoscimento della lesione [36] (Fig. 3.16). Quando il testicolo è ritenuto nell'addome, l'ecografia non è diagnostica ed è necessaria la RM [37, 38] (Fig. 3.17). Questa consente in numerosi casi di evidenziare tessuto testicolare lungo il percorso che l'organo compie

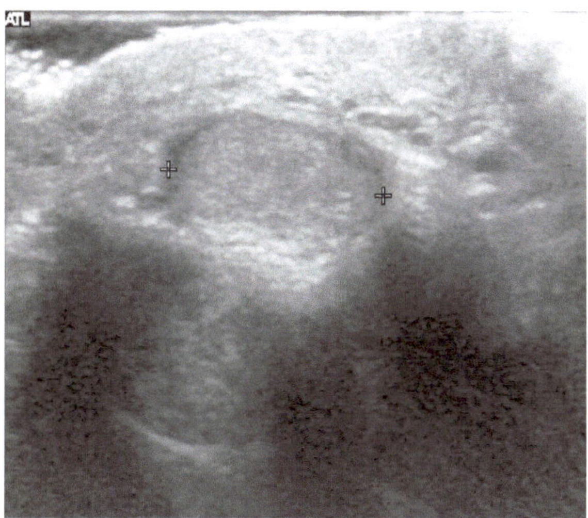

Fig. 3.15 Criptorchidismo. Scansione longitudinale sulla regione inguinale con sonda ad altra frequenza. Il testicolo ritenuto nella parte interna del canale inguinale risulta di dimensioni ridotte, ma soprattutto ipoecogeno e poco vascolarizzato

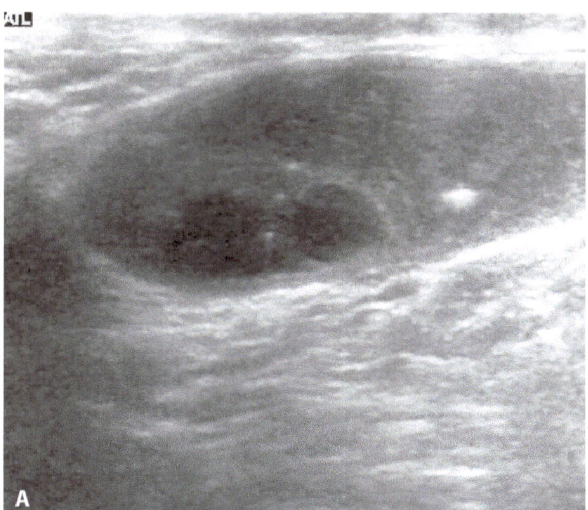

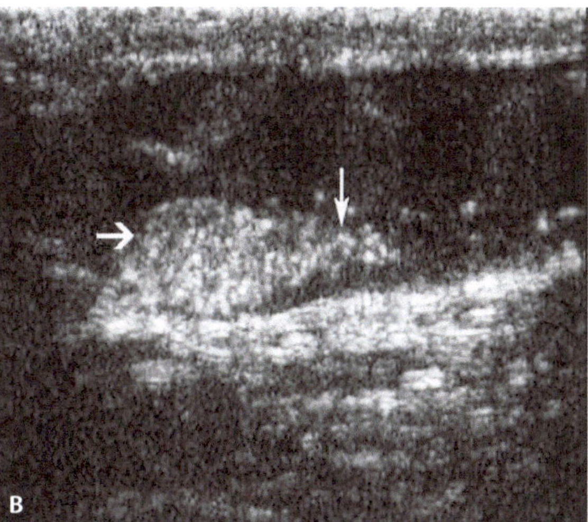

Fig. 3.16 Seminoma in testicolo criptorchide. Scansione longitudinale sul canale inguinale (**A**) e CEUS del testicolo (**B**). L'esame con scala dei grigi, oltre a documentare il testicolo ritenuto, evidenzia un'immagine nodulare intradidimaria, la cui natura non è definibile per l'assenza di elementi diagnostici differenziali tra area fibrotica e tumore. Dopo somministrazione di contrasto, la lesione presenta un evidente enhancement che depone per la natura neoformativa della lesione

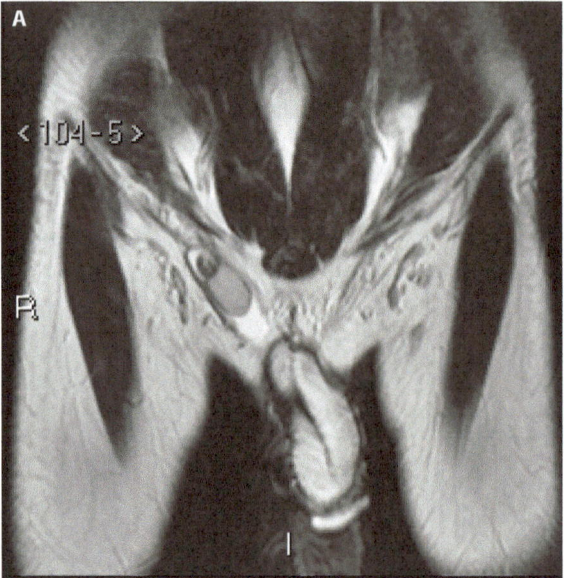 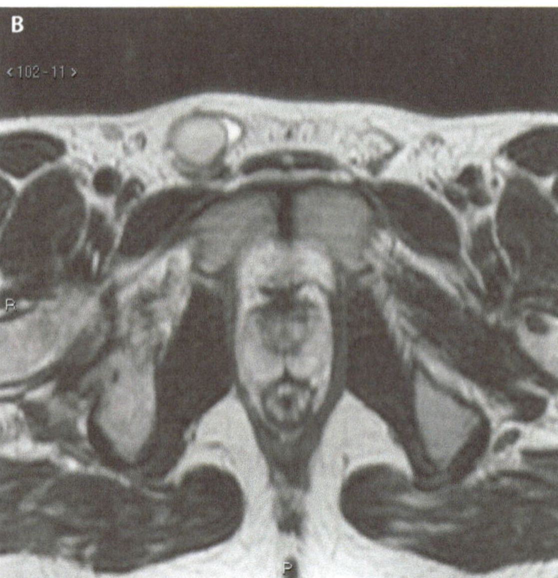

Fig. 3.17 Criptorchidismo destro. RM in scansione coronale (**A**) e assiale (**B**). Il testicolo ritenuto nel canale inguinale destro risulta ben definibile per la morfologia e l'ipointensità di segnale

fisiologicamente. La TC non deve essere impiegata per le elevate dosi di radiazioni somministrate ai pazienti.

Quando il testicolo criptorchide intraddominale risulta marcatamente atrofico anche la sua identificazione con RM può risultare indaginosa, in quanto può confondersi con altre formazioni anatomiche retroperitoneali.

3.5.2 Anomalie di numero

Una delle cause di testicolo non palpabile è costituita dall'agenesia unilaterale o bilaterale dei testicoli, che non deve essere confusa con i testicoli ritenuti in addome. Nella forma bilaterale sono presenti segni di ermafroditismo, mentre in quella unilaterale (monorchia) il fenotipo è di tipo maschile [39].

La poliorchia è una rara anomalia nella quale sono presenti più di 2 testicoli, uni o bilaterale (Fig. 3.18). Interessa in genere solo il didimo, con epididimo e deferente unici, ma sono riportate anche forme di duplicazione completa [40].

L'ecografia è la prima modalità diagnostica per valutare gli organi, mentre la RM può costituire una metodica problem solving per chiarire l'anatomia interna

nelle malformazioni più complesse. Le sequenze T2 pesate sono le più diagnostiche, poiché evidenziano il caratteristico tessuto testicolare iperintenso, sebbene il segnale possa essere talvolta meno tipico per la presenza di fenomeni regressivi fibrotici [41].

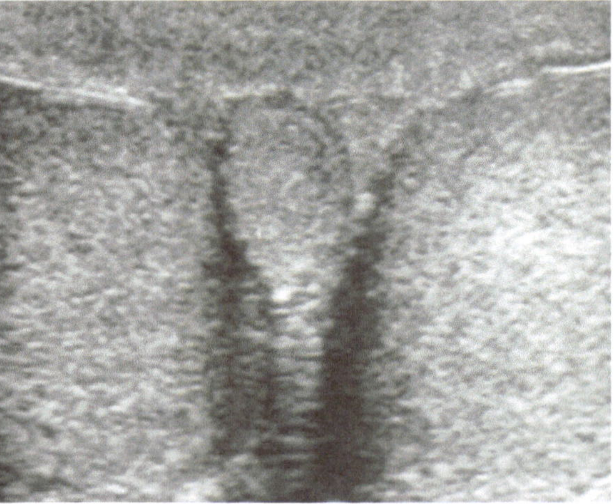

Fig. 3.18 Poliorchia. Presenza di un terzo testicolo piccolo dal lato destro, che si interpone tra i due didimi. Ecografia scrotale in scansione trasversale

3.5.3 Anomalie di dimensioni

Il testicolo congenitamente piccolo è in genere unilaterale e può associarsi a micropene [42]. La differenza di volume tra i due lati deve essere superiore al 10-15%. Rara l'iperplasia bilaterale dei didimi, spesso a carattere familiare.

L'ecografia è la metodica più semplice e valida per valutare le dimensioni lineari o il volume, anche se presenta un'evidente variabilità inter- e intraosservatore. La RM viene solo raramente impiegata per questo scopo, ma può essere utilizzata per la ricerca di altre anomalie concomitanti.

3.5.4 Fusione spleno-gonadica

Durante lo sviluppo embrionale, alla 6ª settimana di gravidanza, l'abbozzo della milza localizzato nel mesogastrio dorsale sinistro si trova in stretta connessione al mesonefro, che darà origine alla gonade di sinistra. Quando questa, verso l'8ª settimana, inizia a migrare caudalmente può mantenere una connessione con il tessuto splenico sotto forma di un cordone fibroso o di vero tessuto splenico [43].

Si riconoscono due forme di fusione spleno-gonadica: la forma continua, in cui esiste una connessione tra milza e gonade testicolare, e una forma discontinua, in cui tale connessione non è presente, ma permangono residui di tessuto splenico nel testicolo. Il criptorchidismo è molto frequente. La diagnosi è incidentale e viene effettuata nel corso di interventi chirurgici per ernia inguinale o criptorchidismo.

Nelle forme in cui esiste una continuità tra didimo e milza, la diagnosi è in genere agevole mediante TC. Nelle forme isolate la diagnosi di natura è impossibile per la mancanza di elementi semiologici specifici. La scintigrafia permette di evidenziare la presenza di tessuto splenico in sede testicolare.

3.5.5 Organi rudimentali annessi al testicolo e alle vie spermatiche

A livello del testicolo, dell'epididimo e delle prime vie spermatiche sono presenti molto spesso alcune piccole formazioni che rappresentano residui dell'abbozzo embrionale dell'apparato genitale (Fig. 3.19) e che nel corso dello sviluppo acquistano i caratteri di organi ru-

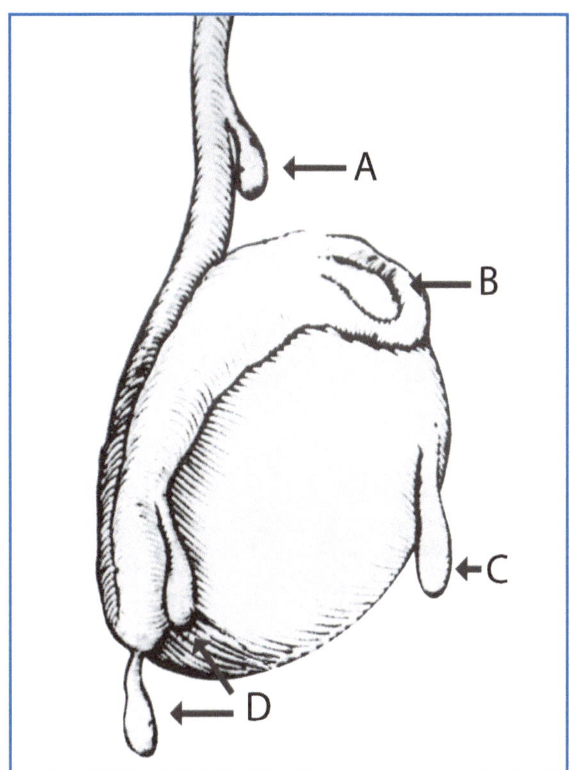

Fig. 3.19 Rappresentazione schematica delle sedi nelle quali si localizzano le appendici dello scroto. *A* paradidimo o organo di Giraldes, *B* appendice dell'epididimo, *C* appendice del testicolo o del Morgagni, *D* vas aberrans di Haller superiore e inferiore

dimentali, spesso apprezzabili nel corso di accertamenti quali l'ecografia e la risonanza magnetica. Essi sono i seguenti.

a. Appendice del testicolo o idatide del Morgagni: si riscontra nel 90% degli individui e si presenta come una piccola formazione attaccata al polo superiore del didimo mediante un sottile peduncolo. La massa dell'appendice è formata da connettivo molle, assai vascolarizzato, e rappresenta il residuo dell'estremità craniale del dotto di Müller ed è omologa all'infundibolo della tromba uterina. La formazione è facilmente identificabile all'ecografia in presenza di idrocele (Fig. 3.20). L'appendice va incontro facilmente a fenomeni di torsione, con sintomatologia clinica sovrapponibile a quella della torsione testicolare, anche se in genere di minore intensità e durata. L'appendice necrotica si stacca e cade nella cavità vaginale, dando origine agli scrotoliti per deposito di sali di calcio.

b. Appendice dell'epididimo: si tratta in genere di formazioni peduncolate di pochi millimetri, che si osservano del 27-30% dei soggetti. È attaccata alla testa dell'epididimo mediante un sottile peduncolo e si trova al di sopra dell'appendice del Morgagni. In genere contiene una piccola cavità cistica (Fig. 3.21). Rappresenta il residuo dell'estremità cefalica del dotto di Wolff.

c. Paradidimo o organo di Giraldès: si tratta di un residuo rudimentale delle vie spermatiche formato da uno o più corpuscoli ovoidali, solidi, di 4-8 × 2 mm, posti all'estremità inferiore del cordone spermatico, vicino alla testa dell'epididimo e anteriormente al fascio vascolare.

d. Appendici della rete testis: rappresentano residui di piccoli canalicoli della porzione genitale del mesonefro (corpo di Wolff) e si localizzano all'estremo inferiore della testa dell'epididimo. Quando vanno incontro a dilatazione formano delle piccole cisti facilmente identificabili.

e. Condottini aberranti o *vas aberrans* di Haller. Sono costituiti da sottili canali tortuosi, situati nell'epididimo e si distinguono in superiore e inferiore. Sono identificabili quando vanno incontro a dilatazione cistica.

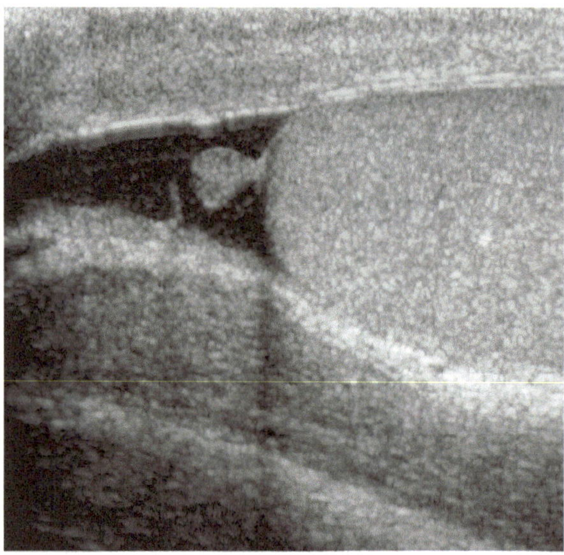

Fig. 3.20 Idatide del Morgagni. Ecografia scrotale in scansione longitudinale. Il modesto idrocele consente di evidenziare una piccola appendice peduncolata che si distacca dal didimo. Residuo del dotto di Müller

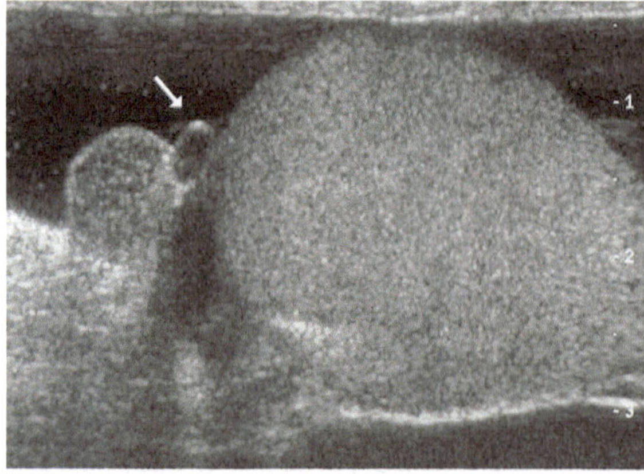

Fig. 3.21 Cisti della testa dell'epididimo. Ecografia scrotale in scansione longitudinale. Tale anomalia rappresenta il residuo cefalico del dotto di Wolff

3.6 Anomalie del pene

Le anomalie del pene possono avere diversa gravità: le maggiori sono facilmente riconoscibili alla nascita, mentre quelle minori possono rendersi evidenti solo in età adulta.

3.6.1 Anomalie di dimensioni

Si riconoscono anomalie che possono essere considerate "apparenti" e anomalie "vere".

Nel primo gruppo rientra il pene inconsistente, che si manifesta con quadri diversi, quali il pene palmato, il pene incarcerato e quello intrappolato, nei quali l'organo è normale per dimensioni, ma mascherato dai tessuti molli circostanti [44].

Del secondo gruppo fa parte il micropene congenito, nel quale l'organo è abnormemente piccolo come conseguenza di un'insufficiente stimolazione ormonale [45]. Un'anomalia di produzione o utilizzazione del testosterone è responsabile non solo di un micropene, ma anche di altre anomalie genitali concomitanti (testicolari, prostatiche ecc.).

Tale distinzione riveste importanza clinica, in quanto essenziale per una corretta impostazione terapeutica.

L'imaging, e in particolare la RM, consente di definire le dimensioni dei corpi cavernosi in previsione di un eventuale trattamento ormonale e di seguirne le modificazioni temporali.

3.6.2 Anomalie di forma

Nel pene normale i tessuti presentano elasticità simmetrica, per cui l'erezione è diritta. Negli incurvamenti del pene si apprezza un'asimmetria relativa di una parte del pene eretto, più spesso in senso ventrale o laterale. L'incurvamento congenito, definito anche *recurvatum*, può essere la conseguenza di una ridotta elasticità della tunica albuginea o del ridotto sviluppo di un corpo cavernoso. Spesso il pene *recurvatum* si associa a ipospadia con anelasticità dei tessuti fasciali ventrali o del corpo spongioso. Il pene è spesso ridotto di dimensioni per cui si parla di micropene. L'incurvamento penieno viene diagnosticato in genere dopo l'infanzia, poiché il pene flaccido ha forma normale e la curvatura si rende manifesta solo durante l'erezione. La diagnosi delle forme meno gravi di pene curvo congenito vengono in genere fatte tardivamente, dopo alcuni anni dalla comparsa di erezioni fisiologiche. Dopo i 18 anni è possibile studiarli in fase erettiva mediante stimolazione farmacologica con prostaglandina. L'ecografia e la RM sono le metodiche principali che dimostrano l'incurvamento del pene e la ridotta distensione di un corpo cavernoso (Fig. 3.22). Negli incurvamenti ventrali si può apprezzare ispessimento delle fasce ventrali o scarsa distensione del tessuto spongioso dell'uretra.

3.6.3 Anomalie di numero

L'agenesia del pene è molto rara e deriva dal mancato sviluppo del tubercolo genitale. Le duplicazioni del pene sono anch'esse rare, possono essere suddivise in orizzontali e trasversali in relazione alla sede della duplicazione; spesso si accompagnano a duplicazioni dell'uretra e della vescica [46, 47].

3.6.4 Corpus cavernosum divisum

Rappresenta una malformazione rara nella quale è presente la separazione completa tra i due corpi cavernosi per l'esistenza di un setto fibroso non comunicante. La malformazione normalmente non comporta disturbi erettili, e per questo viene in genere rilevata nell'età adulta dopo iniezione intracavernosa di prostaglandine per lo studio di una disfunzione erettile comparsa secondariamente. In tale occasione, il quadro è caratterizzato dalla distensione del solo corpo cavernoso nel

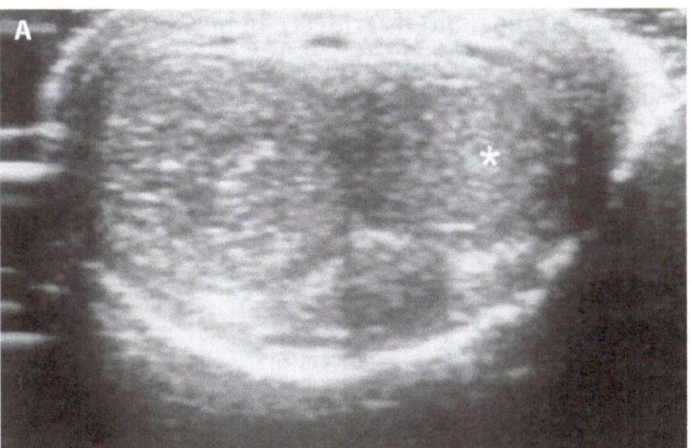

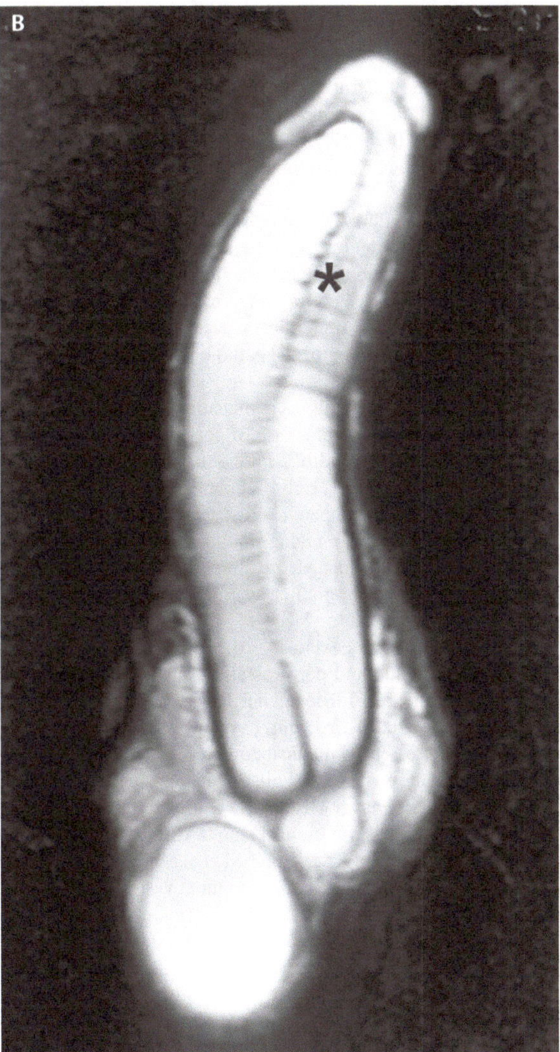

Fig. 3.22 Pene torto o *recurvatum* congenito. Ecografia peniena dinamica in scansione trasversale condotta a livello del terzo distale del pene (**A**) e RM in scansione coronale (**B**). Ipoplasia del terzo distale del corpo cavernoso di sinistra, che si distende meno del controlaterale (**A**) e determina incurvamento a sinistra del terzo distale del pene (**B**) in giovane di 20 anni

quale è stato iniettato il farmaco. In questi casi, la diagnosi di certezza si ottiene mediante cavernosografia, che evidenzia la mancata diffusione del contrasto iodato tra i due corpi cavernosi. La stessa diagnosi è stata ottenuta di recente con l'iniezione di contrasto ecografico, che ha evidenziato la presenza delle microbolle solo in un corpo cavernoso [48]. La diagnosi differenziale deve essere fatta con le fibrosi dei corpi cavernosi.

Bibliografia

1. Herman TE, Siegel MJ (2009) Prune belly syndrome. J Perinatol 29:69–71
2. Nghiem HT, Kellman GM, Sandberg SA, Craig BM (1990) Cystic lesions of the prostate. Radiographics 10:635–650
3. Ikoma F, Shima H, Yabumoto H (1985) Classification of enlarged prostatic utricle in patients with hypospadias. Br J Urol 57:334–337
4. Six A, Hubert J, Girot V, Guillemin P (1989) Cystic prostatic utricle in adults. A propos of 3 cases. Ann Urol 23:499-503
5. Hendry WF, Pryor JP(1992) Müllerian duct (prostatic utricle) cyst: diagnosis and treatment in subfertile males. Br J Urol 69:79–82
6. Lopatina OA, Berry TT, Spottswood SE (2004) Giant prostatic utricle (utriculus masculinis): diagnostic imaging and surgical implications. Pediatr Radiol 34:156–159
7. Berrocal T, López-Pereira P, Arjonilla A et al (2001) Anomalies of the distal ureter, bladder, and urethra in children: embryologic, radiologic, and pathologic features. Radiographics 5:1139–1164
8. Di Cesare E, Di Bartolo De Vincentiis V, Maffey MV et al (1998) US and MRI in a case of persistent Müllerian duct syndrome. Pediatr Radiol 28:865–867
9. Aalame NM, Sulser T, Egli U et al (1998) Primary male infertility caused by congenital prostatic cyst: sonographic and magnetic resonance imaging findings. Urol Int 61:58–61
10. Schwartz JM, Bosniak MA, Hulnick DH et al (1988) Computed tomography of midline cysts of the prostate. J Comput Assist Tomogr 12:215–218
11. McDermott VG, Meakem TJ 3rd, Stolpen AH, Schnall MD (1995) Prostatic and periprostatic cysts: findings on MR imaging. AJR Am J Roentgenol 164:123–127
12. Sadler TW (2005) Urogenital system. In: Sadler TW (ed) Langman's essential medical embryology, 10th ed. Lippincott Williams & Wilkins, Philadelphia, pp 229–256
13. Donohue RE, Fauver HE (1989) Unilateral absence of the vas deferens: a useful clinical sign. JAMA 261:1180–1182
14. Arora SS, Breiman RS, Webb EM et al (2007) CT and MRI of congenital anomalies of the seminal vesicles. AJR Am J Roentgenol 189:130–135
15. Casals T, Bassas L, Ruiz-Romero J et al (1995) Extensive analysis of 40 infertile patients with congenital absence of the vas deferens: in 50% of cases only one CFTR allele could be detected. Hum Genet 95:205–211
16. Stimac G, Dimanovski J, Spajić B et al (2008) Seminal vesicle cyst with ectopic ureteral insertion and ipsilateral renal dysplasia – an unexpected diagnosis. Acta Clin Croat 47:101–104
17. Kirkali Z, Yigitbasi O, Diren B et al (1991) Cysts of the prostate, seminal vesicles and diverticulum of the ejaculatory ducts. Eur Urol 20:77–80
18. Littrup PJ, Lee F, McLeary RD et al (1988) Transrectal US of the seminal vesicles and ejaculatory ducts: clinical correlation. Radiology 168:625–628
19. McMahon S (1938) An anatomical study by injection technique of the ejaculatory ducts and their relations. J Urol 39:422–443
20. Trinchieri A, Magri V, Cariani L et al (2007) Prevalence of sexual dysfunction in men with chronic prostatitis/chronic pelvic pain syndrome. Arch Ital Urol Androl 79:67–70
21. Torra R, Sarquella J, Calabia J et al (2008) Prevalence of cysts in seminal tract and abnormal semen parameters in patients with autosomal dominant polycystic kidney disease. Clin J Am Soc Nephrol 3:790–793
22. Danaci M, Akpolat T, Bastemir M et al (1998) The prevalence of seminal vesicle cysts in autosomal dominant polycystic disease. Nephrol Dial Transplant 13:2825–2828
23. Kim B, Kawashima A, Ryu JA et al (2009) Imaging of the seminal vesicle and vas deferens. Radiographics 29: 1105–1121
24. Singer A, Simmons MZ, Maldjian PD (2008) Spectrum of congenital renal anomalies presenting in adulthood. Clin Imaging 32:183–191
25. Hendry WF (1998) Disorders of ejaculation: congenital, acquired and functional. Br J Urol 82:331–341
26. Cornud F, Belin X, Delafontaine D et al (1997) Imaging of obstructive azoospermia. Eur Radiol 7:1079–1085
27. Malatinský E, Lábady F, Lepies P et al (1987) Congenital anomalies of the seminal ducts. Int Urol Nephrol 19:189–194
28. Schlegel PN, Shin D, Goldstein M (1996) Urogenital anomalies in men with congenital absence of the vas deferens. J Urol 155:1644–1648
29. Sakamoto H, Yajima T, Suzuki K, Ogawa Y (2008) Cystic fibrosis transmembrane conductance regulator (CFTR) gene mutation associated with a congenital bilateral absence of vas deferens. Int J Urol 15:270–271
30. Vohra S, Morgentaler A (1997) Congenital anomalies of the vas deferens, epididymis, and seminal vesicles. Urology 49:313–321
31. Binderow SR, Shah KD, Dolgin SE (1993) True duplication of the vas deferens. J Pediatr Surg 28:269–270
32. Oates RD, Amos JA(1994) The genetic basis of congenital bilateral absence of the vas deferens and cystic fibrosis. J Androl 15:1–8
33. Takahashi M, Kaneko S, Ogawa I et al (1992) A case of ectopic opening of vasa deferentia into müllerian duct cyst. J Pediatr Surg 27:761-763
34. Fütterer JJ, Heijmink SW, Spermon JR (2008) Imaging the male reproductive tract: current trends and future directions. Radiol Clin North Am 46:133–147
35. Weiss R, Carter AR, Rosenfield AT (1986) High-resolution real-time ultrasound in the localization of the undescended testis. J Urol 135:936–938

36. Thierman JS, Clement GT, Kalish LA et al (2006) Automated sonographic evaluation of testicular perfusion. Phys Med Biol 21:3419–3432

37. Nguyen HT, Coakley F, Hricak H (1999) Cryptorchidism: strategies in detection. Eur Radiol 9:336–343

38. Muglia V, Tucci S Jr, Elias J Jr et al (2002) Magnetic resonance imaging of scrotal diseases: when it makes the difference. Urology 59:419–423

39. Chavhan GB, Parra DA, Oudjhane K et al (2008) Imaging of ambiguous genitalia: classification and diagnostic approach. Radiographics 28:1891–1904

40. Kumar B, Sharma C, Sinha DD (2008) Supernumerary testis: a case report and review of literature. J Pediatr Surg 43:E9–10

41. Secaf E, Hricak H, Gooding CA et al (1994) Role of MRI in the evaluation of ambiguous genitalia. Pediatr Radiol 24:231–235

42. Grant DB, Dillon MJ (1975) Micropenis associated with testicular agenesis. Arch Dis Child 50:247–249

43. Irkilata HC, Aydur E, Yildirim I et al (2008) Splenogonadal fusion in adults: presentation of three cases and review of the literature. Urol Int 81:360–363

44. Perovic S, Djakovic N, Hohenfellner M (2004) Penile and urethral anomalies Urologe A 43:394–401

45. Shukla AR, Patel RP, Canning DA (2004) Hypospadias. Urol Clin North Am 31:445–460

46. Dewan PA, Lawrence MJ, Pip A, Kasa S (1998) Diphallus associated with partial caudal duplication. Pediatr Surg Int 14:131–133

47. Arena S, Arena C, Scuderi MG (2007) Urethral duplication in males: our experience in ten cases Pediatr Surg Int 23:789–794

48. Bertolotto M (2008) Color Doppler US of the Penis. Springer, Berlin - Heidelberg

Lucia Manganaro, Francesca Fierro, Alessandra Tomei

4.1 Introduzione

Le malformazioni congenite dell'apparato genitale femminile rappresentano un gruppo piuttosto eterogeneo di patologie che possono interessare variamente utero, vagina, genitali esterni, tube e ovaie. Sebbene il riscontro di una malformazione dell'apparato genitale possa essere occasionale, le pazienti manifestano un'ampia gamma di sintomi, quali sterilità, amenorrea primaria, poliabortività, dismenorrea grave, comparsa di crisi dolorose addominali, impossibilità ad avere rapporti sessuali.

Le malformazioni uterine derivano da un difetto di fusione dei dotti di Müller sulla linea mediana o da un mancato o incompleto riassorbimento del setto che deriva dalla loro fusione e sono pertanto indicate genericamente con la denominazione anomalie dei dotti mülleriani (MDA). Si stima una prevalenza compresa tra lo 0,16 e il 10% [1, 2], con incidenza dell'1% nella popolazione generale e del 3% nelle donne che presentano poliabortività o mancato outcome riproduttivo [2], sebbene i reali range di incidenza e prevalenza appaiano di difficile valutazione.

Le malformazioni dei dotti di Müller possono accompagnarsi ad anomalie del tratto urinario e si può in generale affermare che quanto più la malformazione uterina è complessa, tanto più frequente sarà il riscontro di anomalie del tratto urinario. Nel 1979 Buttram e Gibbons [3] proposero una classificazione delle MDA in relazione ai vari gradi di alterazione del normale sviluppo, dividendo le anomalie in 7 classi, accomunate da manifestazioni cliniche, trattamento e prognosi.

Nel 1988 l'American Fertility Society (AFS) (oggi American Society of Reproductive Medicine) [4] ha apportato alla classificazione alcune modifiche, giungendo alla stesura definitiva. Tale classificazione presenta tuttavia alcuni limiti, quali l'incapacità di catalogare accuratamente un utero che per multiple anomalie rientri in differenti categorie, la mancata classificazione di anomalie vaginali e l'assenza di un sistema di misure che favorisca la differenziazione tra utero bicorne, setto e arcuato [1].

Sebbene siano state proposte nuove classificazioni, esse sono probabilmente troppo complesse, definendo un numero superiore a 56 700 combinazioni di possibili anomalie [1, 5].

4.2 Tecniche di imaging

4.2.1 Isterosalpingografia (HSG)

Prima dell'avvento dell'ultrasonorografia e della risonanza magnetica, l'isterosalpingografia rappresentava l'imaging di scelta, soprattutto nella valutazione delle MDA. Tale tecnica consiste nell'iniezione di mdc iodato nella cavità uterina in scopia e nell'acquisizione di radiogrammi seriati.

I numerosi limiti – tra i quali l'invasività, l'utilizzo di radiazioni ionizzanti e la difficoltà di caratterizzare le anomalie uterine (incapacità di identificare i contorni dell'utero) – rendono attualmente l'HSG una metodica utile prevalentemente nella valutazione della pervietà tubarica nelle donne infertili [2].

L. Manganaro (✉)
Dipartimento di Scienze Radiologiche
"Sapienza", Università di Roma

A. Blandino et al. (a cura di), *Imaging dell'Apparato Urogenitale*.
© Springer-Verlag Italia 2010

4.2.2 Ultrasonografia (US)

L'ecografia rappresenta la metodica di prima istanza nella valutazione degli organi genitali interni; in particolare è considerata il primo step diagnostico nello studio delle MDA. L'US transaddominale, tuttavia, è una metodica operatore dipendente, limitata da vari fattori, quali obesità, posizione uterina e peristalsi intestinale. L'US con approccio transvaginale risulta fondamentale nella diagnosi (accuratezza 90-92%), grazie alla migliore risoluzione spaziale. Il recente avvento dell'US 3D ha portato, quando condotta da operatori esperti in grado di gestire le tecniche di postprocessing, a una sensibilità del 93% e una specificità del 100%. Pertanto l'ecografia mostra elevata accuratezza diagnostica grazie alla valutazione di dimensioni, profili, struttura miometriale ed eventuale presenza di setti di pertinenza uterina; non altrimenti possibile risulta lo studio della cavità uterina e delle tube, quesiti diagnostici che risultano ancora di pertinenza dell'isterosalpingografia [2].

4.2.3 Isterosonosalpingografia

Utilizza l'iniezione nel canale cervicale di soluzione fisiologica, che – distendendo la cavità endometriale – consente una migliore visualizzazione dei profili e della morfologia della cavità uterina, dello spessore degli echi endometriali, di polipi endometriali o di miomi sottomucosi, dell'eventuale presenza di un setto e del flusso attraverso le tube [2].

4.2.4 Risonanza magnetica (RM)

Con un'accuratezza del 100% nella valutazione delle MDA [2], la risonanza magnetica è considerata, negli ultimi anni, la metodica di scelta nell'imaging delle malformazioni uterine tipo MDA o di tipo complesso. Nonostante i costi elevati, la RM si impone per le caratteristiche di multiplanarità ed elevata risoluzione di contrasto, oltre che per l'assenza di radiazioni ionizzanti. La tecnica e il protocollo di studio prevedono una replezione vescicale di grado moderato e la premedicazione con farmaco somministrato per via ev di tipo antiperistaltico (scopolamina butilbromuro). Generalmente non risulta necessario l'impiego di mdc paramagnetico per via ev. Successivamente si eseguono:
- sequenze di centramento della pelvi sul piano coronale e assiale per visualizzare le strutture pelviche;
- studio con sequenze T2 pesate ad alta risoluzione e matrice elevata (512×512) acquisite nei tre piani dello spazio;
- sequenze T1 pesate, utili per l'identificazione dei prodotti di degradazione dell'emoglobina, riscontrabili in caso di ematometrocolpo o di eventuali lesioni endometriosiche, spesso associate alle MDA;
- sequenze Gradient Echo T1 pesate con e senza saturazione del segnale del tessuto adiposo.

L'esame può essere completato con sequenza coronale panoramica sull'addome per l'identificazione dei reni, utile in considerazione dell'elevata percentuale di agenesia renale associata alle malformazioni uterine.

4.3 Malformazioni uterine: generalità e imaging

4.3.1 Classe I – Ipoplasia o agenesia uterina

Si verificano in fase precoce (entro la 12ª settimana di gestazione) quando l'anomalia incorre prima della fusione dei dotti paramesonefrici e rappresentano il 5-10% di tutte le MDA. Si manifestano con agenesia o atresia uterina e tubarica, frequentemente associate ad assenza o atresia dei due terzi superiori della vagina (Fig. 4.1) [1]. La più comune anomalia mülleriana di classe I è la sindrome di Mayer-Rokitansky-Küster-Hauser [6], che si classifica in:
- tipo I (90% dei casi), include agenesia vaginale uterina (Fig. 4.2);
- tipo II (10% dei casi), include agenesia vaginale con ipoplasia uterina associata. L'utero ipoplasico può talvolta avere morfologia unicorne o, più comunemente, bicorne.

Queste malformazioni, fortunatamente rare, compromettono in maniera importante la performance ostetrica della donna e il loro trattamento, quando possibile, non è codificato e routinario.

L'HSG non ha alcun ruolo nell'individuazione di tali patologie; l'US, eseguita per via sovrapubica, è utile per identificare la presenza, la morfologia e le dimensioni dell'utero e le eventuali anomalie associate del tratto urinario. Talvolta, tuttavia, il severo grado di ipoplasia uterina e la distensione delle anse intestinali, che rendono difficoltoso l'esame, richiedono un ulteriore approfondimento diagnostico. La RM appare dunque dirimente: le sequenze ad alta risoluzione Fast Spin Echo T2 pesate sul piano sagittale sono ideali per valutare l'agenesia/ipoplasia uterina, mentre sul piano assiale con estensione del piano di studio fino al perineo, consentono di valutare il canale vaginale. Le sequenze single Shot Fast Spin Echo T2 pesate possono essere impiegate per valutare l'addome a completamento dell'indagine per l'eventuale riscontro di anomalie renali associate.

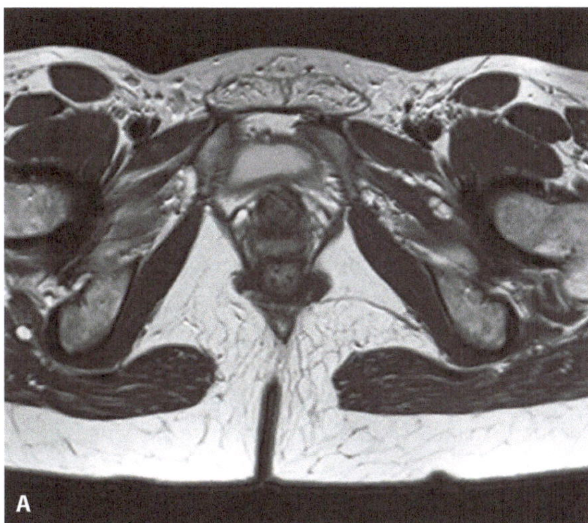

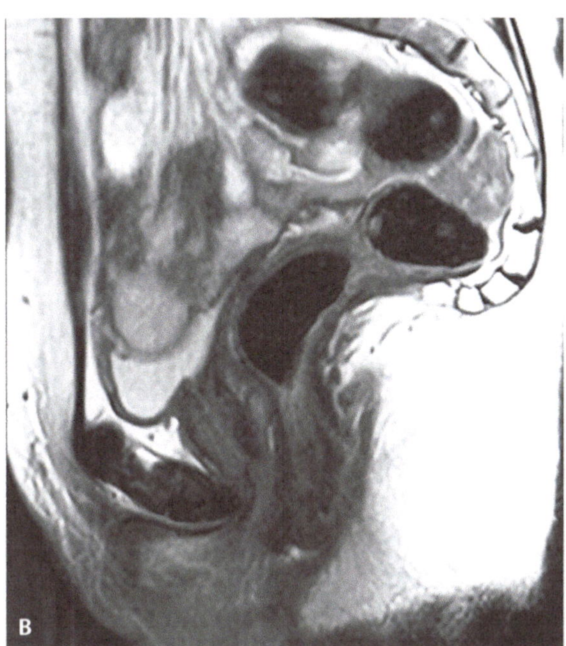

Fig. 4.1 Agenesia uterina con canale vaginale a fondo cieco. Sequenza TSE T2 pesata sui piani assiale (**A**) e sagittale (**B**): si noti la mancanza dell'utero ben individuabile nel piano sagittale

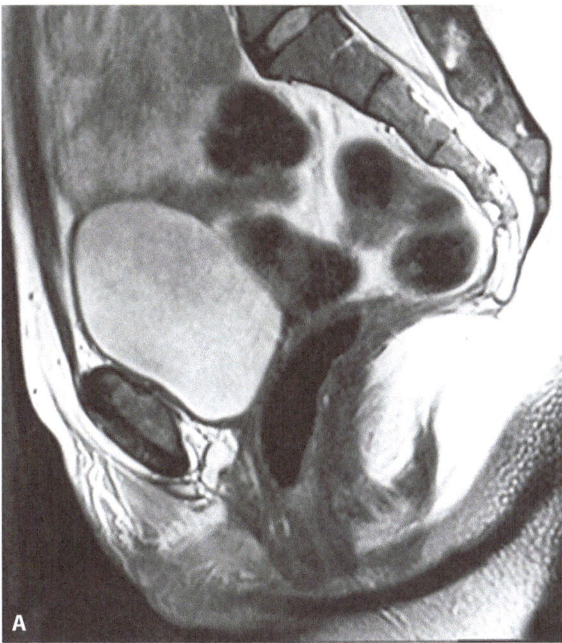

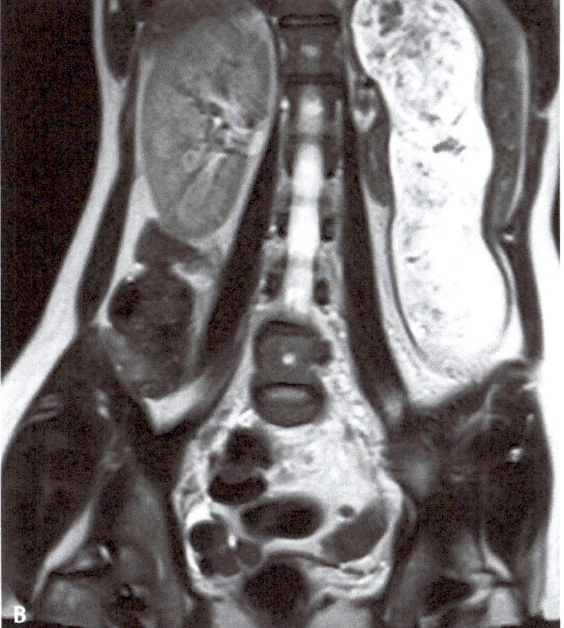

Fig. 4.2 Sindrome di Mayer-Rokitansky-Küster-Hauser: agenesia di utero e canale vaginale con associata agenesia renale sinistra. Sequenza TSE T2 pesata sui piani sagittale (**A**) e coronale (**B**)

4.3.2 Classe II – Utero unicorne

Rappresenta il 20% di tutte le MDA. La malformazione compare quando un dotto mülleriano cessa lo sviluppo, mentre l'altro si sviluppa regolarmente. Un corno uterino solitario si può osservare in più del 35% delle pazienti; più comunemente (65% dei casi) si può visualizzare un piccolo corno rudimentale che origina da quello principale, con il quale può trovarsi in comunicazione (33%) o meno (66%). Il corno principale può contenere endometrio in oltre il 50% dei casi [1, 7]. Le malformazioni di classe II sono associate nel 40% delle pazienti ad anomalie renali, la più frequente delle quali è l'agenesia renale monolaterale [1]. Questo gruppo di malformazioni determina una riduzione della performance ostetrica con aumentata incidenza di aborti e parti pretermine e un tasso di nati vivi del 40%. La terapia chirurgica è indicata solo nel caso di emicorno uterino ipoplasico non comunicante, che può essere causa, alla comparsa dei primi flussi mestruali, di coliche addominali severe per la raccolta di sangue al suo interno (ematometra in emicorno uterino atresico non comunicante).

L'isterosalpingografia dimostra l'opacizzazione di una cavità endometriale shiftata rispetto alla linea mediana, con una configurazione fusiforme, mentre il liquido di contrasto drena in un'unica tuba di Falloppio.

L'US transvaginale documenta un piccolo utero: il riscontro di un corno rudimentale, quando presente, può risultare dirimente nella diagnosi.

Le sequenze RM T2 pesate (FSE e FSE ad alta risoluzione, su piani coronali e trasversali secondo, rispettivamente, l'asse corto e l'asse lungo dell'utero) consentono di identificare un utero curvo, oblungo, con una configurazione cosiddetta a "banana", nel cui contesto si visualizza il corno dominante, con anatomia zonale perfettamente conservata; variabilmente presente il corno rudimentale, in cui può essere apprezzabile o meno l'endometrio (Fig. 4.3).

Le sequenze T1 pesate sul piano assiale sono utili per identificare eventuali complicanze associate, quali

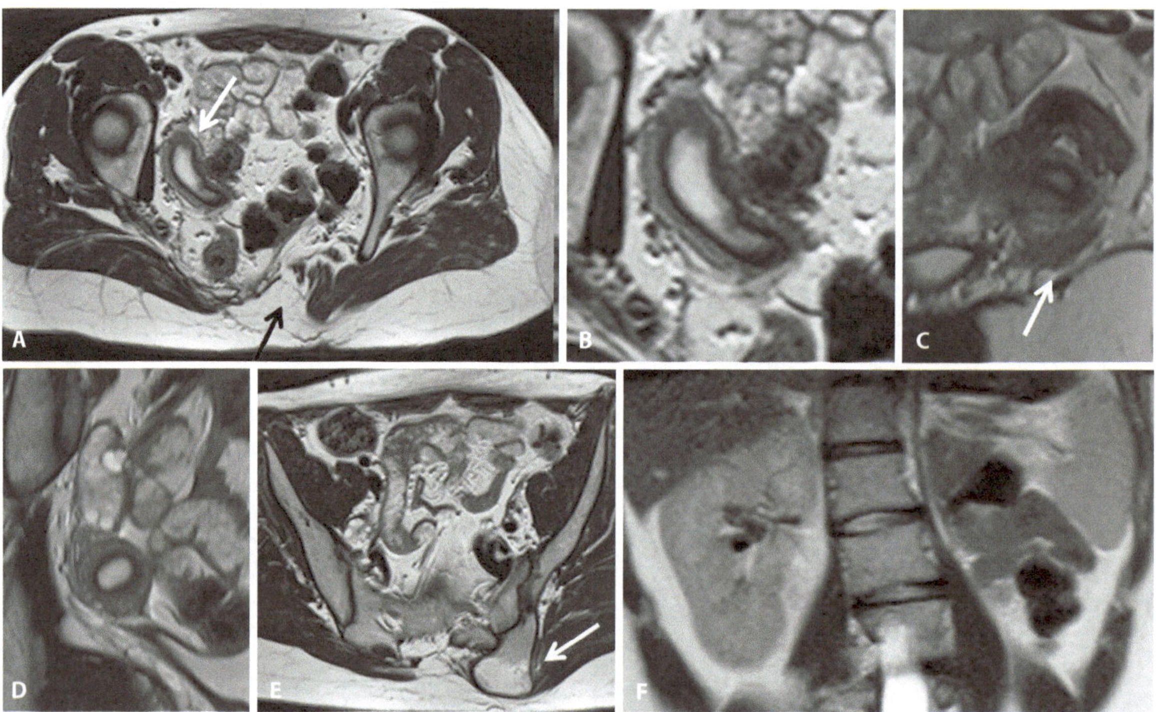

Fig. 4.3 Utero unicorne. La scansione RM sul piano assiale (**A**) mostra la caratteristica morfologia "a banana" (*freccia bianca*); concomita in tale immagine una schisi in corrispondenza della fossa ischio-rettale di sinistra in paziente con pregressa spina bifida (*freccia nera*). Ben documentabile la presenza di un corno uterino rudimentale sprovvisto di endometrio (**C**, *freccia*) e la posizione alta, superiormente all'utero, dell'annesso destro (**D**). Si associano dismorfismo del sacro (**E**, *freccia*), da mettere in relazione alla pregressa patologia, e agenesia renale sinistra (**F**)

ematometra o endometriosi. Quest'ultima presenta un'elevata incidenza nei casi in cui il corno uterino appaia ostruito, forse per un'espulsione retrograda di sangue mestruale.

4.3.3 Classe III – Utero didelfo

Tale anomalia, caratterizzata da una duplicazione completa dei corni uterini e della cervice, senza comunicazione tra i due, deriva dall'incompleta fusione dei corni utero-vaginali e rappresenta il 5% circa delle MDA. Nel 75% dei casi si associa a un setto vaginale longitudinale completo [1].

La performance ostetrica è simile a quella dell'utero unicorne con un aumento del tasso di aborti, parti prematuri, presentazioni anomale e un tasso di nati vivi del 55%. Non esiste la possibilità di correggere chirurgicamente questa malformazione. L'isterosalpingografia opacizza due separati canali cervicali, i quali si aprono in due differenti e simmetriche cavità endometriali (Fig. 4.4). Talvolta si riesce a incannulare solamente un canale cervicale, rischiando di diagnosticare per errore un utero unicorne.

Tramite l'US sovrapubica e transvaginale si identificano due divergenti e separati corni uterini che non mostrano comunicazione; l'US 2D e 3D rappresentano un approccio iniziale alla diagnosi, che vede nella RM l'imaging di scelta.

Le sequenze T2 FSE sul piano coronale favoriscono una panoramica sull'addome per l'identificazione di

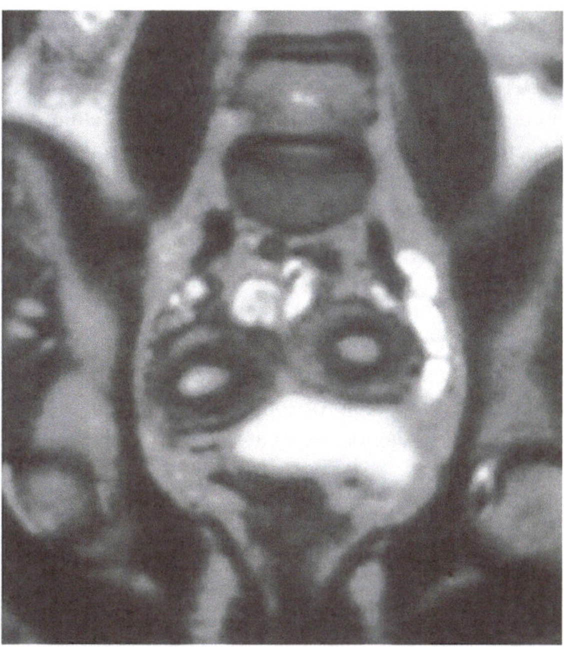

Fig. 4.5 Utero didelfo. Sequenza TSE T2 pesata su un piano coronale: ben visibili le due cavità endometriali separate

anomalie associale del distretto urinario. Lo studio ad alta risoluzione, con scansioni sull'asse lungo dell'utero (coronale obliqua) permette la visualizzazione di due separate cavità endometriali (Fig. 4.5), seppure spesso con corni uterini di ridotte dimensioni ma con conservata anatomia zonale e con due differenti canali cervicali; una scansione trasversale dell'asse corto dell'utero consente di valutare un eventuale setto vaginale associato. Le sequenze T1 pesate sul piano assiale individuano l'iperintensità di segnale tipica dei prodotti di degradazione dell'emoglobina (ematosalpinge, ematometrocolpo, endometriosi).

4.3.4 Classe IV – Utero bicorne

L'incompleta fusione dei corni utero-vaginali a livello del fondo uterino determina la presenza di due simmetrici e comunicanti corni uterini, fusi a livello del tratto uterino distale o dell'istmo [1]. Nel caso in cui i due corni uterini si fondano a livello dell'istmo, si parlerà di utero bicorne unicolle; un utero bicorne bicolle implica invece una duplicazione cervicale e comprende due distinte cavità endometriali che originano da separati canali cervicali, sebbene un certo grado di

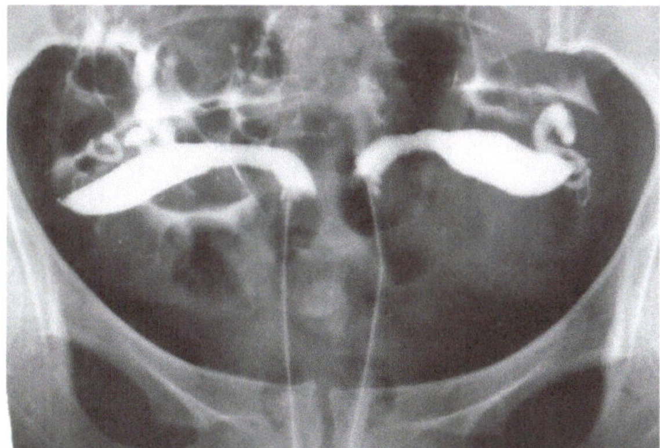

Fig. 4.4 Utero didelfo. L'isterosalpingografia mostra due canali cervicali e due cavità endometriali; tale metodica permette di incannulare entrambi i canali cervicali. (Per gentile concessione del Prof. L.M. Porfiri)

comunicazione tra i due corni sia solitamente mantenuto [1, 8]. L'utero bicorne comporta, al pari delle altre MDA, un aumento del tasso di aborti spontanei, parti pretermine e anomalie della presentazione fetale, ma rispetto alle altre classi è quella che si associa alla migliore performance ostetrica.

All'isterosalpingografia si individuano due simmetriche cavità uterine, ciascuna drenante in una tuba di Falloppio (Fig. 4.6). La diagnosi differenziale si pone spesso con l'utero setto (classe V): un angolo tra le due cavità endometriali maggiore di 105° è altamente suggestivo di utero bicorne; un angolo acuto (<75°) indica invece con maggiore probabilità un utero setto; inoltre, una distanza maggiore di 4 cm tra i due corni uterini è fortemente indicativa per anomalia di tipo IV. L'accuratezza dell'isterosalpingografia è tuttavia relativamente bassa.

L'US, specie se condotta per via transvaginale (accuratezza del 90-92%), identifica due divergenti e anatomicamente normali cavità endometriali.

Per una corretta diagnosi è di fondamentale importanza la valutazione del profilo esterno; a tale scopo sono generalmente impiegate due metodiche diverse.

La prima metodica fa riferimento a una linea passante per gli apici delle cavità endometriali, che è considerata un importante repere per la diagnosi differenziale tra utero bicorne versus utero setto. In particolare, se il profilo uterino fundico esterno risulta al di sotto di tale linea, o la supera per ≤5 mm, l'utero è considerato bicorne; se tale linea viene, invece, superata per più di 5 mm si parlerà di utero setto.

La seconda metodica si basa invece sul *cleft* del profilo esterno: un avvallamento superiore a 1 cm è indicativo di utero bicorne. Questi dati risultano valutabili in maniera eccellente con l'esame RM (Fig. 4.7) ad alta risoluzione grazie alla multiplanarità e alla possibilità di eseguire piani coronali e paracoronali in relazione alla posizione uterina, con un'accuratezza diagnostica, secondo i dati riportati in letteratura, che giunge al 100%.

4.3.5 Classe V – Utero setto

È la più frequente tra le MDA (55%), con un'incidenza del 2-3% nella popolazione generale. Si tratta di un'anomalia determinata dal mancato o incompleto

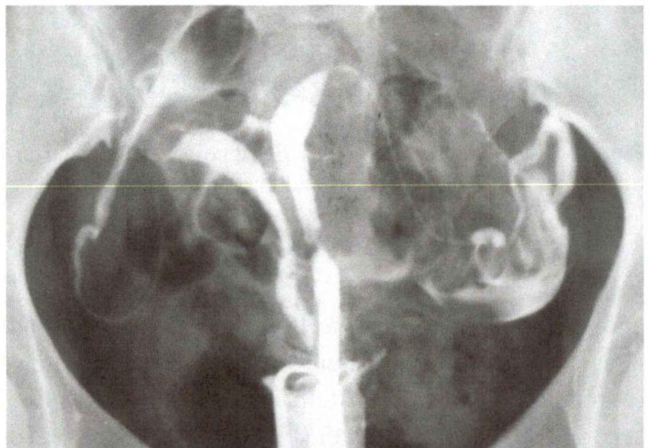

Fig. 4.6 Utero bicorne bicolle: l'isterosalpingografia mostra due canali cervicali e due simmetriche cavità uterine, ciascuna drenante in una tuba di Falloppio. (Per gentile concessione del Prof. L.M. Porfiri)

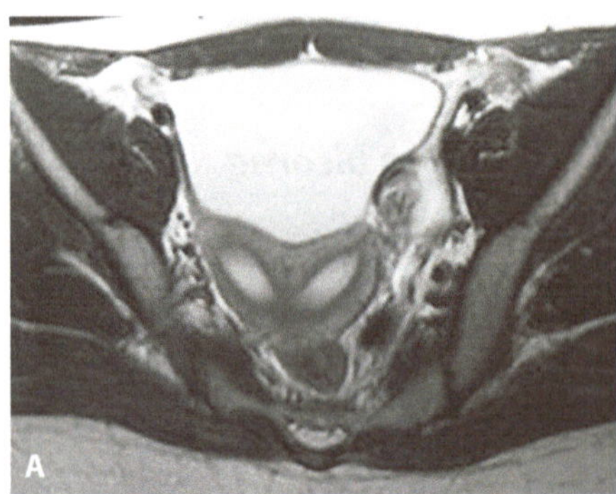
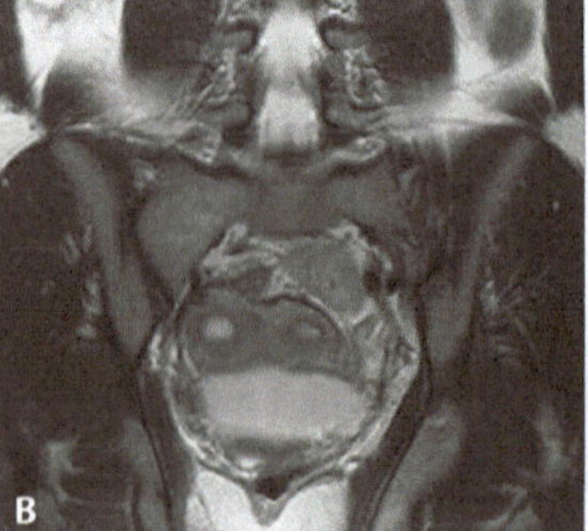
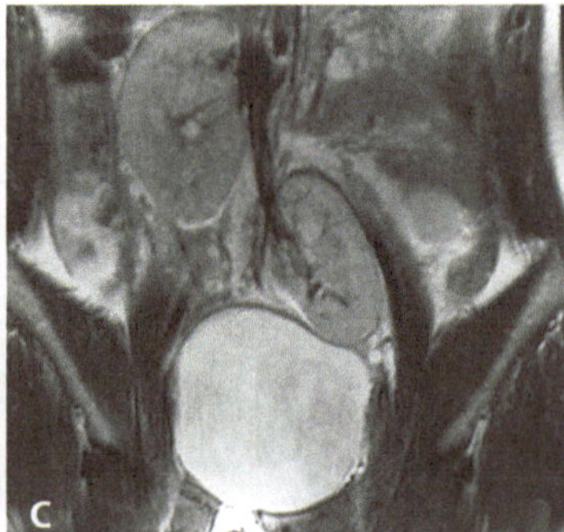

Fig. 4.7 Utero bicorne bicolle con associata condizione di reni ectopici in sede pelvica. Sequenza TSE T2 pesata sui piani assiale (**A**) e coronale (**B**): ben visibili le due cavità endometriali; (**C**) Sequenza TSE T2 pesata su un piano coronale: mostra entrambi i reni in posizione ectopica

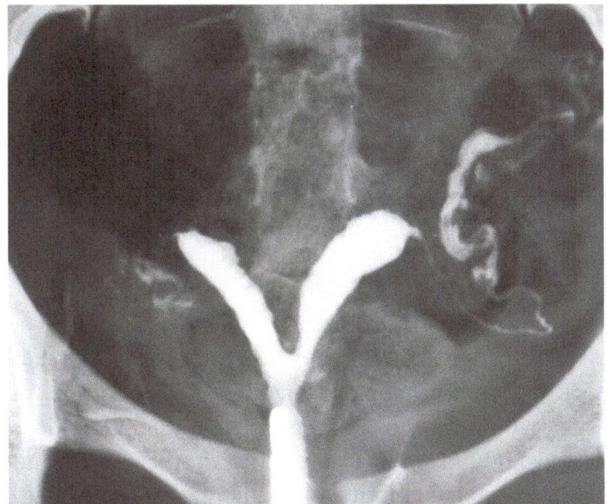

riassorbimento del setto uterino mediano, derivante dalla fusione delle pareti dei dotti di Müller [1]. In un utero setto, il contorno uterino esterno può essere convesso, piatto o lievemente concavo. Si distinguono due sottoclassi: utero setto completo, se la sepimentazione divide tutta la cavità uterina e giunge fino alla cervice (Figg. 4.8 e 4.9); utero setto parziale o subsetto quando la sepimentazione si estende in grado variabile

Fig. 4.8 Utero setto completo: l'isterosalpingografia mostra le due cavità endometriali separate fino al canale cervicale, ove appaiono nuovamente fuse (Per gentile concessione del Prof. L.M. Porfiri)

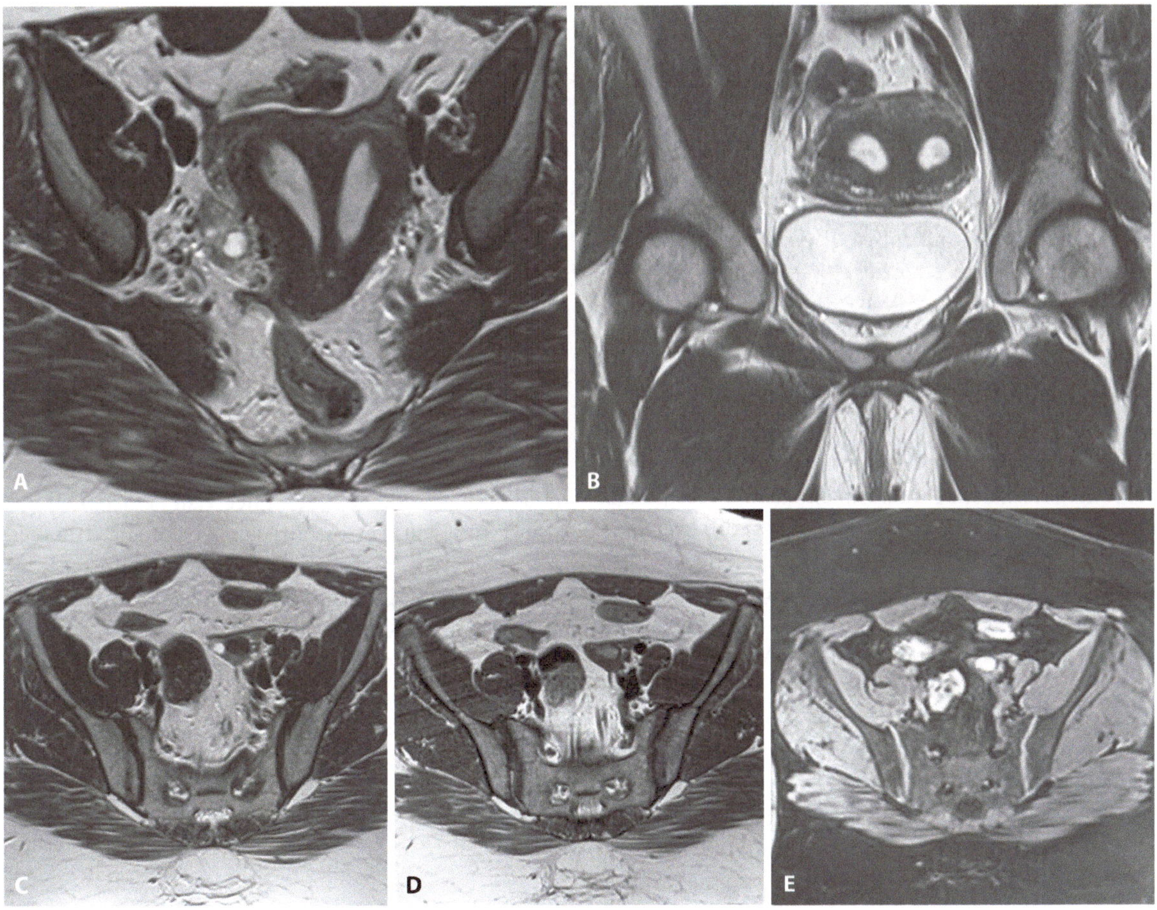

Fig. 4.9 Utero setto completo in paziente con endometriosi ovarica. Sequenze TSE T2 pesate sui piani assiale (**A**) e coronale (**B**): mostrano le due cavità endometriali che si fondono a livello del canale cervivale. (**C**) Sequenza TSE T2 pesata su un piano assiale: si osserva una lesione ipointensa a carico dell'ovaio di sinistra. (**D**) Sequenza FLASH 2D T1 pesata su un piano assiale: la lesione ovarica sinistra appare in tale sequenza debolmente iperintensa, da ascrivere a localizzazione endometriosica. (**E**) Sequenza FLASH 2D T1 pesata con soppressione del segnale del tessuto adiposo su un piano assiale: si conferma la localizzazione endometriosica che appare in tale sequenza fortemente iperintensa

all'interno della cavità uterina, senza interessare la cervice [9]. La diagnosi differenziale tra utero setto e utero bicorne è di notevole importanza, risultando l'utero setto correggibile per via isteroscopica. Tra tutte le anomalie dei dotti mülleriani, l'utero setto si associa al minor tasso di complicanze ostetriche. L'incidenza di aborti, tuttavia, è del 60-90% di tutte le gravidanze, a seconda delle casistiche.

La RM rappresenta l'imaging di scelta (100% accuratezza, specificità e sensibilità) nell'identificazione dell'utero setto e nella diagnosi differenziale tra questo e l'utero didelfo e bicorne. Le sequenze T2 pesate ad alta risoluzione mostrano un profilo uterino esterno piatto, convesso o concavo; il segmento superiore del setto è inoltre isointenso al miometrio, mentre il segmento inferiore appare ipointenso. È importante, inoltre, verificare se il setto si approfondi lungo il canale cervicale. Utili anche nella diagnosi di tale patologia l'US transvaginale e 3D.

La classificazione AFS, tuttavia, non si esprime riguardo la profondità dell'indentazione del fondo, specifica per differenziare un utero setto, bicorne o didelfo; attraverso reperti laparoscopici e isteroscopici, l'opinione comune è che un'indentazione esterna del fondo minore di 1 cm sia indicativa di un utero setto, come già accennato in precedenza [1].

4.3.6 Classe VI – Utero arcuato

Caratterizzata da un modesto ispessimento miometriale del fondo uterino, tale malformazione rappresenta una forma lieve di utero bicorne, dal quale si differenzia in quanto non sembra essere associato a complicanze della gravidanza e pertanto non costituisce indicazione alla correzione chirurgica. L'utero arcuato rimane un'entità controversa, poiché alcuni Autori sembrano considerarla una variante anatomica normale [1]. In corso di isterosalpingografia si può riscontrare, spesso occasionalmente, un'indentazione del fondo uterino; volendo quantificare, si può dire che un rapporto tra l'altezza dell'indentazione fundica e la distanza tra gli apici dei corni minore del 10% è indicativo di utero arcuato. Talvolta, l'US transvaginale mostra, nelle scansioni trasversali a livello del fondo, una sottile e focale duplicazione dell'ecogenicità endometriale. Si visualizza inoltre un'indentazione del fondo che appare isoecogena al miometrio.

Nelle sequenze RM T2 pesate ad alta risoluzione si visualizza un fondo uterino fuso, nel quale si riconosce un'indentazione del complesso endometriale, che appare isointensa al miometrio.

4.3.7 Classe VII – Anomalie associate a dietilstilbestrolo (DES)

Prescritto a partire dal 1948 alle donne che presentavano aborti spontanei o scarso outcome riproduttivo, questo estrogeno sintetico è stato ritirato dal mercato nel 1971, dopo l'osservazione di un'associazione tra esposizione al farmaco e carcinoma a cellule chiare della vagina [1, 10]. Le malformazioni che derivano dall'esposizione embrionaria comprendono atresia vaginale, ossia mancata cavitazione dei tessuti che danno origine al tratto genitale inferiore, presenza di setti longitudinali e trasversali o agenesia vaginale. Queste anomalie di solito si presentano in associazione ad anomalie uterine. L'isterosalpingografia è l'imaging di prima istanza; essa identifica spesso una configurazione a "T" della cavità endometriale, associata a margini endometriali e miometriali irregolari o a utero ipoplastico. Frequente il reperto di anomalie tubariche.

La RM è utile grazie alla multiplanarità e all'elevata risoluzione di contrasto dei tessuti molli.

4.4 Malformazioni dei genitali esterni

In questo gruppo di malformazioni l'imaging svolge un ruolo limitato, poiché la semplice visita ginecologica è spesso sufficiente per identificare la patologia. Tuttavia, per escludere la presenza di eventuali malformazioni uterine e/o del tratto urinario associate, un approfondimento diagnostico mediante esame ecografico e ancora più specificamente – grazie alle caratteristiche di multiplanarità – tramite risonanza magnetica risulta di notevole importanza.

4.4.1 Atresia vaginale

Questa anomalia non è considerata una MDA, poiché deriva da un difetto di sviluppo del sinus urogenitale, che dà origine al terzo inferiore della vagina. L'atresia vaginale è dunque caratterizzata da ostruzione vaginale bassa, con sostituzione dell'anatomia zonale del terzo inferiore della vagina da parte di tessuto fibrotico.

Secondariamente si osserva la comparsa, in età postpuberale, di ematometrocolpo (Fig 4.10). I due terzi superiori della vagina, l'utero e le ovaie sono normali [11].

4.4.2 Imene imperforato

Anomalia caratterizzata da una sottile membrana che ostruisce l'haditus vaginale; la lunghezza vaginale è preservata, come pure l'anatomìa dell'utero e delle ovaie. L'imene può essere completo o meno [12].

4.4.3 Adesioni labiali

Questa malformazione, nota anche come agglutinazione labiale, si verifica quando le *labia minora* (piccole labbra) appaiono fuse; spesso si riscontra come

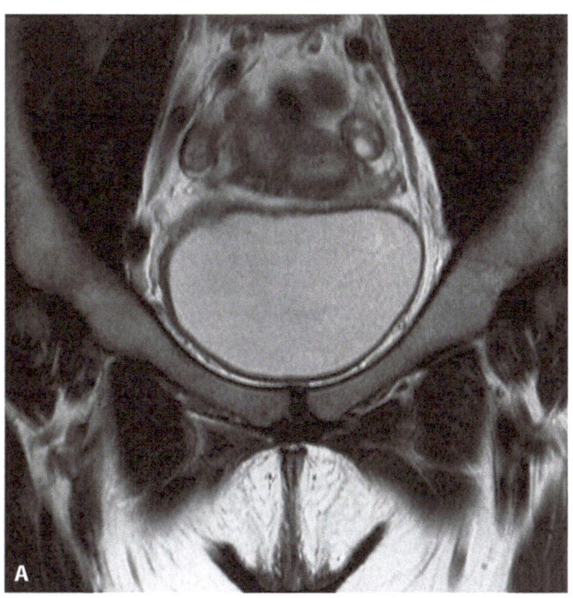

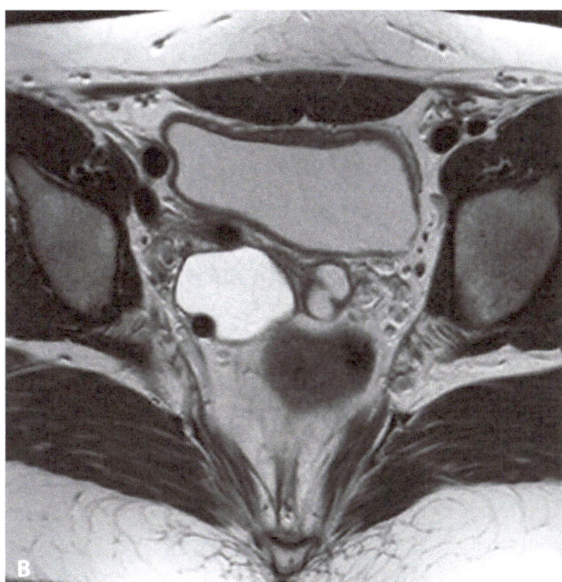

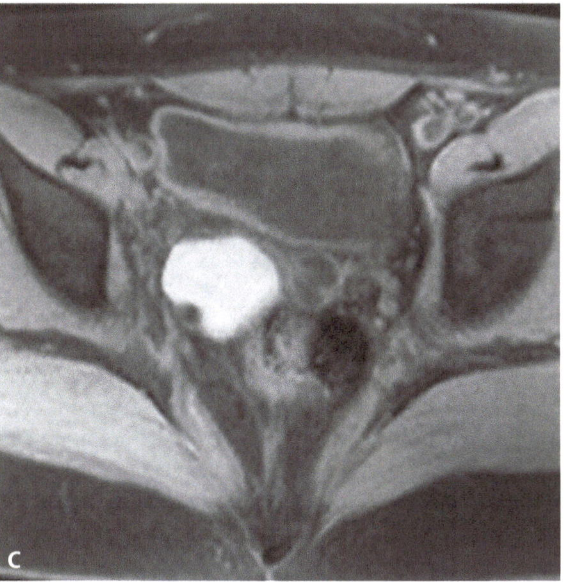

Fig. 4.10 Utero bicorne bicolle e atresia vaginale parziale con associato ematometrocolpo a carico della cavità vaginale destra e idrocolpo nella cavità vaginale sinistra. Sequenza TSE T2 pesata su un piano coronale (**A**); (**B**) La sequenza TSE T2 pesata su un piano assiale documenta le due raccolte a carico delle cavità vaginali. (**C**) La sequenza FLASH 2D T1 pesata con soppressione del tessuto adiposo su un piano assiale documenta la natura fluida della raccolta a carico della cavità vaginale di sinistra e la natura ematica della raccolta nella cavità vaginale destra

reperto occasionale alla visita medica perchè la bambina lamenta difficoltà alla minzione o irritazioni. Gli Autori appaiono discordi in merito al trattamento: alcuni sostengono la necessità di un approccio chirurgico, altri hanno evidenziato che talvolta i casi non complicati da un'ostruzione completa al flusso urinario risolvono spontaneamente tra i 6 e i 18 mesi. Tuttavia, il sopraggiungere di infiammazioni nel periodo post-operatorio può determinare la comparsa di aderenze che comportano un peggioramento del quadro clinico nonché possibili recidive. In tali malformazioni l'utilizzo delle metodiche di imaging appare limitato.

4.4.4 Setto vaginale trasverso

Deriva da un'incompleta canalizzazione del canale utero-vaginale con il sinus urogenitale, che dà origine al terzo inferiore della vagina [12].

4.5 Malformazioni congenite tubariche

Sono per lo più associate a malformazioni uterine. La diagnosi è tardiva, poiché legata alla condizione di infertilità della paziente. L'unica modalità di imaging in grado di documentare l'anomalia è l'isterosalpingografia che ben evidenzia l'assenza o l'ostruzione della tuba interessata.

4.6 Malformazioni ovariche

Raramente si presentano come agenesie monolaterali. L'US transvaginale è un esame caratterizzato da elevata sensibilità e specificità; tuttavia la multiplanarità rende la RM la metodica di scelta nell'individuazione di tali malformazioni, soprattutto nell'esclusione di un'eventuale localizzazione a distanza dell'ovaio, non altrimenti individuabile.

4.7 Cisti ovariche congenite

Lo sviluppo delle ovaie fetali, che è stimolato dalle gonadotropine fetali, dagli estrogeni materni e dalla gonadotropina corionica placentare, può spiegare la presenza delle cisti ovariche nei feti e nei neonati.

Alla nascita il livello delle gonadotropine (FSH) cresce rapidamente a causa del decremento dei livelli di estrogeni e progesterone conseguente alla separazione della placenta dal neonato; tale effetto è maggiormente evidente nei primi mesi di vita, in seguito, però, i livelli delle gonadotropine decrescono e la maggior parte delle cisti regredisce.

Una condizione differente si manifesta nei neonati prematuri, nei quali si osserva una secrezione di FSH per un periodo più lungo a causa di un immaturo assetto endocrino.

Cisti ovariche sono state inoltre osservate nei neonati di madre diabetica affette da pre-eclampsia o iso-immunizzazione, presumibilmente in conseguenza dell'ipersecrezione di gonadotropina corionica umana o dell'aumentata permeabilità della placenta alla stessa. È stata inoltre riportata un'associazione con ipotiroidismo fetale, iperplasia congenita surrenalica, secondaria al deficit di 21-idrossilasi o 11-betaidrossilasi, e sindrome da ovaio policistico.

Nella maggior parte dei casi le cisti ovariche congenite sono cisti funzionali benigne della teca luteinica (di origine follicolare), sono autolimitanti e prevalentemente unilaterali.

Le cisti ovariche di piccole dimensioni sono frequentemente riscontrate nei neonati all'esame ecografico, con un'incidenza del 34%. Inoltre la diagnosi può essere prenatale, in particolare dopo la 28ª settimana.

La distinzione tra un follicolo maturo e una cisti ovarica è basata esclusivamente sulle dimensioni: le cisti >2 cm sono considerate patologiche.

La classificazione di Nussbaum divide le cisti ovariche congenite in: semplici o non complicate (completamente anecogene, tondeggianti, diametro >2 cm, con pareti sottili e più o meno mobili rispetto alla posizione materna) e complesse o complicate (eterogenee con componenti iperecogene, caratterizzate da livelli fluido-fluido, contenenti materiale fluttuante, coaguli, setti e pareti spesse).

Il *daughter cyst sign*, definito come la visualizzazione di piccole cisti lungo la parete della cisti principale, rappresenta uno specifico reperto ecografico per cisti ovarica semplice/non complicata.

Nei casi in cui la diagnosi ecografica non sia certa, si fa ricorso alla RM fetale, che permette una buona diagnosi differenziale con una cisti mesenterica, condizione difficilmente differenziabile mediante un esame ecografico. Le cisti ovariche presentano la classica iperintensità di segnale nelle sequenze T2 pesate e ipointensità nelle T1 pesate; una debole iperintensità nelle sequenze T1 pesate, con e senza soppressione del segnale del tessuto adiposo, indica la presenza di materiale ematico all'interno. Ulteriore segno di cisti complicata è la presenza di un livello fluido-fluido, caratterizzato da iperintensità della porzione superiore e ipointensità della parte corpuscolata in sede declive nelle sequenze T1 pesate (Fig. 4.11).

Le cisti di piccole dimensioni (<4 cm) in genere regrediscono entro il quarto mese di vita; in quelle di dimensioni maggiori la complicanza in assoluto più frequente è la torsione, con un'incidenza variabile dal 25-75% al 50-78%, la maggior parte delle quali si manifesta in utero, motivo per il quale sono spesso asintomatiche.

Complicanze meno frequenti comprendono ostruzioni o perforazioni gastro-intestinali, ostruzioni del tratto urinario, auto-amputazioni ovariche e incarcerazioni in ernie inguinali.

Tra le complicanze rare rientrano le emorragie e i deficit respiratori conseguenti ad ascite.

La scelta del trattamento dipende principalmente dalle dimensioni e dall'aspetto ecografico della cisti, ma anche dalla sintomatologia (distensione addominale, deficit respiratori).

Per le cisti semplici di dimensioni <4 cm – che generalmente regrediscono entro i primi mesi di vita (4-12 mesi) – si consiglia un follow-up ecografico.

Per le cisti complesse o di tipo sieroso con dimensioni >4 cm si consiglia l'intervento, principalmente preventivo delle complicanze, in quanto la regressione delle cisti di tali dimensioni è molto rara.

Le cisti paraovariche, non funzionali, presentano una minore incidenza rispetto alle formazioni di significato funzionale. Si localizzano in corrispondenza del legamento largo e sono di origine mesoteliale o

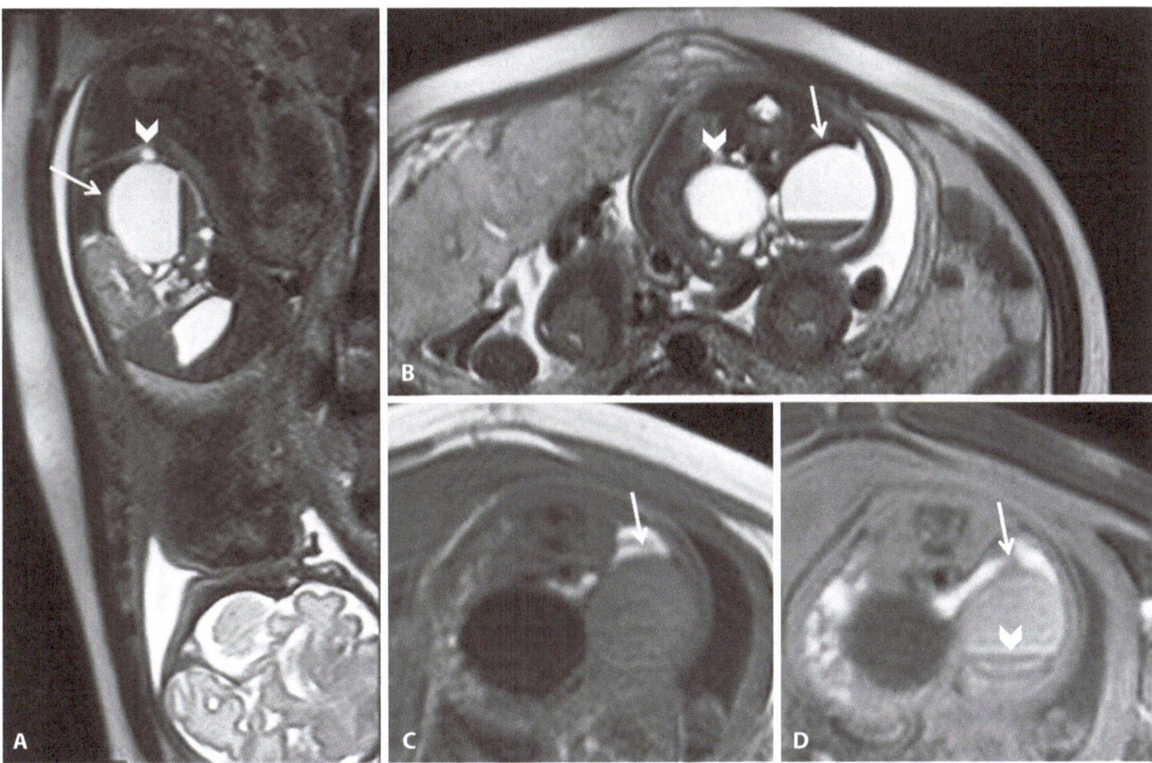

Fig. 4.11 Cisti ovarica congenita. RM fetale alla 30ª settimana di gestazione. Le immagini RM T2 pesate mostrano, in sede addomino-pelvica sinistra, una formazione a contenuto fluido-denso, con la presenza di un livello fluido-fluido nel contesto (**A** e **B**, *freccia*). Le immagini T1 pesate, senza (**C**) e con (**D**) soppressione del segnale del tessuto adiposo, mostrano una lieve iperintensità di segnale di tale formazione in relazione al contenuto ematico (**C** e **D**, *freccia*); il livello fluido-fluido appare caratterizzato da una porzione superficiale fluida e da una porzione declive da riferire a quota ematica corpuscolata (**D**, *punta di freccia*). Nella scansione sul piano sagittale del feto si apprezza, inferiormente alla formazione cistica, un millimetrico follicolo ovarico che conferma la natura annessiale della cisti (**A**, *punta di freccia*). In situazione mediana si documenta la vescica fetale (**B**, *punta di freccia*)

mesonefrica (raramente paramesonefrica). Tali formazioni presentano caratteristiche morfostrutturali molto simili alle cisti ovariche e sono pertanto difficilmente distinguibili; il sospetto diagnostico si pone qualora si evidenzi l'ovaio omolaterale. Generalmente esse sono di piccole dimensioni, non vanno incontro a fenomeni degenerativi e presentano scarse complicanze. Non rispondono alla terapia estroprogestinica. Se di dimensioni superiori a 4 cm, il trattamento è l'enucleazione chirurgica.

Bibliografia

1. Olpin JD, Heilbrun M (2009) Imaging of Müllerian duct anomalies. Clin Obstet Gynecol 52(1):40–56
2. Troiano RN, McCarthy SM (2004) Müllerian duct anomalies: imaging and clinical issues. Radiology 233:19–34
3. Buttram VC Jr, Gibbons WE (1979) Müllerian anomalies: a proposed classification. (An analysis of 144 cases). Fertil Steril 32:40–46
4. The American Fertility Society classifications of adnexal adhesions, distal tubal occlusion, tubal occlusion secondary to tubal ligation, tubal pregnancies, müllerian anomalies and intrauterine adhesions (1988) Fertil Steril 49:944–955
5. Oppelt P, Renner SP, Brucket S et al (2005) The VCUAM (Vagina Cervix Uterus Adnex-associated Malformation) classification: a new classification for genital malformations. Fertil Steril 84:1493–1497
6. Griffin N, Reinhold C, Sala E (2007) Uterine Hypoplasia/ Agenesis. In: Hricak H (ed) Diagnostic Imaging: Gynecology. Amirsys, Salt Lake City, UT, section 2, pp 30–33
7. Griffin N, Reinhold C, Sala E (2007) Unicornuate. In: Hricak H (ed) Diagnostic Imaging: Gynecology. Amirsys, Salt Lake City, UT, section 2, pp 34–39
8. Toaff ME, Lev-Toaff AS, Toaff R (1984) Communicating uteri: review and classification with introduction of two previously unreported types. Fertil Steril 41:661–679
9. Ascher SM (2007) Septate. In: Hricak H (ed) Diagnostic Imaging: Gynecology. Amirsys, Salt Lake City, UT, section 2, pp 52–57
10. Herbst AL, Ulfelder H, Poskanzer DC (1971) Adenocarcinoma of the vagina. Association of maternal stilbestrol therapy with tumor appearance in young women. N Engl J Med 284:878–881
11. Troiano R, Reinhold C (2007) Vaginal Atresia. In: Hricak H (ed) Diagnostic Imaging: Gynecology. Amirsys, Salt Lake City, UT, section 4, pp 8–9
12. Troiano R, Reinhold C (2007) Imperforate Hymen. In: Hricak H (ed) Diagnostic Imaging: Gynecology. Amirsys, Salt Lake City, UT, section 4, pp 10–11

Fulvio Stacul, Marco F. Cavallaro, Maria A. Cova

La malattia cistica del parenchima renale rappresenta un eterogeneo gruppo di malattie a carattere congenito, ereditario e non, e acquisito caratterizzate dalla presenza di formazioni cistiche. Il riscontro di formazioni cistiche renali è molto frequente nella pratica clinica quotidiana. Solo un'adeguata conoscenza degli aspetti anatomopatologici permette la giusta comprensione delle manifestazioni cliniche e la corretta interpretazione dei reperti radiologici. Compito della diagnostica per immagini è identificare e caratterizzare le lesioni cistiche renali e garantirne, se necessario, un adeguato follow-up. In questo capitolo sono descritte le principali forme di malattia cistica renale.

5.1 Displasia renale multicistica

Si tratta di una malattia congenita dovuta a un'alterazione dell'ontogenesi renale caratterizzata da disorganizzazione strutturale del parenchima associata alla presenza di multiple cisti. È una variante della displasia renale [1]. L'incidenza varia, a seconda delle casistiche, da 1:3500 a 1:4500 nati vivi e presenta una predilezione per il sesso maschile. Si presenta generalmente in forma sporadica e talora in associazione con sindromi malformative [2].

Durante la vita fetale la normale nefrogenesi prevede l'interazione tra il blastema metanefrico e la porzione prossimale dell'abbozzo ureterale, l'ampolla, da cui di-

pende il corretto sviluppo dei tubuli, dei dotti collettori e dei nefroni. Nella displasia cistica renale tale processo è alterato. La causa rimane ancora dibattuta e diverse teorie sono state proposte: atresia dell'abbozzo ureterale, agenti teratogeni, ostruzione delle vie urinarie. Il risultato è una disorganizzazione strutturale del parenchima renale associato alla formazione di cavità cistiche, che possono originare da ogni porzione del nefrone compresi i glomeruli [3]. La malattia può essere mono o bilaterale. La *forma bilaterale* si associa a oligoidramnios e ipoplasia polmonare ed è incompatibile con la vita. La *forma monolaterale* può essere diffusa o focale, quest'ultima generalmente associata alla presenza di un doppio distretto [4]. Macroscopicamente il rene ha dimensioni aumentate e forma irregolare. Vi sono multiple cisti non comunicanti, mentre la pelvi renale e l'uretere possono essere assenti. Il rene controlaterale è aumentato per dimensioni nel quadro dell'ipertrofia compensatoria. Possono associarsi altre anomalie dell'apparato urogenitale, come la displasia cistica della rete testis o delle vescichette seminali e il reflusso vescico-ureterale del rene controlaterale, causa di infezioni ricorrenti. La malattia è generalmente diagnosticata in utero mediante lo screening ecografico eseguito in gravidanza. Altre volte rimane misconosciuta fino alla nascita, quando si presenta come una massa palpabile al fianco, o alla vita adulta, quando può essere causa di ipertensione arteriosa. La funzionalità renale può essere normale o ridotta [1]. In passato la nefrectomia rappresentava la principale opzione terapeutica, ma attualmente è praticata solo raramente e ampi studi hanno dimostrato che la malattia può andare incontro a regressione con involuzione del rene displasico [4]. L'ecografia è l'indagine di primo livello per la diagnosi ed è la più indicata per il follow-up; evidenzia multiple cisti di varie dimensioni

F. Stacul (✉)
Azienda Ospedaliero-Universitaria "Ospedali Riuniti di Trieste"
S.C. Radiologia, Ospedale Maggiore

A. Blandino et al. (a cura di), *Imaging dell'Apparato Urogenitale*.
© Springer-Verlag Italia 2010

non comunicanti tra loro e iperecogenicità del parenchima renale residuo. In considerazione dell'età dei pazienti, la risonanza magnetica è da preferire alla tomografia computerizzata per l'assenza di radiazioni ionizzanti. Il reperto è quello di reni a profili bozzuti con multiple cisti nel contesto. Nelle forme focali le immagini acquisite in fase escretrice sono utili per identificare l'eventuale presenza di un doppio distretto. La presenza di reflusso vescico-ureterale al rene controlaterale può essere diagnosticata sia mediante ecocontrastografia sia mediante cistouretrografia minzionale.

5.2 Malattia policistica renale

5.2.1 Rene policistico autosomico dominante

È una malattia ereditaria caratterizzata dalla presenza di multiple cisti renali e da varie manifestazioni sistemiche che coinvolgono gli apparati cardiovascolare e gastrointestinale. È trasmessa con meccanismo autosomico dominante: i geni coinvolti sono nell'80-90% dei casi il PKD1, situato sul braccio corto del cromosoma 16, e nei rimanenti il PKD2, situato sul braccio lungo del cromosoma 4. PKD1 codifica per un recettore di membrana e PKD2 per un canale del calcio. Si pensa possa essere coinvolto anche il PKD3, che però non è stato ancora mappato [5]. Con un'incidenza variabile da 1:400 a 1:1000 nati vivi, è tra le malattie ereditarie più frequenti; sebbene si manifesti in genere negli adulti, sono stati descritti casi anche in bambini e adolescenti [6].

Il meccanismo di formazione delle cisti inizia già durante la vita fetale. Infatti, in presenza dei geni mutati, le cellule epiteliali iniziano a proliferare in maniera incontrollata dando origine a estroflessioni diverticolari di parete. Queste sono inizialmente in comunicazione con i tubuli, ma col progressivo ingresso di filtrato glomerulare perdono la loro connessione formando vere cavità cistiche che, col tempo, tendono ad accrescersi [7]. Ogni porzione del nefrone e dei dotti collettori è coinvolto. Inizialmente sono presenti microcisti a distribuzione irregolare e successivamente entrambi i reni appaiono ingranditi e distorti per la presenza di cisti sia midollari sia corticali. Le manifestazioni cliniche sono distinte in renali ed extrarenali. Le prime sono dovute al continuo accrescimento delle cisti, con conseguente perdita di parenchima renale funzionante e progressione in insufficienza renale. Sono possibili emorragie intracistiche, causa di ematuria, sovrainfezioni e dolore lombare. Il dolore è causato dall'ostruzione urinaria, da calcoli o coaguli, o dalla distensione o rottura delle cisti. Frequente è il riscontro di ipertensione arteriosa. Tra le manifestazioni extrarenali si ricordano la presenza di cisti epatiche, in genere asintomatiche, mentre sono rare l'alterazione degli indici di funzionalità epatica o la comparsa di dolore in ipocondrio, che se presenti indicano sovrainfezione, emorragia o ittero ostruttivo da compressione. Meno comune è la presenza di cisti pancreatiche e spleniche. È descritta una maggiore incidenza di aneurismi cerebrali e anomalie valvolari, come prolasso della valvola mitrale, e un'associazione con aneurismi aortici e diverticolosi del colon [8, 9]. In questi soggetti il carcinoma renale ha incidenza uguale a quella della popolazione generale, ma quando presente è più frequentemente bilaterale e multifocale [10].

Nei pazienti con storia familiare positiva la diagnosi è basata sulla valutazione ecografica e sull'analisi genetica. I criteri ultrasonografici includono il riscontro di due cisti uni o bilaterali per soggetti con età <30 anni, due cisti in entrambi i reni per soggetti dai 30 ai 59 anni e almeno quattro cisti per ogni rene in soggetti di età >60 anni [11]. Nelle fasi avanzate l'ecografia dimostra multiple cisti variamente distribuite, visualizzate come formazioni anecogene di varie dimensioni (Fig. 5.1). Le cisti possono talora presentare calcificazioni parietali e contenuto iperecogeno per emorragia o sovrainfezione. I reni presentano dimensioni aumentate e profili bozzuti. Il parenchima renale sano appare iperecogeno. Il limite principale dell'ecografia è la scarsa sensibilità nel discriminare le calcificazioni

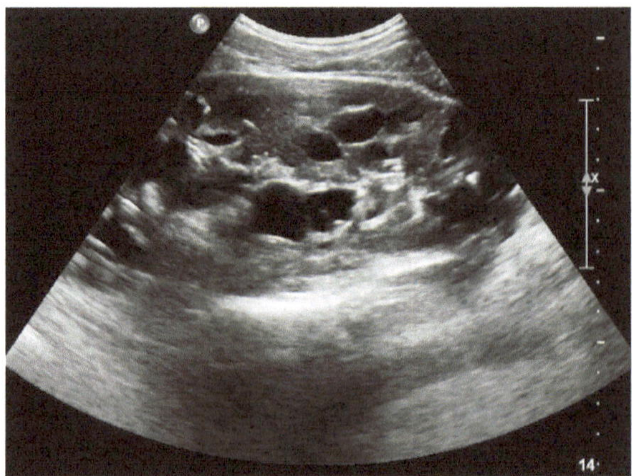

Fig. 5.1 Ecografia renale sinistra in paziente con rene policistico autosomico dominante. Rene regolare per morfologia, di dimensioni aumentate con multiple formazioni anecogene, cistiche, a distribuzione sia corticale sia midollare

parietali dai calcoli e la mancanza di panoramicità [12]. La tomografia computerizzata e la risonanza magnetica sono le indagini da preferire. In particolar modo la tomografia computerizzata è utile per la valutazione di complicanze come calcolosi e sovrainfezioni. In tomografia computerizzata le cisti appaiono come formazioni ipodense, talora iperdense se emorragiche, che non assumono mezzo di contrasto (Fig. 5.2). In risonanza magnetica le cisti presentano un segnale basso nelle sequenze T1 pesate e alto in quelle a pesatura in T2, mentre le cisti emorragiche sono iperintense in entrambe le pesature (Fig. 5.3). Nelle fasi iniziali i reni

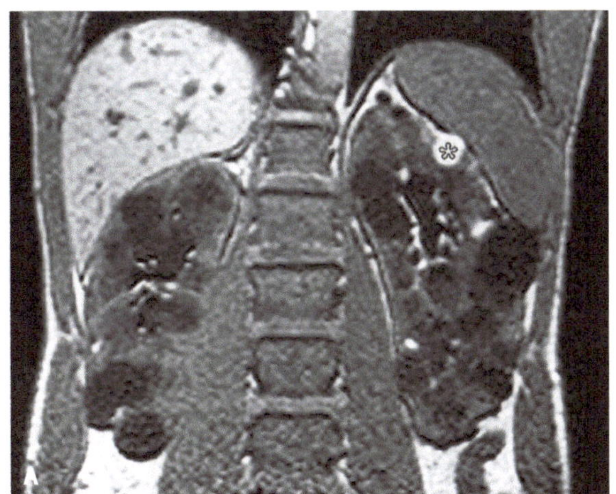

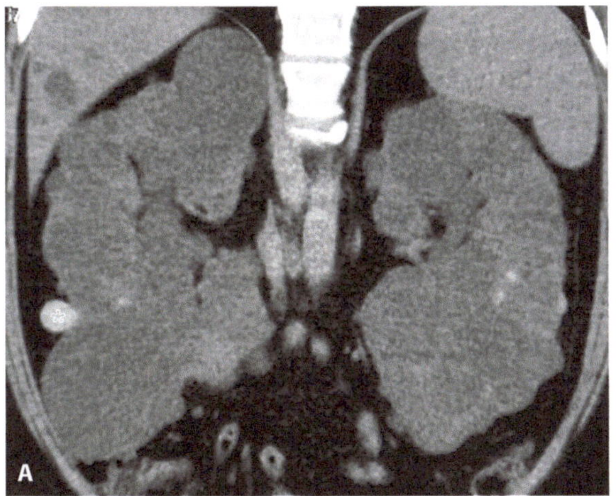

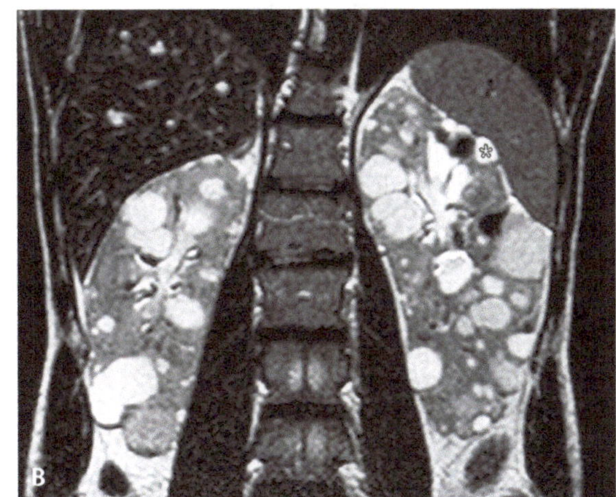

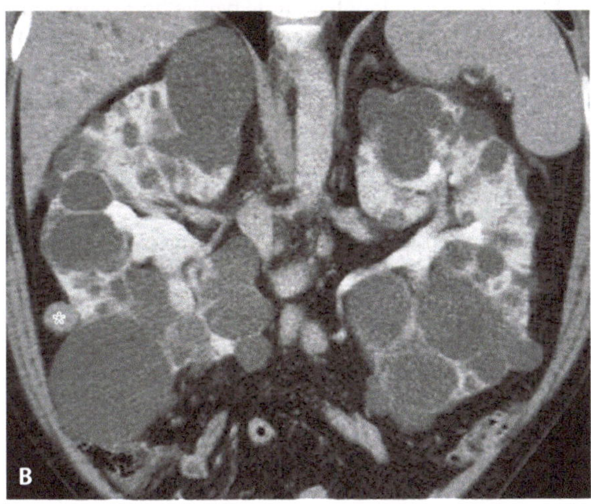

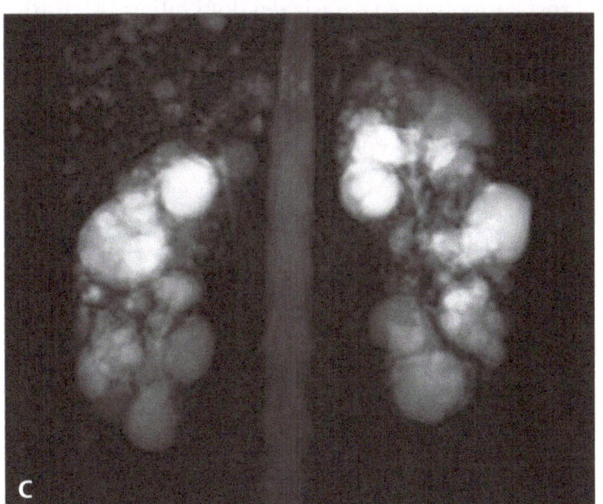

Fig. 5.2 Esame TC in paziente con rene policistico autosomico dominante. Ricostruzione coronale obliqua, fase diretta (**A**) e nefro-escretrice (**B**). Reni di dimensioni aumentate con multiple formazioni ipodense da riferire a cisti semplici e alcune cisti iperdense, la maggiore al rene destro (*asterisco*), da riferire a cisti emorragiche

Fig. 5.3 Esame RM in paziente con rene policistico autosomico dominante. Reni di dimensioni aumentate con multiple formazioni cistiche, ipointense nella sequenza T1 pesata (**A**) e iperintense sia nella sequenza T2 pesata (**B**) sia nella ricostruzione pielo-RM (**C**). Cisti emorragica a sinistra (*asterisco*), iperintensa in entrambe le pesature (**A**, **B**)

hanno dimensioni e contorni regolari; col progredire della malattia le cisti aumentano per numero e dimensioni così come il volume renale.

Diverse condizioni patologiche rientrano nella diagnosi differenziale, che talora si presenta agevole e altre volte più complessa, tanto da rendere necessaria la biopsia renale.

Nella malattia cistica acquisita sono presenti multiple cisti bilaterali, ma i reni sono di dimensioni normali o ridotte. Nella sindrome di von Hippel-Lindau le cisti sono generalmente meno numerose e coesistono manifestazioni extrarenali. Nella malattia cistica della sclerosi tuberosa l'aspetto può essere sovrapponibile e – se non presenti altre manifestazioni, come angiomiolipomi o calcificazioni cerebrali paraventricolari – la diagnosi differenziale è alquanto difficile. La malattia policistica autosomica recessiva presenta aspetti simili almeno nella fase iniziale, mentre in fase conclamata gli aspetti morfologici sono differenti. La displasia renale multicistica è monolaterale e talvolta segmentaria, mentre la malattia renale policistica dell'adulto è bilaterale.

5.2.2 Rene policistico autosomico recessivo

È una malattia ereditaria caratterizzata da alterazioni renali ed epatiche con dilatazione dei dotti collettori, fibrosi periportale ed ectasia dei dotti biliari [4]. È trasmessa con meccanismo autosomico recessivo. Il gene coinvolto, PKHD1, è situato sul braccio corto del cromosoma 6 e codifica per una proteina, la poliductina, che è presente nell'epitelio dei dotti collettori renali e dei dotti biliari [2].

L'incidenza è variabile da 1:6000 a 1:55 000 nati vivi e la malattia si manifesta in bambini e adolescenti senza predilezione di sesso.

I reni sono caratterizzati dalla presenza di numerose strutture tubulari allungate e orientate verso l'ilo renale che rappresentano dotti collettori dilatati. Tali dilatazioni cistiche originano già durante la vita fetale quando, in presenza del gene mutato, l'epitelio dei dotti collettori inizia a proliferare in maniera focale e incontrollata. Inoltre, mentre normalmente tale epitelio ha funzione riassorbitiva, nella malattia policistica renale autosomica recessiva assume funzione secretiva, con la progressiva produzione di liquido che accresce ulteriormente le cavità cistiche. Tale secreto contiene fattori di crescita epiteliali che stimolano ulteriormente la proliferazione cellulare. È inoltre presente fibrosi interstiziale [13]. Macroscopicamente i reni appaiono ingranditi ma di forma conservata. Le dilatazioni cistiche originano dalla midollare e si estendono fino alla regione corticale.

Le manifestazioni extrarenali interessano il fegato. È presente ectasia dei dotti biliari intraepatici e fibrosi periportale. Il parenchima epatico è normale e la funzione epatica generalmente conservata.

Le manifestazioni cliniche differiscono in relazione all'età del paziente. Nel periodo neonatale e perinatale predominano le manifestazioni renali con costante evoluzione a insufficienza renale. Durante la vita fetale sono evidenti oligoidramnios e ipoplasia polmonare e la morte avviene generalmente alla nascita. Nei neonati sopravvissuti è costante il riscontro di insufficienza renale, ipertensione arteriosa e infezioni urinarie ricorrenti. Quando si manifesta tardivamente, negli adolescenti, predominano le manifestazioni epatiche con epatomegalia e ipertensione portale. Le alterazioni renali sono meno evidenti e talora non si manifestano clinicamente [14].

La diagnosi può essere sospettata già durante la gravidanza in occasione dell'esame ecografico. I reni appaiono di dimensioni aumentate, iperecogeni, con perdita della differenziazione cortico-midollare. È presente oligoidramnios. Alla nascita i reperti sono simili e le cisti sono meglio evidenti. Il fegato si presenta ingrandito, a ecogenicità aumentata, e si può riconoscere l'ectasia dei dotti biliari.

L'analisi color Doppler è utile per valutare direzione e velocità del flusso portale alla ricerca di eventuali segni di ipertensione portale. La tomografia computerizzata permette una migliore visualizzazione dei reni, che appaiono di dimensioni aumentate ma di forma conservata. Le dilatazioni cistiche sono visualizzate in fase diretta come strutture tubulari a densità liquida. Dopo la somministrazione del mezzo di contrasto, questo si accumula nei dotti collettori dilatati, che assumono il caratteristico aspetto di strie radiali interessanti sia la midollare sia la corticale [14]. I reperti sono simili anche in risonanza magnetica. Utile soprattutto lo studio morfologico mediante sequenze pesate in T2, in grado di dimostrare una iperintensità di segnale in corrispondenza delle ectasie tubulari.

La diagnosi è semplice in presenza di un'anamnesi adeguata. Condizioni patologiche che rientrano in diagnosi differenziale sono la malattia glomerulocistica, che presenta reperti ultrasonografici simili, e il rene a spugna midollare, che interessa prevalentemente la midollare renale.

5.3 Malattia cistica della midollare renale

5.3.1 Rene a spugna midollare

È una condizione patologica caratterizzata dalla dilatazione dei dotti collettori di una o più piramidi di uno o entrambi i reni [15]. Può essere focale o diffusa. La causa rimane ancora sconosciuta e la prevalenza è all'incirca di 1:5000, con predilezione per il sesso femminile [16]. Sono presenti multiple cavità cistiche del diametro di 1-7 mm, che rappresentano la dilatazione dei dotti di Bellini, nella porzione papillare delle piramidi renali [4].

La malattia generalmente è asintomatica e non determina compromissione della funzionalità renale, anche se sono stati riportati casi di alterata concentrazione e acidificazione delle urine. Talora può complicarsi con nefrocalcinosi e manifestarsi con ematuria, coliche e infezioni urinarie ricorrenti [17].

Gli aspetti ultrasonografici sono aspecifici e solo raramente l'ecografia è in grado di dimostrare le dilatazioni cistiche, mentre quando è presente nefrocalcinosi il reperto è quello di una iperecogenicità delle piramidi con cono d'ombra posteriore [15]. L'indagine da preferire – in passato l'urografia (Fig. 5.4) – è attualmente la tomografia computerizzata, che può essere negativa o mostrare cluster di calcificazioni all'interno delle piramidi renali, segno di nefrocalcinosi. Dopo la somministrazione del mezzo di contrasto si apprezza un accumulo dello stesso all'interno di linee o cavità ben definite subito a monte delle papille che presentano dimensioni aumentate (Fig. 5.5) con conservata morfologia del fornice caliceale. Nelle forme più gravi può essere presente deformazione dei calici renali [4].

La diagnosi differenziale, non problematica, va posta con la necrosi papillare, ove si riconoscono aree di cavitazione irregolari a monte delle papille, con il diverticolo caliceale, che è isolato e generalmente di maggiori dimensioni, e con la tubercolosi renale, che si accompagna ad alterazione caliceale [15].

5.3.2 Malattia cistica midollare

Con questa espressione si identificano due condizioni patologiche, la nefronoftisi e la malattia cistica della midollare, caratterizzate da atrofia dei tubuli renali, sclerosi glomerulare e formazione di cisti renali sia alla

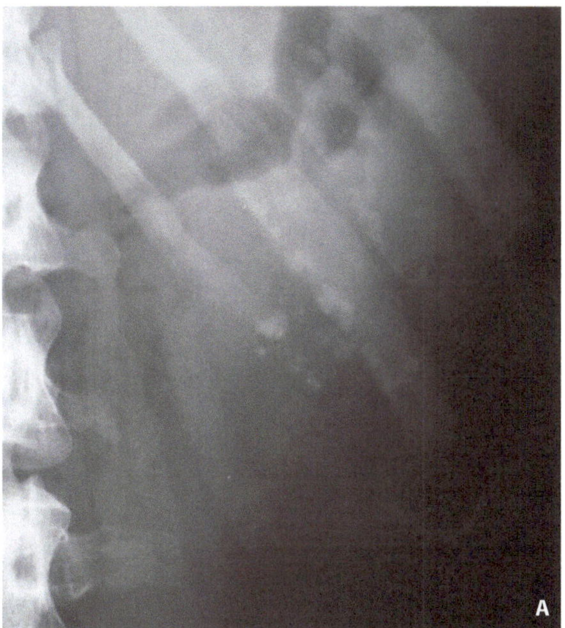

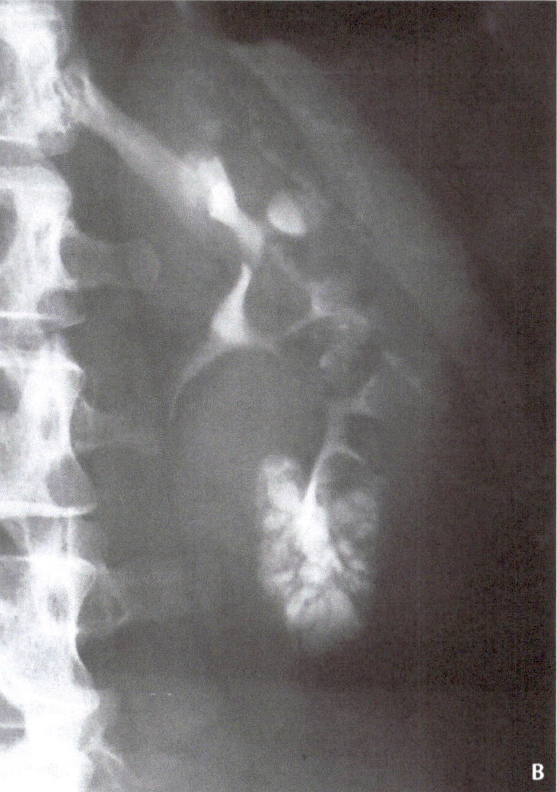

Fig. 5.4 Urografia in paziente con rene a spugna midollare parcellare complicato da litiasi. Nel radiogramma diretto (**A**) si apprezzano multiple calcificazioni che si proiettano contro il rene di sinistra. In fase urografica (**B**) sono presenti accumuli di mdc a stria, a chiazza e a fiamma, subito a monte delle papille, nelle quali si indovinano i calcoli

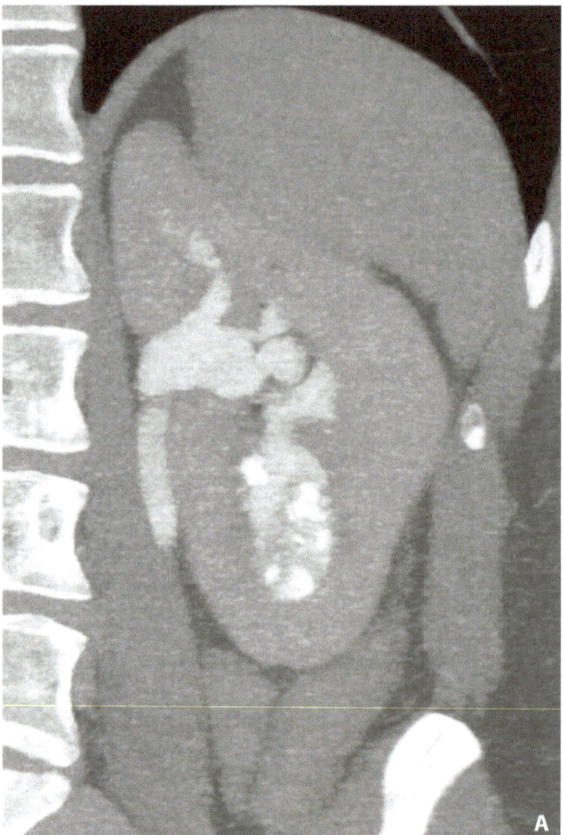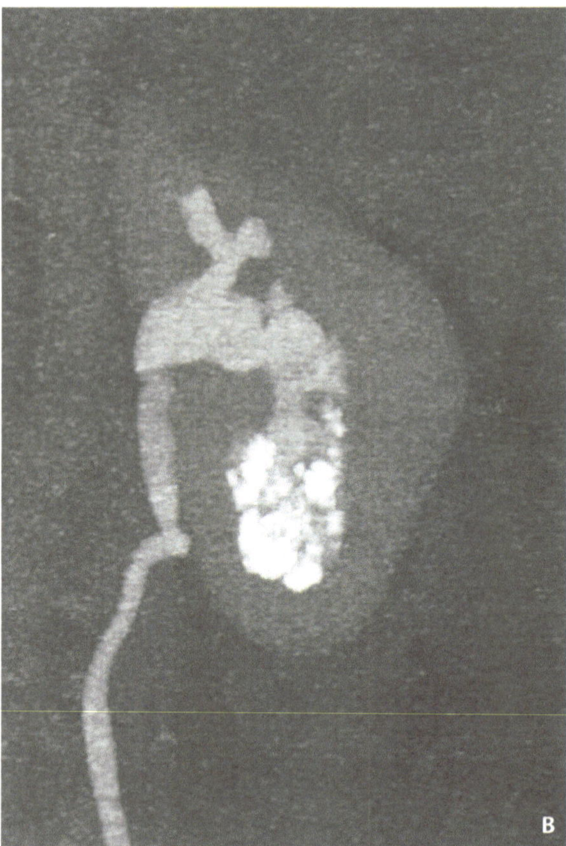

Fig. 5.5 Esame TC in paziente con rene a spugna midollare parcellare complicato da litiasi (stesso caso della Fig. 5.4). Ricostruzione coronale obliqua (**A**) e MIP (**B**). Cluster di calcificazioni con accumuli di mdc a monte delle papille

midollare sia alla giunzione cortico-midollare, con invariabile progressione in insufficienza renale [4]. La nefronoftisi è trasmessa con carattere autosomico recessivo e colpisce i bambini. È causa di insufficienza renale entro la seconda decade. La malattia cistica della midollare è trasmessa con carattere autosomico dominante e colpisce gli adulti, con progressione in insufficienza renale entro la sesta decade [18]. Le alterazioni istologiche e le manifestazioni cliniche sono simili per entrambe le patologie. Si tratta di nefropatie tubulo-interstiziali croniche con infiltrati infiammatori sparsi, tendenza alla sclerosi e alla formazione di cisti. Le cisti originano dall'epitelio dei tubuli contorti distali e dei dotti collettori [2]. Il rene è piccolo, la corticale è assottigliata e le cisti hanno una distribuzione segmentaria che interessa la midollare e la giunzione cortico-midollare [2]. Le manifestazioni cliniche comprendono

poliuria e polidipsia, anemia e insufficienza renale. Nei bambini affetti da nefronoftisi possono manifestarsi ritardo di crescita e altre anomalie, come retinite pigmentosa, fibrosi epatica congenita, aprassia oculomotoria e alterazioni scheletriche [17].

L'ecografia mostra reni di dimensioni normali o ridotte a ecogenicità aumentata. Nelle fasi precoci della malattia le cisti possono non essere visualizzabili. La tomografia computerizzata dimostra reni di dimensioni normali o ridotte e meglio identifica le cisti, che si presentano come formazioni ipodense nella midollare o nella giunzione cortico-midollare. Dopo la somministrazione del mezzo di contrasto è stato descritto un nefrogramma ritardato, striato e persistente che interessa la midollare renale (nefrogramma midollare) [19]. Reperti simili si riscontrano anche in risonanza magnetica, il cui utilizzo è raccomandato nella popolazione pediatrica per l'assenza di radiazioni ionizzanti. Le cisti presentano un elevato segnale nelle sequenze T2 pesate e un basso segnale nelle sequenze a pesatura in T1 [19].

La diagnosi differenziale non è agevole quando le cisti sono assenti o non visualizzabili perché esigue. In tali circostanze è necessario escludere altre patologie che si presentano con reni a dimensioni ridotte, per esempio la nefrosclerosi, la glomerulonefrite e nefrite cronica, l'arteriosclerosi e l'amiloidosi. In questi casi la conoscenza della storia clinica risulta un elemento essenziale. L'identificazione delle cisti e la loro caratteristica distribuzione non pongono invece problemi diagnostici.

5.4 Malattia cistica acquisita

È una condizione patologica caratterizzata dalla presenza di tre o più cisti per ciascun rene in pazienti in insufficienza renale cronica, in assenza di cause genetiche che ne possano altrimenti spiegare l'origine. Si manifesta generalmente in pazienti in trattamento dialitico, emodialisi o dialisi peritoneale. La prevalenza aumenta all'aumentare della durata del trattamento dialitico: è del 10-20% dopo 3 anni, raggiunge il 50% dopo 5 anni e il 90% dopo 10 anni [20].

Le cisti derivano dalla proliferazione dell'epitelio dei tubuli con formazione dapprima di estroflessioni diverticolari di parete, che – accrescendosi per il continuo apporto di filtrato glomerulare – perdono la connessione col nefrone e divengono delle vere e proprie cavità [21]. Dalla parete cistica, per proliferazione dell'epitelio papillare, possono formarsi adenomi e col tempo la continua proliferazione cellulare può causare l'insorgenza di carcinomi renali sia a cellule chiare sia papilliferi [20]. L'incidenza di questi ultimi rispetto alla popolazione generale appare aumentata, e comunque entrambe le neoplasie hanno una maggiore probabilità di essere bilaterali e multifocali [4].

Le cisti sono generalmente di piccole dimensioni e bilaterali, a distribuzione sia corticale sia midollare. Possono essere semplici o minimamente complicate da calcificazioni di parete o emorragie intracistiche. I reni hanno dimensioni ridotte e solo raramente, nelle fasi avanzate, sono ingranditi per la presenza di multiple cisti. La malattia è asintomatica, ma talora possono manifestarsi ematuria e dolore al fianco causati da emorragia, all'interno delle vie escretrici o nello spazio perirenale, o da calcolosi [20]. La diagnosi radiologica è

semplice. L'ecografia è da preferire nei controlli periodici per l'assenza di radiazioni ionizzanti. Le cisti semplici si presentano come formazioni anecogene di diverse dimensioni e varia distribuzione (Fig. 5.6); talora possono essere disomogeneamente iperecogene, perché emorragiche. L'ecocontrastografia è utile per la valutazione di lesioni dubbie. La tomografia computerizzata, con una maggiore panoramicità, è da preferire poiché consente una migliore definizione dell'estensione della patologia e la caratterizzazione di eventuali lesioni sospette (Fig. 5.7). Le cisti possono presentarsi come formazioni ipodense, a valori densitometrici liquidi, o iperdense, con attenuazione variabile da 40 a 100 UH. Dopo la somministrazione del mezzo di contrasto la loro densità non aumenta, al contrario delle lesioni neoplastiche. Il ruolo della risonanza magnetica è oggi limitato.

Lo studio morfologico evidenzia formazioni ipointense nelle sequenze pesate in T1 e iperintense nelle sequenze pesate in T2 o iperintense in entrambe le pesature, se emorragiche. Le problematiche correlate al recente riscontro della fibrosi sistemica nefrogenica sconsigliano l'utilizzo del mezzo di contrasto paramagnetico e perciò lo studio dinamico in pazienti con GFR ≤30 mL/min non è raccomandato [22]. La conoscenza della storia clinica del paziente e il pattern radiologico caratteristico non creano generalmente problemi diagnostici, permettendo un'agevole diagnosi differenziale con le altre displasie cistiche.

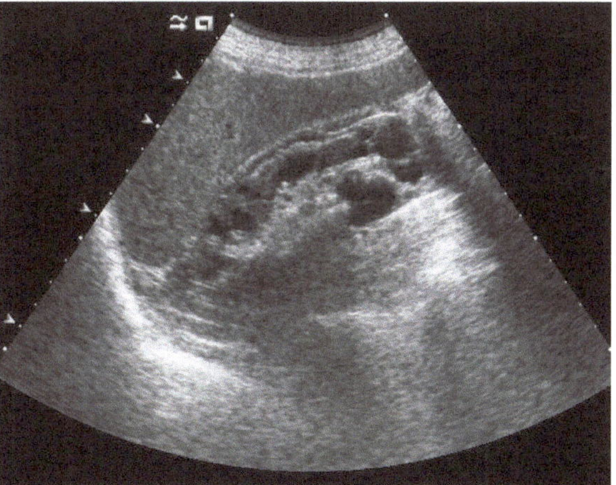

Fig. 5.6 Ecografia renale destra in paziente con insufficienza renale cronica in fase iniziale. Rene di dimensioni lievemente ridotte con riduzione dello spessore corticale e accentuazione della differenziazione cortico-midollare con formazioni anecogene, cistiche, nel contesto

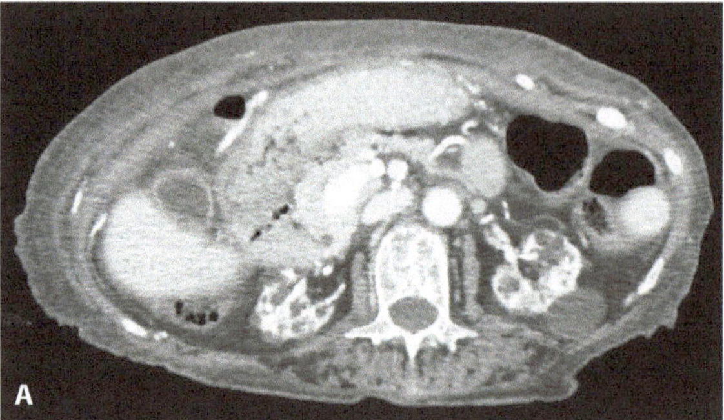

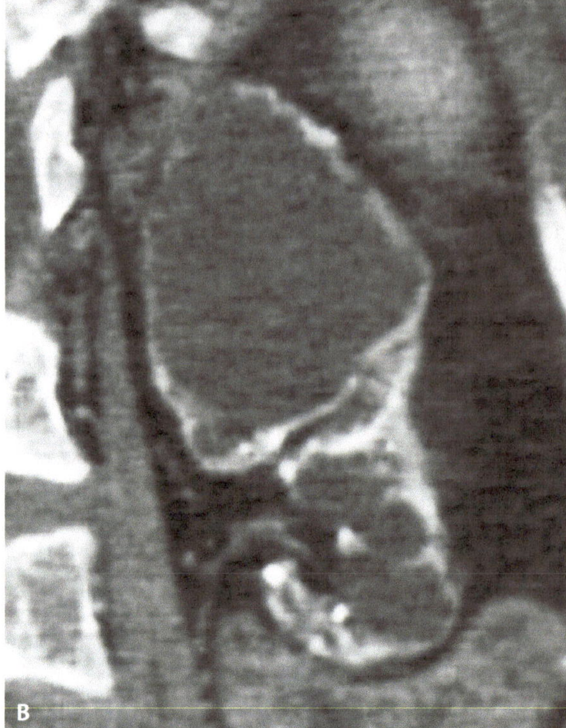

Fig. 5.7 Esame TC in paziente con insufficienza renale cronica in fase avanzata. Immagine assiale (**A**) e ricostruzione coronale obliqua (**B**). Reni marcatamente ridotti per dimensioni con multiple formazioni ipodense, cistiche, nel contesto

5.5 Cisti renali semplici

Le cisti renali semplici tipiche sono lesioni benigne, non neoplastiche, a contenuto liquido [23]. Rappresentano le lesioni cistiche acquisite più comuni. La prevalenza è variabile e aumenta con l'età: sono rare nei bambini, coinvolgono l'1,7% dei soggetti tra 30 e 49 anni, l'11,5% tra 50 e 70 e il 22-30% oltre i 70 anni [24]. L'esatta patogenesi non è ancora chiara, ma si pensa che le cisti originino dal progressivo accrescimento di diverticoli parietali dell'epitelio dei tubuli contorti e dei dotti collettori [2]. Sono formazioni tondeggianti, uniloculari, a dimensioni variabili da alcuni mm a molti cm, che tendono ad accrescersi negli anni. Hanno una prevalente distribuzione corticale, determinando una bozzatura del profilo parenchimale, e più raramente originano dalla midollare. Quando sono di piccole dimensioni sono asintomatiche, ma quando si accrescono possono manifestarsi con dolore al fianco. La funzione renale è conservata. Rottura e sovrainfezione sono rare complicanze. La rottura può essere clinicamente silente o manifestarsi con ematuria. Nella sovrainfezione le cisti contengono materiale purulento e pareti ispessite e possono comparire febbre e dolore.

L'aspetto ecografico è caratteristico e non pone problemi diagnostici. Le cisti semplici tipiche appaiono come formazioni ben definite, ecoprive, con rinforzo di parete posteriore (Fig. 5.8). Alla TC si presentano come formazioni con contorni regolari, ipodense con valori liquidi compresi tra − 10 HU e +20 HU e non

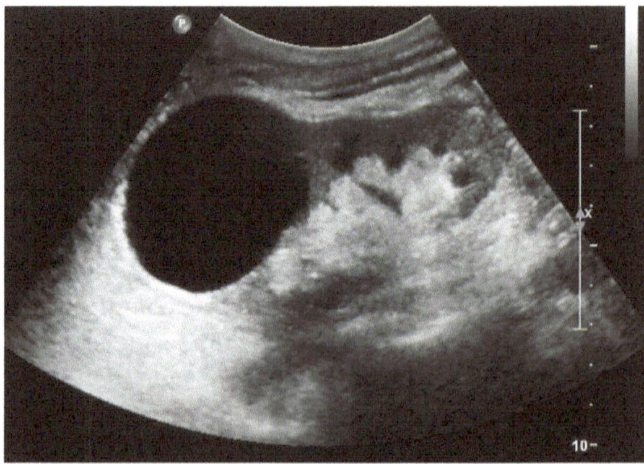

Fig. 5.8 Ecografia renale sinistra in paziente con voluminosa cisti semplice polare superiore. Formazione anecogena a margini lisci con rinforzo di parete posteriore

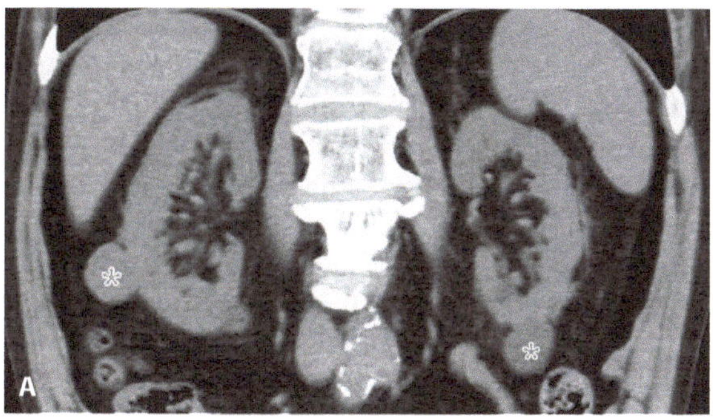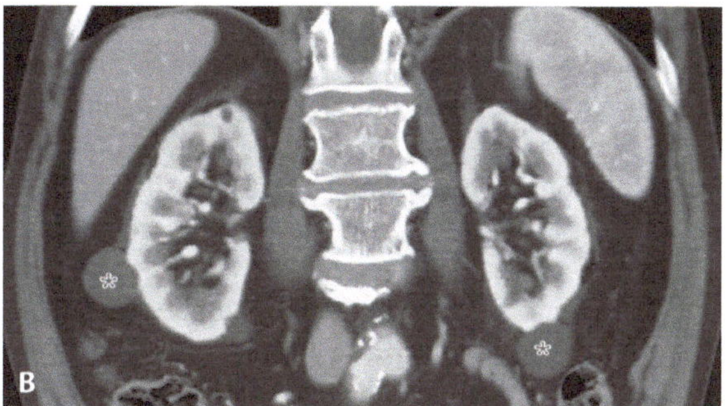

Fig. 5.9 Esame TC in paziente con cisti semplici bilaterali. Ricostruzione coronale, fase diretta (**A**) e cortico-midollare (**B**). Formazioni ipodense (*asterisco*) che non assumono mdc da riferire a cisti renali semplici

assumono mezzo di contrasto (Fig. 5.9). Anche in RM la diagnosi è semplice. Le cisti appaiono come formazioni iperintense nelle sequenze pesate in T2, ipointense nelle sequenze pesate in T1 e non assumono mezzo di contrasto (Fig. 5.10) [23]. Nelle sequenze pesate in diffusione il segnale è basso. Accanto a queste forme tipiche si ricordano le cisti renali atipiche, definite come formazioni cistiche complicate dalla presenza di calcificazioni, setti, contenuto iperdenso, ispessimenti o vere e proprie nodulazioni di parete. Tali reperti sono facilmente identificabili con le varie metodiche di imaging. L'indagine ecografica rappresenta

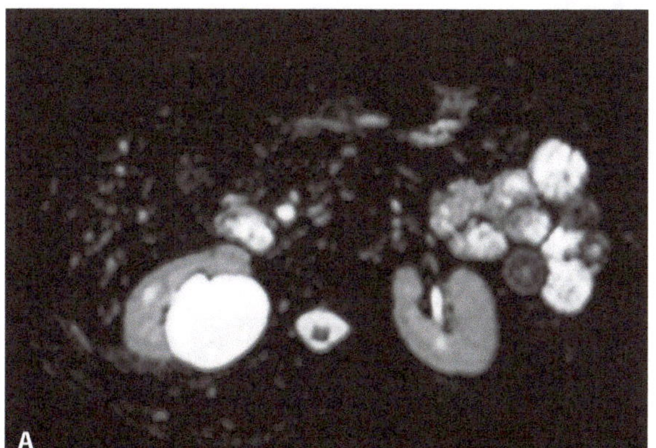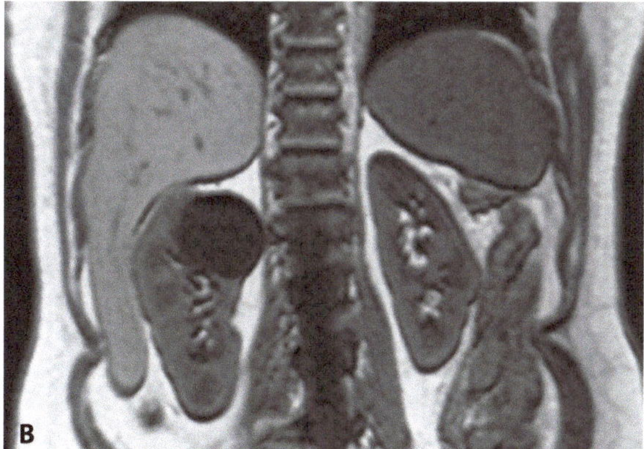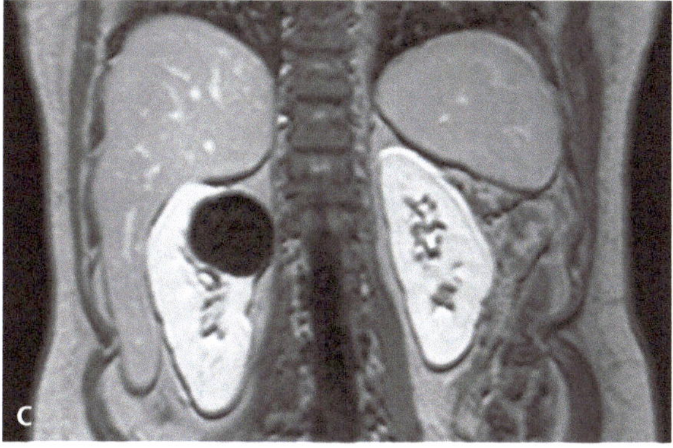

Fig. 5.10 Esame RM in paziente con cisti renale semplice, iperintensa nella sequenza T2-pesata a saturazione del tessuto adiposo (**A**) e ipointensa nelle sequenze T1-pesate acquisite prima (**B**) e dopo somministrazione di mdc (**C**)

in genere il primo approccio diagnostico, cui possono far seguito l'ecocontrastografia o la tomografia computerizzata e la risonanza magnetica per la migliore definizione del quadro. In relazione alle caratteristiche riscontrate, le cisti possono essere distinte, in accordo con la classificazione di Bosniak [25, 26], in cinque categorie.

– Categoria I: cisti renali semplici, a densità liquida, prive di enhancement dopo somministrazione di mezzo di contrasto.
– Categoria II: cisti a contenuto iperdenso <3 cm di diametro, cisti con setti regolari, cisti con fini calcificazioni parietali (Fig. 5.11).
– Categoria IIF: cisti a contenuto iperdenso >3 cm di diametro, cisti plurisettate con setti regolari o lieve ispessimento parietale (Fig. 5.12).
– Categoria III: cisti con setti irregolari o pareti ispessite che presentano enhancement dopo somministrazione del mezzo di contrasto (Fig. 5.13).
– Categoria IV: cisti con noduli parietali che mostrano enhancement dopo somministrazione del mezzo di contrasto (Fig. 5.14).

La corretta classificazione è fondamentale in considerazione delle diverse implicazioni cliniche. Le categorie I e II sono rappresentate da cisti benigne. La categoria IIF indica cisti presumibilmente benigne, che richiedono comunque un follow-up radiologico nel tempo, mentre le categorie III e IV comprendono cisti presumibilmente maligne che richiedono un trattamento chirurgico. Vi è discussione in letteratura sull'indicazione alla biopsia percutanea nelle lesioni cistiche indeterminate (categorie IIF e III). Accanto ad Autori che ritengono che la biopsia possa evitare un intervento inutile, ve ne sono altri che ritengono che le vere masse cistiche indeterminate richiedono comunque la chirurgia indipendentemente dal risultato bioptico.

Un riferimento a parte merita la cosiddetta *milk of calcium cyst*, una cisti renale semplice al cui interno si accumulano detriti di calcio carbonato che si dispongono caratteristicamente a livello delle porzioni declivi. È un riscontro occasionale in esami radiologici

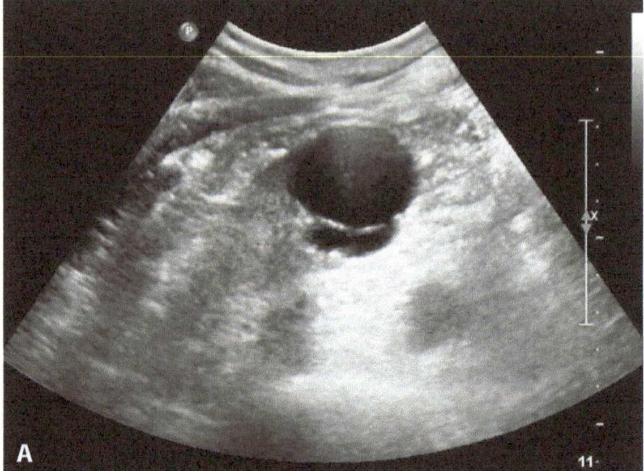

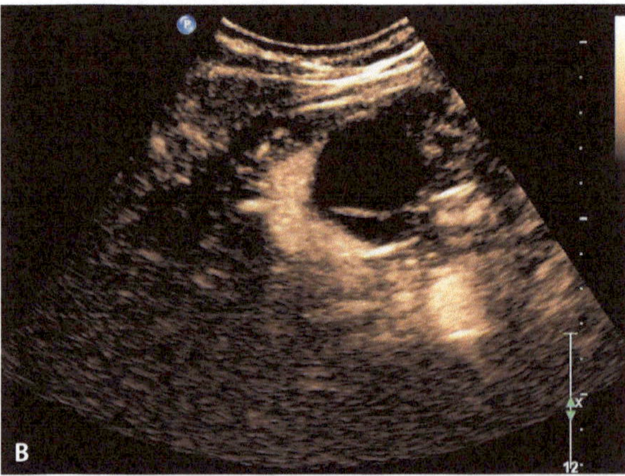

Fig. 5.11 Esame TC in paziente con cisti renale classe II secondo Bosniak. Ricostruzione sagittale obliqua. Cisti renale con setti sottili e regolari, in parte calcifici

Fig. 5.12 Ecografia renale eseguita prima (**A**) e dopo somministrazione di mdc (**B**). Cisti renale con setto regolare che presenta enhancement omogeneo

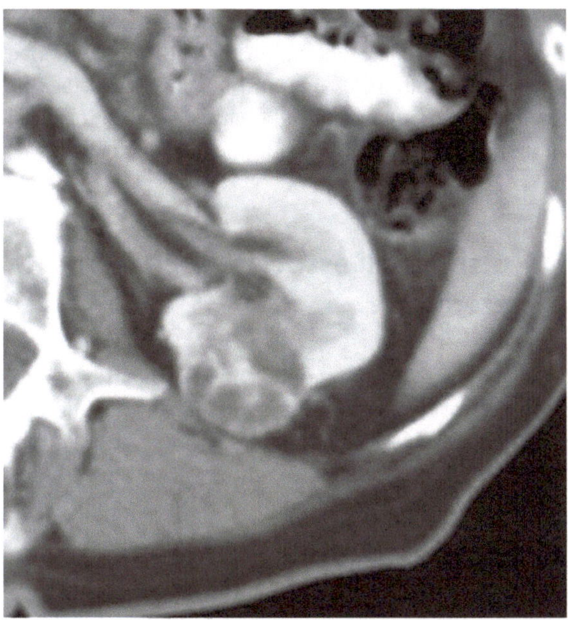

Fig. 5.13 Esame TC in paziente con cisti renale classe III secondo Bosniak. Fase cortico-midollare. Cisti renale con multipli setti irregolari che presentano enhancement dopo somministrazione di mdc. L'esame istologico ha dimostrato un carcinoma a cellule chiare

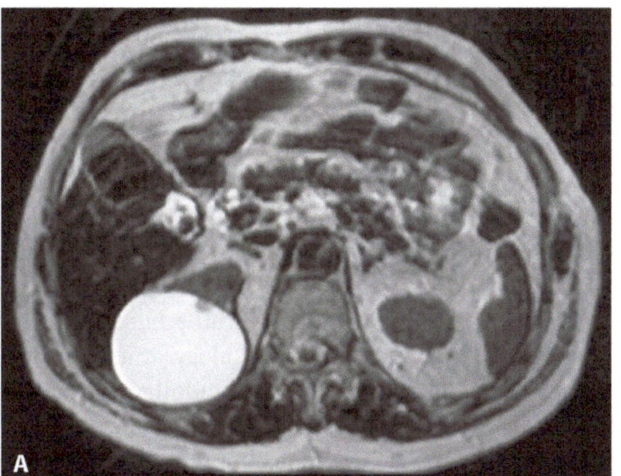

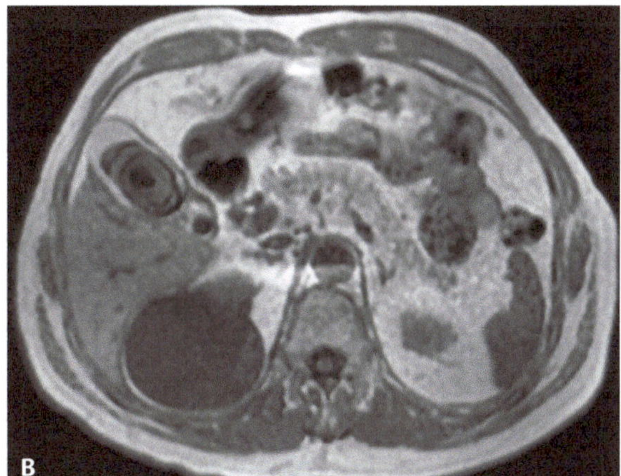

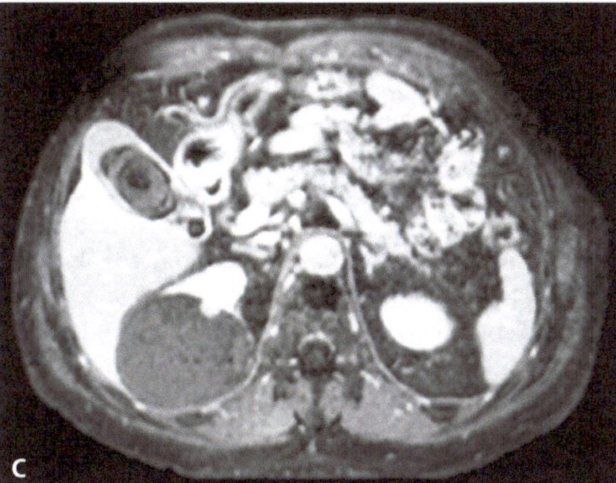

Fig. 5.14 Esame RM in paziente con cisti renale classe IV secondo Bosniak. La lesione è iperintensa nella sequenza T2 pesata (**A**), con nodulo parietale ipointenso. Il nodulo non è riconoscibile nella sequenza T1 pesata (**B**), ma mostra uno spiccato enhancement dopo somministrazione di mdc (**C**). L'esame istologico ha dimostrato un carcinoma capillifero

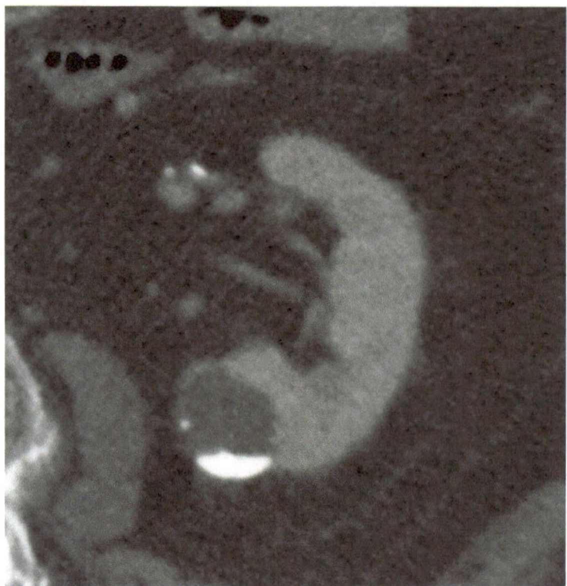

Fig. 5.15 Esame TC in paziente con *milk of calcium cyst*. In fase diretta si rileva cisti renale con detriti calcifici disposti a livello in sede declive

spesso eseguiti per altre ragioni. Ecografia e tomografia computerizzata mostrano una formazione cistica con un livello, rispettivamente, iperecogeno o iperdenso (Fig. 5.15). Quando diagnosticata non è necessario follow-up [23].

5.6 Malattia glomerulocistica

È caratterizzata dalla presenza di multiple cisti glomerulari [27]. Si manifesta nel contesto di altre condizioni patologiche, tra le quali malattie non sindromiche ereditarie (rene policistico autosomico dominante nel bambino) e sporadiche (trisomia 9, 13, 18), sindromi malformative ereditarie (sclerosi tuberosa) e displasia del parenchima renale. Si pensa che la malattia sia dovuta a un disordine della nefrogenesi o a una anomala maturazione dell'epitelio [28]. Le cisti rappresentano la dilatazione degli spazi di Bowman e hanno una prevalente distribuzione corticale a sede sottocapsulare, risparmiando la midollare. Generalmente sono di piccole dimensioni (2-3 mm) e i reni hanno forma e dimensioni regolari. L'ecografia è l'indagine di primo livello. Nelle forme iniziali possono essere visualizzate minute formazioni anecogene distribuite nella corticale, mentre nelle forme più evolute possono essere presenti segni di nefropatia, con accentuazione della differenziazione cortico-midollare [6]. Tomografia computerizzata e risonanza magnetica sono indagini da eseguire nei casi dubbi per un migliore inquadramento diagnostico.

5.7 Cisti renali associate a sindromi ereditarie

Le cisti renali possono rappresentare la manifestazione clinica di varie malattie sindromiche, tra le quali la sclerosi tuberosa e la sindrome di von Hippel-Lindau. La sclerosi tuberosa è una malattia ereditaria, autosomica dominante, caratterizzata dalla presenza di amartomi multipli. Talora si presenta in forma sporadica. I geni responsabili sono il TSC1 e il TSC2, mappati rispettivamente sui cromosomi 9 e 16, che codificano per due proteine, amartina e tuberina, coinvolte nella regolazione del ciclo cellulare [17].

Le manifestazioni cliniche della patologia sono estremamente variabili, con forme a coinvolgimento multisistemico e forme asintomatiche. Nella sua forma più classica si manifesta con epilessia, convulsioni, ritardo mentale, adenomi sebacei, fibromi ungueali e macchie cutanee ipocromiche. A livello renale la malattia può manifestarsi con angiomiolipomi, cisti e carcinomi. Le cisti renali sono presenti nel 47% dei casi, si formano da qualsiasi porzione del nefrone e sono causate dalla proliferazione incontrollata delle cellule epiteliali [2]. Le cisti sono bilaterali e hanno dimensioni variabili da qualche mm ad alcuni cm. Si distribuiscono sia alla corticale sia alla midollare, ma in taluni casi predominano le cisti glomerulari. I reni possono avere forma e dimensioni nella norma o aumentate. Col progressivo aumento delle cisti possono svilupparsi ipertensione arteriosa e declino della funzionalità renale [17]. Quando sono presenti le altre manifestazioni renali e sistemiche la diagnosi è immediata, altrimenti può essere indistinguibile dalla malattia renale policistica tipo autosomico dominante. L'ecografia dimostra multiple formazione anecogene con rinforzo di parete posteriore, a varia distribuzione. I reni possono avere forma e dimensioni variabili. Se presenti, gli angiomiolipomi sono iperecogeni. In tomografia computerizzata le cisti appaiono ipodense, a densità liquida, e gli angiomiolipomi come formazioni a bassa densità (−80/−100 HU). In risonanza magnetica le cisti sono ipointense in T1 e iperintense in T2, mentre gli angiomiolipomi sono iperintensi in T1 con perdita del segnale nelle sequenze a saturazione del tessuto adiposo [4]. La malattia di von Hippel-Lindau è una condizione patologica ereditaria, autosomica dominante, caratterizzata dallo sviluppo di differenti e multipli tumori, sia benigni sia maligni, a carico di diversi organi [29].

Il gene coinvolto, mappato sul braccio corto del cromosoma 3, è un antioncogene la cui assenza è causa di proliferazione cellulare incontrollata. Il quadro clinico dei pazienti affetti è estremamente variabile e possono essere presenti feocromocitomi, cisti e tumori pancreatici neuroendocrini, cistoadenomi degli epididimi e degli annessi, emangioblastomi del sistema nervoso centrale ed emangioblastomi retinici. Le lesioni renali comprendono cisti, presenti nel 60% dei pazienti, e carcinomi renali a cellule chiare, presenti nel 25-45% dei casi. Le cisti sono generalmente di piccole dimensioni, bilaterali, a distribuzione sia corticale sia midollare e di numero esiguo. Sono asintomatiche e non causano alterazione della funzionalità renale. I reni conservano forma e dimensioni [17]. I carcinomi sono tipicamente multipli e bilaterali. Si pensa che le cisti siano rivestite da cellule epiteliali con, talvolta, piccoli foci di carcinomi a cellule chiare, cosicché è stata avanzata l'ipotesi che le cisti renali predispongano alla formazione dei tumori [2].

Ecografia, tomografia computerizzata e risonanza magnetica possono trovare tutte utilizzo. Essenziale è la somministrazione del mezzo di contrasto, che permette di riconoscere eventuali foci tumorali all'interno delle cisti.

Bibliografia

1. Hains DS, Bates CM, Ingraham S, Schwaderer AL (2009) Management and etiology of the unilateral multicystic dysplastic kidney: a review. Pediatr Nephrol 24:233–241
2. Bisceglia M, Galliani CA, Senger C et al (2006) Renal cystic diseases: a review. Adv Anat Pathol 13:26–56
3. Kissane JM (1990) Renal cysts in pediatric patients. A classification and overview. Pediatr Nephrol 4:69–77
4. Thomsen HS, Levine E, Meilstrup JW et al (1997) Renal cystic diseases. Eur Radiol 7:1267–1275
5. O'Sullivan DA, Torres VE (2000) Autosomal dominant polycystic kidney disease. In: Johnson RJ, Feehally J (eds) Comprehensive Clinical Nephrology. Mosby, London, pp 49.1–49.12
6. Riccabona M, Ring E (2001) Renal agenesis, dysplasia, hypoplasia, and cystic disease of the kidney. In: Fotter (ed) Pediatric uroradiology. Springer, Berlin - Heidelberg - New York, pp 229–251
7. Martinez JR, Grantham JJ (1995) Polycystic kidney disease: etiology, pathogenesis, and treatment. Dis Mon 41:693–765
8. Perrone RD, Ruthazer R, Terrin NC (2001) Survival after end-stage renal disease in autosomal dominant polycystic kidney disease: contribution of extrarenal complications to mortality. Am J Kidney Dis 38:777–784
9. Ecder T, Schrier RW (2009) Cardiovascular abnormalities in autosomal-dominant polycystic kidney disease. Nat Rev Nephrol 5:221–228
10. Keith DS, Torres VE, King BF et al (1994) Renal cell carcinoma in autosomal dominant polycystic kidney disease. J Am Soc Nephrol 4:1661–1669
11. Ravine D, Gibson RN, Walker RG et al (1994) Evaluation of ultrasonographic diagnostic criteria for autosomal dominant polycystic kidney disease 1. Lancet 343:824–827
12. Nicolau C, Torra R, Bianchi L et al (2000) Abdominal sonographic study of autosomal dominant polycystic kidney disease. J Clin Ultrasound 28:277–282
13. Lonergan GJ, Rice RR, Suarez ES (2000) Autosomal recessive polycystic kidney disease: radiologic-pathologic correlation. Radiographics 20:837–855
14. Eggli KD (2000) Autosomal recessive polycystic kidney disease. In: Pollack HM, McClennan BL (eds) Clinical urography. W.B. Saunders Company, Philadelphia, pp 1316–1332
15. Kawashima A, Goldman SM (2000) Medullary sponge kidney. In: Pollack HM, McClennan BL (eds) Clinical urography. W.B. Saunders Company, Philadelphia, pp 1384–1397
16. Yendt ER (1982) Medullary sponge kidney and nephrolithiasis. N Engl J Med 306:1106–1107
17. Guay-Woodford LM, Jafri ZH, Bernstein J (2000) Other cystic kidney diseases. In: Johnson RJ, Feehally J (eds) Comprehensive Clinical Nephrology. Mosby, London, pp 50.1–50.12
18. Hildebrandt F, Omram H (2001) New insights: nephronophthisis-medullary cystic kidney disease. Pediatr Nephrol 16:168-176
19. Wise SW, Hartman DS (2000) Medullary cystic disease of the kidney. In: Pollack HM, McClennan BL (eds) Clinical urography. W.B. Saunders Company, Philadelphia, pp 1398–1403
20. Choyke PL (2000) Acquired cystic kidney disease. Eur Radiol 10:1716–1721
21. Levine E (2000) Acquired cystic kidney disease. In: Pollack HM, McClennan BL (eds) Clinical urography. W.B. Saunders Company, Philadelphia, pp 1343–1358
22. Prince MR, Zhang HL, Prowda JC et al (2009) Nephrogenic systemic fibrosis and its impact on abdominal imaging. Radiographics 29:1565–1574
23. Kawashima A, Goldman SM (2000) The simple renal cyst. In: Pollack HM, McClennan BL (eds) Clinical urography. W.B. Saunders Company, Philadelphia, pp 1251–1289
24. Ravine D, Gibson RN, Donlan J et al (1993) An ultrasound renal cyst prevalence survey: specificity data for inherited renal cystic diseases. Am J Kidney Dis 22:803–807

25. Israel GM, Hindman N, Bosniak MA (2004) Evaluation of cystic renal masses: comparison of CT and MR imaging by using the Bosniak classification system. Radiology 231: 365–371

26. Israel GM, Bosniak MA (2005) An update of the Bosniak renal cyst classification system. Urology 66:484–488

27. Woolf AS, Feather SA, Bingham C (2002) Recent insights into kidney diseases associated with glomerular cysts. Pediatr Nephrol 17:229–235

28. Bissler JJ, Siroky BJ, Yin H (2010) Glomerulocystic kidney disease. Pediatr Nephrol (Epub ahead of print)

29. Meister M, Choyke P, Anderson C et al (2009) Radiological evaluation, management, and surveillance of renal masses in Von Hippel-Lindau disease. Clin Radiol 64:589–600

Patologia traumatica

A cura di Antonio Rotondo

Traumi renali

6

Luigia Romano, Loredana Di Nuzzo, Giovanna Russo, Stefania Daniele,
Roberto Farina, Ciro Acampora, Mariano Scaglione, Giacomo Sica,
Vittorio Miele, Gianfranco Gualdi, Emanuele Casciani, Antonio Rotondo

6.1 Introduzione

Luigia Romano, Antonio Rotondo

Il trauma è la quarta causa di morte per qualsiasi età e gli incidenti da motoveicolo sono la causa più frequente nell'età compresa tra 1 e 34 anni [1]. Negli Stati Uniti vengono registrate 150 000 morti/anno e la percentuale di morte più elevata si registra entro un'ora dall'evento seguita da quella che sopraggiunge in un arco temporale compreso tra 1 e 11 giorni dal trauma [2].

I pazienti anziani hanno una percentuale di morte più elevata rispetto ai più giovani (19% vs 9,8%), con più frequenti complicanze e maggiore durata del periodo di ospedalizzazione [3].

I criteri di *triage* che classificano un trauma potenzialmente maggiore sono correlati; al meccanismo traumatico, alle lesioni clinicamente manifeste e all'alterazione dei parametri vitali valutati in base alle linee guida dell'Advanced Trauma Life Support [4].

Il *fattore tempo* è il punto nodale più importante nella gestione del trauma "maggiore" [5]. La necessità di contrarre al massimo il tempo diagnostico ha portato alla continua ricerca di tecnologie e protocolli di studio che consentissero di abbreviare il tempo richiesto per la diagnosi, con un simultaneo incremento della risoluzione delle immagini e dell'accuratezza diagnostica.

Nell'ultimo decennio l'ecografia e la TC hanno avuto un ruolo sempre più importante nella valutazione diagnostica del paziente traumatizzato.

Nel trauma renale i principali obiettivi della diagnostica per immagini sono:

– accurata stadiazione dell'evento traumatico;
– riconoscimento di patologie renali preesistenti al trauma;
– valutazione della funzionalità del rene controlaterale a quello traumatizzato;
– identificazione di lesioni traumatiche associate;
– differenziazione delle lesioni traumatiche che possono beneficiare di un trattamento conservativo da quelle che necessitano di un intervento chirurgico immediato;
– identificazione delle lesioni vascolari e non che necessitano di embolizzazione, di applicazione di stent ureterale e/o di drenaggi percutanei;
– definizione del timing e delle procedure da adottare per il follow-up delle lesioni trattate conservativamente al fine di definire il processo di guarigione o di identificare precocemente le complicanze.

L'avvento e la diffusione di apparecchiature MDCT (multidetector CT) nei DEA (Dipartimento di Emergenza Urgenza e Accettazione) di II livello ha profondamente modificato l'approccio diagnostico al paziente traumatizzato "maggiore", consentendo studi *whole body* di altissima definizione e accuratezza diagnostica in tempi brevissimi, con permanenza del paziente al di fuori della resuscitation room di pochi minuti.

Le informazioni di carattere angiografico consentono il successivo e immediato trattamento embolizzante, i cui tempi di intervento sono significativamente ridotti potendo superare completamente la fase di ricerca della fonte emorragica e potendo intervenire direttamente sull'occlusione dei peduncoli vascolari lesi attraverso le procedure di embolizzazione, di posizionamento di endoprotesi o di stenting.

L. Romano (✉)
Dipartimento di Diagnostica per Immagini
A.O.R.N. "A. Cardarelli", Napoli

A. Blandino et al. (a cura di), *Imaging dell'Apparato Urogenitale*.
© Springer-Verlag Italia 2010

L'accuratezza delle informazioni relative alle lesioni d'organo consente, anche in presenza di lesioni maggiori, di pianificare un trattamento conservativo, riducendo sia le complicanze relative alle trasfusioni di sangue e agli interventi chirurgici, sia la durata del ricovero in terapia intensiva e quello della globale ospedalizzazione, abbattendo altresì i costi e non, ultimo, migliorando significativamente l'outcome del paziente [6].

6.1.1 Meccanismo del trauma renale

Luigia Romano, Antonio Rotondo

L'adozione di sistemi di sicurezza nella guida di motoveicoli ha significativamente ridotto la percentuale di morte e di invalidità per trauma cranico; non ha tuttavia comportato una significativa riduzione del trauma addominale, particolarmente di quello renale, che frequentemente è causato da un violento impatto laterale. Approssimativamente le lesioni da trauma sono rappresentate nel 10% dei casi dal coinvolgimento dell'apparato urogenitale [7]. L'età media dei pazienti con tale tipo di trauma è di 20-30 anni; il sesso maschile è il più colpito.

Nei *traumi penetranti* addominali, il rene è coinvolto nel 4-8% dei casi [7]. Le lesioni associate coinvolgenti più organi e distretti anatomici sono presenti nel 40-94% dei casi. Le logge renali sono protette dalle ultime coste, dagli organi addominali e dal rivestimento posteriore del peritoneo, dalle fasce e dal cellulare adiposo retroperitoneale, dal ventre dei muscoli obliquo, quadrato dei lombi, psoas e dalla fascia trasversalis. Tuttavia – nonostante il sistema protettivo sia costituito da molteplici strutture anatomiche e sistemi fasciali – il coinvolgimento del rene nei traumi che riguardano le basi del torace e l'addome superiore o di quelli diretti, che coinvolgono la regione del fianco o la schiena, risulta relativamente frequente.

I *traumi da schiacciamento*, da contraccolpo o decelerativi, specie se determinati da incidenti da motoveicolo o da cadute dall'alto, sono quelli che con maggiore frequenza (90%) comportano il trauma renale, in considerazione della relativa mobilità dell'organo e della possibilità che possa collidere con gli elementi anatomici circostanti dotati di maggiore rigidità, quali cresta iliaca, ultime coste e colonna vertebrale [7]. La suscettibilità del parenchima renale all'insulto traumatico incrementa con l'aumento della velocità della forza di impatto e dell'assorbimento energetico. Più del 90% delle lesioni renali coinvolgono il parenchima e le diramazioni segmentarie vascolari intraparenchimali. Per quanto concerne le lesioni della via escretrice, studi sperimentali hanno indicato che la pressione idrostatica vigente nel suo contesto al momento del trauma gioca un ruolo fondamentale e condiziona il coinvolgimento della pelvi o del giunto ureterale. Tale meccanismo giustifica anche la maggiore vulnerabilità del rene e della via escretrice in presenza di idronefrosi, cisti subcorticali o parapieliche e masse espansive renali [8, 9].

I *traumi iatrogeni* – quali quelli determinati da interventi di applicazione di nefrostomia percutanea, da biopsia, angioplastica o procedure di litotrissia – sono una minima percentuale (2%) [10].

La lacerazione del rene sopraggiunge in seguito all'energia assorbita per una forza accelerativa che supera il limite di tolleranza critica dell'organo o del suo peduncolo. Il rene è particolarmente sensibile alla forza di impatto con deformazione dell'addome che realizza una vera e propria collisione con l'ambiente anatomico, particolarmente i muscoli della parete posteriore, le coste e la colonna vertebrale, che costituiscono delle strutture rigide. Le lesioni più comuni che ne derivano sono rappresentate dalla compromissione del parenchima, ma non è raro lo stiramento dell'ilo e del relativo peduncolo vascolare che può determinarne la trombosi o anche la lacerazione parziale o completa. Solo nel 10% dei casi il trauma è causato da colpi d'arma da fuoco o da arma bianca [9]. In generale quelli da colpo d'arma da fuoco sono i più devastanti, poiché responsabili della frantumazione del parenchima con necrosi tissutale e/o dell'avulsione del peduncolo vascolare.

Il rene è reso più vulnerabile dalla preesistenza di lesioni quali: idronefrosi con o senza reflusso vescicoureterale, cisti, masse espansive e, infine, malformazioni o anomala localizzazione del rene (rene a ferro di cavallo). In questi casi sono sufficienti forze di entità inferiore per danneggiare il rene, poiché questo è più suscettibile alla deformazione

6.1.2 Presentazione clinica e classificazione

Luigia Romano, Loredana Di Nuzzo, Giovanna Russo, Stefania Daniele, Antonio Rotondo

La valutazione clinica del trauma renale comprende il controllo dei parametri vitali del paziente al suo ingresso in ospedale (frequenza cardiaca, pressione sistolica, frequenza respiratoria), l'ispezione della cute per evidenziare ecchimosi nella regione del fianco o del dorso, la palpazione per evidenziare fratture costali e/o una tumefazione nella regione lombare, che può essere espressione di un vasto ematoma perirenale.

In generale l'ematuria è presente in circa l'80% dei casi, ma può essere del tutto assente anche nei traumi maggiori. La microematuria più frequentemente si associa a traumi di modesta entità, mentre la macroematuria a quelli di entità maggiore [11]. Non vi è comunque alcuna correlazione assoluta tra la severità del coinvolgimento traumatico del rene e l'intensità dell'ematuria, la quale può essere transitoria o del tutto assente in una percentuale variabile tra il 10 e il 25% dei casi. In particolare, nei traumi che coinvolgono il giunto ureterale o che hanno causato l'avulsione o la trombosi del peduncolo vascolare l'ematuria può essere del tutto assente [12].

La *classificazione* più seguita è quella proposta dall'American Association for the Surgery of Trauma (AAST) [13, 14], basata su un grading che tiene conto dei differenti tipi di lesioni traumatiche, nella quale *sono considerate maggiori le lesioni oltre il III grado.*
Grado I Riguardano l'80% delle lesioni. Consistono nella *contusione* e nell'*ematoma* subcapsulare.
Grado II Include l'ematoma perirenale confinato al retroperitoneo e le lacerazioni parenchimali con profondità inferiore a 1 cm, senza interessamento della midollare e della via escretrice.
Grado III Include le lacerazioni parenchimali con profondità superiore a 1 cm, interessanti la corticale e la midollare senza interessamento della via escretrice, con associato ematoma perirenale contenuto nella fascia di Gerota.
Grado IV Lacerazioni cortico-midollari con interessamento della via escretrice e con possibile danno ai principali vasi renali. Include anche gli infarti segmentari causati da trombosi, dissezione o lacerazione delle branche dell'arteria renale.
Grado V Include l'avulsione del peduncolo vascolare, la trombosi dell'arteria e/o della vena renale, l'infarto del rene, l'avulsione del peduncolo uretere-pelvico, la frantumazione del rene caratterizzata da multiple fratture con diastasi dei frammenti e compromissione del sistema collettore.

L'incidenza della compromissione traumatica del peduncolo vascolare varia dal 2,5 al 5%; nel 18-36% dei casi può non essere presente ematuria e vi è quindi un imponente ematoma che disloca il rene. La trombosi dell'arteria può non essere associata a lesioni traumatiche del parenchima o a ematomi perirenali [15].

La lacerazione dell'intima dell'arteria è causata dal brusco stiramento del vaso e può comportare la formazione di uno pseudoaneurisma, la dissezione o la trombosi della stessa per la conseguente aggregazione piastrinica, che può realizzarsi anche a distanza dal trauma (infarto tardivo); l'ematoma perirenale è in genere assente.

La fistola artero-venosa e la trombosi isolata della vena sono in assoluto l'evento traumatico più raro; infatti, la trombosi venosa più spesso si associa alla trombosi dell'arteria o alle lacerazioni parenchimali.

6.2 Imaging: ecografia e CEUS nei traumi renali

Roberto Farina, Ciro Acampora

L'ecografia rappresenta la metodica di imaging di primo approccio nel sospetto clinico di lesione degli organi interni in seguito a trauma chiuso dell'addome. Lo studio delle logge renali rientra nella valutazione ecografica del paziente politraumatizzato che giunge al Pronto Soccorso o che viene esaminato sul luogo stesso dell'evento lesivo con apparecchiature portatili in dotazione ai moderni mezzi mobili di soccorso. Recentemente l'indagine ecografica è stata utilizzata in triage su vasta scala in zone di guerra o in seguito a calamità naturali o attentati terroristici.

Nella cosiddetta FAST (Focused Abdominal Sonography for Trauma: tecnica di esame ecografico semplificato dell'addome) lo studio dei due ipocondri deve includere una valutazione sia pur sommaria dei due reni, anche nel caso di sintomatologia specifica assente o modesta [16] (Fig. 6.1). Occorre però tenere presente che la FAST non ha la capacità di dimostrare la presenza di emorragie extraperitoneali di facile e immediato riconoscimento, come pure il riscontro di versamento libero nei recessi peritoneali patognomonico di un emoperitoneo. L'introduzione delle applicazioni color e power Doppler all'indagine morfologica in B-Mode aggiunge dati sulla vascolarizzazione dell'organo, migliorando l'accuratezza diagnostica e consentendo inoltre di monitorare l'evoluzione della lesione stessa, di per sé situazione instabile e mutevole nel tempo [17].

I traumi renali sono abbastanza rari rispetto a quelli epatici e splenici. I reni presentano una sede profonda abbastanza protetta da strutture ossee (scheletro toracico, vertebre dorsali, bacino). La presenza poi di una capsula e di una fascia peritoneale piuttosto consistenti e di un interposto tessuto lasso di maggiore compattezza che in altri distretti, in qualche modo ammortizza il trauma, riducendone l'energia cinetica. Il rene non possiede un vero apparato di sostegno. L'unico elemento di ancoraggio è rappresentato dal peduncolo vascolare e dalla via escretrice: è su tali strutture che si esercitano le enormi pressioni dei traumi addominali chiusi ad alta velocità.

La metodica ecografica non permette un'esatta valutazione del danno subito dalle vie escretrici, in particolare dagli ureteri, nè dal peduncolo vascolare, risultando nettamente meno attendibile delle macchine

pesanti (TC e RM) [18]. La valutazione vascolare con color e power Doppler non è sempre agevole nel rene contuso o fratturato (Fig. 6.2). Anche la metodica avanzata con mezzi di contrasto ecografici (CEUS, Contrast Enhanced Ultrasound) – che pur nello studio dei traumi del fegato e della milza presenta oggi risultati per molti versi affini a quelli della TC nel rene – a causa della mancata escrezione urinaria del mdc, mostra dei limiti ben evidenti nello stadiare l'entità dell'insulto. È pur vero, comunque, che il riconoscimento di arteria e vena all'ilo normopulsanti permette di escludere in linea di massima una lesione del peduncolo. Le complicanze vascolari (fistole AV, pseudoaneurismi, infarti completi o segmentari) risultano più frequenti che in altri organi per la complessità della perfusione degli emuntori renali. In queste patologie la CEUS può dare un contributo significativo, con maggiore sensibilità e specificità rispetto al semplice esame velocimetrico.

Nella valutazione del trauma renale vanno considerate varie componenti: integrità della capsula, condizioni del parenchima renale, interessamento della via escretrice, interessamento del peduncolo vascolare.

La capsula renale, l'atmosfera adiposa perirenale e le robuste fasce che avvolgono il rene rappresentano degli ottimi sistemi meccanici di contenimento, sia dell'emorragia sia dello spandimento urinario, cosicché la gran parte degli stavasi risulta autolimitante. La distensione della capsula, sotto tensione per edema e/o emorragia parenchimale, rappresenta il motivo dell'intenso dolore che il traumatizzato spesso riferisce.

Data l'impossibilità di una valutazione adeguata della via escretrice e del peduncolo vascolare, non

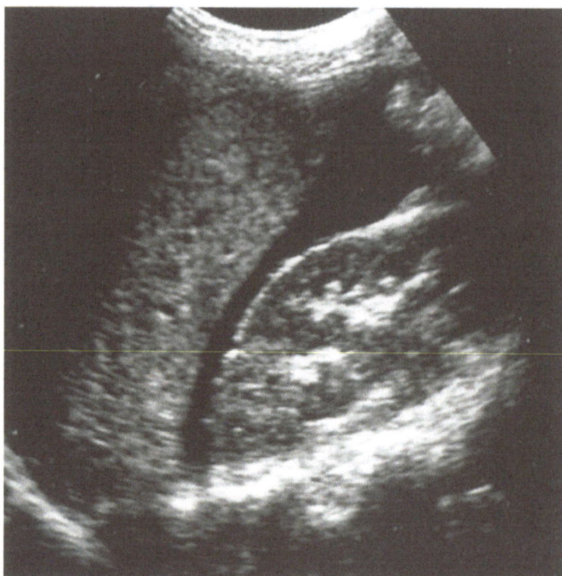

Fig. 6.1 Presenza di versamento emorragico nel Morison. Il rene appare verosimilmente indenne

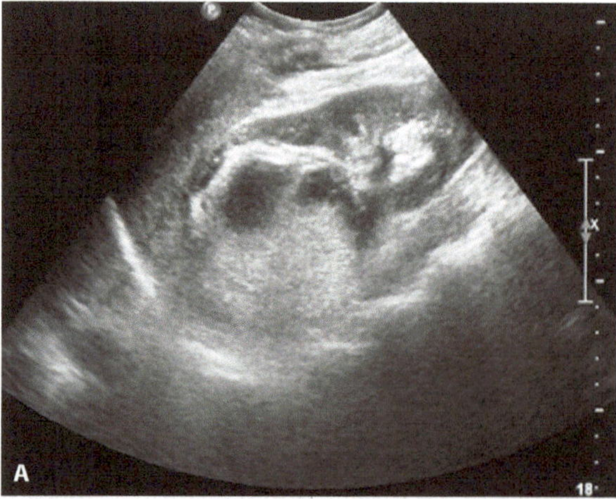

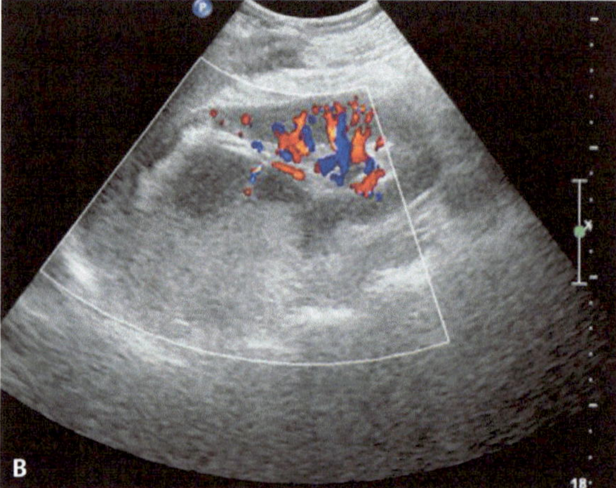

Fig. 6.2 (**A**) Trauma renale interessante vasto angiomiolipoma del polo superiore del rene. Il color Doppler non evidenzia la lesione vascolare (**B**)

possono essere applicati ai reperti ecografici i criteri della classificazione della AAST [19, 20]. È più opportuno valutare il danno traumatico secondo la seguente classificazione meno complessa.

a. *Lesioni minori*: contusioni, ematomi intrarenali/ sottocapsulari, fissurazioni parenchimali con o senza ematoma sottocapsulare, aree ischemiche segmentarie.

b. *Lesioni maggiori*: rottura della capsula con formazione di ematomi peri e pararenali; fratture parenchimali; fratture del sistema escretore identificate per lo più dalla presenza di urinomi; lacerazione del peduncolo vascolare, ipotizzato per l'ischemia renale; trombosi venosa.

È da ricordare come le lesioni renali, in particolare se di entità significativa, raramente siano isolate, risultando più frequentemente associate a lesioni di altri organi parenchimali per sede o struttura più vulnerabili (fegato, milza). Ove si riscontri la presenza di una lesione renale, lo studio di tutto l'addome va rivalutato, ed è da considerare l'imprescindibilità, in particolare nel caso di riscontro di un trauma maggiore, di una TC total body [21]. La letteratura scientifica è concorde nell'attribuire discreta sensibilità agli US nella valutazione dei traumi complessi e severi, minore nei traumi di modesta entità [22, 23].

La semeiotica ecografica delle lesioni da trauma non è del tutto sovrapponibile a quella di altri organi parenchimatosi. La presenza di una rete vascolare particolarmente complessa e ramificata, con vasellini dotati di parete modesta, immediatamente contigua al sistema escretore, determina quasi sempre una commistione tra sangue, urina e trasudato edematoso, che rende estremamente polimorfo l'aspetto ecografico del danno parenchimale. Ove la lesione sia prevalentemente vascolare prevarrà il *pattern iperecogeno*, a causa della reflettività intrinseca del sangue che fluisce in sede extravascolare (verosimilmente per presenza di microcoaguli e/o di coaguli più grossolani e per la creazione di maggiori e complesse interfacies con incremento degli echi riflessi). Ove invece prevalga, o sia comunque significativo, lo stravaso urinario da lesione delle vie escretrici, la zona lesa presenterà *riflettività minore o pressoché assente* (l'urina non infetta risulta del tutto anecogena). Quando la componente edematosa è significativa, il quadro risulta caratterizzato da maggiore disomogeneità. Il quadro appare vieppiù complesso in rapporto alla distanza dall'evento lesivo: con la degradazione dell'emosiderina, il sangue fluido diviene pressoché *anecogeno*, quindi gli ematomi tendono a ridurre la loro riflettività, divenendo ipoecogeni (Fig. 6.3).

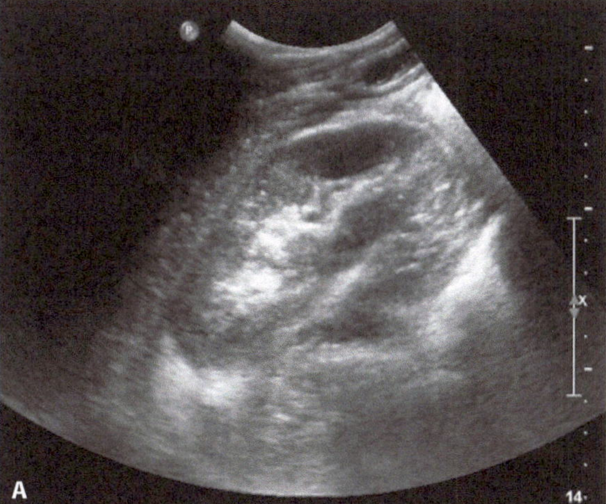

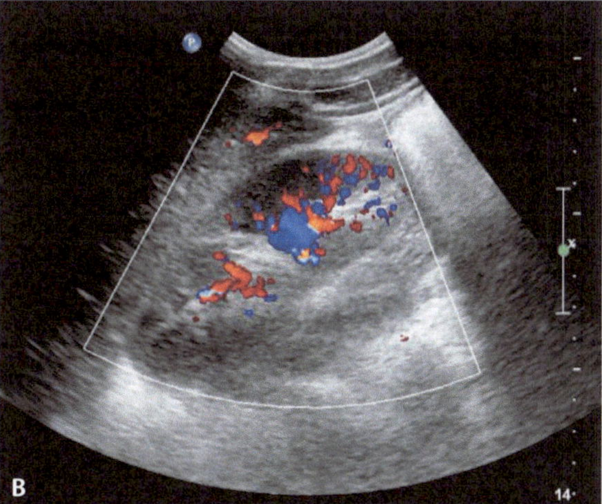

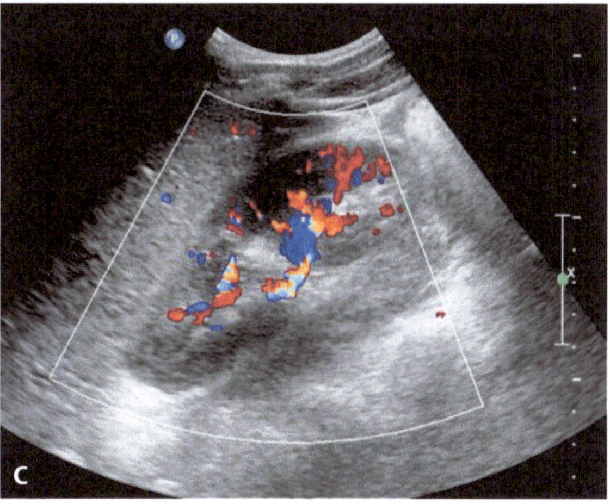

Fig. 6.3 (**A**) Ematoma lenticolare sottocapsulare iuxtapolare inferiore di aspetto ipoecogeno. L'area non mostra segnali vascolari al color Doppler (**B**). I vasi contigui risultano divaricati e amputati. A 12 ore di distanza l'ematoma appare più ampio e meno ecogeno per verosimile commistione con urina (**C**)

Le raccolte urinarie, spesso non identificate al primo esame per la modestia del reperto, possono andare incontro, in particolare nei pazienti ai quali non sia stata prescritta un'adeguata copertura antibiotica ad ampio spettro, a complicanza settica e quindi presentare echi anche piuttosto fitti in sospensione. I quadri clinico e bioumorale risulteranno suggestivi per una corretta interpretazione.

I quadri ecografici del trauma renale rappresentano la combinazione di tre fondamentali pattern lesionali: aumento di volume - modificazione della forma - modificazione dell'ecotessitura parenchimale [24].

6.2.1 Contusione o ecchimosi

Rappresenta una lesione minore caratterizzata da estrema fugacità. Spesso non viene riconosciuta per la pochezza del reperto o perché, nella valutazione di un politrauma complesso, avendo un esame sommario escluso un interessamento significativo del rene, l'attenzione si sposta alla ricerca di lesioni di altri organi dell'addome che possano esporre il paziente a pericolo di vita. In effetti l'ecografia, se correttamente eseguita, identifica con estremo dettaglio la contusione renale (Fig. 6.4). È quindi sempre opportuno nella rivalutazione continua del paziente politraumatizzato (il cosiddetto *loop* clinico di prassi nei Trauma Centers) soffermarsi sullo studio dei due reni anche a distanza di alcuni giorni dal ricovero. L'identificazione di tali lesioni minori spesso solleva il clinico dalla preoccupazione circa il riscontro di dolore lombare persistente o di un riferito episodio fugace di ematuria modesta o, ancora, di un reperto di microematuria agli esami di laboratorio.

L'ecografia è in questi casi in grado di valutare e monitorare la situazione, senza dover ricorrere a un esame TC (tantomeno ripetere la TC eseguita all'arrivo del paziente in ospedale). Nella contusione il rene, spesso dolente alla pressione della sonda, non risulta modificato quanto a forma e volume e presenta capsula integra: nel contesto della regione corticale interessata si apprezza un'area sfumata di differente ecogenicità, in genere con caratteri di iperecogenicità da riferire a modesta soffusione emorragica, ovvero un'area disomogenea di tipo misto per l'associarsi dell'edema. La contusione non comporta disorganizzazione strutturale del rene. I margini possono risultare leggermente sfumati, tendendo con il tempo a riacquistare normale definizione. Gradualmente l'area descritta diviene sempre meno ecogena fino a completa *restitutio ad integrum* nel giro di alcuni giorni o di 1-2 settimane.

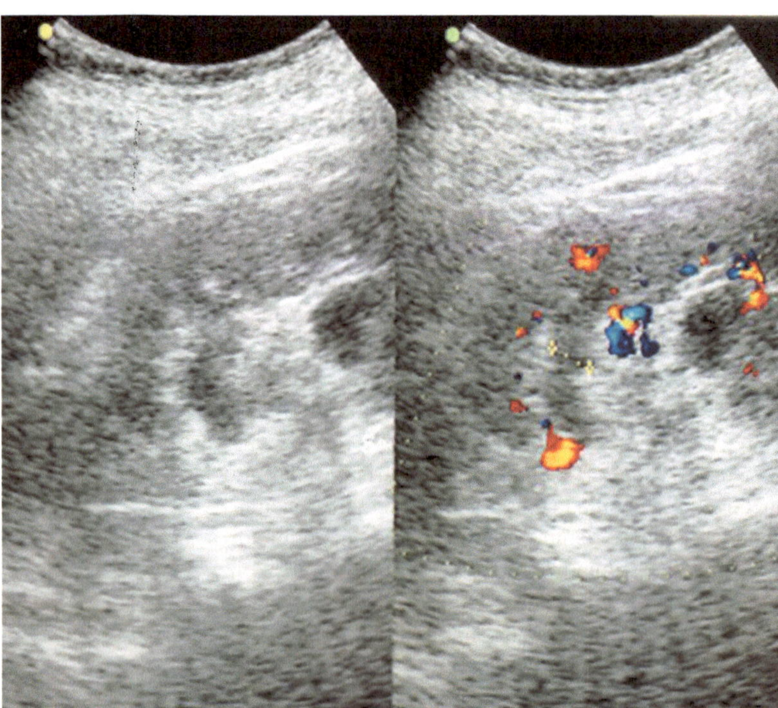

Fig. 6.4 Contusioni multiple parenchimali con volume e profilo del rene conservati. Aspetto disordinato dei vasi parenchimali

Il power Doppler, idoneo per lo studio dei flussi lenti, indipendente dall'angolo di insonazione, consente di paragonare l'assenza/riduzione di segnale al power al mancato enhencement contrastografico della TC. Ciò è di grande aiuto in fase diagnostica, per esempio in caso di contusione lieve, poiché consente di evidenziare un caratteristico aspetto di alterata vascolarizzazione nella sede interessata, visualizzando le lesioni come zone avascolari e riuscendo a delimitarne la sede, mediante l'identificazione dei territori vascolari interessati dal danno stesso (Fig. 6.5). Inoltre permette di valutare l'evoluzione lesionale nei controlli successivi, evidenziandone l'eventuale estensione, come pure il ripristino della fisiologica vascolarizzazione (Fig. 6.6).

6.2.2 Ematoma intraparenchimale

È dovuto alla rottura traumatica di vasi minori, con conseguente raccolta ematica circoscritta, in genere sottocapsulare. Per definizione, il profilo del viscere non risulta modificato, o almeno non in maniera grossolana; la capsula è integra (Fig. 6.7). L'aspetto risulta variabile in rapporto al tempo intercorso dall'insulto. Sulla scorta di modelli sperimentali animali e in base all'esperienza su pazienti che hanno subito danni iatrogeni in corso di procedure eco-assistite (litotrissia extracorporea, biopsie ecoguidate, interventi videolaparoscopici ecoguidati), si ammette che nella primissima fase dell'emorragia la raccolta sia pressoché

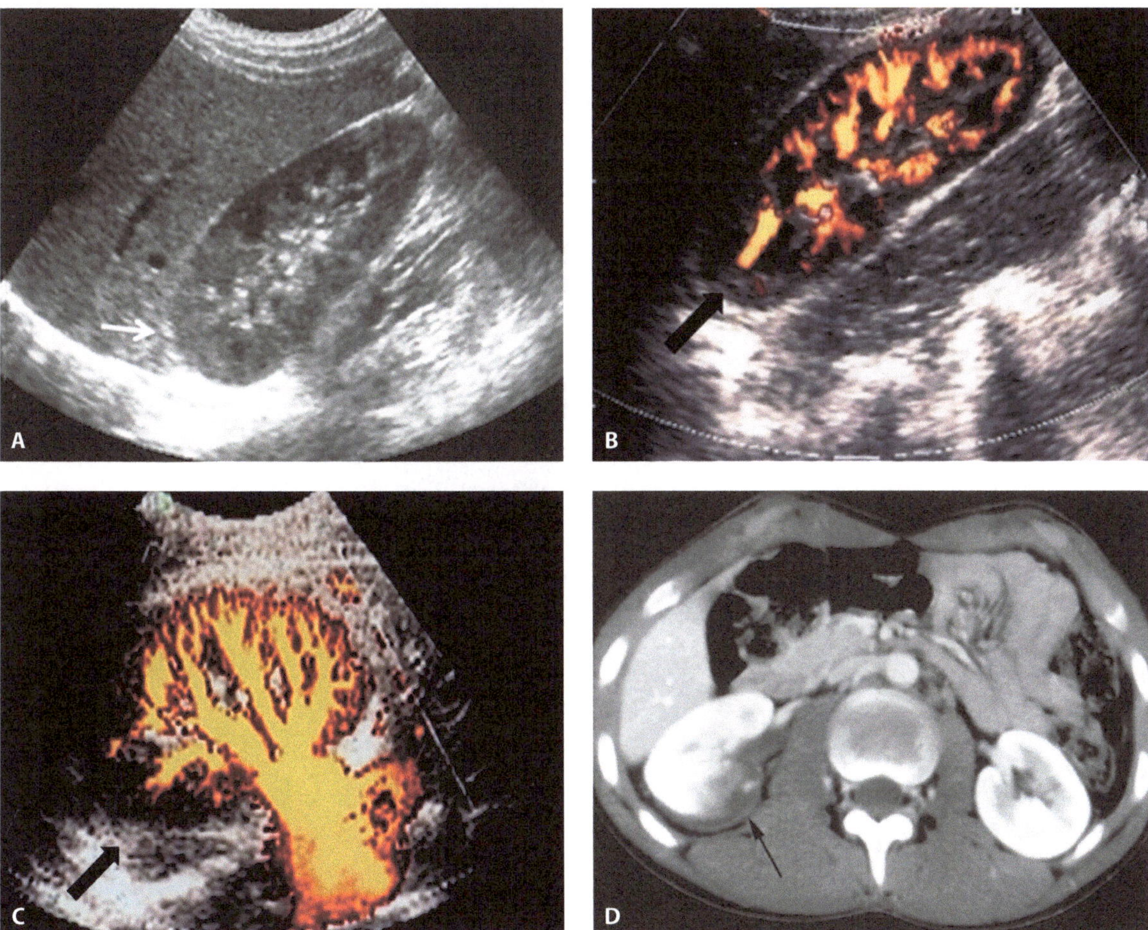

Fig. 6.5 Contusione renale. L'esame in B-Mode (**A**) evidenzia un modico ingrossamento della regione polare superiore del rene (*freccia bianca*) in assenza di alterazioni ecostrutturali evidenti. Il power Doppler (**B**) evidenzia ramo vascolare con aspetto stoppato e mancata vascolarizzazione a valle (*freccia*). La scansione assiale (**C**) ben delimita l'area avascolare (*freccia*) situata posteriormente. La TC (**D**) conferma la contusione del labbro posteriore

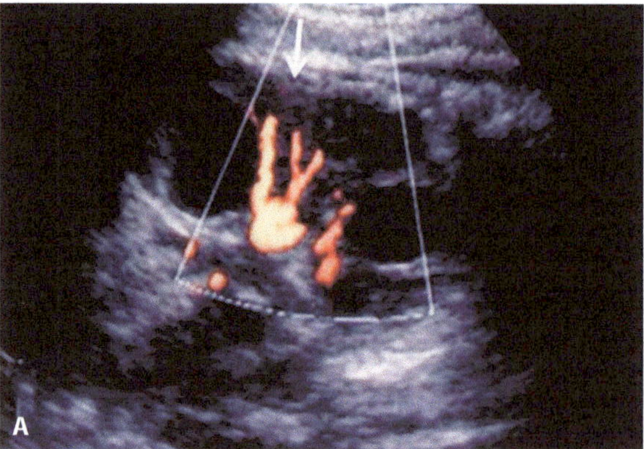
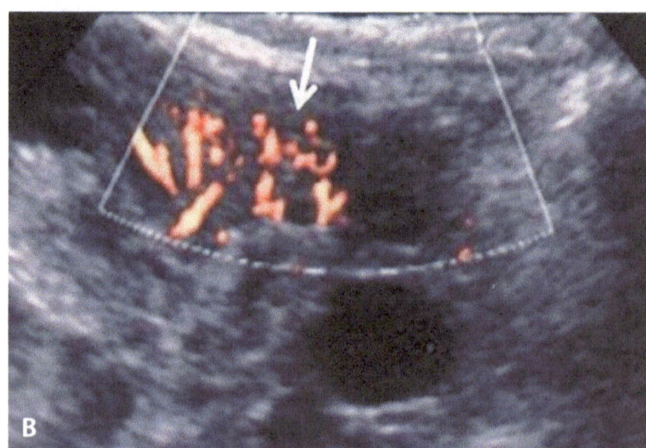
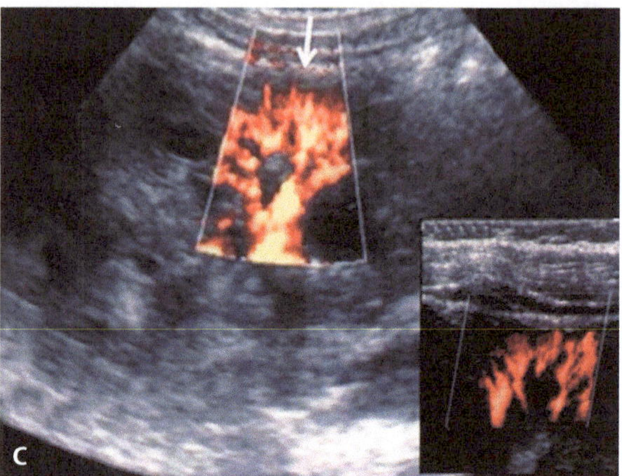

Fig. 6.6 Monitoraggio di una contusione di grado lieve. (**A**) Nell'immediato post-trauma il power Doppler evidenzia aspetto stoppato dei vasi periferici, con mancata apprezzabilità di vascolarizzazione della corticale corrispondente (*freccia*), in paziente con rene multicistico. (**B**) Ecografia eseguita dopo 48 ore: iniziale rivascolarizzazione dell'area corticale sede della contusione (*freccia*). (**C**) Esame ecografico eseguito dopo 5 giorni: rivascolarizzazione completa della lesione (*freccia*); nel riquadro la stessa area campionata con sonda lineare ad alta risoluzione, che meglio definisce il ripristino totale della vascolarizzazione

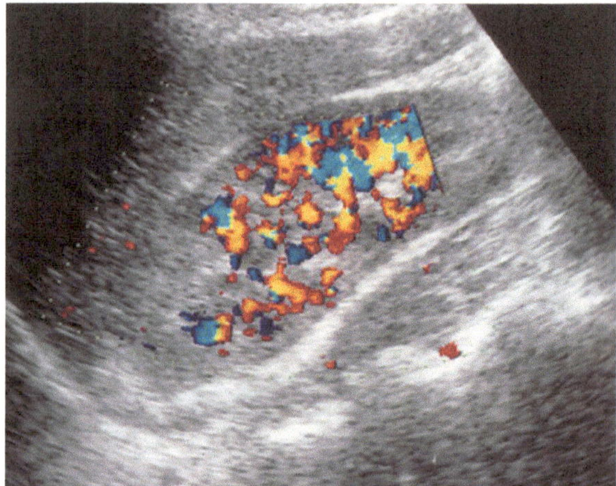

Fig. 6.7 Ematoma iperecogeno del polo superiore con vasi limitrofi dislocati e affastellati

anecogena, per divenire rapidamente (entro 1-2 ore) iperecogena allorché l'infiltrazione emorragica dei tessuti diventi significativa, ovvero quando si depositino nel focolaio emorragico i primi microcoaguli di fibrina. Il quadro diviene in seguito più complesso per coaguli grossolani e per infarcimento edematoso (Figg. 6.8 e 6.9). L'eco-color Doppler consente, soprattutto nel controllo seriato, un'esatta delimitazione del

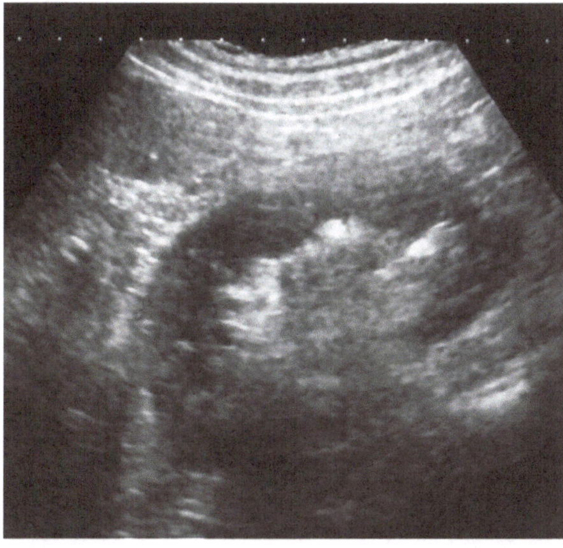

Fig. 6.8 Ematomi parenchimali multipli con nuclei iperecogeni intracaliciali corrispondenti a coaguli. Paziente con ematuria macroscopica

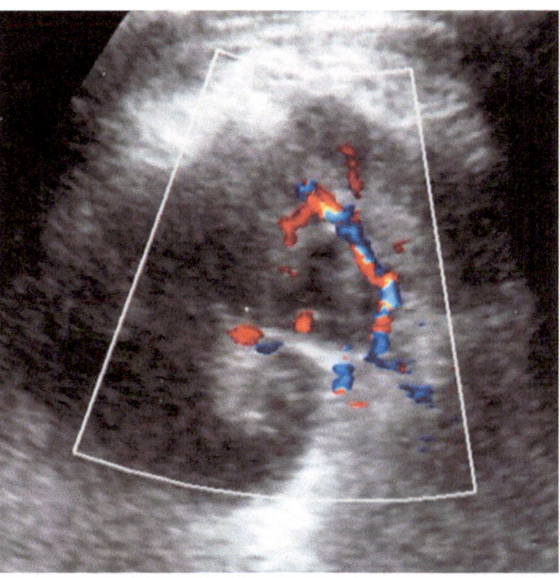

Fig. 6.9 Ematoma del seno renale, ipoecogeno, che assottiglia e disloca i vasi limitrofi

parenchima danneggiato, che in fase iniziale è spesso sovrastimata per la compressione periferica dei piccoli vasi intraparenchimali da parte dell'edema interstiziale (Fig. 6.10). L'evoluzione è comunque favorevole, sia pur con tempi di risoluzione più lunghi rispetto alla contusione.

6.2.3 Ematomi sottocapsulari

Se di modeste dimensioni, in fase acuta possono essere misconosciuti; per la scarsa ecogenicità possono non essere distinti rispetto alla corticale normale, per definizione poco riflettente.

6.2.4 Fissurazioni parenchimali

Rappresentano piccole fratture incomplete del rene, spesso difficilmente riconoscibili. Appaiono come aree ecoprive (fase precoce) o come aree più complesse di discreta disomogeneità che interrompono il profilo del viscere (fase avanzata). Spesso presentano caratteristiche di semplice ematoma lenticolare sottocapsulare con echi di basso livello, che può nascondere la lacerazione, in particolare quando siano presenti coaguli.

6.2.5 Fratture parenchimali

Sono spesso multiple, tanto da conferire aspetto di grossolana destrutturazione dell'organo. Il rene risulta aumentato di volume, presenta forma irregolare, spesso bozzuta o polilobulata (Fig. 6.11). La nettezza dei margini risulta ridotta per soffusione emorragica del cellulare lasso perirenale ovvero per la presenza di vere e proprie falde emorragiche che avvolgono il rene lungo il suo perimetro. Si associa in genere l'alterazione del seno renale, che assume profilo molto irregolare ed ecogenicità disomogenea. La reflettività risulta in genere diminuita, a volte invece aumentata per la presenza di coaguli organizzati (fase tardiva). La frattura vera e propria appare come una banda ecopriva di aspetto triangolare con apice rivolto verso l'ilo, caratterizzata da echi di basso livello che interrompono l'aspetto uniforme tipico del parenchima sano. Tale soluzione di continuo non è sempre facile da identificare, in particolare in fase non precoce: la presenza di coaguli e di edema, l'aspetto irregolare dei bordi per fenomeni contusivi e/o ischemici possono rendere vana la ricerca del focolaio lacerocontusivo. Nella zona interessata dalla lacerazione si apprezza una disorganizzazione ecostrutturale anche piuttosto grossolana, con perdita della differenziazione pielo-parenchimale e con coaguli irregolarmente distribuiti. I contorni risultano

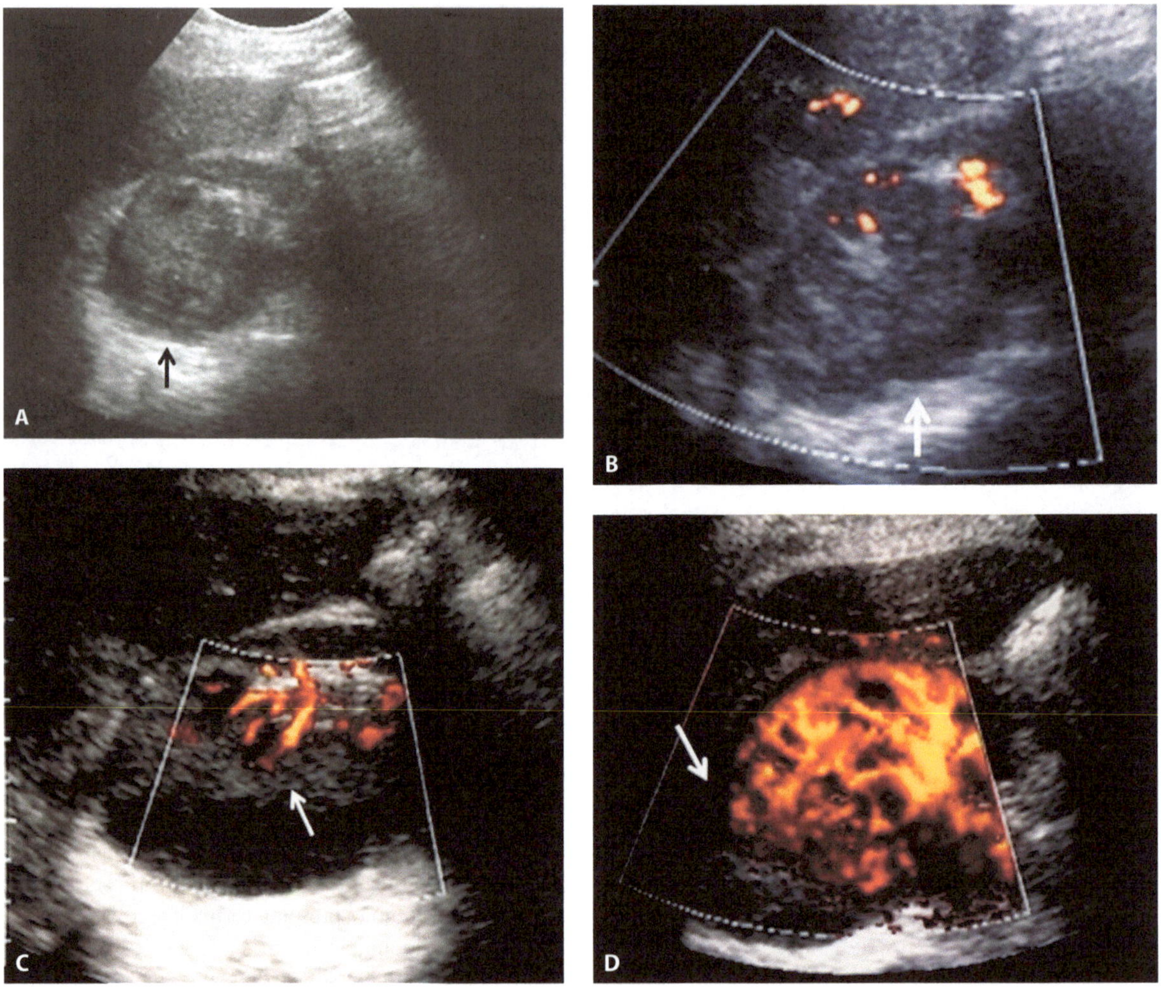

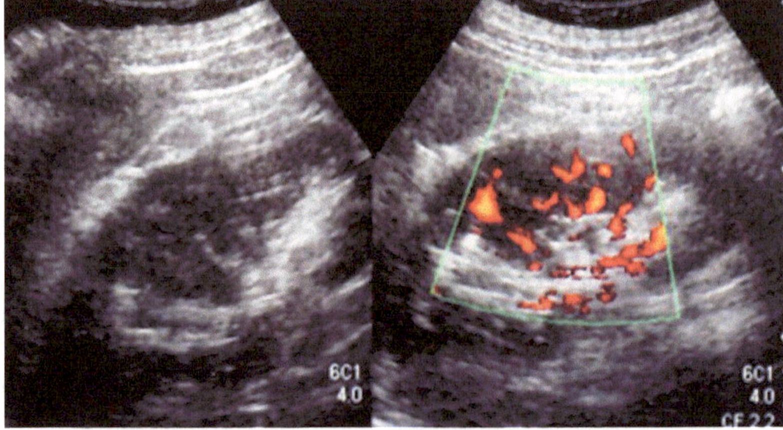

Fig. 6.10 Monitoraggio di ematoma. (**A**) Ematoma intraparenchimale post-traumatico in B-Mode (*freccia*). (**B**) L'associazione con il power Doppler documenta mancata vascolarizzazione di tutta l'area sede di alterazione ecostrutturale (*freccia*). (**C**) Controllo dopo 48 ore: iniziale vascolarizzazione della zona più interna dell'area coinvolta (*freccia*). (**D**) Controllo dopo 7 giorni: discreta vascolarizzazione dell'area precedentemente avascolare (*freccia*), a testimonianza della sovrastima in fase acuta

Fig. 6.11 Scansione B-Scan e color: il rene appare aumentato di volume e bozzuto per ematoma parenchimale

indistinti, può associarsi un modesto film fluido peri-renale o una più evidente raccolta peri o pararenale. La presenza di echi fitti amorfi nel lume della pelvi o dei collettori maggiori è indicativa di gemizio ematico. Grossi coaguli possono determinare ostacolo meccanico al deflusso dell'urina, con conseguente idronefrosi (Fig. 6.12).

6.2.6 Traumi catastrofici

In questi traumi il rene o parte di esso non risulta riconoscibile nell'usuale pattern ecografico, per profonda destrutturazione (Fig. 6.13). Nello *shattered kidney* si possono apprezzare frammenti multipli, ballottanti alla pressione, inclusi in vaste raccolte semifluide molto disomogenee per commistione grossolana di sangue e urina.

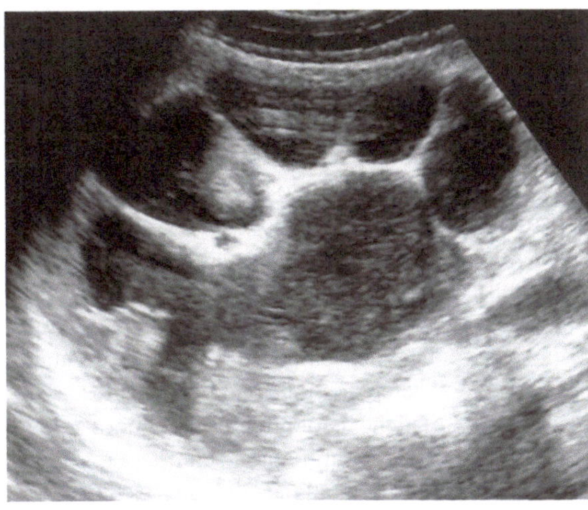

Fig. 6.12 Rene grossolanamente amentato di volume, disomogeneo. È presente dilatazione dei calici e della pelvi con urina fittamente corpuscolata per emorragia. Grossolani coaguli hanno determinato idronefrosi

6.2.7 Ematomi extraparenchimali

Appaiono come aree pressoché anecogene disposte alla periferia del rene: se non particolarmente disomogenee, risultano ben delimitate tra capsula e fascia. La diagnosi si basa sulla presenza di una raccolta adesa al rene che non ne deforma il profilo. Ove siano presenti coaguli grossolani, il riconoscimento del confine con la capsula può risultare difficoltoso. La distinzione tra ematoma peri e pararenale è, a differenza che con la TC, spesso difficoltoso per la difficile risoluzione della fascia con gli ultrasuoni. Spesso l'infiltrazione emorragica conferisce al cellulare lasso un alone iperecogeno anche piuttosto intenso. Ematomi voluminosi possono deformare l'asse renale o modificare la sede del rene, perlopiù dislocandolo antero-medialmente.

6.2.8 Urinomi

Rappresentano patologie frequenti, dovute prevalentemente a lesioni ureterali da trauma penetrante (lame di coltello, proiettili d'arma da fuoco, urto violento contro oggetti appuntiti quali aste di cancello ecc.) o riconducibili a danno iatrogeno in corso di intervento chirurgico (aneurismi dell'aorta addominale, resezioni del sigma-retto, interventi ginecologici) o in seguito a procedure invasive quali uretroscopia, ureterolitotomia, pielografia ascendente e posizionamento di stent

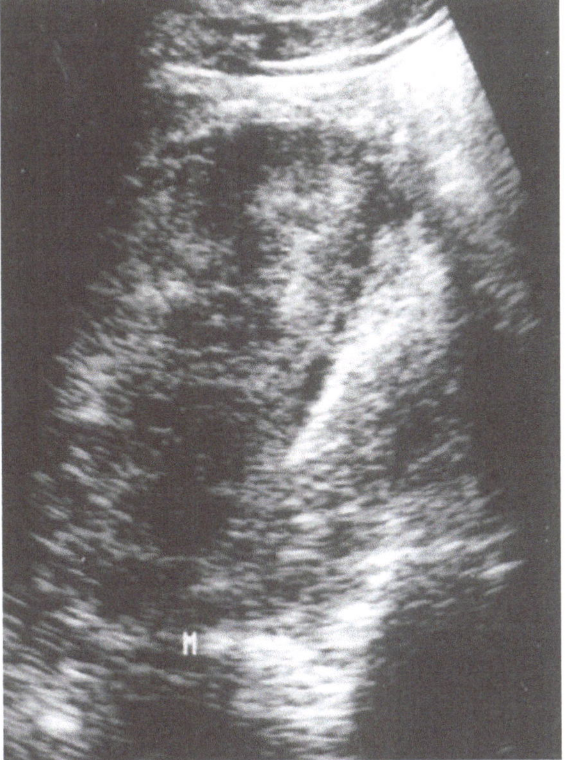

Fig. 6.13 Grossolana destrutturazione renale per avulsione traumatica del peduncolo

ureterali. Spesso diagnosticati tardivamente (10-30 gg), si presentano come raccolte retroperitoneali paravertebrali, allungate, tendenti per gravità a portarsi postero-inferiormente rispetto al rene e a migrare verso lo scavo pelvico. L'ecografia mostra una raccolta di forma oblunga, a contenuto del tutto anecogeno con fini echi amorfi in sospensione. La comparsa di sedimento grossolano e le pareti spesse possono indicare una complicanza settica. La presenza di una parete spessa non sempre va considerata come espressione di una sovrapposta sepsi, poiché nel tempo gli urinomi presentano ispessimento di parete per reazione fibroblastica, assumendo caratteristiche istologiche analoghe a quelle delle pseudocisti. L'ecografia non sempre può seguire con facilità il decorso di tali raccolte lungo le docce paravertebrali fino allo scavo pelvico. Rispetto alle ricostruzioni multiplanari ottenibili con la TC, l'ecografia consente una minore valutazione morfovolumetrica e una minore definizione dei rapporti topografici delle raccolte; presenta però il vantaggio di consentire un drenaggio generalmente di facile esecuzione della raccolta con posizionamento di sondini di tipo "pig-tail". La lesione dell'uretere può essere parziale per fissurazione incompleta, ovvero comportare la lacerazione completa con secondaria diastasi dei monconi: gli US non permettono la diagnosi. L'assenza di continuità dell'uretere è ipotizzabile per la presenza di un vasto urinoma. L'assenza di getto ureterale in vescica in color/power Doppler (*jet-flow phenomenon*: si esegue una scansione a vescica ben distesa sul trigono con settaggio del Doppler a basse velocità di flusso) può essere suggestiva dell'interruzione dell'uretere. È però da tenere presente che fasi di anuria anche prolungate sono spesso successive a un trauma complesso (caduta dall'alto, traumi da schiacciamento ecc.).

6.2.8 Trombosi della vena renale

È generalmente ben apprezzabile, lo è meno qualora grossolani coaguli occupino il seno renale oppure sussista una destrutturazione importante dell'organo. Può associarsi diminuita ecogenicità parenchimale per essudazione edematosa. La rappresentazione ecografica della trombosi dipende dal grado di ostruzione, dalla velocità con cui si sviluppa e dalla presenza di collaterali, che giustifica il diverso danno a seconda del lato interessato.

I cambiamenti più significativi si sviluppano in genere dopo 24 ore e sono in relazione all'aumento di volume dell'organo (Fig. 6.14 A). Aree ecoprive da infarto emorragico possono essere distinte e gli echi del seno renale possono essere marcatamente compressi dal parenchima tumefatto. Dopo circa 2 settimane il rene inizia a ridursi con un'anormale elevata riflettività; dopo 3-4 settimane si riduce anche la differenziazione cortico-midollare. Nella trombosi, sia completa sia incompleta, della vena renale principale il color e soprattutto il power Doppler documentano il difetto di riempimento nel lume vasale (Fig. 6.14 B,C), mentre è più difficoltosa l'individuazione dei trombi intraparenchimali [25]. A volte la sola indicazione di una trombosi venosa renale è la riduzione della componente diastolica, sino all'inversione, del velocitogramma flussimetrico campionato sull'arteria renale, relativo all'incremento delle resistenze periferiche che si instaurano all'interno dell'organo [26]. In una percentuale variabile di casi, un insulto traumatico che danneggi la parete di un vaso può dar luogo alla formazione di uno pseudoaneurisma e/o di una fistola arterovenosa. Tali complicanze possono verificarsi nelle ore immediatamente successive al trauma addominale chiuso o anche a distanza di tempo, sino a un massimo di 20-25 giorni (Fig. 6.15); in alcuni casi, rari, possono insorgere anche a distanza di anni [27].

6.2.9 Infarto renale

Può essere riconosciuto nel caso di interessamento segmentario per la differente ecogenicità parenchimale rispetto al tessuto normoperfuso contiguo e per l'assenza del segnale vascolare nell'area interessata (Fig. 6.16). Quest'ultimo reperto va valutato con estrema prudenza: i meccanismi di vasospasmo conseguenti al trauma e all'emorragia possono determinare, in particolare in fase acuta, sovrastima dell'estensione dell'area effettivamente ischemica. Nel caso di infarto totale la differente ecogenicità tra i due reni, unitamente all'assenza di segni di flusso, permette la diagnosi.

In caso di trombosi traumatica dei vasi arteriosi renali l'esame in B-Mode può anche non essere dirimente, poiché il rene appare di dimensioni regolari e con normale riflettività, a eccezione di alcuni casi nei quali un anello di ipoecogenicità sottocapsulare può essere evidente in relazione all'edema alimentato dalla perfusione suppletiva dei vasi collaterali capsulari (Fig. 6.15 A).

L'eco-color e il power Doppler risultano invece di aiuto, poiché mostrano una mancata vascolarizzazione

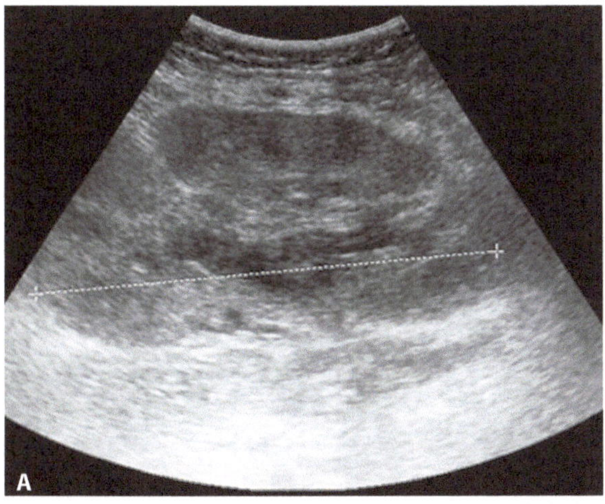

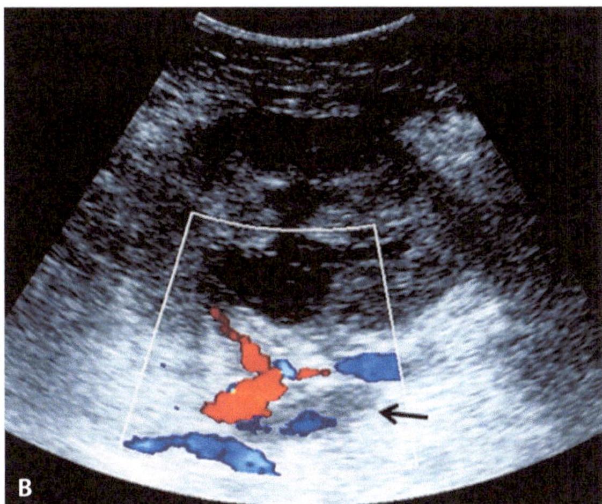

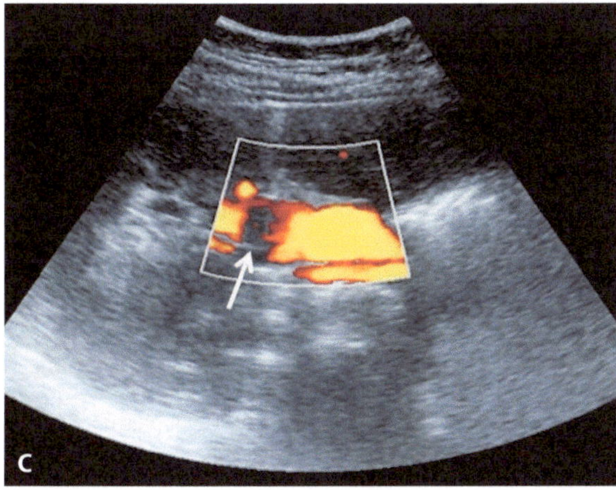

Fig. 6.14 Occlusione traumatica della vena renale. (**A**) L'esame in B-Mode documenta l'ingrandimento totale del rene e una ridotta differenziazione cortico-midollare. (**B**) Il color Doppler evidenzia ecogenicità endolume della vena renale centrale con lume residuo pervio eccentrico da trombosi sub-totale (*freccia*). (**C**) Il power Doppler definisce meglio la reale entità della trombosi (*freccia*)

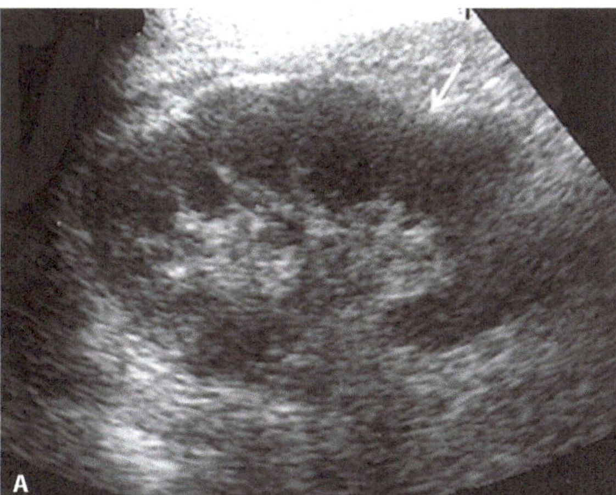

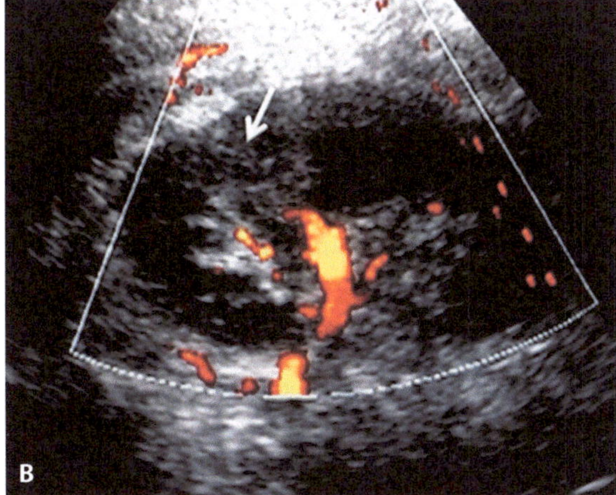

Fig. 6.15 Infarto renale. (**A**) L'esame in B-Mode non documenta significativa alterazione ecostrutturale del parenchima renale, a eccezione di una diminuita ecogenicità della corticale (*freccia*). (**B**) L'associazione con il power Doppler documenta estesa avascolarizzazione del parenchima renale (*freccia*) da infarto conseguente a trombosi post-traumatica del ramo principale

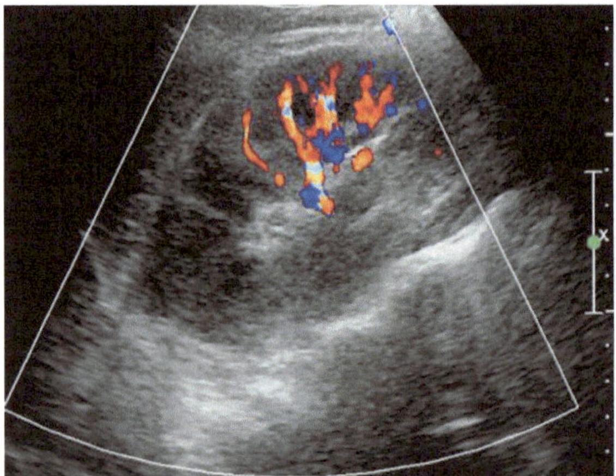

Fig. 6.16 Infarto sovraequatoriale renale: aspetto disomogeneamente ipoecogeno e assenza di segnali vascolari

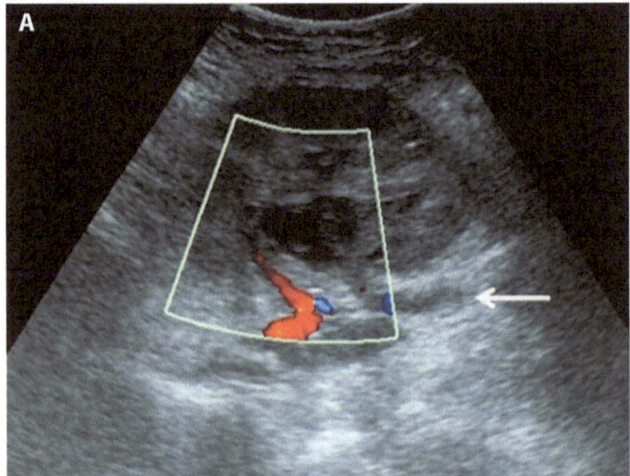

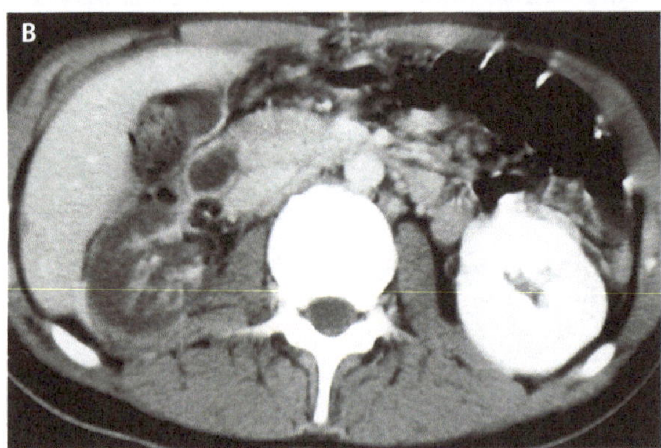

Fig. 6.17 Infarto renale. (**A**) L'eco-color Doppler documenta ecogenicità di un ramo principale dell'arteria renale senza segnale flussimetrico (*freccia*) e corrispondente avascolarizzazione del parenchima renale; (**B**) stesso caso alla TC

del territorio distributivo del vaso, trattandosi di vasi terminali. In caso di trombosi di un ramo arterioso principale l'eco-color Doppler documenta un'estesa area ischemica parenchimale, con evidenza solo di segnali vascolari venosi all'ilo (Fig. 6.15 B), ancora più evidente se si confronta con il lato non interessato dal trauma [28]. Solo in condizioni ottimali è possibile individuare il trombo, che si presenta con ecogenicità endolume in un vaso (Fig. 6.17 A,B). In caso di ostruzione di un'arteria segmentaria documenta la mancata vascolarizzazione del territorio a valle di solito con aspetto cuneiforme (Fig. 6.18). Nel primo caso, l'esito è il rene grinzo, mentre nel secondo caso, dopo alcune settimane, l'area infartuata si riduce e a essa residua una cicatrice altamente riflettente.

6.2.10 Pseudoaneurisma

Identifica la sua patogenesi, così come in altri distretti, in un trauma capace di compromettere l'integrità della parete vasale senza determinarne la rottura immediata (focolai lacero-contusivi, lesioni da urto contro oggetti smussi, compressione contro strutture ossee ecc.). Rara la localizzazione in corrispondenza dell'arteria renale (a differenza dell'arteria splenica o epatica). Più frequentemente risultano interessati i rami parenchimali. La frequenza è maggiore nei traumi chiusi dell'addome (80-90%) rispetto a quelli aperti (10-20%). La sede intraparenchimale e le dimensioni generalmente modeste rendono tale complicanza vascolare spesso

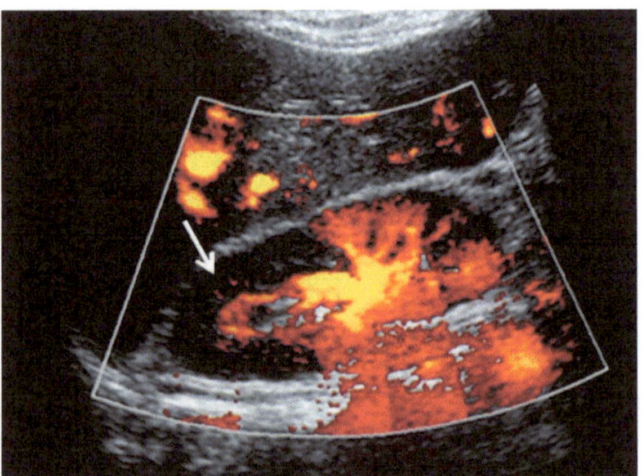

Fig. 6.18 Power Doppler che documenta avascolarizzazione di una porzione della corticale (*freccia*) da infarto di un ramo segmentantario dell'arteria renale: notare l'aspetto cuneiforme dell'area avascolare dipendente dalla natura terminale dei vasi renali

misconosciuta, verosimilmente anche per la pressione esercitata dalla capsula propria o dalla fascia di Gerota.

Nella valutazione del politraumatizzato a distanza dall'evento lesivo va sempre eseguito un esame ecografico integrato da color Doppler al fine di riconoscere pseudoaneurismi o FAV. Il color Doppler dimostra la presenza di segnale vascolare nella sacca pseudoaneurismatica evidenziando un caratteristico aspetto del flusso di tipo bidirezionale all'interno della sacca all'analisi qualitativa colorimetrica e un aspetto spettrale del velocitogramma color Doppler, quando viene campionato il colletto di comunicazione, definito *to and fro* (Fig. 6.19) [29]. Nel caso invece di lesioni di piccole dimensioni, le più frequenti, l'aspetto è di un vaso pulsante, di dimensioni maggiori rispetto a quelli contigui, di aspetto fusiforme o più spesso irregolarmente rotondeggiante, forma che rimane costante anche nelle scansioni ortogonali. Quasi sempre un esame ben condotto con apparecchiatura adeguata identifica la piccola sacca in sede eccentrica rispetto al vaso da cui origina. In sola scala dei grigi lo pseudoaneurisma può risultare del tutto misconosciuto, apparendo come un'area similcistica periferica a un ematoma non recente (l'evoluzione cistica non è infrequente in un ematoma colliquato). La pulsatilità risulta infatti evidente in ecografia tradizionale solo per vasi di calibro discreto. La sede profonda non permette il sospetto clinico di massa pulsante alla palpazione associata al reperto di soffio sistolico alla auscultazione. Il color Doppler riconosce in sacche discrete (almeno superiori ai 5 mm) un flusso particolarmente turbolento con il tipico "segno della bandiera coreana" ("segno dello yin-yang" descritto da Wilkinson), determinato dalla presenza di due colori rotanti all'interno del vaso. L'aneurisma post-traumatico può riconoscere un'evoluzione favorevole spontanea per fenomeni di trombosi del colletto. È evenienza rara nel rene rispetto ad altri distretti: ciò a causa delle velocità di flusso elevate delle arterie parenchimali, che in genere comportano un incremento progressivo del calibro della sacca, spesso fino alla rottura della parete. La lesione intraparenchimale può determinare, con il progressivo accrescimento, una situazione di rottura ritardata: la presenza delle robuste fasce e della capsula, che funzionano da sistema di contenimento, impedisce in genere sanguinamenti massicci con prognosi a rischio *quoad vitam*. Il riconoscimento precoce – prima che lo pseudoaneurisma abbia raggiunto dimensioni significative tali da comportare la rottura della capsula renale e quindi lo spandimento emorragico nello spazio retroperitoneale o addirittura, meno frequentemente, in peritoneo – permette l'esecuzione di terapia interventiva mediante embolizzazione.

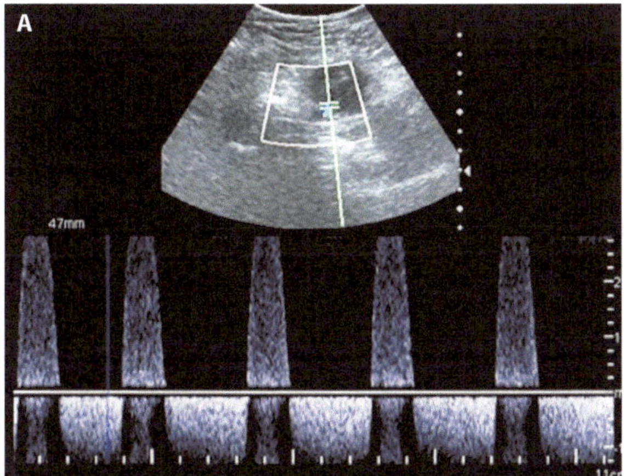
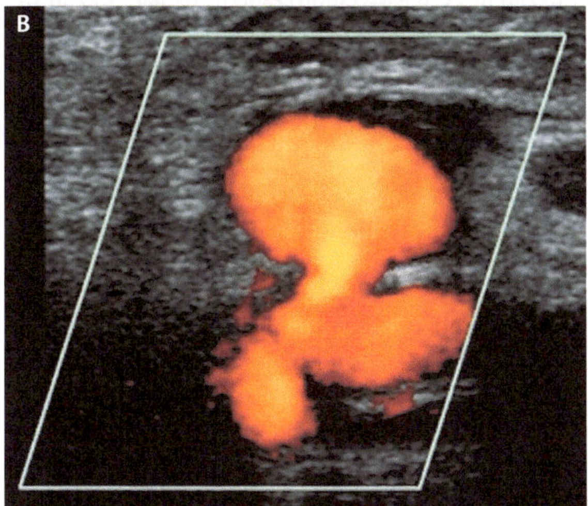

Fig. 6.19 Pseudoaneurisma post-traumatico. (**A**) Pseudoaneurisma del ramo segmentario dell'arteria renale con campionamento color Doppler a livello del colletto con aspetto tipico *to and fro*; (**B**) particolare dello pseudoaneurisma in power Doppler con sonda lineare

6.2.11 Fistole artero-venose (FAV) post-traumatiche

Rappresentano una complicanza vascolare piuttosto rara e sono costituite da comunicazioni dirette tra il sistema arterioso e quello venoso, senza interposizione della rete capillare. Si instaura così un percorso preferenziale anomalo (shunt) per il flusso ematico. L'instaurarsi improvviso del circolo patologico, a differenza di quanto avviene per le FAV congenite, può determinare uno scompenso emodinamico acuto e grave, dovuto a repentino ipoafflusso al letto arterioso periferico, che può condurre a shock ipovolemico. In scala dei grigi la FAV renale non risulta identificabile, se non come immagine similcistica. Le fistole arterovenose post-traumatiche possono essere agevolmente identificate all'analisi color Doppler per il rilievo di un vaso venoso ectasico con segnale vascolare ad alta velocità di tipo arterioso, marcatamente turbolento, e un flusso arterioso a bassa resistenza, con elevata componente diastolica, a livello dell'arteria afferente alla FAV (Fig. 6.20). Il

tratto di arteria prossimo allo shunt presenta uno spettro pressoché normale. La vena presenta, in prossimità della comunicazione, un flusso "arterializzato" con fasicità sisto-diastolica (aspetto "sporco" del tracciato velocimetrico), con spettro ampio con valori che si attenuano progressivamente a valle, fino ad assumere uno spettro di tipo venoso, caratterizzato però da alte velocità. Più distalmente, infine, si restaura un flusso venoso fisiologico a basse velocità di scorrimento. Questo quadro è tipico delle fistole di una certa entità e risulta meno evidente in shunt di piccolo calibro.

Il precoce riconoscimento eco-color Doppler delle complicanze vascolari evita l'insorgere di infauste sequele, come l'emorragia per rottura della capsula pseudoaneurismatica o il realizzarsi di episodi ischemici relativi al sangue cortocircuitato in caso di FAV, che spesso portano al realizzarsi di urgenze addominali.

6.2.12 CEUS

Questa indagine ecografica con mezzo di contrasto ecospecifico (echo enhancers di seconda generazione) – condotta con macchine con software dedicato – ha riconosciuto nella patologia traumatica dell'addome un interessante campo di applicazione. Nella valutazione del danno renale incrementa il livello di informazioni fornito dall'indagine con US tradizionale (Fig. 6.21).

I mezzi di contrasto ecografici, a differenza di quelli utilizzati in TC e RM, enfatizzano il segnale solo all'interno dei vasi, non presentando una dinamica extravascolare. Tale caratteristica risulta particolarmente interessante nell'identificazione dei focolai lacero-contusivi, apparendo le rime di frattura parenchimali come bande anecogene particolarmente nette, indipendentemente dalla presenza di coaguli o edema che possono mascherare la linea di lesione all'ecografia semplice in scala dei grigi (Fig. 6.22). L'osservazione va eseguita fino a 4-5 minuti dall'iniezione del mdc. Meno evidente risulta la possibilità di riconoscere un sanguinamento attivo extraparenchimale rispetto alle lesioni di fegato e milza: il versamento fluido spesso imponente, che distende gli spazi virtuali del peritoneo, costituisce nelle lesioni degli organi ipocondriaci un contrasto eccezionale che evidenzia il sottile gemizio del mdc oltre il limite della capsula epatica o splenica. L'emorragia extraperitoneale risulta meno riconoscibile per la presenza del cellulare lasso e per l'effetto compressivo esercitato dalle fasce: l'organizzazione dell'ematoma è precoce (Fig. 6.23). Questo meccanismo

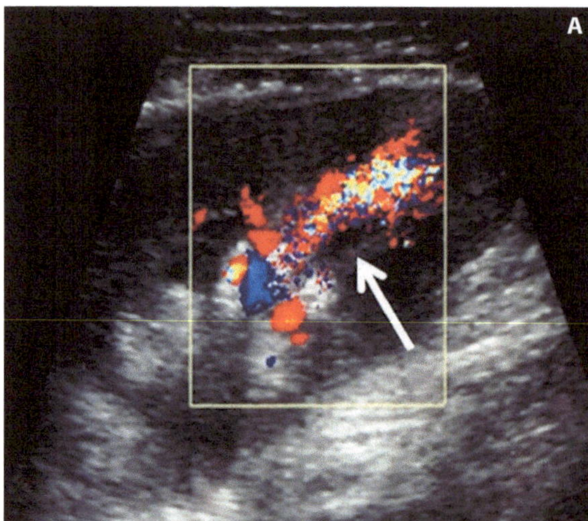

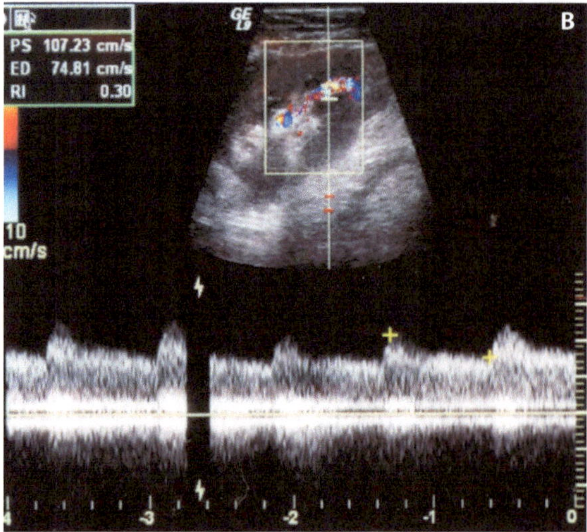

Fig. 6.20 Fistola post-traumatica. (**A**) L'esame con la sola scala colorimetrica Doppler documenta marcata turbolenza del segnale flussimetrico a livello della comunicazione artero-venosa (*freccia*); (**B**) l'esame spettrale color Doppler documenta con campionamento sul versante arterioso un flusso a bassa resistenza e con picco sistolico elevato (circa 108 cm/s), da fistola ad alta portata

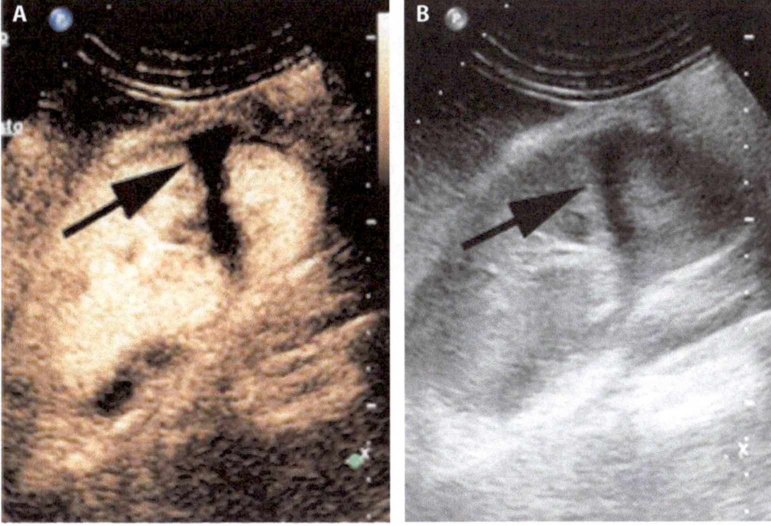

Fig. 6.21 CEUS di trauma renale. (**A**) immagine con contrasto; (**B**) immagine tradizionale. Il contrasto evidenzia con eccezionale nitidezza la rima di frattura e la continuità con l'ematoma perirenale

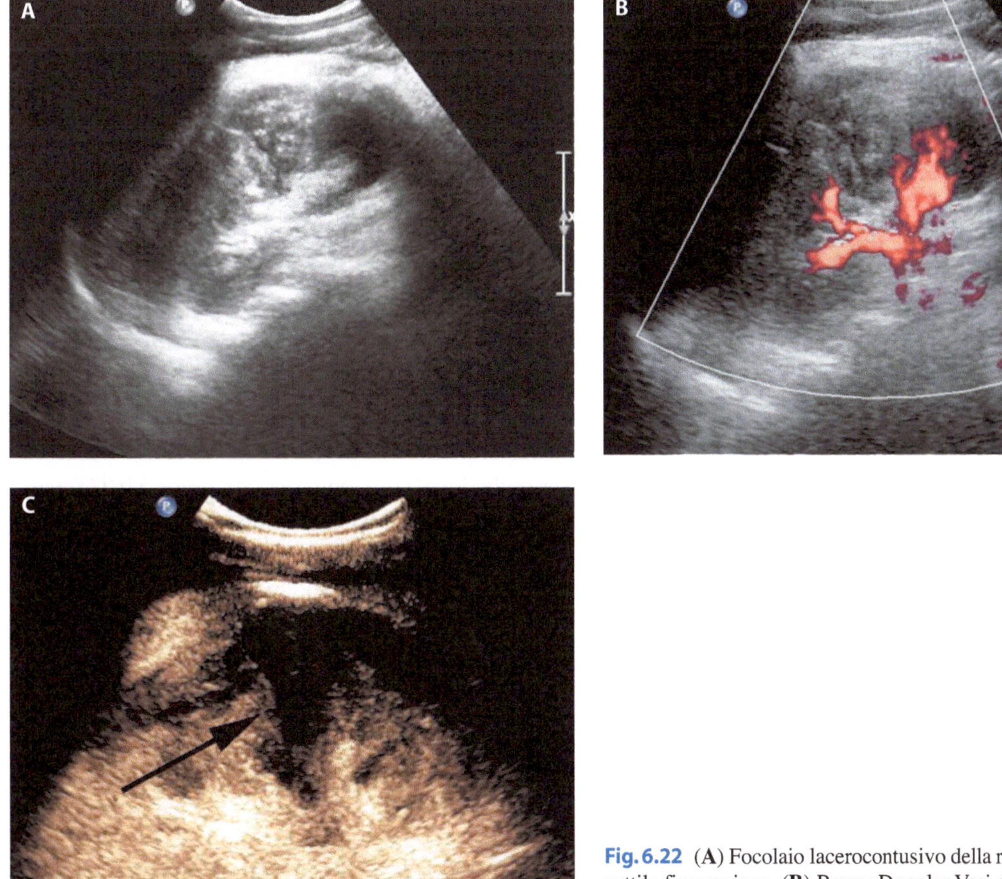

Fig. 6.22 (**A**) Focolaio lacerocontusivo della regione dorsale con sottile fissurazione. (**B**) Power Doppler. Vasi dislocati e affastellati in prossimità della lesione. (**C**) La CEUS evidenzia una frattura molto più ampia che alimenta un vasto ematoma perirenale

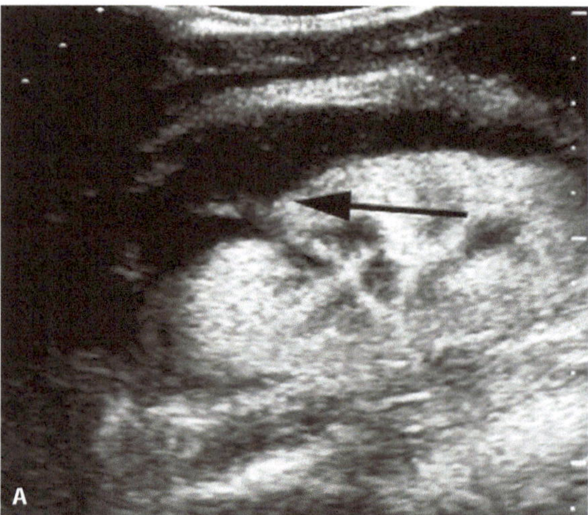

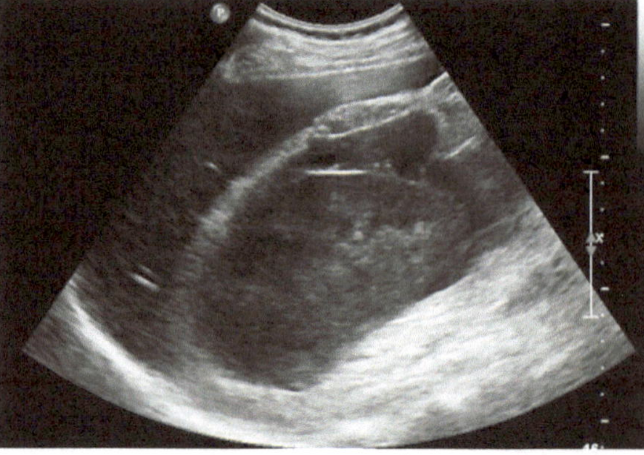

Fig. 6.24 Vasto ematoma perirenale a tre ore dalla litotrissia extracorporea (ESWL, extracorporeal shock wave lithotripsy)

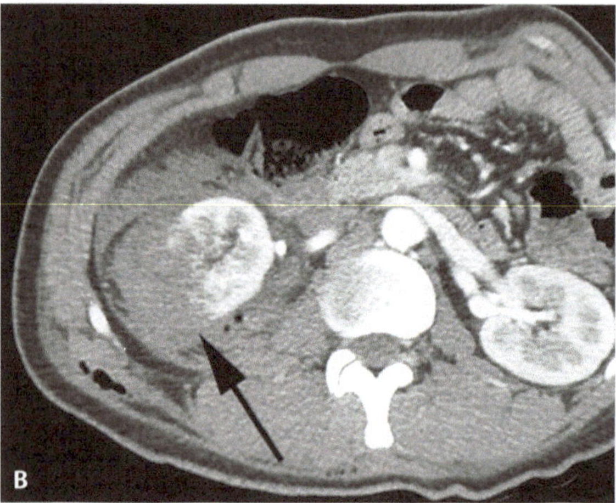

Fig. 6.23 (**A**) In fase tardiva (oltre due minuti dal bolo) la CEUS evidenzia un fine gemizio ematico che alimenta l'ematoma perirenale; la TC non consente di apprezzare il sanguinamento attivo (**B**)

riduce le possibilità di riconoscere il getto emorragico in corso di CEUS. Più interessante risulta l'applicazione dei mdc nel monitoraggio del trauma già riconosciuto in primo soccorso dall'ecografia tradizionale e valutato da una successiva TC. Le attuali linee guida sul trauma renale suggeriscono il trattamento non operativo (NOM, *non operative management*) anche nei traumi di maggiore gravità [12, 30]. L'evoluzione quasi sempre favorevole delle lesioni anche di grado avanzato permette di utilizzare la CEUS per il follow-up con ragionevole tranquillità, evitando somministrazione di radiazioni e di mdc di maggiore tossicità. Il riconoscimento delle complicanze vascolari (pseudoaneurismi e FAV) risulta più agevole e precoce. La CEUS potrebbe assu-

mere un ruolo particolarmente interessante nello studio dei traumi in età pediatrica. Altro campo di sicuro interesse è quello delle complicanze dopo manovre interventive diagnostiche o terapeutiche (ESWL, posizionamento di stent, biopsie, pieloscopia, pielolitotomia ecc.) (Fig. 6.24). Nel caso di dolore intenso o emorragia franca transitoria nelle ore o nei giorni successive all'intervento, la CEUS può rappresentare la tecnica di elezione per valutare l'eventuale danno renale senza ricorrere alla TC.

6.3 Imaging: MDCT

Mariano Scaglione, Giacomo Sica, Vittorio Miele

6.3.1 Introduzione

L'introduzione della moderna tecnologia MDCT ha rivoluzionato l'approccio diagnostico e il management del paziente politraumatizzato in generale e, nello specifico, del paziente con trauma renale. Oggi la MDCT si configura come il gold standard diagnostico nei traumi renali, poiché consente di individuare l'intero spettro di alterazioni; dalle lesioni arteriose e venose pure, all'ampia varietà delle lesioni parenchimali, alle lesioni del sistema escretore. L'esatta individuazione e classificazione delle lesioni con MDCT ha permesso, inoltre, di gestire nel modo più opportuno le lesioni renali utilizzando nella maggior parte dei casi protocolli conservativi (riducendo così drasticamente il numero degli interventi chirurgici "open") e, in modo mirato e selettivo, i trattamenti mini-invasivi. Questo nuovo management meno aggressivo ha determinato un decremento sostanziale della morbilità, della mortalità e delle complicanze post-chirurgiche. Tutto ciò è possibile a patto che la tecnologia MDCT venga utilizzata in modo rigoroso, con "precisione chirurgica", a partire da protocolli di studio opportunamente selezionati.

6.3.2 Tecnica di studio MDCT

6.3.2.1 Modalità di utilizzo del mdc

Il mdc da utilizzare è preferibilmente quello a maggiore concentrazione di iodio, per ottimizzare e migliorare la visualizzazione delle branche arteriose renali di II e III ordine e lo stravaso attivo del mdc. L'angiografia MDCT delle arterie renali è ottenuta con la tecnica del *bolus tracking* (100 UH). Il volume di mdc è correlato al peso del paziente, ma comunque non supera in genere i 100 mL. Il flusso del mdc è pari a 4-5 mL/s ed è seguito da 40 mL di soluzione salina al flusso di 3 mL/s, utilizzando un iniettore automatico.

6.3.2.2 Tecnica di utilizzo del protocollo multifasico

Nel paziente politraumatizzato il protocollo è sempre whole body al fine di individuare tutte le lesioni che possono coinvolgere differenti strutture anatomiche, organi e apparati.

Il protocollo prevede una fase precontrastografica seguita da uno studio contrastografico trifasico.

- *Fase precontrastografica*: comprende l'encefalo, il torace e l'addome con riempimento retrogrado della vescica con 120 cc di mdc iodato diluito al 10%. Durante tale fase la vescica viene riempita per via retrograda al fine di identificare le lesioni traumatiche dell'organo talora indipendenti da un trauma delle ossa del bacino.
- *Fase arteriosa*: ottenuta con il bolus tracking (ROI posizionata nel lume dell'aorta addominale con valore soglia pari a 100 HU) con volume esteso al collo-torace-addome-pelvi per la possibile coesistenza di lesioni traumatiche arteriose associate.
- *Fase portale*: ottenuta con un tempo totale di ritardo di 35 secondi dalla fase arteriosa, estesa all'addome e alla pelvi.
- *Fase escretoria*: ottenuta con un tempo di ritardo di 180 secondi dalla fase portale, con volume esteso all'addome e alla pelvi.

L'importanza dell'utilizzo delle tre fasi [31] è basata sulla possibilità di evidenziare durante la fase precontrastografica la presenza di emoretroperitoneo (iperdenso) (Fig. 6.25 A) e di differenziare il sangue dalle raccolte non ematiche-ipodense (urina, succo pancreatico, fluido di origine intestinale). È inoltre importante per l'immediata identificazione della sede dei coaguli sentinella al fine di definire successivamente la fonte emorragica [32] (Fig. 6.25 A). In questa fase il riempimento retrogrado della vescica consente di identificare la presenza di lacerazioni extraperitoneali e intraperitoneali del viscere o combinate.

La *fase arteriosa* e le successive consentono di differenziare gli pseudoaneurismi dalle raccolte di mdc dovute a stravaso emorragico attivo, i sanguinamenti di origine arteriosa (Fig. 6.25 B) da quelli di origine venosa e di evidenziare lo stravaso di urina iodata dalle vie escretrici renali e dagli ureteri (evidenti durante la fase escretoria) (Fig. 6.25 C). Le due fasi consentono, inoltre, di definire la tipologia delle lesioni del parenchima renale (Fig. 6.25 D) e di evidenziare gli ematomi (Fig. 6.26 A,B) e i sanguinamenti attivi. Nello specifico le aree di iperattenuazione, che incrementano volumetricamente nelle tre fasi di studio, vanno interpretate come fonti di emorragia attiva, mentre quelle con aspetto "focale" – evidenti in fase arteriosa e che seguono il *wash out* del sangue nelle fasi successive – corrispondono a pseudoaneurismi traumatici. I sanguinamenti venosi si evidenziano in *fase portale* e *tardiva*, hanno talora una densità inferiore a quelli arteriosi e tendono ad autolimitarsi. Lo studio multifasico può inoltre contribuire a fornire una valutazione dell'entità del sanguinamento in relazione al progressivo incremento dell'area di stravaso di mdc nelle tre fasi di studio (Fig. 6.27 A,B) [2, 33]. Ciò è particolarmente importante proprio in quei pazienti che non mostrano segni di instabilità emodinamica, nei quali la MDCT può indicare tempestivamente la fonte emorragica prima che si determinino ipotensione, tachicardia e le manifestazioni cliniche dello shock ipovolemico [34, 35].

6.3.3 Semeiotica MDCT

6.3.3.1 Contusione

La contusione è una lesione reversibile rappresentata da un'area focale o generalizzata a margini mal definiti (Fig. 6.28), talora spontaneamente iperdensa in fase pre-contrastografica, relativamente ipodensa in fase

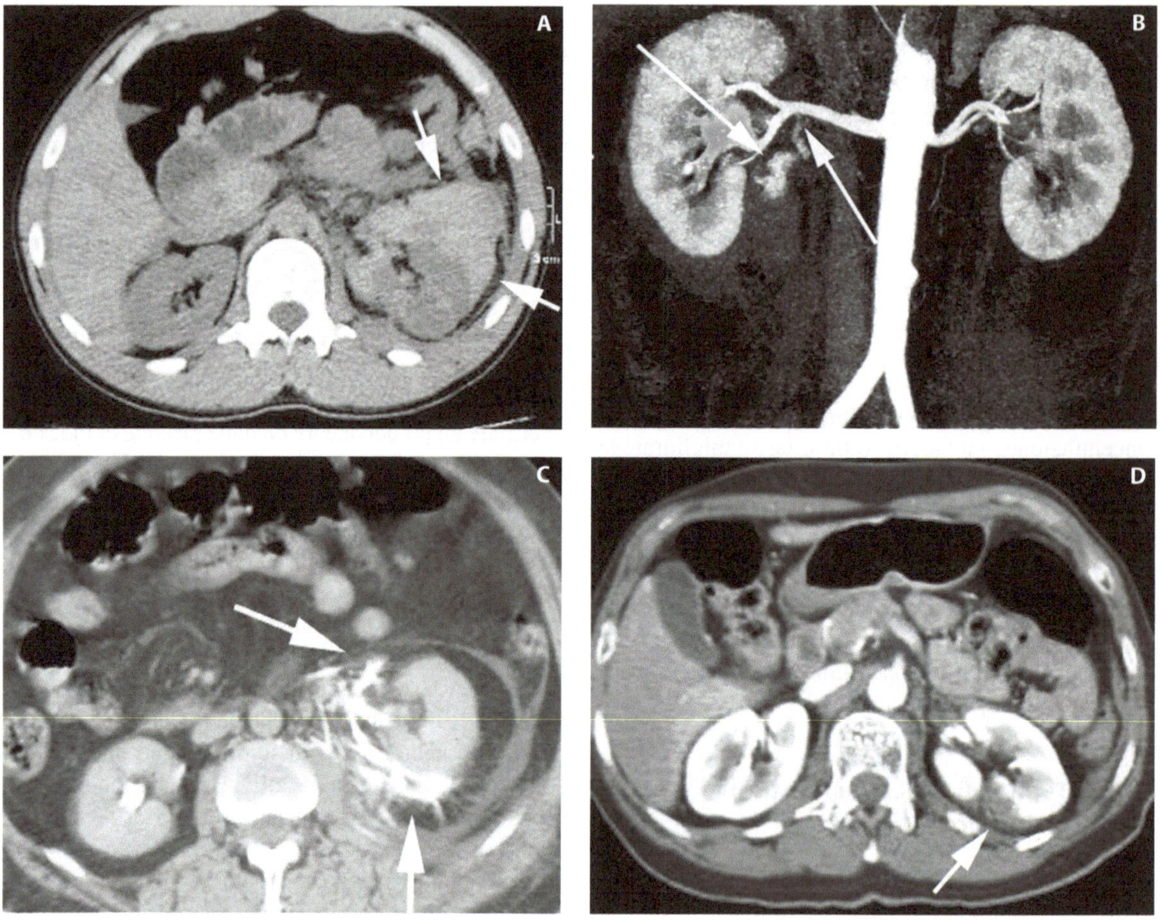

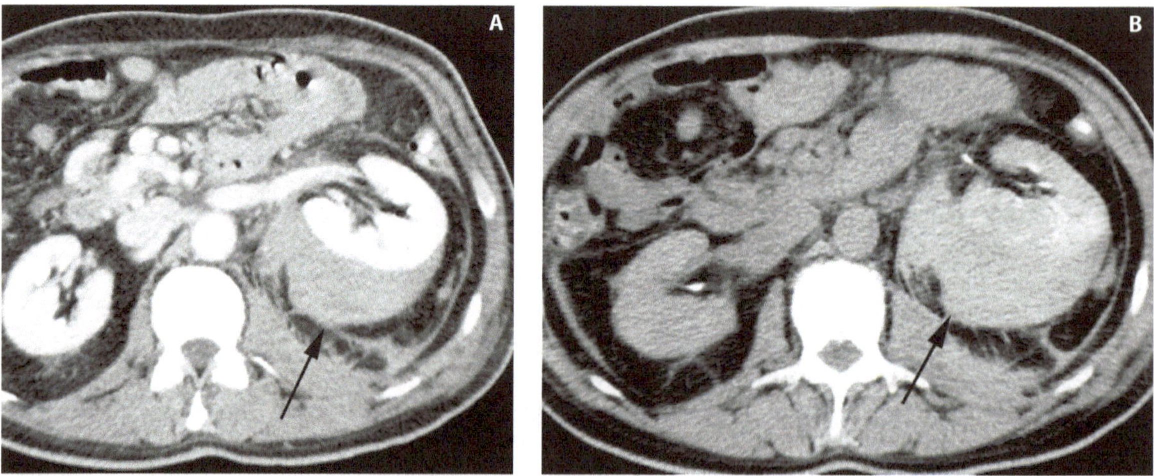

Fig. 6.25 Studio multifasico in TCMS. (**A**) Fase pre-contrastografica: evidenza di iperdensità fluida con coefficienti densitometrici di tipo ematico (*frecce*) nello spazio pararenale. (**B**) Fase arteriosa: la ricostruzione MIP sul piano coronale documenta stravaso ematico attivo a partire dall'arteria renale di destra (*frecce*). (**C**) Fase escretoria: spandimento di urina iodata (*frecce*) nello spazio perirenale. (**D**) Fase portale: presenza di piccola area triangolare a larga base d'impianto da riferire a infarto renale

Fig. 6.26 Scansione assiale TC in fase portale (**A**) e di escrezione (**B**): si nota un grossolano ematoma sottocapsulare (*freccia nera*)

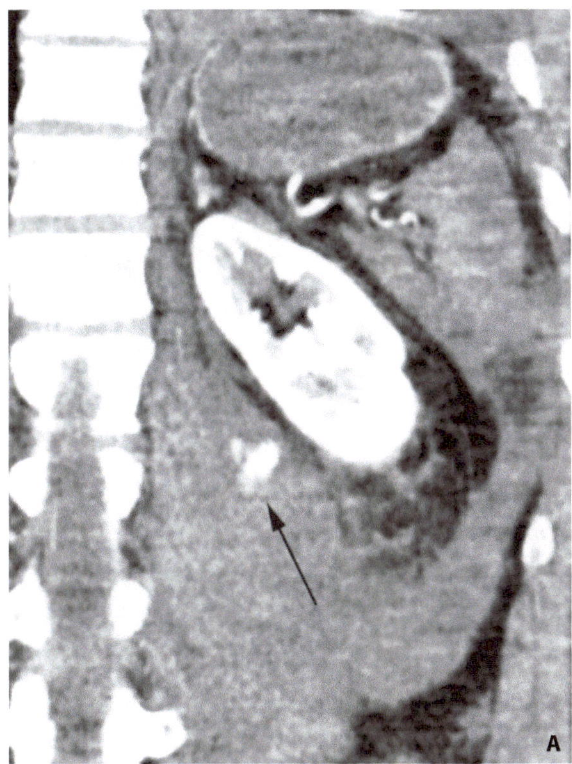

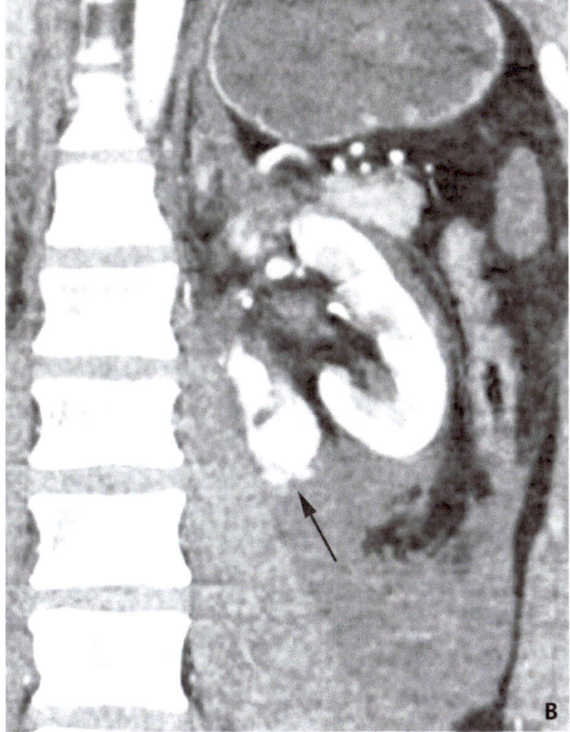

Fig. 6.27 Ricostruzioni multiplanari eseguite su un piano coronale: si osserva il progressivo incremento dell'area di stravaso attivo del mdc somministrato ev (*frecce*)

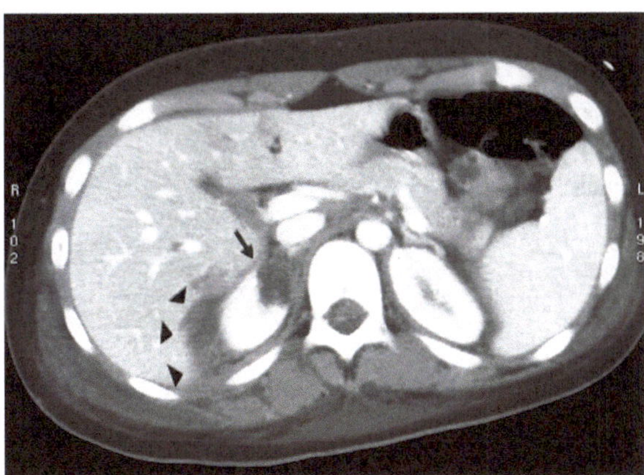

Fig. 6.28 Scansione TC assiale eseguita in fase nefrografica: in sede polare superiore del rene di destra si apprezza area ipodensa a margini sfumati (*freccia nera*) da contusione renale, con associato piccolo ematoma perirenale (*punte di freccia*)

nefrografica per il suo ridotto enhancement dopo somministrazione endovenosa (ev) di mdc e con ritardata escrezione di urina iodata, il cui transito tubulare risulta rallentato a causa dell'edema [34-36]. Nell'esame precontrastografico, la zona contusa può talvolta presentarsi come un'area sfumata e spontaneamente iperdensa per la presenza di emorragia nel suo contesto [37]. Secondo l'OIS (Organ Injury Scale) – la classificazione sviluppata dall'AAST, che permette un'accurata descrizione dei maggiori traumi renali – le contusioni renali rientrano nei traumi di I grado [38]. Questa classificazione anatomo-chirurgica, valido strumento per prevedere l'outcome clinico dei pazienti con trauma renale [39], riconosce la progressiva gravità del danno parenchimale e vascolare associata a meccanismi di trauma proporzionalmente sempre più gravi [40].

6.3.3.2 Lacerazione

Le lacerazioni consistono in aree di distruzione del parenchima renale, caratterizzate alla TC da scarso o assente incremento densitometrico dopo somministrazione del mdc. Ipodense nella fase di studio postcontrastografico, le lacerazioni risultano particolarmente evidenti nella fase nefrografica. Presentano morfologia lineare o cuneiforme, profilo capsulare mal definito e possono avere diverso grado di profondità. In base alla loro estensione, possono essere classificate come corticali o cortico-midollari [36]. A seconda della loro profondità, l'AAST considera lesioni di II grado le lacerazioni < 1 cm, laddove quelle >1 cm

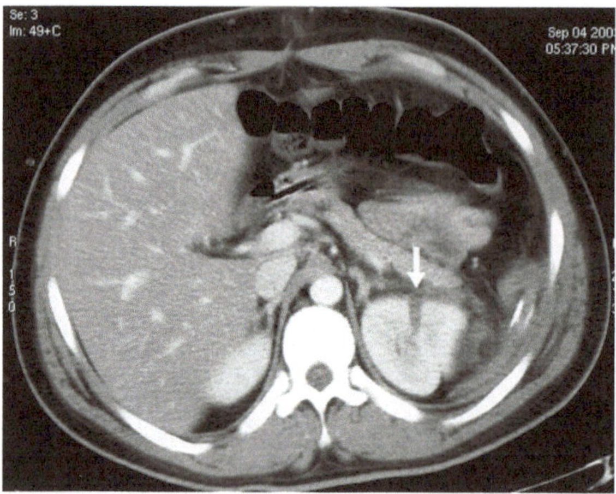

Fig. 6.29 Scansione TC assiale all'equilibrio: piccola lacerazione del profilo anteriore del rene di sinistra con morfologia cuneiforme e base rivolta verso il profilo capsulare (*freccia bianca*)

rientrano nel gruppo delle lesioni di III grado; caratteristicamente, non determinano rottura del sistema collettore (Fig. 6.29) [22, 37], a differenza delle lacerazioni complete, propriamente dette fratture.

6.3.3.3 Ematoma centroparenchimale

Nell'esame precontrastografico l'ematoma centroparenchimale può presentarsi come un'area spontaneamente iperdensa per fenomeni emorragici contestuali. L'ematoma centroparenchimale o intra-renale, definito anche lacerazione incompleta [41], appare alla TC come un'area circoscritta che non presenta enhancement post-contrastografico [36, 42] e pertanto risulta essere costantemente ipodensa dopo mdc ev. Può essere limitata alla corticale o coinvolgere anche la midollare [36]; può presentare, inoltre, sia margini sfumati, mal definiti [34] sia contorni ben demarcati [42]. A differenza della contusione, la regione interessata non presenta escrezione di urina iodata [34].

6.3.3.4 Ematoma sottocapsulare

Gli ematomi sottocapsulari consistono in raccolte spontaneamente iperdense all'esame TC diretto (40-60 UH) [40] a morfologia biconvessa, semicircolare o lenticolare, tra capsula renale integra e parenchima renale (Fig. 6.30), talvolta deformato [37, 40, 42]. Secondo l'OIS, gli ematomi sottocapsulari stabili, non espansivi, rientrano nelle lesioni traumatiche di I grado.

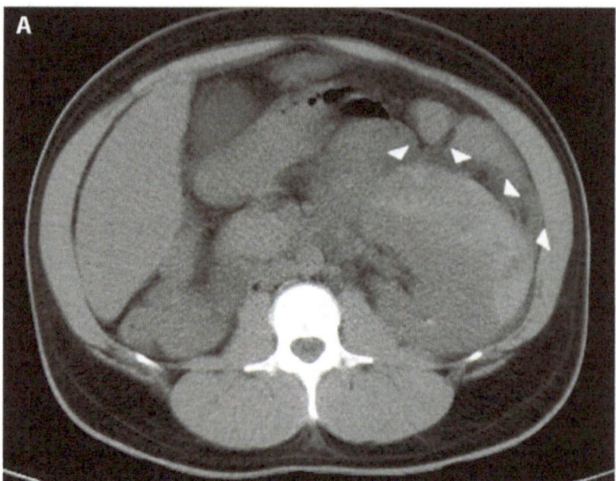

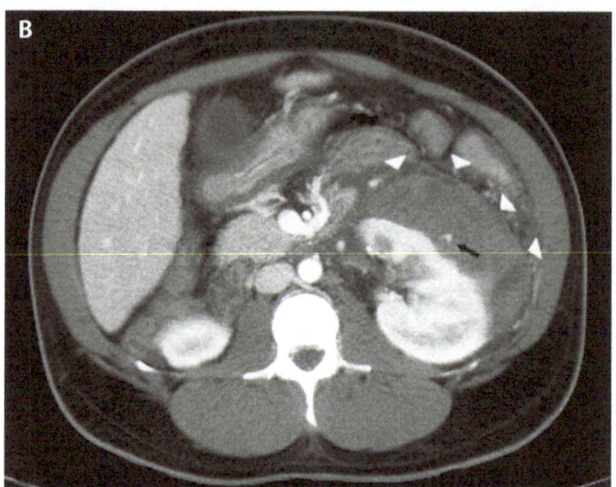

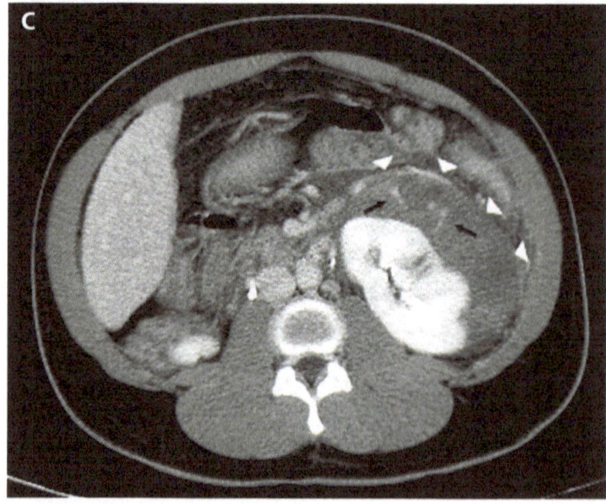

Fig. 6.30 L'esame TC diretto (**A**) mostra una raccolta a elevata densità (*punte di freccia*) tra profilo capsulare e parenchima renale. Dopo somministrazione di mdc ev (**B**), si conferma la presenza dell'ematoma sottocapsulare nel cui contesto si apprezza focus di sanguinamento attivo (*freccia nera*). Nella scansione tardiva (**C**), si noti l'incremento e la variazione dell'aspetto morfologico dello stravaso attivo

6.3.3.5 Ematoma perirenale

Gli ematomi perirenali sono raccolte fluide a elevata densità (45-90 UH) in fase precontrastografica [40], localizzate nel grasso di Gerota, tra il parenchima renale e la fascia omonima (Figg. 6.28, 6.31, 6.32, 6.33 e 6.35). Generalmente non oltrepassano la linea mediana [42]. Si associano maggiormente a lacerazioni del parenchima renale con rottura della capsula renale [40, 41]. Vasti ematomi perirenali possono dislocare il rene o esercitare effetto massa sul suo parenchima. Di frequente riscontro alla TC in paziente con ematoma perirenale, specie se di cospicue dimensioni, è l'ispessimento della

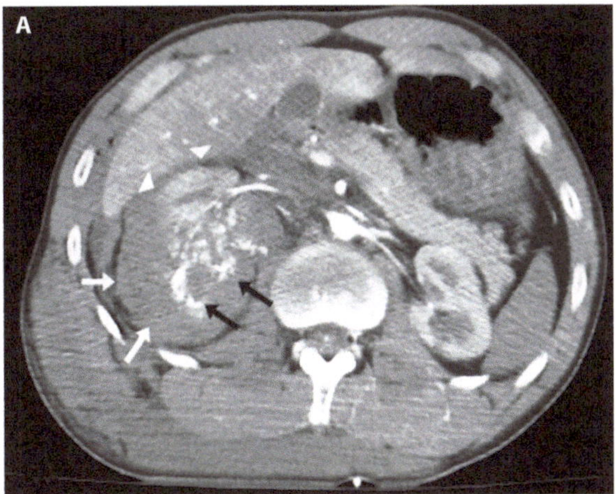

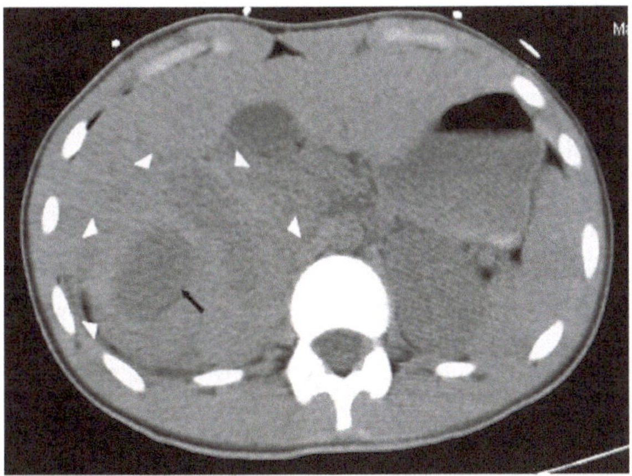

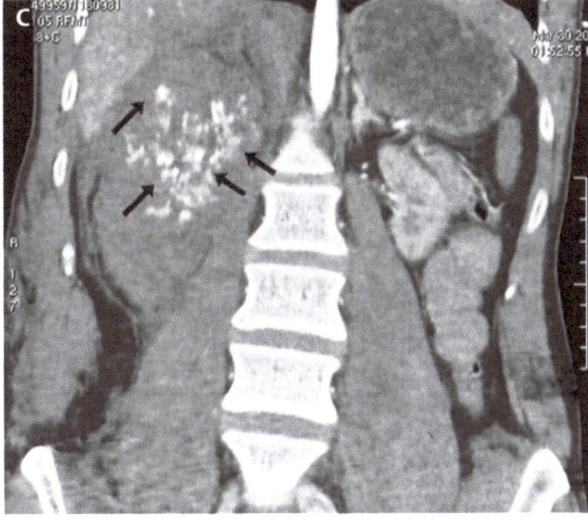

Fig. 6.31 Grossolano ematoma perirenale destro rappresentato, alla TC senza mdc ev, da una raccolta fluida nel grasso di Gerota, a margini mal definiti, spontaneamente iperdensa (*punte di freccia*) che disloca il rene lateralmente (*freccia nera*)

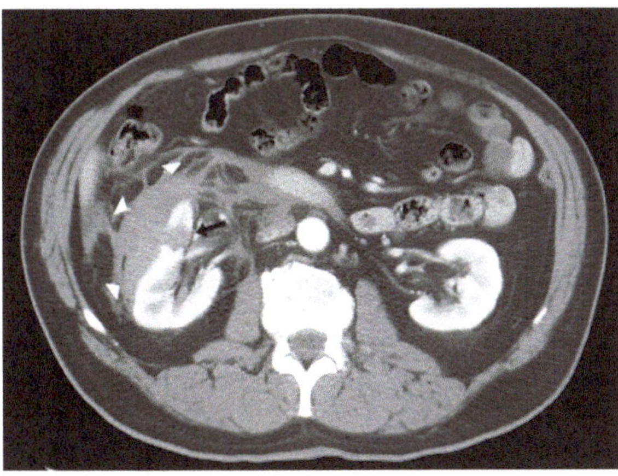

Fig. 6.32 Frattura del labbro anteriore del rene di destra (*freccia nera*) con conservata vascolarizzazione del frammento parenchimale e associato ematoma perirenale (*punte di freccia*)

Fig. 6.33 Spappolamento del rene di destra con residua porzione parenchimale vascolarizzata (**A**, **B** *punte di freccia*). Sovvertimento strutturale dei restanti frammenti renali devascolarizzati con evidenza di grossolano ematoma perirenale (**A**, **B** *frecce bianche*) e multipli foci di stravaso ematico attivo (**A**, **C** *frecce nere*) che incrementano e cambiano di morfologia nella fase venosa (**B** *frecce nere*)

fascia latero-conale o la compressione del colon [37, 42]. Anche queste lesioni rientrano nei traumi di II grado secondo l'OIS.

6.3.3.6 Frattura

La frattura renale, o lacerazione profonda o completa, è rappresentata alla TC come una transezione singola del rene nei due poli e si accompagna a rottura del sistema collettore, con conseguente stravaso di urina iodata [36, 41, 43] apprezzabile in fase tardiva eseguita tra i 3 e i 20 minuti. Generalmente l'apporto ematico dei frammenti è conservato (Fig. 6.32), in quanto la lesione segue le divisioni interlobari [34, 37]. La presenza di almeno tre o più frammenti separati identifica la condizione di *spappolamento renale* o *shattered kidney* con ampio sovvertimento strutturale dell'architettura parenchimale [37, 41] (Fig. 6.33). Non è sempre possibile riconoscere alla TC i frammenti devitalizzati quando sono circondati dall'ematoma retroperitoneale [22]. Non è infrequente la comparsa tardiva di emorragia o stravaso urinoso dovuti alla scarsa vitalità dei frammenti parenchimali [42]. Lo "shattered kidney" è classificato come lesione traumatica di grado V e quando associata ad ampia devascolarizzazione del parenchima renale richiede l'exeresi chirurgica [38, 44].

6.3.3.7 Trombosi dell'arteria renale

Nei traumi decelerativi a elevata energia può verificarsi lo stiramento del peduncolo vascolare renale con rottura, trombosi o dissezione dell'arteria renale e conseguente devascolarizzazione del rene, il cui parenchima presenta assenza di impregnazione del mdc e margini capsulari ben definiti e conservati (Fig. 6.34). Alla TC è possibile riscontrare, nella fase arteriosa di studio, una brusca interruzione dell'opacizzazione del lume vascolare ed, in caso di un coinvolgimento dell'arteria renale di destra, anche il riempimento retrogrado della vena renale omolaterale, in quanto, a differenza di quella controlaterale, è più breve e non drena il sangue refluo dalle vene surrenalica, lombari e gonadica [37].

L'ematoma retroperitoneale è caratteristicamente assente in caso di occlusione traumatica dell'arteria renale, sebbene talora sia riscontrabile nel tratto prossimale del vaso [22]. L'occlusione traumatica dell'arteria renale è considerata una lesione di grado V [35]. Caratteristico della devascolarizzazione, ma più in generale degli infarti arteriosi, è il cosiddetto "segno dell'orletto" (*rim sign*), dovuto all'opacizzazione della

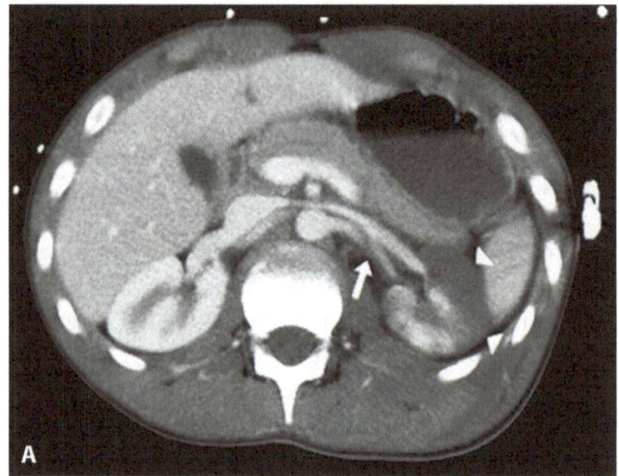
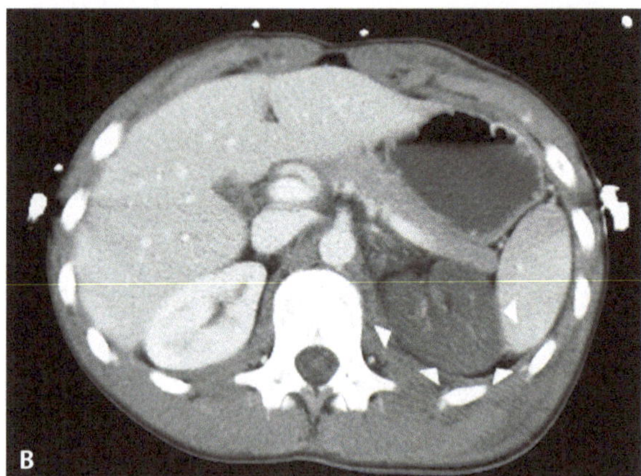
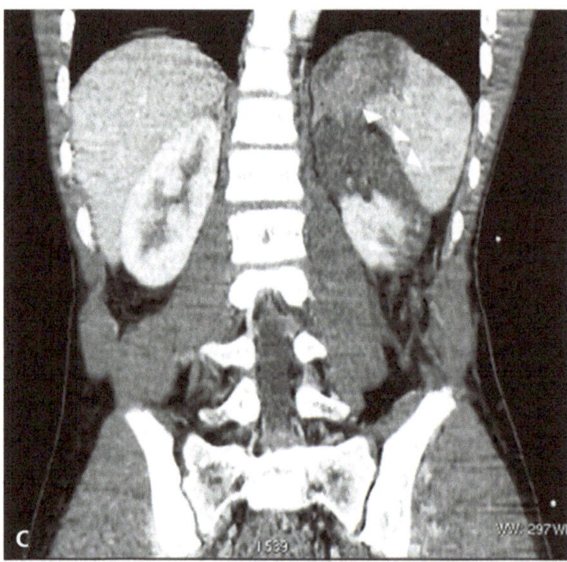

Fig. 6.34 Difetto di opacizzazione dell'arteria renale di sinistra con sfumata ipodensità endoluminale da trombosi parziale post-traumatica (**A**, *freccia bianca*) e conseguente ischemia del polo renale superiore, che presenta margini capsulari ben definiti e conservati (**A**, **B** e **C**, *punte di freccia*)

capsula e del parenchima sottocapsulare da parte di vasi capsulari collaterali integri [36, 37, 43] e visibile solo dopo le prime 8 ore dall'evento infartuale [37].

6.3.3.8 Trombosi della vena renale

L'occlusione traumatica della vena renale è una lesione di grado IV, meno frequente delle lesioni traumatiche dell'arteria, e determina un rigonfiamento del rene omolaterale. La trombosi post-traumatica isolata della vena renale è rara. All'esame TC multifasico è possibile apprezzare una prolungata fase cortico-midollare e una riduzione dell'effetto nefrografico, con conseguente ridotta o assente escrezione di urina iodata in fase tardiva di studio. Il trombo, identificabile all'esame TC diretto come una formazione intraluminale a elevata densità, può distendere la vena renale a monte [45]. Anche in questo caso può evidenziarsi il "segno dell'orletto", di spessore maggiore rispetto a quello osservato nella trombosi arteriosa [36]. In caso di lacerazione della vena renale sarà evidente un ematoma retroperitoneale, con caratteristica localizzazione in sede mediale [46].

6.3.3.9 Infarto traumatico

L'infarto traumatico è rappresentato da aree non perfuse, cuneiformi, con apice all'ilo e base rivolta verso la capsula renale, il cui profilo appare regolare e ben delineato. Sono determinati da trombosi, dissezione o lacerazioni di arterie segmentarie [37]; generalmente si verifica una lacerazione intimale, con conseguente aggregazione piastrinica e occlusione del vaso. Risultano assenti sia le fasi cortico-midollare e nefrografica sia la fase pielografica. Gli infarti segmentari possono essere singoli o multipli, associati o meno ad altri traumi renali e fanno parte delle lesioni di grado IV [35].

6.3.3.10 Emorragia vasale attiva

Il sanguinamento attivo post-traumatico consiste in uno stravaso di mezzo di contrasto con valori di attenuazione compresi tra 80 e 370 UH [36] (Figg. 6.30, 6.33 e 6.35). Generalmente si riscontra nel contesto di un ematoma a densità minore e presenta aspetto filiforme [40], rifornendosi e cambiando morfologia nelle successive acquisizioni, essendo le tre tuniche vasali completamente lesionate; più frequentemente interessate risultano le strutture vascolari peri-capsulari e capsulari [46]. L'emorragia vasale attiva, inoltre, si differenzia dagli stravasi urinosi nella tempistica (l'emorragia si evidenzia sempre prima degli urinomi, che sono apprezzabili nella sola fase tardiva), nella densità (più bassa rispetto all'urina iodata) e nella localizzazione (non necessariamente contigui al sistema collettore) [36]. I sanguinamenti attivi, inoltre, entrano in diagnosi differenziale con gli pseudoaneurismi post-traumatici e le fistole artero-venose.

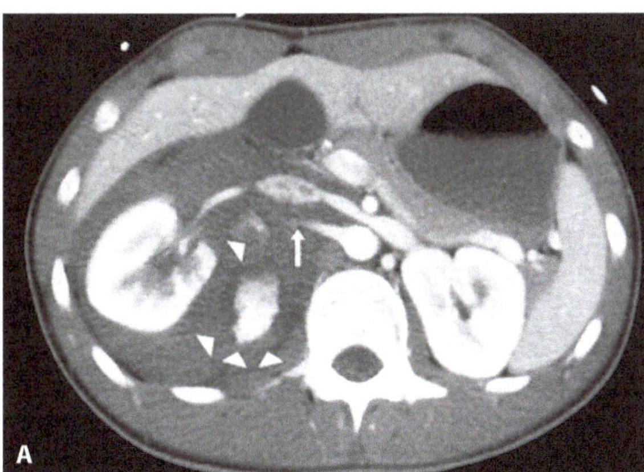
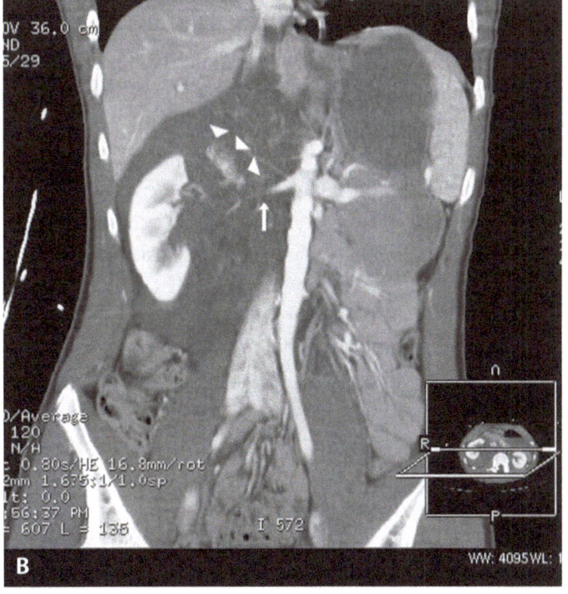

Fig. 6.35 (**A**) Lacerazione post-traumatica dell'arteria renale di destra con brusca interruzione del suo lume (*freccia bianca*) associata a spandimento di mdc ev da emorragia vasale attiva (*punte di freccia*). (**B**) La ricostruzione MPR sul piano coronale evidenzia brusco restringimento di calibro dell'arteria renale (*freccia bianca*) e lo stravaso ematico (*punte di freccia*)

6.3.3.11 Pseudoaneurismi post-traumatici e fistole artero-venose

Gli pseudoaneurismi (PSA) rappresentano una rara complicanza dei traumi addominali chiusi, mentre la loro incidenza aumenta nei traumi penetranti. Sono causati da incompleta lacerazione della parete arteriosa; in genere, il primo esame TC mostra semplicemente una lacerazione del parenchima più o meno profonda. Solo dopo alcuni giorni o settimane dall'evento traumatico gli PSA sono apprezzabili e assumono aspetto rotondeggiante, a margini definiti e regolari, isodensi all'aorta nelle diverse acquisizioni multifasiche [47]. Per tale motivo, i pazienti con lesioni di III grado (lacerazioni >1cm) o con fratture renali (grado IV) dovrebbero essere sottoposti a controlli ripetuti nel tempo con eco-color Doppler con mdc e/o con risonanza magnetica.

Le fistole artero-venose rientrano, come gli PSA, nelle "lesioni contenute" e sono date dalla simultanea opacizzazione di un vaso arterioso e di uno venoso. La diagnosi differenziale con gli PSA è possibile in TC solo quando si effettui un corretto studio multifasico con una fase arteriosa pura. PSA e fistole artero-venose richiedono un intervento endovascolare di embolizzazione, che ha successo in oltre l'80% dei casi.

6.4 Imaging: RM

Gianfranco Gualdi, Emanuele Casciani

6.4.1 Introduzione

La TC è la metodica di elezione nel sospetto clinico di lesione traumatica del rene e del sistema collettore, essendo in grado di valutare accuratamente la presenza e l'estensione del danno renale, come pure il coinvolgimento degli spazi peri- e pararenale e l'eventuale presenza di urinomi e di lesioni vascolari; fornisce inoltre, mediante l'impiego del mdc somministrato per ev, informazioni sulla perfusione renale. Gli svantaggi della TC con mezzo di contrasto ev sono rappresentati dal potenziale deterioramento della funzione renale nei pazienti con elevati valori di creatininemia e dall'impiego delle radiazioni ionizzanti, specialmente nelle donne in gravidanza, nei giovani e nei bambini, che avendo una lunga aspettativa di vita devono evitare il più possibile l'esposizione a questo tipo di radiazioni.

Peraltro, la maggior parte dei traumi renali viene attualmente gestita in modo conservativo, che prevede una costante sorveglianza radiologica. La gestione conservativa dei pazienti traumatizzati richiede infatti esami diagnostici (RX, TC) concentrati in un breve periodo e ciò comporta un rapido accumulo della dose. È pertanto fondamentale ridurre la dose, diminuendo il numero degli esami di controllo grazie al possibile utilizzo di tecniche d'imaging che non impiegano radiazioni ionizzanti, come l'ecografia e la risonanza magnetica.

Gli altri vantaggi della RM, oltre al non utilizzo di radiazioni ionizzanti, sono il possibile impiego del gadolinio nei pazienti allergici ai mezzi di contrasto iodati, la possibilità di ottenere informazioni anche senza l'utilizzo di mdc e l'elevata accuratezza in rapporto alla notevole risoluzione di contrasto [48].

Gli svantaggi della RM comprendono il ridotto numero di apparecchi allocati nelle adiacenze o nelle Radiologie dei Dipartimenti di Emergenza, e quindi il limitato accesso all'esame, i costi elevati e la variabilità della qualità delle immagini nei pazienti scarsamente collaboranti, come si verifica nei politraumatizzati.

Le sale RM di nuova concezione sono progettate per soddisfare le condizioni più difficili, in modo da consentire l'esecuzione degli esami anche in pazienti critici. In particolare, tutte le apparecchiature di supporto (per esempio defibrillatore o ventilatore) devono essere compatibili con il campo magnetico e costruite con materiali non ferromagnetici in grado di espletare le loro funzioni in presenza di campi magnetici; ovviamente non sempre è possibile eseguire esami RM in urgenza, come nel caso di pazienti traumatizzati, portatori di fissatori esterni ferromagnetici.

6.4.2 Tecnica di studio RM

Gli apparecchi RM di ultima generazione sono dotati di magneti ad alto campo (1.5 e 3 T), con gradienti elevati, bobine e catene RF ad alta qualità che ne hanno migliorato notevolmente le prestazioni. La recente introduzione dell'imaging parallelo, il miglioramento dei software, l'ottimizzazione delle sequenze (in particolare le sequenze in apnea) e l'elevata velocità di elaborazione hanno reso l'esame RM meno complesso e più rapido, con minore discomfort per il paziente, anche nello studio della patologia traumatica addominale.

Una sequenza promettente nel fornire indicazioni utili sulle lesioni traumatiche degli organi parenchimali senza l'impiego di mezzo di contrasto è la diffusione, già utilizzata con successo nella patologia encefalica.

L'imaging di diffusione con RM permette di misurare i movimenti casuali (browniani) dell'acqua attraverso l'impiego di sequenze che utilizzano particolari gradienti (di uguale grandezza ma di opposta direzione). In breve, quando questi opposti gradienti sono applicati in un tessuto che contiene molecole d'acqua in movimento casuale, il segnale netto sarà assente, per effetto dell'annullamento reciproco dei gradienti; se le molecole presentano invece movimento scarso o nullo, il segnale risultante sarà presente e dipendente dal coefficiente di diffusione apparente (ADC) delle molecole stesse. Per questi motivi, i tessuti che contengono una "ristrettezza" nei movimenti dell'acqua risultano iperintensi nelle sequenze pesate in diffusione, già nella prima ora dall'insorgenza dei fenomeni necrotico-ischemici, quando le sequenze T2 "semplici" non sono in grado di dimostrare alterazioni del segnale. Attraverso l'imaging di diffusione (DWI, diffusion-weighted imaging) viene inoltre calcolato anche il coefficiente di diffusione apparente, ADC, grandezza che esprime quantitativamente la velocità di diffusione dell'acqua. Le sequenze DWI attualmente impiegate sono prevalentemente del tipo eco-planare T2 pesate, ultra-rapide, che vengono ottenute in modo "bimodale", con un'intrinseca pesatura in T2 (acquisizione a gradienti "spenti") accanto alla pesatura in diffusione (con i gradienti "accesi").

La RM offre pertanto notevoli possibilità diagnostiche senza l'utilizzo di radiazioni ionizzanti non come tecnica di prima istanza, ma nel controllo dei traumi addominali e in particolare del danno renale, specialmente nei pazienti giovani o nei pazienti ai quali non è possibile somministrare mezzi di contrasto iodati.

Nel trauma maggiore la RM rimane comunque una metodica di seconda istanza, volta a chiarire problematiche diagnostiche non risolte con le altre metodiche; in particolare è in grado di fornire ulteriori elementi diagnostici nei reperti dubbi alla TC o nel controllo dei traumi renali trattati con terapia conservativa.

Il numero di studi finora riportati in letteratura sulla valutazione del trauma renale con RM sono esigui e datati [48-52]; tuttavia, nonostante l'utilizzo di apparecchiature non di ultima generazione, l'accuratezza della RM appariva già sovrapponibile a quella della TC.

6.4.3 Semeiotica RM

6.4.3.1 Lesioni parenchimali

La RM presenta la medesima accuratezza della TC nell'individuazione e nella valutazione dell'estensione delle contusioni e delle lacerazioni parenchimali.

Le contusioni del parenchima renale appaiono come aree di alterato segnale a morfologia rotonda o ovoidale, a margini mal definiti, moderatamente iperintense nelle sequenze T2 a soppressione del grasso, che rilevano la componente edemigena, e iperintense nelle sequenze T1 e GRE, che dimostrano invece la componente ematica. Nella sequenza DWI le lesioni parenchimali presentano aumento della restrizione della diffusione parenchimale con riduzione del segnale in ADC in relazione alla presenza dell'edema intraparenchimale (Fig. 6.36). Alla RM, come pure alla TC, le lacerazioni corticali (<1 cm) e cortico-midollari (>1 cm) appaiono come lesioni lineari ipointense sia in T1 sia in T2. La contusione e la lacerazione del parenchima renale appaiono come aree di ridotta vascolarizzazione dopo mezzo di contrasto rispetto al tessuto sano circostante. Nelle sequenze T1, GRE e T2 pesate gli ematomi sottocapsulari appaiono come raccolte iperintense, che comprimono il parenchima renale circostante. È stata descritta la possibilità in RM di datare le raccolte emorragiche in base al segnale nelle sequenze T1 e T2 pesate [49, 50].

6.4.3.2 Lesioni dei calici e della pelvi renale

In RM la lacerazione estesa alle cavità calico-pieliche può essere accertata nella fase tardiva-pielografica a 8-10 minuti dalla somministrazione di mezzo di contrasto nella sequenza T1 3D a soppressione del grasso con evidenza di mezzo di contrasto stravasato in sede perirenale.

6.4.3.3 Lesioni vascolari

La RM permette di individuare lesioni traumatiche dell'arteria o della vena renale sia con sequenze angiografiche dopo gadolinio sia con sequenze angiografiche o steady-state senza l'impiego del mezzo di contrasto. Tale possibilità può essere particolarmente importante e vantaggiosa nei pazienti che, a causa del trauma stesso o di condizioni preesistenti, non possono eseguire mezzo di contrasto né in TC né in RM per elevati valori di creatininemia, bassi valori di GFR o per allergia ai composti iodati. Le sequenze RM Angio 3D Inversion Recovery permettono infatti performance molto elevate e possono anche sostituire la TC con mezzo di contrasto (Fig. 6.37). La sequenza di diffusione che non utilizza mdc permette inoltre di valutare il danno ischemico parenchimale consensuale al danno vascolare, con la possibilità di differenziare le lesioni ischemiche da quelle infartuali [51].

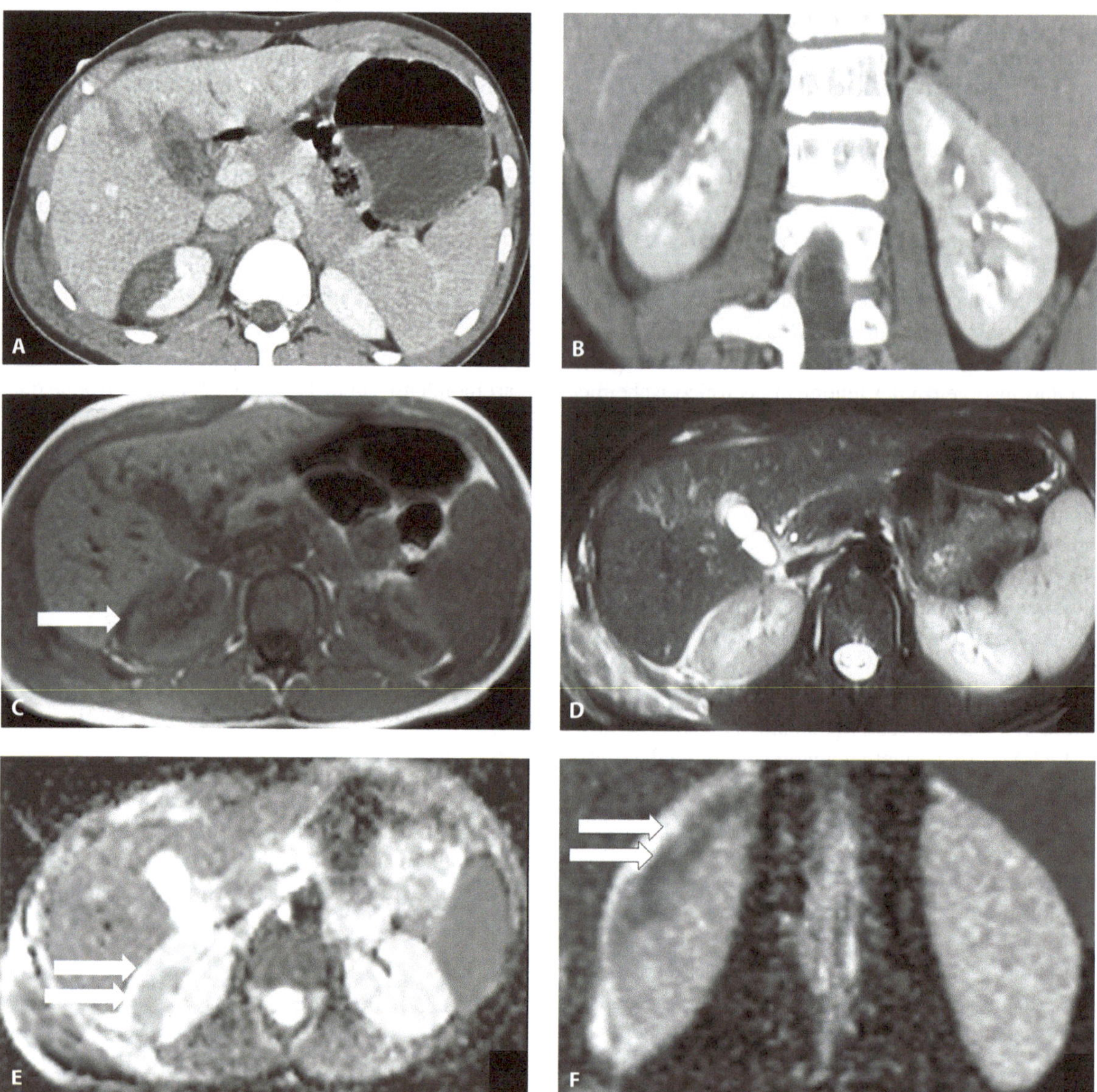

Fig. 6.36 Trauma della strada in paziente di 16 anni con contusione ed ematoma intraparenchimale del rene destro. La TC multislice nella fase venosa dopo mdc (**A**) e la MPR sul piano coronale (**B**) dimostrano la vasta contusione con ematoma intraparenchimale a livello del versante laterale del polo superiore e della regione equatoriale del rene destro. La RM di controllo senza mdc, eseguita a 7 giorni dal trauma, dimostra la riduzione delle dimensioni e dell'estensione della contusione e dell'ematoma intraparenchimale rilevati in precedenza. Nella sequenza T1 (**C**) persiste una piccola area di ipersegnale (*freccia*) da riferire a materiale ematico; nella sequenza T2 (**D**) non si rilevano alterazioni del segnale. La sequenza più sensibile è quella in DWI eseguita sui piani assiale (**E**) e coronale (**F**), che dimostra la persistenza dell'alterazione del segnale (*frecce*), indice che la componente edemigena è ancora presente

Fig. 6.38 Trauma in decelerazione in paziente di 47 anni con dolore lombare destro, ipertensione, aumento creatininemia (2,7 mg/dL) e basso valore di GFR (32 mL/min) con dissezione dell'arteria renale destra e ischemia del parenchima renale. La RM eseguita senza somministrazione di mdc ev con sequenza Angio 3D Inversion Recovery, acquisita sul piano assiale e completata con ricostruzione MPR (**A**), dimostra la presenza di lembo intimale di dissezione a carico dell'arteria renale destra con breccia intimale a 2 cm dall'origine e parziale segnale di flusso anche nel lume falso (*freccia*). La sequenza DWI (**B**) dimostra ipersegnale della regione sovraequatoriale del rene destro (*frecce*) in rapporto a ischemia del parenchima. L'angiografia (**C**) conferma la dissezione dell'arteria renale. Il controllo angiografico dopo posizionamento dello stent (**D**) dimostra buona riuscita della procedura																																																												$\longrightarrow$

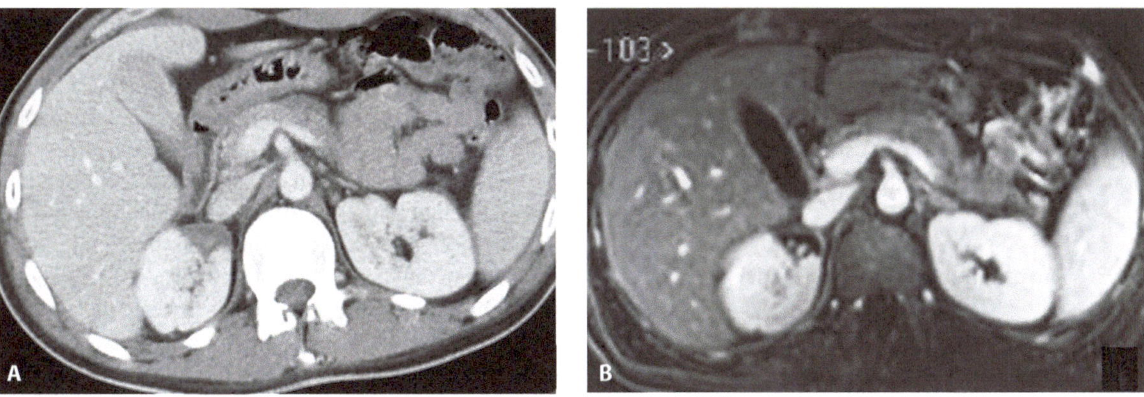

Fig. 6.37 Trauma della strada in paziente di 23 anni con infarto corticale subsegmentario post-traumatico del polo superiore del rene destro. La TC multislice (**A**) dimostra la presenza di una zona ipoperfusa a morfologia triangolare con base verso la capsula con aspetto da piccolo infarto corticale subsegmentario. Il controllo RM a 8 giorni dal trauma, eseguito con sequenza T1 3D a soppressione del grasso dopo gadolinio (**B**), dimostra la stabilità del reperto

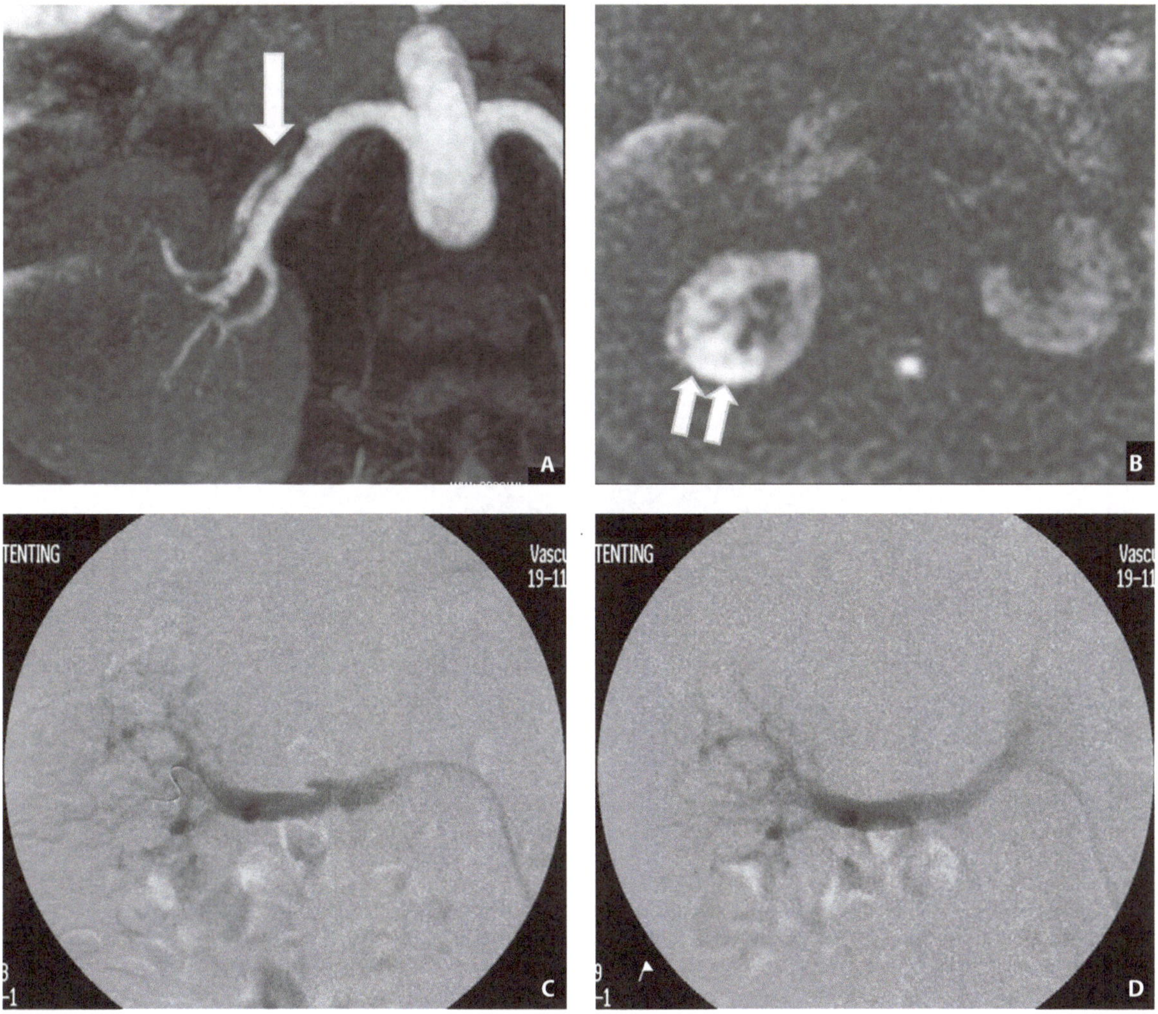

In risonanza magnetica gli infarti corticali si dimostrano come aree a morfologia triangolare con base verso la capsula e apice verso l'ilo, a margini netti, moderatamente iperintense in T1 e in T2 con netto difetto di vascolarizzazione e perfusione dopo somministrazione di mdc (Fig. 6.38) [52].

6.4.3.4 Anomalie renali preesistenti

Anomalie renali preesistenti congenite o acquisite – come il rene a ferro di cavallo, il rene in ectopia pelvica, formazioni cistiche o tumori – possono andare incontro a rottura in seguito a un trauma con una frequenza variabile tra lo 0,1 e il 23% [53]. La RM è in grado di rilevare le lesioni preesistenti (come formazioni cistiche e tumori) che sono andate incontro a rottura in seguito al trauma; grazie alla multiparametricità fornisce inoltre informazioni sulla natura della lesione preesistente e sulla presenza di eventuali sanguinamenti o altre complicanze cui il rene è andato incontro. La lesione che più frequentemente si complica a causa di rottura è l'angiomiolipoma. La RM è in grado di valutare le diverse componenti dell'angiomiolipoma, confermando la presenza del tessuto adiposo nel contesto della massa attraverso l'utilizzo di sequenze a soppressione del grasso, che confermano la natura della lesione e contemporaneamente permettono di differenziare, quantificare e datare l'eventuale complicanza emorragica in caso di rottura (Fig. 6.39).

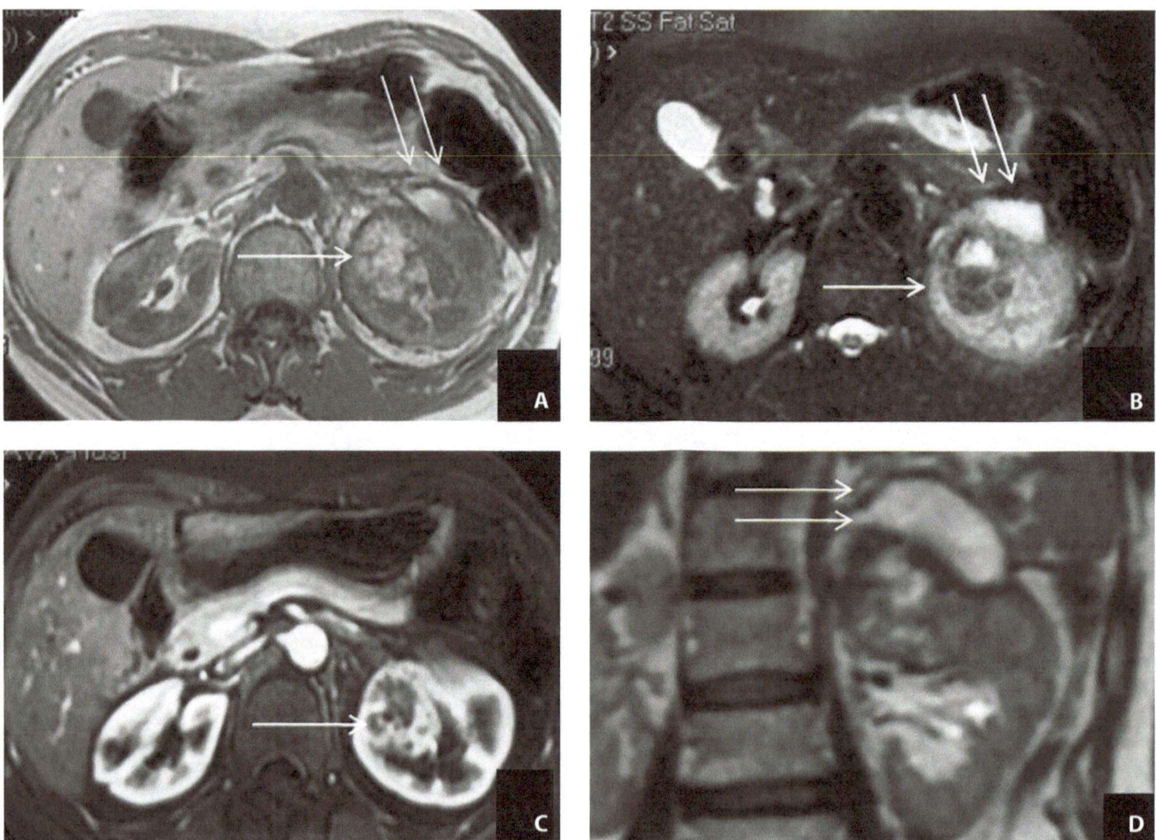

Fig. 6.39 Paziente di 55 anni con ematuria e riduzione dell'ematocrito dopo trauma lombare diretto con rottura di angiomiolipoma del rene di sinistra. La RM dimostra la presenza di una manifestazione espansiva a carico del polo superiore del rene di sinistra, che presenta zona di ipersegnale (*freccia*) nella sequenza T1 (**A**) e di iposegnale nella sequenza T2 a soppressione del grasso (**B**) con segnale tipico del tessuto adiposo. La sequenza T1 a soppressione del grasso dopo somministrazione di gadolinio (**C**) dimostra zona di incremento del segnale, indice della presenza di tessuto riccamente vascolarizzato con aspetto tipico dell'angiomiolipoma renale. Si rileva inoltre in sede perirenale anteriore una raccolta che presenta ipersegnale (*frecce*) in T1 (**A**), T2 a soppressione del grasso (**B**) e T2 sul piano coronale (**D**) da riferire a raccolta ematica. I reperti sono pertanto indicativi di rottura di angiomiolipoma con stravaso ematico nello spazio perirenale anteriore senza sanguinamento attivo

6.4.4 Conclusioni

In definitiva, sulla base dell'esperienza maturata nei Dipartimenti di Emergenza, nei quali l'apparecchiatura per RM è presente e utilizzata anche per le urgenze, si può ritenere che la RM (a parte le note controindicazioni) abbia le stesse indicazioni della TC nello studio della patologia traumatica coinvolgente il parenchima renale e le vie escretrici. Il solo motivo per cui la TC viene usata preferibilmente è la sua rapidità di esecuzione e il più facile accesso, altrimenti non vi sarebbero significative differenze. Si può ritenere, comunque, che la RM sia da preferire per motivi protezionistici nelle donne in gravidanza, nei pazienti pediatrici e in quelli allergici ai composti iodati e nei pazienti in cui il danno renale va monitorato in tempi ristretti e con controlli frequenti. Si può inoltre ipotizzare che, con le performance sempre maggiori della RM, non vi sarà probabilmente in un prossimo futuro una significativa differenza nella scelta delle due metodiche, che sarà allora dettata solo dal più facile accesso e dalla disponibilità della macchina al momento in cui si verifica la necessità di sottoporre il paziente traumatizzato all'imaging diagnostico.

Bibliografia

1. Baker SP (1985) Injuries: the neglected epidemic: Stone Lecture, American Trauma Society Meeting
2. Trunkey DD (1983) Trauma. Accidental and intentional injuries account for more years of life lost in the U.S. than cancer and heart disease. Among the prescribed remedies are improved preventive efforts, speedier surgery and further research. Sci Am 249:28–35
3. Soto JA, Lucey BC, Stuhlfaut JC et al (2005) Use of 3D imaging in CT of acute trauma patients: impact of a PACS-based software package. Emerg Radiol, 11:173–176
4. American College of Surgeons Committee on Trauma (1997) Advanced Trauma Life Support, Student Manual, 6th edn. American College of Surgeons, Chicago, pp 21–46
5. Champion HR, Copes WS, Sacco WJ et al (1990) The major trauma outcome study: estabilishing National Norms for Trauma Care. J Trauma 30:1356–1365
6. Rieger M, Czermak B, El Attal R et al (2009) Initial clinical experience with a 64-MDCT whole body scanner in an Emergency Department: better time management and diagnostic quality? J Trauma 3:648–657
7. Baverstock R, Simons R, McLoughin M (2001) Severe blunt renal trauma: a 7-year retrospective review from a provincial trauma centre. Can J Urol 8:1372–1376
8. Schmidlin FR, Schmid P, Kurtyka T et al (1996) Force transmission and stress distribution in a computer-simulated model of the kidney: an analysis of the injury mechanisms in renal trauma. J Trauma 40:791–796
9. Traub KB, Hua V, Broman S et al (2001) Introduction of a genitourinary trauma database for use as a multi-istitutional urologic trauma registry. J Trauma 51:336–339
10. Cass AS (1989) Renovascular injuries from external trauma. Diagnosis treatment and outcome. Urol Clin North Am 16:213–220
11. Sagalowsky AI, Peters PC (1999) Genitourinary trauma. In: Walsh PC, Retik AB, Vaughan ED Jr et al (eds) Campbell's Urology, Vol. 3, 7th ed. WB Saunders, Philadelphia, pp 3085–3119
12. Mee SL, McAninch JW, Robinson AL et al (1989) Radiographic assessment of renal trauma: a 10-year prospective study of patient selection. J Urol 141:1095–1098
13. Moore E, Shackford S, Packer H et al (1989) Scaling: spleen, liver and kidney. J Trauma 29:1664–1666
14. Santucci RA, McAninch JW, Safir M et al (2001) Validation of the American Association for the Surgery of Trauma Organ Injury Severity Scale for the kidney. J Trauma 50:195–200
15. Wessells H, Suh D, Porter JR et al (2003) Renal injury and operative management in the United States: results of a population-based study. J Trauma 54:423–430
16. Ma OJ, Maater JR (2003) Trauma. In: Ma OJ (ed) Emergency ultrasound. McGraw-Hill, New York, pp 67–88
17. Lee GPC, Chung KL, Kan CW (2006) Ultrasonography for acute blunt renal trauma: does it help? Hong Kong J Emerg Med 13:57–60
18. Bezzi M, Andreoli G, Miele V, Andreoli C (2004) Injuries of the kindey, ureter and adrenal gland. In: Dondelinger RF (ed) Imaging and Intervention in Abdominal Trauma. Springer, Berlin, pp 237–265
19. Srinivasa RN, Akbar SA, Jafri S et al (2009) Genitourinary trauma: a pictorial essay. Emerg Radiol 16:21–33
20. Mirvis SE (2003) Injuries to the urinary system and retroperitoneum. In: Mirvis SE (ed) Imaging in Trauma and Critical Care, 2nd ed. Saunders, Philadelphia, pp 483–517
21. Osama M, Basma AD (2009) Conservative management of major blunt renal trauma with extravasation: a viable option? Eur J Trauma Emerg Surg 2:115–123
22. Kawashima A, Sandler CM, Corl FM (2001) Imaging of renal trauma: a comprehensive review. Radiographics 21: 557–574
23. Knudson MM, Harrison PB, Hoyt DB et al (2000) Outcome after major renovascular injuries: a western trauma association multicenter report. J Trauma 49:1116–1122
24. Blasetti Fantauzzi R, Farina R, Romagnoli A et al (2006) L'ecografia nei traumi chiusi dell'addome. In: Busilacchi P, Rapaccini GL (eds) Ecografia clinica. Idelson Gnocchi, Napoli, pp 1045–1062
25. Avasthi PS, Greene ER, Scholler C (1983) Noninvasive diagnosis of renal vein thrombosis by ultrasonic echo-Doppler flowmetry. Kidney Int 23:882–887
26. Hélénon O, Corereas JM, Chabriais J et al (1998) Renal vascular Doppler imaging: clinical benefits of power mode. Radiographics 18:1441–1554

27. Lindekleiv H, Haro S, Nordhus K et al (2008) Renal artery pseudoaneurysm secondary to blunt trauma nine years earlier: case report and review of the literature. Scand J Urol Nephrol 5:488–491

28. Kantarci F, Mihmanli I, Kara B, Bozlar U (2005) Acute arterial emergencies: evaluation by Doppler ultrasound. Emerg Radiol 11:315–321

29. Lee RS, Porter JR (2003) Traumatic renal artery pseudoaneurysm: diagnosis and management techniques. J Trauma 55:972–978

30. Fraser JD, Aguayo P, Ostlie DJ et al (2009) Review of the evidence on the management of blunt renal trauma in pediatric patients. Pediatr Surg Int 25:125–132

31. Loupatatzis C, Schindera S, Gralla J et al (2008) Whole body computed tomography for multiple traumas using a trifasic injection protocol. Eur Radiol 18:1206–1214

32. Anderson SW, Lucey BC, Rhea JT et al (2007) 64 MDCT in multiple trauma patients: imaging manifestations and clinical implications of active extravasation. Emerg Radiol 14:151–159

33. Holmes JF, Akkinepalli R (2005) Computer Tomography versus plain radiography to screen for cervical spine injury: a meta-analysis. J Trauma 58:902–905

34. Fanney DR, Casillas J, Murphy BJ (1990) CT in the diagnosis of renal trauma. Radiographics 10:29–40

35. Park SJ, Kim JK, Kim KW et al (2006) MDCT Findings of renal trauma. AJR Am J Roentgenol 187:541–547

36. Becker CD, Mentha G, Schmidlin F et al (1998) Blunt abdominal trauma in adults: role of CT in the diagnosis and management of visceral injuries. Part 2: Gastrointestinal tract and retroperitoneal organs. Eur Radiol 8:772–780

37. Lee YJ, Oh SN, Rha SE et al (2007) Renal trauma. Radiol Clin North Am 45:581–592

38. Santucci RA, Wessells H, Bartsch G et al (2004) Evaluation and management of renal injuries: consensus statement of the renal trauma subcommittee. BJU Int 93:937–954

39. Shariat SF, Roehrborn CG, Karakiewicz PI et al (2007) Evidence-based validation of the predictive value of the American Association for the Surgery of Trauma kidney injury scale. J Trauma 62:933–939

40. Harris AC, Zwirewich CV, Lyburn ID et al (2001) CT findings in blunt renal trauma. Radiographics 21:S201–214

41. Federle MP, Kaiser JA, McAninch JW et al (1981) The role of computed tomography in renal trauma. Radiology 141:455–460

42. Pollack HM, Wein AJ (1989) Imaging of renal trauma. Radiology 172:297–308

43. Roberts JL, Dalen K, Bosanko CM et al (1993) CT in abdominal and pelvic trauma. Radiographics 13:735–752

44. Master VA, McAninch JW (2006) Operative management of renal injuries: parenchymal and vascular. Urol Clin North Am 33:21–31

45. Blankenship B, Earls JP, Talner LB (1997) Renal vein thrombosis after vascular pedicle injury. AJR Am J Roentgenol 168:1574

46. Regine G, Stasolla A, Miele V (2007) Multidetector computed tomography of the renal arteries in vascular emergencies. Eur J Radiol 64:83–91

47. Sica G, Bocchini G, Guida F et al (2010) L'imaging con TC multidetettore nella diagnosi e nella gestione dei traumi renali. Radiol Med [in corso di stampa]

48. Leppäniemi AK, Kivisaari AO, Haapiainen RK, Lehtonen TA (1991) Role of magnetic resonance imaging in blunt renal parenchymal trauma. Br J Urol 68:355–360

49. Ku JH, Jeon YS, Kim ME et al (2001) Is there a role for magnetic resonance imaging in renal trauma? Int J Urol 8:261–267

50. Marcos HB, Noone TC, Semelka RC (1998) MRI evaluation of acute renal trauma. J Magn Reson Imaging 8:989–990

51. Miller TT, Cole PE, Ellis JT et al (1992) Posttraumatic renal infarction versus tumor: a helpful angiographic finding. Clin Imaging 16:129–133

52. Sidhu R, Lockhart ME (2009) Imaging of renovascular disease. Semin Ultrasound CT MR 30:271–288

53. Peterson NE (1989) Complications of renal trauma. Urol Clin North Am 16:221–236

Stefanella Merola, Nicola Gagliardi, Daniela Vecchione, Ciro Stavolo

Le lesioni traumatiche dell'uretere costituiscono un'evenienza decisamente rara in seguito a un trauma addominale chiuso, mentre il loro riscontro appare più frequente nei traumi penetranti dell'addome. Rispetto al totale dei traumi, la percentuale che coinvolge l'apparato urinario resta comunque limitata al 3% [1], ciò è dovuto alla particolare collocazione anatomica, che vede l'uretere protetto nel suo decorso dalla colonna vertebrale e dai muscoli dorsali, posteriormente, e dalle strutture muscolari dell'addome anteriormente e lateralmente. Inoltre la relativa mobilità e flessibilità dell'uretere costituiscono un ulteriore fattore protettivo in caso di trauma decelerativo anche di notevole energia. L'uretere costituisce l'unico tramite per il deflusso dell'urina dal rene alla vescica, di conseguenza ogni lesione ureterale rappresenta un rischio potenziale per il rene omolaterale.

7.1 Meccanismi del trauma

Il meccanismo del trauma consente di effettuare una prima distinzione eziologica delle lesioni ureterali.

Oltre alle lesioni legate ai traumi addominali chiusi o penetranti vanno infatti ricordate quelle di origine iatrogena, che rappresentano la maggior parte.

Nel trauma addominale chiuso è necessaria una forza notevole per determinare lo schiacciamento dell'uretere contro la colonna vertebrale, pertanto le lesioni causate da questo tipo di trauma non si presentano mai isolate, ma sempre associate a danno traumatico di altri organi e strutture dell'addome [2, 3].

Le lesioni ureterali da trauma penetrante sono causate per lo più da proiettili da arma da fuoco, mentre sono più rare quelle determinate da armi da taglio.

In rapporto alla sua sede anatomica e per la sua conformazione, l'uretere è soggetto a lesioni iatrogene, sia in corso di chirurgia a cielo aperto sia durante manovre endoscopiche. Il rischio maggiore di lesioni è legato agli interventi chirurgici effettuati a livello della pelvi. Tale rischio può essere valutato preventivamente sulla base dei fattori illustrati nella Tabella 7.1.

L'uretere può essere inavvertitamente danneggiato dal chirurgo in diversi modi; per esempio, può essere tagliato o trafisso con un punto di sutura oppure può essere eccessivamente scheletrizzato durante l'isolamento, con conseguente danneggiamento della vascolarizzazione e successiva necrosi.

Tra gli interventi che hanno come possibile complicanza una lesione ureterale vanno segnalati l'isterectomia, con un'incidenza di lesioni ureterali dieci volte superiore per l'intervento eseguito per via addominale rispetto a quello effettuato per via vaginale, il taglio

Tabella 7.1 Fattori che predispongono al danno ureterale

Interventi chirurgici in urgenza
Infezioni o infiammazioni
Radioterapia
Neoplasie
Dimensioni uterine in gravidanza
Neoformazione ovarica >4 cm
Obesità
Sanguinamento attivo

A. Blandino et al. (a cura di), *Imaging dell'Apparato Urogenitale*.
© Springer-Verlag Italia 2010

cesareo, la resezione del colon per via anteriore o addomino-perineale, la resezione chirurgica di grosse masse retroperitoneali e ovariche, gli interventi di chirurgia vascolare e l'ernioplastica [4, 5, 6]. Anche in corso di laminectomia per via posteriore si possono provocare danni all'uretere [7].

Le manovre endoscopiche urologiche, sia diagnostiche (ureteroscopia) sia terapeutiche (trattamento endoscopico di calcoli dell'uretere per mezzo di anse e cestelli), possono essere causa di lesioni ureterali, ma l'impiego di tali tecniche per l'estrazione di calcoli ureterali è oggi piuttosto raro.

7.2 Presentazione clinica e classificazione

Le lesioni ureterali si manifestano in genere con ematuria, presente in circa il 90% dei casi; di conseguenza, la presenza di ematuria è un segno probante per una lesione ureterale, ma la sua assenza non la esclude completamente [8].

Nel trauma addominale maggiore il quadro clinico è condizionato dalle altre lesioni spesso presenti, che possono riguardare gli organi addominali, l'intestino e i vasi. Le lesioni iatrogene vengono quasi sempre riconosciute e trattate nel corso dello stesso intervento o subito dopo. Talvolta la lesione ureterale, qualunque sia la causa che l'ha determinata, può passare inosservata o non essere sospettata. In questi casi le manifestazioni cliniche sono legate alla formazione di una raccolta urinosa retroperitoneale e di una idroureteronefrosi quali conseguenze della lesione.

Nei pazienti è presente dolore lombare continuo di vario grado, cui si possono sovrapporre i segni di un'eventuale infezione. Successivamente, se non viene attuata una terapia adeguata, il dolore può scomparire spontaneamente, sia in seguito al blocco della funzione renale sia in concomitanza con l'apertura all'esterno della raccolta urinosa con formazione di una fistola. Spesso infatti una fistola uretero-vaginale rappresenta la conseguenza di lesioni ureterali non riconosciute, successive a interventi di chirurgia ginecologica. Nel 3-5% dei casi i pazienti affetti da lesioni ureterali sono completamente asintomatici, tanto che a distanza di mesi, o addirittura di anni, possono mostrare un rene funzionalmente escluso all'urografia [9].

Le lesioni ureterali sono state classificate dall'AAST (American Association for the Surgery of Trauma) secondo una scala che prevede cinque gradi di gravità.

Grado I Ematoma, contusione o ematoma senza devascolarizzazione.

Grado II Lacerazione o transezione <50%.

Grado III Lacerazione o transezione >50%.

Grado IV Lacerazione o transezione completa con devascolarizzazione di un tratto compreso entro 2 cm.

Grado V Lacerazione o avulsione con devascolarizzazione >2cm.

7.3 Imaging

7.3.1 Ecografia

Nel caso di lesioni della via escretrice l'indagine ecografica non fornisce informazioni specifiche nel trauma acuto. Come descritto nel capitolo riguardante la diagnostica ecografica del trauma renale, cui si rimanda, l'ecografia è particolarmente utile nel follow-up delle lesioni trattate conservativamente per rilevare il progressivo riassorbimento dell'urinoma e l'eventuale comparsa di idronefrosi, che può essere determinata dalla stenosi cicatriziale delle lesione ureterale.

7.3.2 Risonanza magnetica

Nel trauma maggiore la RM rimane una metodica di seconda istanza, utilizzata particolarmente nel controllo dei traumi del sistema escretore trattati con terapia conservativa. Le sequenze impiegate sono state già illustrate nel capitolo dedicato alla RM. In particolare, in RM la lacerazione estesa alle cavità calico-pieliche può essere accertata nella fase tardiva-pielografica a 8-10 minuti dalla somministrazione di gadolinio ev, nella sequenza T1 3D a soppressione del grasso con evidenza di mdc stravasato in sede perirenale e/o retroperitoneale.

7.3.3 Tecnica di studio MDCT

Questa tecnica prevede un volume esteso dalle cupole diaframmatiche alla sinfisi pubica (integrato nello studio MDCT whole body), con un'acquisizione precontrastografica, una fase arteriosa (ritardo programmato con la *sure start*), una fase nefrografica (corrispondente alla fase portale e con ritardo pari a 60 secondi dalla fase arteriosa) e una fase escretoria, che va praticata dopo circa 240 secondi di ritardo dalla fase nefrografica.

Il protocollo di iniezione del mdc ev è basato sulla somministrazione di 100 mL di contrasto ad alta concentrazione (400 mg/mL), al flusso di 4 mL/s, seguito da 40
mL di soluzione fisiologica al flusso di 2 mL/s. Solo in
casi selezionati e in pazienti emodinamicamente stabili
lo studio si può completare con un'acquisizione tardiva
assunta dopo 10 minuti di ritardo.

Nel follow-up delle lesioni della via escretrice trattate conservativamente e con l'eventuale applicazione
di uno stent ureterale, la tecnica di studio MDCT da
adottare prevede una premedicazione con un diuretico
somministrato endovena (10-20 mg di furosemide diluito in 100 mL di soluzione salina) [10] e un volume
di studio esteso dalle cupole diaframmatiche alla sinfisi pubica. Il protocollo di iniezione del mdc ev è basato sulla somministrazione di 80 mL di contrasto ad
alta concentrazione (400 mg/mL), al flusso di 3 mL/s,
seguito da 40 mL di soluzione fisiologica al flusso di 2
mL/s. Viene praticata una fase nefrografica (a 80 secondi di ritardo) e una fase escretoria (a 10 minuti di
ritardo). L'acquisizione della fase escretoria è preceduta
da un numero esiguo di scansioni praticate all'altezza
della cresta iliaca per individuare l'avvenuta opacizzazione degli ureteri [10].

In entrambi i protocolli le immagini assiali sono integrate con immagini MIP e VR per una valutazione di
insieme della via escretrice e della sede dell'eventuale
spandimento dell'urina iodata.

7.3.4 Semeiotica

La lesione traumatica dell'uretere può essere completa
o incompleta. Quando risulta incompleta, una parte del-
l'urina drenata dall'uretere a monte riesce a transitare
oltre il punto di lesione.

La semeiotica TC si basa su due segni principali, che
sono dati da un difetto di opacizzazione delle vie escretrici o da uno stravaso extraluminale dell'urina iodata
in caso di soluzione di continuità della parete ureterale.
Più insidiosa appare la diagnosi delle rotture incomplete, nelle quali l'opacizzazione dell'uretere a valle
della lesione è conservata, tanto che in alcuni casi è
possibile mettere in evidenza solo la dilatazione prossimale delle vie escretrici generata dall'ostruzione.

La rottura completa dell'uretere, in particolare se localizzata a livello della giunzione pielo-ureterale, è caratterizzata da quattro segni:

– assenza di ematoma perirenale;
– effetto nefrografico conservato;

– mancata opacizzazione dell'uretere distale;
– stravaso tardivo di urina iodata.

Quando è presente una soluzione di continuità della
parete ureterale, l'urina iodata fuoriuscita dalla via
escretrice si raccoglie, nel caso di lesioni del giunto,
quasi esclusivamente nello spazio perirenale mediale
(Figg. 7.1 e 7.2). Se la lesione interessa invece l'uretere

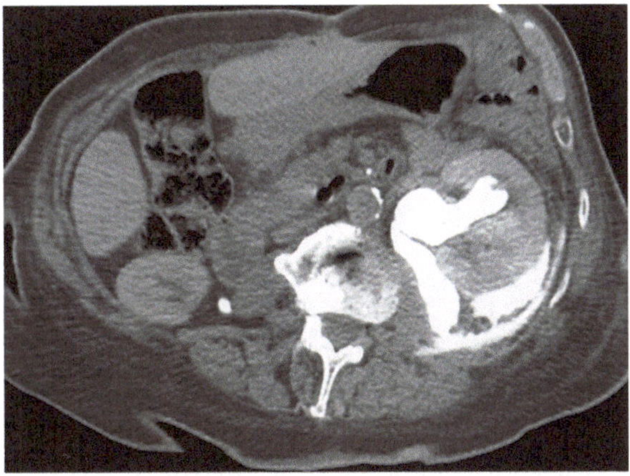

Fig. 7.1 Lesione completa del giunto pielo-ureterale di sinistra;
stravaso di urina iodata prevalente nello spazio periureterale

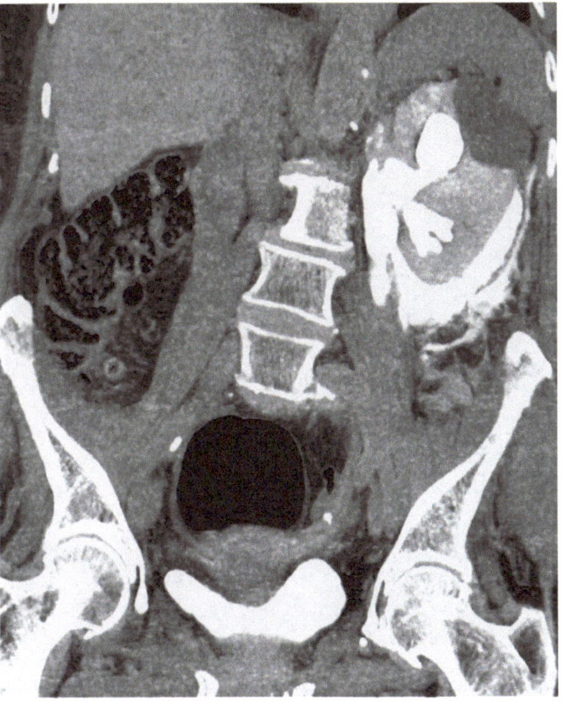

Fig. 7.2 Ricostruzione MPR coronale del caso della Fig. 7.1

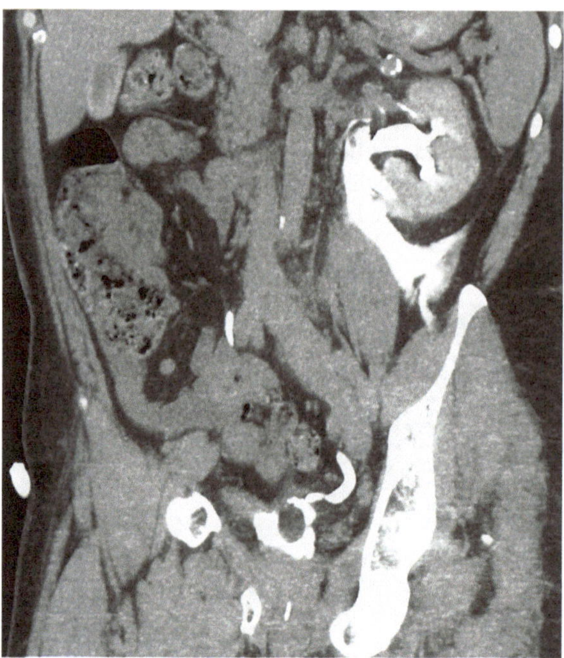

Fig. 7.3 Ricostruzione MPR obliqua. Lesione iatrogena del tratto prossimale dell'uretere sinistro con formazione di urinoma retroperitoneale

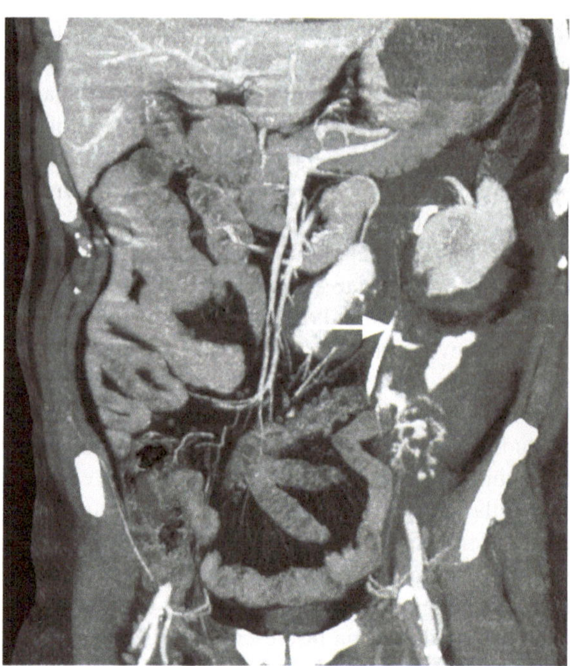

Fig. 7.5 Ricostruzione MPR coronale. Lesione del tratto medio dell'uretere sinistro con tramite fistoloso (*freccia*) e raccolta ruinosa sottorenale

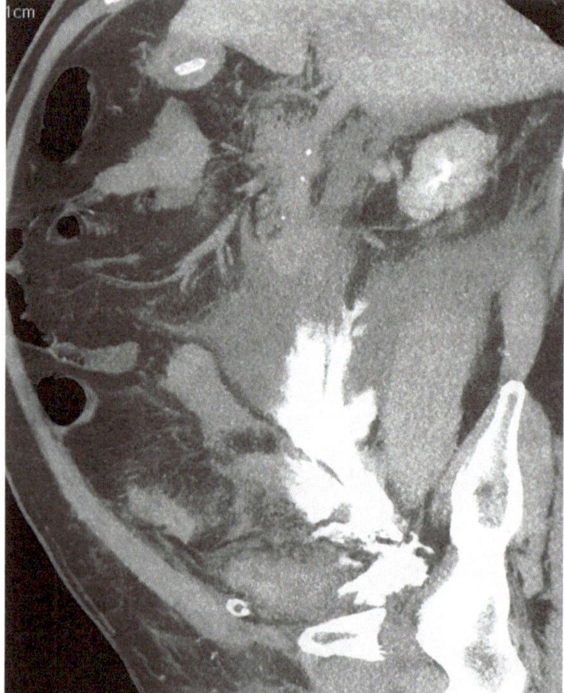

Fig. 7.4 Ricostruzione MPR obliqua. Lesione del tratto distale dell'uretere sinistro con stravaso dell'urina iodata nello spazio periureterale e successiva diffusione retroperitoneale

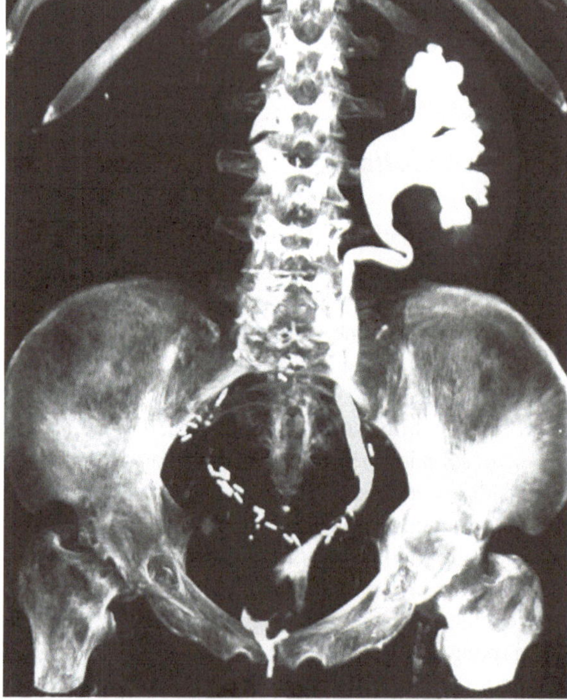

Fig. 7.6 Ricostruzione VR. Fistola uretero-vaginale in esiti di isterectomia e cistectomia

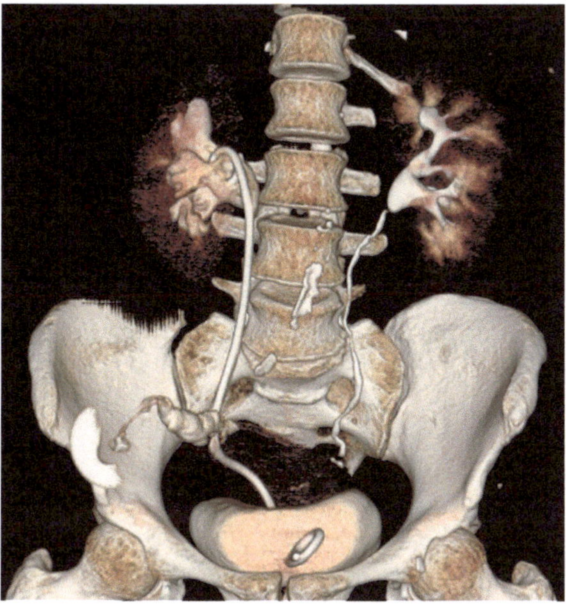

Fig. 7.7 Ricostruzione VR. Fistola uretero-cutanea destra in paziente con derivazione pielo-vescicale

nel suo tratto lombare o distale, lo stravaso urinario si localizzerà prevalentemente in sede periureterale e negli spazi retro peritoneali [11, 12] (Figg. 7.3 e 7.4). In entrambi i casi le ricostruzioni MPR possono evidenziare il decorso degli ureteri e la sede dello stravaso (Fig. 7.5).

Nel caso di sospetta lesione traumatica ureterale la diagnosi differenziale deve essere posta con la rottura del rene, nella quale si evidenzia l'interessamento del parenchima e lo stravaso di mdc nello spazio perirenale non solo in sede mediale, mentre appare sempre evidente la presenza di un ematoma. Le complicanze di una rottura ureterale sono rappresentate dalla formazione di un urinoma, di un ascesso, di un'idronefrosi da esiti cicatriziali o di una fistola (Fig. 7.6). La TC consente di evidenziare urinomi anche di piccole dimensioni e molto spesso di rilevare il decorso del tramite fistoloso (Fig. 7.7).

Bibliografia

1. Carver BS, Bozeman CB, Venable DD (2004) Ureteral Injury due to penetrating trauma. South Med J 97:462–464
2. Tezval H, Tezval M, Von Klot C et al (2007) Urinary tract injuries in patients with multiple trauma. World J Urol 25:177–184
3. Elliot SP, McAninch JW (2003) Ureteral injuries from external violence: the 25-year experience at San Francisco General Hospital. J Urol 170:1213–1216
4. Perez JM, Ordonez OFH, Vega Serrano R (2001) Diagnóstico y manejo de la lesión ureteral iatrógena en cirugía ginecológica: Experiencia en nuestro servicio. Educ Invest Clin 2:11–17
5. Selzman AA, Spirnak JP (1996) Iatrogenic ureteral injuries: a 20-year experience in treating 165 injuries. J Urol 155:871–881
6. Kattapuram TM, Avery LL (2010) Ureteral tear at the ureteropelvic junction: a complication of liposuction. Emerg Radiol 17:79–82
7. Demiekesen O, Tunc B, Ozkan B (2006) A rare complication of lumbar disk surgery: ureteral avulsion. Int Urol Nephrol 38:459–461
8. Medina D, Lavery R, Ross SE, Livingston DH (1998) Ureteral trauma: preoperative studies neither predict injury nor prevent missed injuries. J Am Coll Surg 186:641–644
9. Santucci RA, Wessells H, Bartsch GG et al (2004) Evaluation and management of renal injuries: consensus statement of the renal trauma subcommittee. BJU Int 93:937–954
10. Dinkel HP, Moll R, Fieger M et al (1999) Opacification of the urinary tract in portal venous spiral CT without delayed scans. Eur Radiol 9:1579–1585
11. Kawashima A, Sandler CM, Corriere JN Jr et al (1997) Ureteropelvic junction injuries secondary to blunt abdominal trauma. Radiology 205:487–492
12. Ortega SJ, Netto FS, Hamilton P et al (2008) CT scanning for diagnosing blunt ureteral and ureteropelvic junction injuries. BMC Urol 8:3

Traumi della vescica

Luigia Romano, Gianluca Ponticiello, Daniela Vecchione, Stefania Daniele

8.1 Meccanismi del trauma

I traumi della vescica sono presenti globalmente in circa il 20% dei traumi pelvici maggiori [1]. Possono riconoscere cause compressive, penetranti o iatrogene. La vescica è un viscere estremamente vascolarizzato e la maggior parte dei traumi compressivi ad alta energia ne può produrre l'ampia lacerazione, a differenza dei traumi penetranti o iatrogeni che in genere causano lacerazioni focali. Con un indice di mortalità del 22%, il trauma vescicale è da considerare un evento traumatico maggiore; generalmente sopraggiunge nel contesto di un politrauma con almeno tre lesioni associate [2]. L'associazione traumatica più comune, oltre quella del bacino, è quella dell'uretra.

Nel 2002 negli Stati Uniti sono stati ospedalizzati 24 000 pazienti con trauma urogenitale, che nell'85% dei casi era associato a una frattura dell'anello pelvico [3]. Tuttavia le fratture pelviche non sono predittive di lesioni traumatiche vescicali, in quanto queste ultime sono presenti solo nel 6-8% dei traumi del bacino [4]. Il meccanismo traumatico è in genere una compressione antero-posteriore o laterale, oppure una forza verticale che ha causato una vibrazione dei legamenti pubo-prostatici e pubo-vescicali [5].

I pattern di frattura del bacino associati alle lesioni vescicali sono: diastasi della sinfisi pubica superiore a 1 cm, frattura dell'anello otturatorio con dislocazione dei frammenti, frattura del sacro e diastasi dell'articolazione sacro-iliaca. Non vi è invece un rischio di compromissione vescicale in presenza di fratture dell'acetabolo. La combinazione di frattura del bacino e presenza di ematuria macroscopica deve indurre a un'immediata valutazione diagnostica della vescica.

8.2 Presentazione clinica

Clinicamente la rottura traumatica della vescica si manifesta con intenso dolore sovrapubico o pelvico e difficoltà alla minzione. Frequentemente è presente ematuria. La microematuria è in genere associata alla semplice contusione della parete vescicale. L'ematuria macroscopica, la frattura dell'anello pelvico o entrambe, creano il più alto sospetto clinico di lesione traumatica. Gli indicatori clinici sono importanti nella presentazione atipica in assenza di un evento traumatico maggiore della pelvi e di ematuria macroscopica. L'intossicazione da alcol, il trauma cranico e la paraplegia con obnubilamento del sensorio possono causare una diagnosi tardiva. Di conseguenza, la distensione addominale, l'addome acuto, la febbre, l'incremento dell'azotemia e della creatinina sierica devono far sospettare l'evento traumatico. La presenza in anamnesi di eventi di ritenzione acuta di urina o di chirurgia vescicale incrementa il sospetto diagnostico, particolarmente se all'esame ecografico si evidenzia la presenza di fluido nella cavità peritoneale [5]

8.3 Classificazione

Le lesioni traumatiche della vescica possono essere classificate come segue:

L. Romano (✉)
Dipartimento di Diagnostica per Immagini
A.O.R.N. "A. Cardarelli", Napoli

A. Blandino et al. (a cura di), *Imaging dell'Apparato Urogenitale*.
© Springer-Verlag Italia 2010

- contusioni;
- rotture interstiziali o intramurali (rotture incomplete);
- lacerazioni a tutto spessore, suddivise in intra ed extraperitoneali.

La lacerazione extraperitoneale isolata è più frequente (50-85%) di quella intraperitoneale isolata (15-45%) o della combinata intra ed extraperitoneale (0-12%) [6]. Oltre il 95% delle lesioni extraperitoneali è associato a fratture pelviche, mentre le lesioni intraperitoneali sono solo saltuariamente associate a lesioni ossee [7]. È estremamente importante distinguere le lesioni intraperitoneali da quelle extraperitoneali, poiché il loro trattamento si differenzia nettamente.Tutte le lesioni intraperitoneali richiedono, infatti, la riparazione chirurgica, mentre la maggior parte delle lesioni extraperitoneali può essere trattata conservativamente, con il drenaggio esterno delle urine tramite cateterizzazione del lume vescicale per almeno due settimane (Fig. 8.1).

8.4 Imaging

8.4.1 Tecniche di studio

La cistografia retrograda convenzionale è stata fino a oggi considerata la metodica di riferimento nella valutazione del trauma vescicale.Tuttavia l'assenza di falsi negativi è vincolata a un ottimale riempimento vescicale, ad adeguate proiezioni radiografiche e alla possibilità di eseguire un radiogramma dopo vuotamento [8].

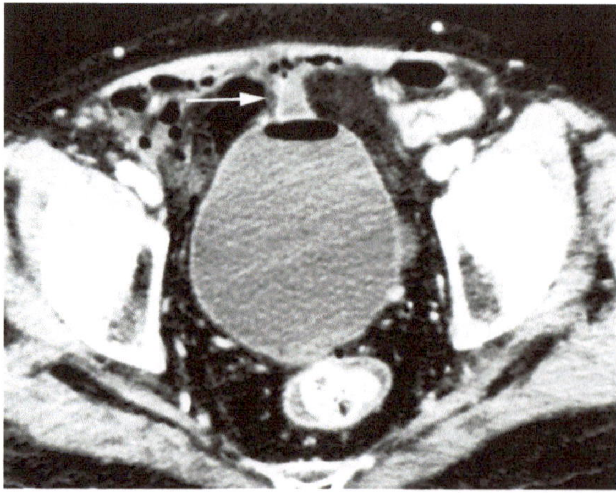

Fig. 8.1 Soluzione di continuo della parete anteriore della vescica (*freccia bianca*)

Allo stato attuale, quindi, considerando l'insufficiente accuratezza degli ultrasuoni nello studio traumatico della vescica, la MDCT è sicuramente l'indagine più indicata nello studio del paziente traumatizzato.

Nella valutazione diagnostica delle lesioni vescicali la TC praticata con la distensione retrograda della vescica con mdc iodato (TC cistografia) ha dimostrato di avere un'accuratezza diagnostica equivalente alla cistografia convenzionale [9].

Previa introduzione di un catetere di Foley, la vescica viene riempita per via retrograda impiegando fino a 200 mL di mdc iodato diluito al 10% con soluzione fisiologica; la somministrazione viene interrotta se il paziente avverte dolore. Lo studio viene praticato subito dopo la fase precontrastografica e prima della perfusione del mdc ev. Dopo il successivo svuotamento della vescica, non sono in genere necessarie scansioni supplementari.

Alla TC la maggiore fonte di errore è la mancanza di un'adeguata distensione della vescica. L'instillazione retrograda del mdc (circa 200 cc) consente una distensione adeguata non ottenibile con il riempimento anterogrado. Questa tecnica non comporta alcun falso negativo. Il riempimento anterogrado della vescica può difatti fornire una distensione subottimale per il possibile contemporaneo coinvolgimento del sistema escretore superiore o per la limitata funzionalità renale. Il riempimento per via retrograda, invece, è da preferire, poiché assicura una distensione vescicale adeguata ed è molto più rapido.

Il riempimento della vescica va effettuato prima dello studio TC total body con mdc ev per la ricerca delle lesioni associate. Lo stravaso extraluminale di mdc alla TC cistografia, in questa precisa fase di studio, è correlato in maniera univoca alla rottura della vescica (vedi oltre Fig. 8.5). Se invece si attende il riempimento vescicale per via anterograda può essere difficile stabilire se le tracce di contrasto nella cavità intra o extraperitoneale siano effettivamente dovute alla rottura della vescica e non alla rottura dell'uretere o di un vaso, in particolare se concomita un versamento ematico.

La TC cistografia è altamente accurata nell'identificazione delle lesioni traumatiche della vescica, potendo dimostrare anche piccole raccolte di mdc senza la necessità di trasportare il paziente – che potrebbe anche essere potenzialmente emodinamicamente instabile – e prolungare significativamente i tempi diagnostici. Lo studio TC consente di stabilire la presenza di lesioni associate, che possono riguardare la via escretrice, i reni e gli organi della cavità addominale.

8.4.2 Semeiotica TC

Le lesioni traumatiche interstiziali in cui si realizza solo una lacerazione parziale della parete del viscere, senza alcuno stravaso extraluminale di mdc, danno origine a un ispessimento focale da ematoma intramurale.

La *rottura intraperitoneale* è definita da una soluzione di continuo a tutto spessore che riguarda in genere la parete anteriore, con presenza di uno stravaso di mdc nello spazio paravescicale anteriore (Fig. 8.2) (spazio sopravescicale, fosse inguinali mediale e laterale), negli spazi paravescicali posteriori (spazio vescico-uterino, spazio retto-uterino, spazio vescica-rettale), nelle fosse pararettali, intorno alle anse del piccolo intestino (Fig. 8.3), lungo le docce parieto-coliche e negli spazi subfrenici [9].

La *rottura extraperitoneale* è definita dalla presenza di una soluzione di continuo che riguarda in genere la parete anteriore, con stravaso di mdc confinata allo spazio prevescicale o agli spazi perivescicali (Figg. 8.4 e 8.5), con possibile estensione superiormente nel retroperitoneo o nello spazio properitoneale e inferiormente nel canale inguinale e nello spazio perivasale femorale della radice della coscia [10]. La localizzazione di

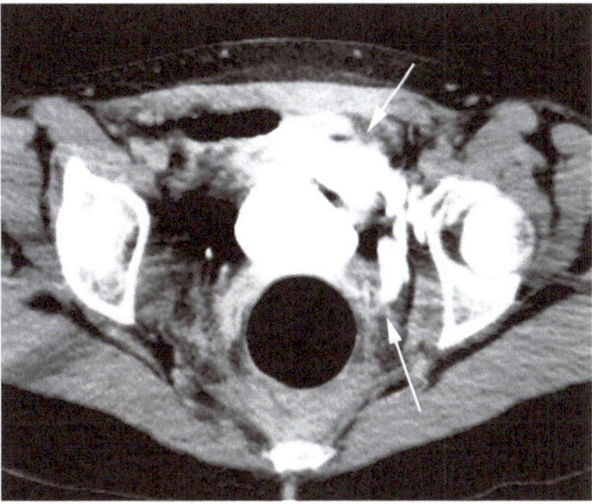

Fig. 8.4 Lacerazione extraperitoneale della parete laterale sinistra della vescica con stravaso di mdc nello spazio perivescicale (*frecce bianche*)

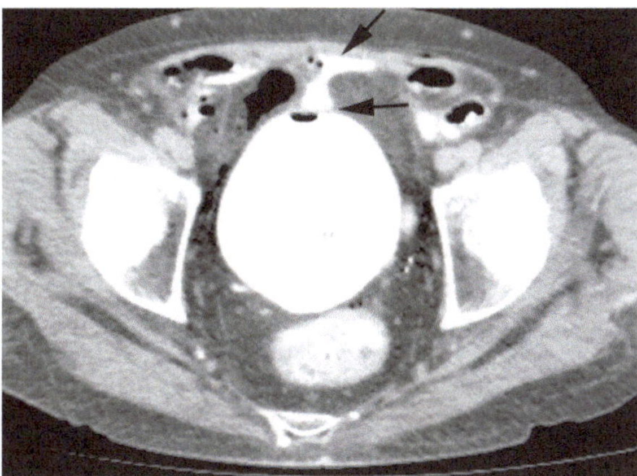

Fig. 8.2 Lacerazione del versante anteriore della cupola vescicale con stravaso di mdc nel peritoneo, nella fossetta prevescicale (*frecce nere*)

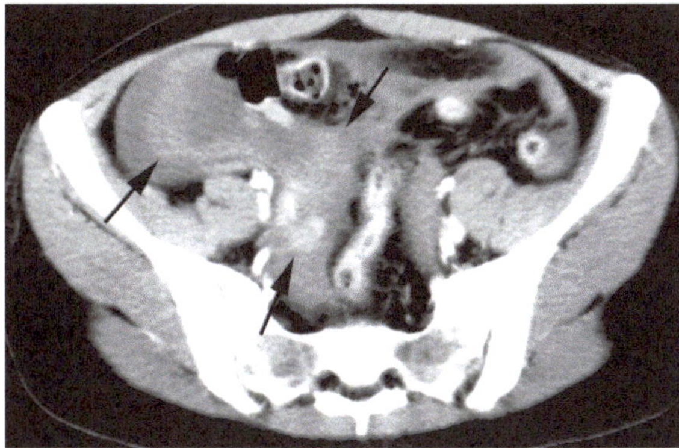

Fig. 8.3 Presenza di fluido misto a mdc nel peritoneo, tra le anse intestinali e nella fossa iliaca destra (*frecce nere*)

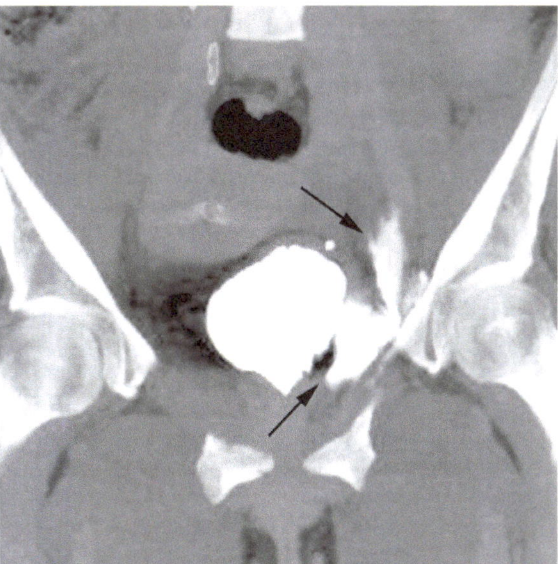

Fig. 8.5 Ampia lacerazione della parete sinistra della vescica con fuga di mdc nello spazio pelvico extraperitoneale (*frecce nere*)

piccole quantità di mdc stravasato nei recessi peritoneali inferiori può risultare difficile se vi è anche un ematoma extraperitoneale, per la presenza di sangue nella cavità peritoneale. Le raccolte di mdc adiacenti alle raccolte ematiche possono simulare stravasi attivi di mdc.

La sensibilità (94,7%), la specificità (100%) e i valori predittivi positivo (100%) e negativo della TC cistografia (99,5%) sono molto elevati ed equivalenti alla cistografia convenzionale [11].

Lo studio cistografico eseguito preliminarmente alla TC total body non determina un significativo incremento del tempo di indagine. Inoltre la limitata densità dell'eventuale mdc stravasato non inficia eventuali successive valutazioni diagnostiche di elementi patologici che possono emergere dal successivo studio TC total body con mdc ev. Al contrario, lo stravaso del mdc somministrato ev ha un'elevata densità e può creare localmente artefatti e oscurare ulteriori lesioni traumatiche di fine valutazione, con possibile sottostima dei reperti patologici. La possibilità di esaminare nelle immagini assiali tutti i recessi anatomici perivescicali rende superfluo un completamento dello studio post-vuotamento vescicale. Gli spazi intra ed extraperitoneale della pelvi sono separati da un sottile strato di peritoneo parietale e talvolta è difficile differenziare lo stravaso nell'ambito dei due compartimenti nelle scansioni assiali. A tale scopo, sono molto più utili le ricostruzioni multiplanari, che offrono una visualizzazione completa degli spazi, analogamente alla cistografia

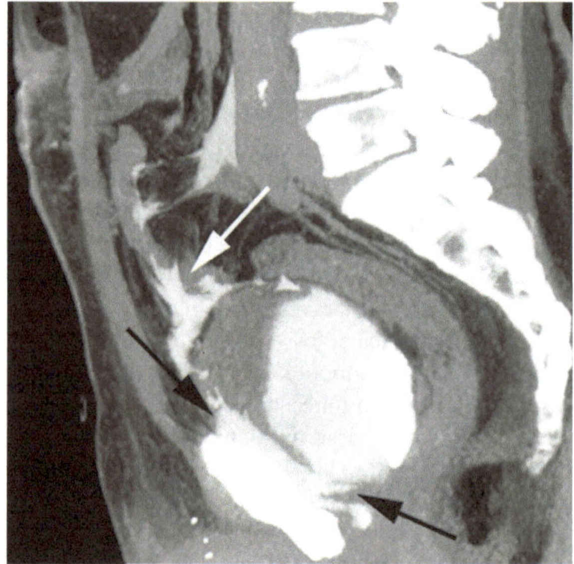

Fig. 8.6 Ampia lacerazione intra ed extraperitoneale della vescica con spandimento di mdc nello spazio prevescicale (*freccia bianca*) e nello spazio di Retzius (*frecce nere*)

convenzionale [12] (Fig. 8.6). La cistografia TC con riempimento retrogrado della vescica rientra pertanto nello screening del traumatizzato maggiore "a rischio". La tecnica aggiunge un tempo diagnostico minimo, senza alcun costo aggiuntivo.

Bibliografia

1. Harris JH (2000) Pelvis, acetabulum and hips. In: Harris JH, Harris WH (eds) The Radiology of the Emergency Medicine, 4th ed. Lippincott Williams & Wilkins, Philadelphia
2. Carrol PR, McAninch JW (1984) Major bladder trauma: mechanisms of injury and a unified method of diagnosis and repair. J Urol 132:254–257
3. Demetriades D, Karais M, Toutou K et al (2002) Pelvic fractures: epidemiology and predictors of associated abdominal injuries and outcomes. J Am Coll Surg 195:1–10
4. Carlin BI, Resnick MI (1995) Indications and techniques for urologic evaluation of the trauma patient with suspected urologic injury. Semin Urol 13:9–24
5. Cunningham MA, Tyroch AH, Kaups KL, Davis JW (1998) Does free fluid on abdominal computed tomographic scan after blunt trauma require laparotomy? J Trauma 44:599–602
6. Bodner DR, Selzman AA, Spirmak JP (1995) Evaluation and treatment of bladder rupture. Semin Urol 13:62–65
7. Corriere JN Jr, Sandler CM (1989) Management of extraperitoneal bladder rupture. Urol Clin North Am 16:275–277
8. Paulson EK, Jaffe TA, Thomas J et al (2004) MDCT of patients with acute abdominal pain: a new perspective using coronal reformations from submillimeter isotropic voxels. AJR Am J Roentgenol 183:899–906
9. Sivit CJ, Cutting JP, Eichelberger MR (1995) CT diagnosis and localization of rupture of the bladder in children with blunt abdominal trauma: significance of contrast material extravasation in the pelvis. AJR Am J Roentgenol 164:1243–1246
10. Mastromatteo JF, Mindell HJ, Mastromatteo MF et al (1997) Communications of the pelvic extraperitoneal spaces and their relation to the abdominal extraperitoneal spaces: helical CT cadaver study with pelvic extraperitoneal injections. Radiology 202:523–530
11. Quagliano PV, Delair SM, Malhotra AK (2006) Diagnosis of blunt bladder injury: A prospective comparative study of computed tomography cystography and conventional retrograde cystography. J Trauma 61:410–422
12. Iverson AJ, Morey AF (2001) Radiographic evaluation of suspected bladder rupture following blunt trauma: critical review. World J Surg 25:1588–1591

Traumi dell'uretra

Libero Barozzi, Massimo Valentino, Michele Bertolotto,
Carlo De Luca, Pietro Pavlica

La gestione diagnostica e terapeutica dei traumi dell'uretra risulta ancora controversa, per motivi che possono essere ricondotti a [1]:
- relativa rarità delle lesioni;
- varietà e complessità dei quadri traumatici;
- presenza di lesioni traumatiche associate a carico degli organi adiacenti;
- limitata esperienza diagnostica dei radiologi e degli urologi;
- mancanza di chiare linee guida diagnostiche e terapeutiche.

9.1 Anatomia

L'anatomia e la fisiologia dell'uretra variano con il suo decorso, poiché l'organo da endoaddominale diventa extraddominale e contrae complessi rapporti anatomici ed embriologici con le vie genitali, con le quali condivide il tratto terminale comune [2, 3]. Risulta quindi evidente che le lesioni traumatiche e non dell'uretra interessano numerose strutture anatomiche adiacenti [4].

L'uretra maschile ha una lunghezza media di 16-18 cm e viene a sua volta suddivisa nelle seguenti sezioni.
a. *Uretra posteriore.* Comprende l'uretra prostatica e quella membranosa, si estende dal collo vescicale al margine inferiore del diaframma urogenitale. L'uretra intraprostatica ha una lunghezza di 3-4 cm nel giovane, ma in seguito all'iperplasia prostatica si allunga fino a 8-10 cm. Il suo decorso, quasi rettilineo nei soggetti giovani, diventa arcuato a concavità anteriore per la compressione esercitata dai noduli di iperplasia. Circa a metà del suo decorso si localizza il collicolo seminale o *veru montanum*, nel quale sboccano i due dotti eiaculatori, punto d'incontro della vie urinaria e seminale. La parte più distale dell'uretra posteriore è rappresentata dall'uretra membranosa, lunga 1-2 cm, che attraversa il piano perineale, nel cui contesto sono contenute le ghiandole di Cowper. Questo tratto del canale uretrale appare circondato da diversi fasci muscolari e principalmente dallo sfintere striato, che a sua volta si confonde con i fasci muscolari della muscolatura perineale.
b. *Uretra anteriore.* È lunga 14-15 cm e, a sua volta, viene suddivisa in uretra bulbare, uretra peniena e uretra navicolare. L'uretra bulbare si estende dal piano perineale fino al legamento sospensore del pene; ha diametro massimo di 1-1,5 cm ed è circondata dal bulbo del corpo spongioso. La parte più distale è costituita dall'uretra peniena o pendula e si estende dal legamento sospensore fino al meato uretrale esterno. Prima dell'orifizio esterno il canale presenta una dilatazione fusiforme chiamata fossa navicolare. Il suo calibro, relativamente uniforme, è di 1 cm; in essa sboccano numerosi piccoli dotti ghiandolari delle ghiandole sottomucose del Littré, che sono più numerose a livello del segmento bulbare e in corrispondenza della fossa navicolare.

L'uretra femminile è molto più breve (4-6 cm); di norma presenta un decorso quasi verticale e si estende dal collo vescicale fino al meato uretrale esterno posto nella regione del vestibolo. Decorre subito anteriormente

L. Barozzi (✉)
U.O. Radiologia, Dipartimento Emergenza Urgenza
Chirurgia Generale e dei Trapianti
Policlinico S. Orsola-Malpighi, Bologna

A. Blandino et al. (a cura di), *Imaging dell'Apparato Urogenitale.*
© Springer-Verlag Italia 2010

alla vagina, alla quale è collegata anatomicamente, per cui nei diversi processi patologici i due visceri si comportano in genere in maniera sincrona.

9.2 Meccanismi del trauma

I traumi dell'uretra posteriore si verificano in occasione di fratture dell'arco anteriore del bacino e sono conseguenti a incidenti stradali, infortuni sul lavoro o traumi diretti [5]. I dati statistici dimostrano che il 70% delle fratture pelviche si realizza in corso di incidenti automobilistici e il 25% come conseguenza di cadute dall'alto [6]. Nel 90% dei casi si tratta di traumi chiusi. Nelle lesioni del bacino i danni dell'uretra sono più frequenti nel sesso maschile che in quello femminile, con valori di incidenza, rispettivamente, di 3,5-19% e 0-6%. L'uretra femminile risulta comunque raramente lesa dai frammenti ossei dell'arco anteriore. La rottura dell'uretra si verifica quasi sempre nel tratto membranoso, con distacco della prostata a livello dell'apice, in conseguenza delle forze che si trasmettono sul bacino durante il trauma [7]. Recenti studi anatomopatologici, condotti su cadaveri o soggetti deceduti per incidente, dimostrano che l'uretra maschile si lacera subito al di sotto del diaframma urogenitale [8].

Nelle fratture stabili del bacino le lesioni a carico dell'uretra si riscontrano nel 16% dei casi, quando è presente la rottura di una branca pubica, e nel 41% quando la frattura pubica è bilaterale [9].

Quando la forza traumatica si esplica in senso antero-posteriore, l'emorragia intrapelvica è più estesa e le lesioni dell'apparato urinario inferiore più frequenti, rispetto ai traumi dovuti a forze che si esercitano in senso latero-laterale. La probabilità di osservare una lesione traumatica dell'uretra varia a seconda del tipo di frattura del bacino (Tabella 9.1) [10].

Le lesioni traumatiche dell'uretra posteriore si suddividono in base alla loro gravità in:
- *contusione*;
- *stiramento* (25%);
- *rottura parziale* (25%);
- *rottura completa* (50%).

In considerazione del meccanismo patogenetico delle fratture del bacino, le lesioni traumatiche dell'uretra si associano a rottura della vescica nel 10-20% dei casi. La concomitante rottura della vescica può essere sia intraperitoneale (17-39%) sia extraperitoneale (56-78%) [11, 12].

Il meccanismo patogenetico delle lesioni traumatiche dell'uretra nel bambino è in pratica analogo a quello nell'adulto; tuttavia, per le differenze topografiche e anatomiche, le lesioni possono essere osservate a livello del collo vescicale e dell'uretra intraprostatica e non solo a carico dell'uretra membranosa. Le rotture complete con diastasi sono di osservazione più frequente nel bambino (69% vs 42%) e gli esiti sulle funzione minzionale (stenosi) e sessuale (disfunzione erettile) più frequenti [13].

Nella donna le lesioni sono più rare che nell'uomo, sia per la brevità e la mobilità fisiologica dell'uretra femminile sia, soprattutto, per la lassità dei meccanismi di fissazione dell'uretra stessa all'osso pubico. Le diastasi complete sono molto rare [14].

Le lesioni uretrali si verificano per effetto di frammenti ossei che lacerano l'uretra oppure per stiramento con associata lacerazione del collo vescicale e/o della vagina, per diastasi della sinfisi [15]. Frequente l'incontinenza immediata e a distanza.

Traumi iatrogeni possono verificarsi in corso di interventi chirurgici sulla vagina o in seguito a trauma ischemico prolungato in corso di travaglio di parto non assistito, frequente nei paesi in via di sviluppo.

I traumi dell'uretra anteriore sono nella maggioranza dei casi secondari a traumi chiusi, benché non siano rari i traumi penetranti (Tabella 9.2) [16].

Tabella 9.1 Rischio di lesione dell'uretra nelle fratture del bacino

Tipo di frattura	Odds ratio
Singola branca pubica	0,64
Frattura unilaterale più branche	0,76
Frattura di Malgaigne	3,40
Frattura da trauma perineale	3,85
Frattura da trauma perineale e art. sacro-iliache	24,02

Tabella 9.2 Eziologia dei traumi dell'uretra anteriore

Trauma chiuso	Incidente automobilistico
	Caduta accidentale
	Trauma perineale diretto (calcio)
Traumi sessuali	Frattura del pene
	Stimolazione intrauretrale diretta
	Anelli di costrizione alla radice
Traumi penetranti	Lesioni da arma da fuoco
	Ferite da arma da taglio
	Morsi di animali
	Amputazione del pene
Traumi iatrogeni	Cateterismo uretrale
	Dilatazioni uretrali
	Manovre endoscopiche

9.2.1 Traumi chiusi

Gli incidenti stradali, le cadute e i colpi diretti sono le cause più comuni delle lesioni traumatiche dell'uretra anteriore, che solitamente non si associano a fratture delle ossa del bacino. Nella maggioranza dei casi descritti in letteratura si tratta di traumi perineali diretti per caduta a gambe divaricate (*stradle injury*) su tubi rigidi (asse della bicicletta, serbatoio della motocicletta), con conseguente schiacciamento dell'uretra bulbare sul margine inferiore della sinfisi pubica. Questi traumi sono più frequenti nel bambino che nell'adulto [17].

9.2.2 Traumi correlati a rapporti sessuali

Traumatismi dell'uretra peniena si possono associare alla frattura del o dei corpi cavernosi in corso di rapporti sessuali. La lesione del canale uretrale si riscontra solo nel 20% dei casi [18], con formazione di una connessione diretta tra lume uretrale e tessuto cavernoso.

9.2.3 Traumi da corpi estranei

Sono legati all'introduzione volontaria o meno di corpi estranei rigidi nel lume uretrale. Le lesioni sono in genere superficiali e localizzate a livello della fossa navicolare e dell'uretra peniena distale [19].

9.2.4 Traumi iatrogeni

Rappresentano i traumi uretrali di più frequente osservazione e si verificano nel corso di manovre urologiche (cateterismo, uretrocistoscopia). Rientrano in questo gruppo anche le lesioni ischemiche dovute alla prolungata compressione esercitata dal catetere sull'uretra durante interventi di cardiochirurgia o di resezione transuretrale.

9.3 Presentazione clinica, tecniche di imaging e classificazione

Una lesione traumatica uretrale deve essere sempre sospettata in presenza di un trauma dell'addome inferiore, specialmente se associato a frattura delle ossa dell'arco anteriore del bacino [19, 20].

I segni obiettivi più indicativi sono:
- presenza di sangue o coaguli a livello del meato uretrale esterno;
- presenza di sangue nel vestibolo vaginale, che si riscontra nell'80% delle fratture del bacino nella donna;
- ematuria, soprattutto se iniziale;
- dolore durante la minzione;
- impossibilità a urinare;
- ematoma perineale e/o penieno, a volte esteso anche allo scroto e alla parete addominale inferiore.

9.3.1 Tecniche di imaging

L'uretrografia retrograda risulta ancora oggi il primo esame e rappresenta il gold standard nella diagnostica dei traumi uretrali secondo le linee guida/raccomandazioni delle società scientifiche [21-23].

L'acquisizione preliminare dei radiogrammi a vuoto (Fig. 9.1 A) risulta importante sia per l'identificazione delle fratture ossee sia per evidenziare eventuali corpi estranei più o meno radiopachi (schegge metalliche o di vetro, pallini o bossoli) [24].

Le varianti tecniche per l'esecuzione dell'uretrografia retrograda sono numerose: la più semplice consiste nell'applicare un sottile catetere di Foley da 6-8 CH nell'uretra e nel gonfiare il palloncino nella fossa navicolare. Il mezzo di contrasto iodato, alla concentrazione di 300 mg/mL, viene diluito al 50% con soluzione fisiologica e introdotto lentamente a bassa pressione mediante siringa o per caduta libera attraverso un deflussore da fleboclisi. Compatibilmente con le condizioni del paziente, i radiogrammi vengono acquisiti in proiezione obliqua di 30°-45° e pene disposto trasversalmente sulla coscia. In questo modo si ottiene una rappresentazione dell'uretra peniena quasi parallela al piano radiologico, mentre l'uretra bulbare e l'uretra prostato-membranosa sono rappresentate su un piano obliquo ben dissociato dalle ossa pubiche. L'osservazione scopica e la registrazione digitale continua della procedura sono utili per documentare le diverse fasi di riempimento dell'uretra e, soprattutto, la sede precisa della lacerazione e per seguire lo spandimento del contrasto nei tessuti molli circostanti.

In presenza di una lesione uretrale completa con mancato passaggio del contrasto in vescica, risulta indispensabile posizionare un cistocath sovrapubico per lo studio della vescica ed eventualmente documentare l'uretra a monte della lesione traumatica.

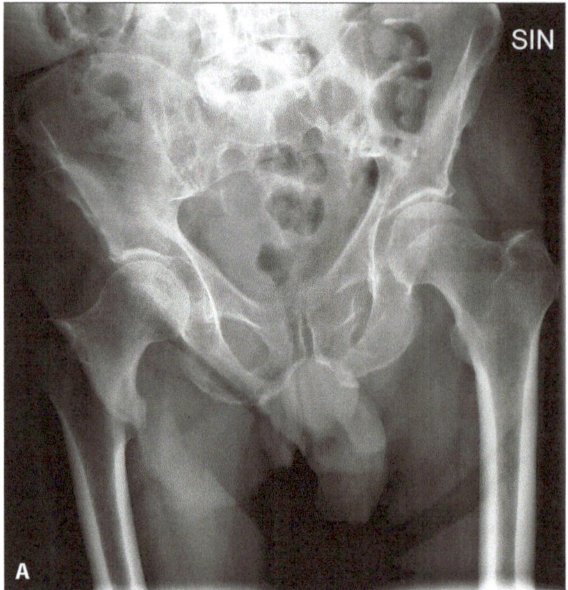

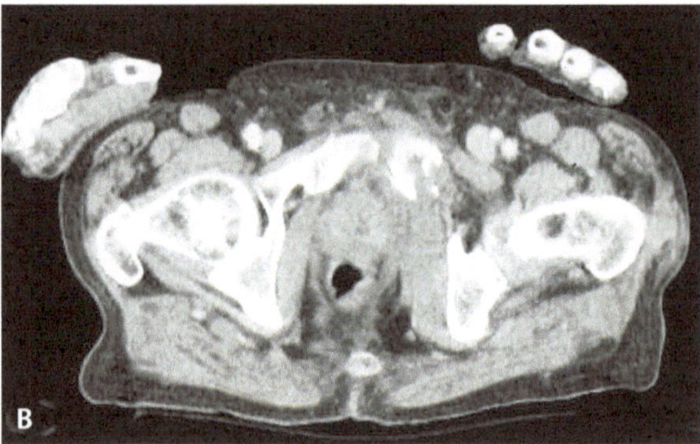

Fig. 9.1 Frattura dell'emibacino di sinistra in due punti (**A**) confermata dalla TC in scansione assiale (**B**), con rottura dell'uretra posteriore confermata dall'uretrografia. I pazienti con frattura unilaterale del bacino presentano un aumentato rischio di rottura dell'uretra (odds ratio 0,76). La TC evidenzia solo un ematoma sottovescicale e periprostatico

Lo studio associato mediante uretrografia retrograda e cistouretrografia minzionale non è sempre necessario in fase acuta, ma può essere posticipato di qualche giorno quando si ritiene di procedere a una correzione chirurgica precoce. L'esame può essere eseguito anche a distanza di 3 mesi, se l'intervento riparatore viene posticipato o rimandato per altri motivi.

La TC senza (Fig. 9.1 B) e con mdc viene sempre più frequentemente utilizzata nella fase acuta, non tanto per evidenziare la lacerazione uretrale, quanto per dimostrare eventuali frammenti ossei dislocati, l'ematoma perineale, periuretrale o sottovescicale e per evidenziare le vie di diffusione del mdc [25].

La RM viene più raramente proposta in fase acuta, mentre viene utilizzata nel follow-up, soprattutto nei casi di chirurgia dilazionata, per documentare lo stato del piano perineale e i fenomeni cicatriziali periuretrali che caratterizzano l'evoluzione spontanea o chirurgica delle lesioni traumatiche dell'uretra. L'uretro-RM – ottenuta mediante distensione dell'uretra con soluzione fisiologica e associata eventualmente alla fase minzionale – consente di dimostrare la sede della rottura, la diastasi tra i monconi e i fenomeni fibrotico-emorragici circostanti [26-28].

Anche l'ecografia è sempre più spesso utilizzata in fase acuta per lo studio delle rotture complete, soprattutto se associate a traumi penetranti o a rotture dei corpi cavernosi [29]. La sonouretrografia consente, in particolare, di evidenziare ematomi, fistole uretro-cavernose e lacerazioni dell'albuginea e/o della fascia di Buck [30, 31].

9.3.2 Classificazione

La classificazione più nota dei traumi dell'uretra posteriore e membranosa è quella proposta da Colapinto e McCollum [32] basata su reperti uretrografici, che riconosceva tre tipi di lesioni. L'American Association for the Surgery of Trauma (AAST) ha proposto nel 1992 [33] una classificazione basata principalmente sulle scelte terapeutiche, più che sulla sede delle lesioni. Tale classificazione pone particolare attenzione al grado di lacerazione e all'entità della diastasi tra i monconi (Tabella 9.3).

Nel 1997 Goldman e colleghi [34] hanno proposto una nuova classificazione, che rappresenta un'integrazione di quella di Colapinto e McCollum, basata su cinque diversi tipi di lesioni uretrali traumatiche. Questa classificazione è oggi largamente accettata, sia perché considera la sede anatomica e la gravità delle lesioni sia perché fornisce indicazioni terapeutiche e prognostiche (Tabella 9.4).

Nel 2004 sono state pubblicate le conclusioni della Consensus Conference sul trauma uretrale sostenute e diffuse dalla OMS [35].

Tabella 9.3 Classificazione e terapia raccomandata nei traumi uretrali secondo la AAST [33]

Tipo di lesione	Meccanismo del trauma	Semeiotica all'uretrografia	Terapia
1	Contusione	Normale o compressione	Nessuna
2	Stiramento	Allungamento dell'uretra senza stravaso di contrasto	Conservativa con cateterismo vescicale o applicazione di cistocath
3	Rottura parziale	Stravaso di contrasto dall'uretra con opacizzazione della vescica	Conservativa con cateterismo vescicale o applicazione di cistocath
4	Rottura completa	Stravaso del contrasto dall'uretra senza opacizzazione della vescica e con diastasi dei monconi <2 cm	Anastomosi tra i monconi per via endoscopica o uretroplastica tardiva con graft
5	Rottura completa	Rottura completa dell'uretra con diastasi dei monconi >2 cm o ampia lacerazione estesa a prostata o vagina	Anastomosi tra i monconi per via endoscopica o uretroplastica tardiva con graft

Tabella 9.4 Classificazione uretrografica dei traumi uretrali secondo Goldman et al [34]

Tipo di lesione	Descrizione del trauma	Semeiotica uretrografica
I	Allungamento o stiramento dell'uretra posteriore senza interruzioni	Uretra intatta, ma stirata e allungata
II	Rottura dell'uretra sopra il diaframma urogenitale con tratto membranoso integro	Stravaso del contrasto solo sopra il diaframma urogenitale
III	Rottura dell'uretra membranosa che si estende sotto al diaframma urogenitale e interessa anche l'uretra anteriore	Stravaso del contrasto sotto al diaframma urogenitale che può estendersi alla pelvi o al perineo; il collo vescicale è integro
IV	Lacerazione del collo vescicale che si estende all'uretra prossimale	Lacerazione del collo vescicale; stravaso del contrasto nello spazio extraperitoneale sottovescicale
IVa	Lacerazione della base vescicale che simula una lesione di Tipo IV	Stravaso del contrasto nello spazio periuretrale; rottura della base vescicale
V	Lesione isolata dell'uretra anteriore	Stravaso del contrasto sotto al diaframma urogenitale, lungo il decorso dell'uretra anteriore

9.4 Imaging: semeiotica

Nei traumi uretrali di Tipo I la continuità del canale uretrale è conservata e l'esame radiografico documenta solo uno stiramento dell'uretra posteriore (Fig. 9.2) per effetto della lacerazione dei legamenti pubo-uretrali e della formazione di un ematoma periprostatico [23, 36-38]. Il diaframma urogenitale è integro, mentre la vescica e la prostata risultano dislocati cranialmente dall'ematoma retropubico, che può essere più o meno esteso. La TC dimostra le fratture ossee, se presenti, e la raccolta ematica iperdensa che si confonde con la ghiandola prostatica. L'ematoma va rapidamente incontro a fenomeni di colliquazione e non si osserva stravaso di mdc. Anche la sonouretrografia transperineale evidenzia la continuità del piano perineale e la raccolta ematica sottoprostatica. L'uretra non è identificabile.

Nelle lesioni uretrali di Tipo II (pari al 15% circa dei casi) l'uretra risulta interrotta al di sopra del diaframma urogenitale, che risulta integro. La rottura può essere incompleta (Fig. 9.3) o completa e il mdc iniettato per via retrograda stravasa subito sopra al piano perineale (Fig. 9.4). In questi casi l'opacizzazione della vescica può avvenire per via retrograda nelle rotture incomplete o realizzarsi anche quando la diastasi è minima. L'urografia o la uro-TC dimostrano dislocazione craniale della vescica con sollevamento della base per l'ematoma sottostante, ma non lacerazioni e stravasi. Questi si possono verificare se il paziente riesce a mingere. La TC senza contrasto non differisce dai reperti delle lesioni di Tipo I, mentre dimostra agevolmente lo stravaso del contrasto iniettato per via retrograda.

Nei traumi uretrali di Tipo III, che nella pratica clinica sono i più frequenti, si ha in primo luogo la lacerazione del piano urogenitale con rottura completa dell'uretra che dal segmento membranoso si estende al tratto iniziale dell'uretra bulbare (Fig. 9.5). All'uretrografia retrograda lo spandimento del contrasto risulta

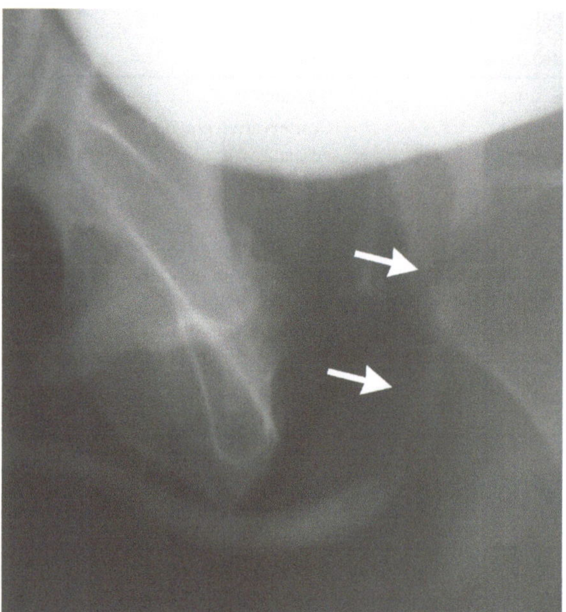

Fig. 9.2 Trauma dell'uretra posteriore di Tipo I con semplice stiramento dell'uretra posteriore conseguente a frattura del bacino e diastasi pubica. Cistouretrografia minzionale che dimostra una riduzione del flusso con edema della mucosa (*frecce*)

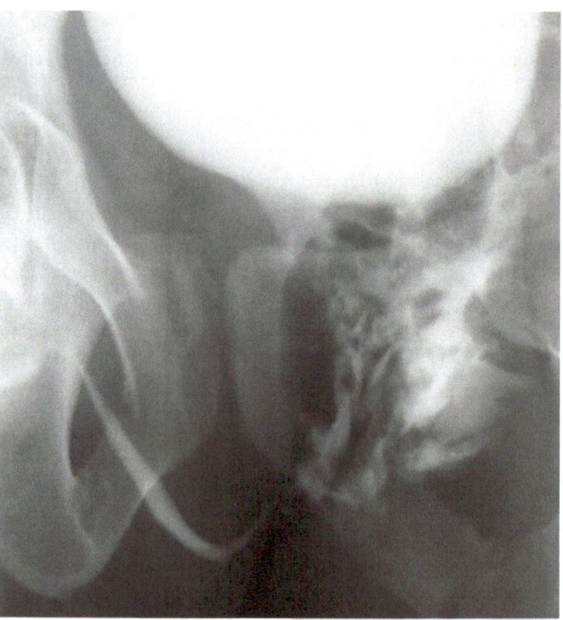

Fig. 9.4 Trauma dell'uretra posteriore di Tipo II con rottura completa dell'uretra sopra il diaframma urogenitale. La cistouretrografia minzionale dimostra nello spazio periprostatico un esteso stravaso di mdc, che in parte raggiunge anche l'uretra distale

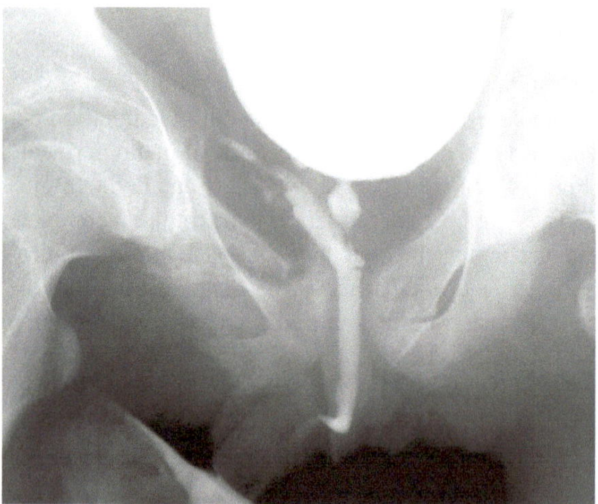

Fig. 9.3 Trauma dell'uretra posteriore di Tipo II, con rottura incompleta dell'uretra sopra il diaframma urogenitale, conseguente a frattura del bacino. La cistouretrografia minzionale dimostra stravaso di contrasto in sede sottovescicale e contemporanea opacizzazione dell'uretra a valle. La vescica appare sopraelevata per la presenza di ematoma sottovescicale periprostatico

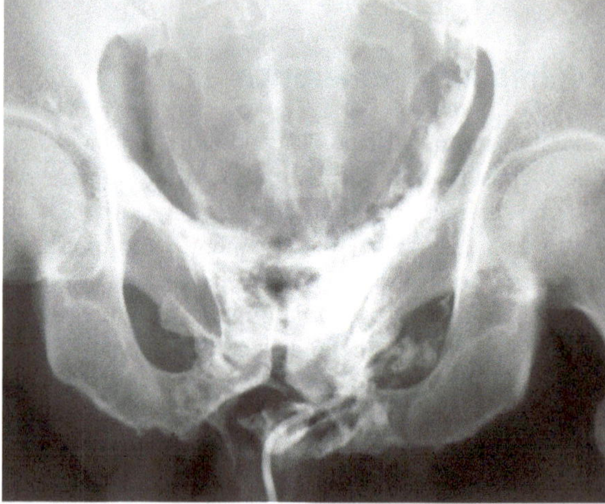

Fig. 9.5 Rottura completa dell'uretra di Tipo III che si estende attraverso il diaframma urogenitale per interessare l'uretra posteriore e quella sottomembranosa. L'uretrografia retrograda dimostra la diffusione bilaterale del contrasto nello spazio periprostatico-perivescicale e in corrispondenza dell'uretra bulbare

massivo e si realizza sia nella regione sottoprostatica sia in quella perineale (Fig. 9.6). Raramente il mdc refluisce in vescica per la diastasi dei due monconi. La TC e la RM dimostrano il voluminoso ematoma posto sopra e sotto il piano urogenitale [39, 40].

Nelle lesioni uretrali di Tipo II e III l'uretrografia retrograda non riesce a dimostrare l'entità della diastasi tra i due monconi uretrali, per cui si ricorre all'associazione tra uretrografia retrograda e minzionale, che consentono di opacizzare il moncone distale e quello prossimale e di misurare la distanza, che risulta importante per le indicazioni chirurgiche e per quanto riguarda il danno sfinteriale e il rischio di incontinenza.

Nel 1997 Goldman e colleghi hanno aggiunto a questa iniziale classificazione altri due tipi di lesioni.

Nelle lesioni di Tipo IV è presente una lacerazione del collo vescicale con estensione alla base vescicale adiacente. Lo stravaso si realizza a livello del collo vescicale, con spandimento del contrasto sotto la vescica. Nella variante di Tipo IVa la lacerazione della base vescicale risulta extracervicale, senza interessamento del collo. In questi casi il mezzo di contrasto iniettato per via retrograda si diffonde nello spazio sottovescicale periprostatico realizzando un quadro radiologico simile a quello del Tipo IV. Per questo motivo è indispensabile registrare l'iniezione del contrasto sin dall'inizio, poiché successivamente non è più possibile identificare

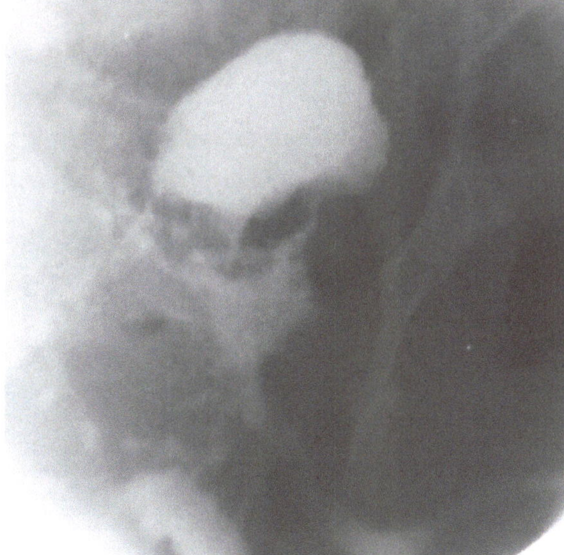

Fig. 9.6 Rottura dell'uretra posteriore di Tipo IV da trauma del bacino. L'uretrografia retrograda evidenzia abbondante stravaso di contrasto a partenza dal collo vescicale che si diffonde nello spazio periprostatico e in parte refluisce anche in vescica

con precisione la sede della lacerazione, in quanto si confonde con il contrasto fuoriuscito. Tale distinzione riveste interesse clinico per le diverse soluzioni terapeutiche e per la diversa prognosi. Rientrano in questo tipo di frattura uretrale anche quelle che si realizzano nella donna in seguito a fratture del bacino con diastasi della sinfisi, che determinano una lacerazione del collo e della muscolatura del piano perineale con conseguente incontinenza (Fig. 9.7).

Le lesioni di Tipo V interessano l'uretra anteriore, più precisamente l'uretra bulbare (Fig. 9.8); sono in genere isolate e dovute a traumi uretrali diretti (*stradle injury*). In genere non sono presenti lesioni ossee e l'ematoma può rimanere limitato tra l'albuginea del corpo spongioso e la fascia di Buck o estendersi al di fuori di questa in caso di lacerazione. In tali casi il contrasto stravasato rimane delimitato dalla fascia di Colles (Fig. 9.9).

I traumi penetranti dell'uretra anteriore sono più rari e attribuibili ad armi da taglio o fuoco che interessano in genere l'uretra peniena o bulbare. L'uretrografia retrograda consente di evidenziare la sede e la gravità della lesione, che può richiedere un trattamento chirurgico immediato.

I traumi uretrali in corso di rotture del pene, che si verificano durante rapporti sessuali (Fig. 9.10), possono andare da un semplice ematoma periuretrale fino alla rottura completa della mucosa uretrale e alla formazione di fistole uretro-cavernose. Si osservano nel 38% dei casi e sono facilmente documentabili mediante uretrografia retrograda. Rientrano in questa categoria anche le lesioni uretrali in corso di manovre strumentali (traumi iatrogeni) (Fig. 9.11).

La TC e la RM sono in genere poco utili, sebbene la RM riesca a documentare la sede di rottura dell'albuginea, della fascia di Buck e l'ematoma circostante. Anche la sonouretrografia consente di definire l'entità dell'ematoma intraspongioso con riduzione del lume uretrale nelle semplici compressioni (Fig. 9.12) o contusioni o la comunicazione con il tessuto erettile [41]. L'impiego di mdc ecografici rende possibile la diretta dimostrazione dell'interruzione e dello stravaso delle bolle (Fig. 9.13).

I traumi dell'uretra si osservano nel 4,6% delle donne con frattura delle ossa del bacino o come conseguenza di traumi diretti o violenza sessuale. La rottura dell'uretra va sempre sospettata in presenza di una lacerazione vaginale e di sangue a livello del meato. L'uretra può lacerarsi in senso longitudinale con estensione al collo vescicale, per cui si associa a incontinenza [42], o in senso trasversale per rottura del piano perineale anteriore con diastasi dei monconi (lesione di Tipo III e IV).

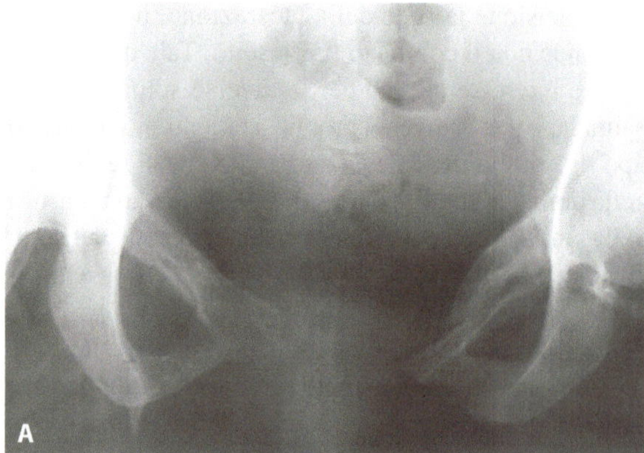

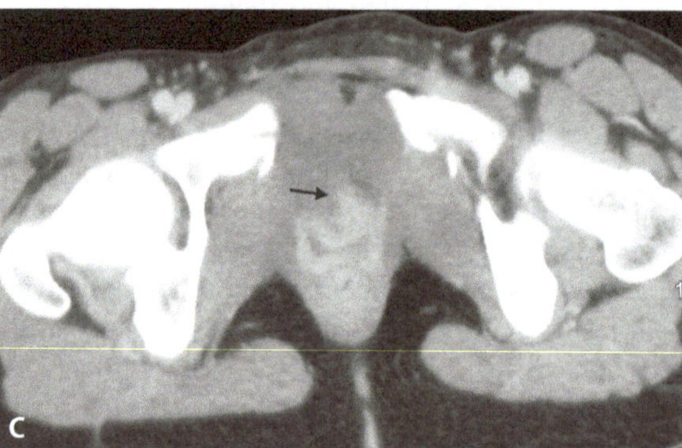

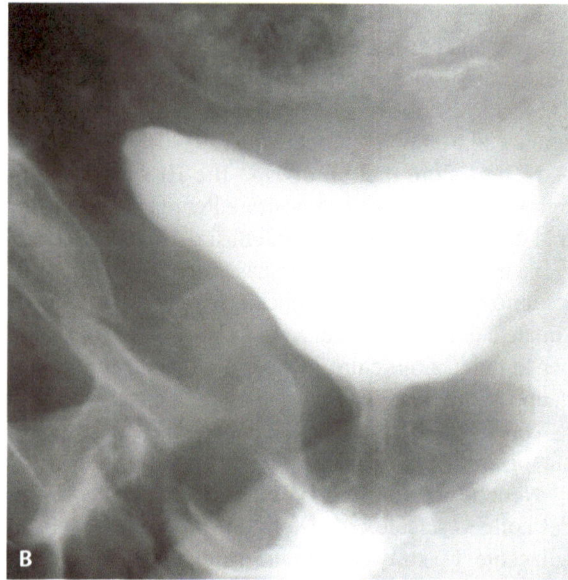

Fig. 9.7 Rottura dell'uretra femminile conseguente a frattura del bacino e diastasi della sinfisi. Radiogramma del bacino (**A**) che evidenzia la grave alterazione traumatica della regione sinfisaria. La cistografia retrograda (**B**) evidenzia lacerazione dell'uretra in tutto il suo decorso con incontinenza continua. La TC (**C**) dopo contrasto conferma la diastasi pubica e un'impregnazione periuretrale (*freccia*) e perivaginale del contrasto

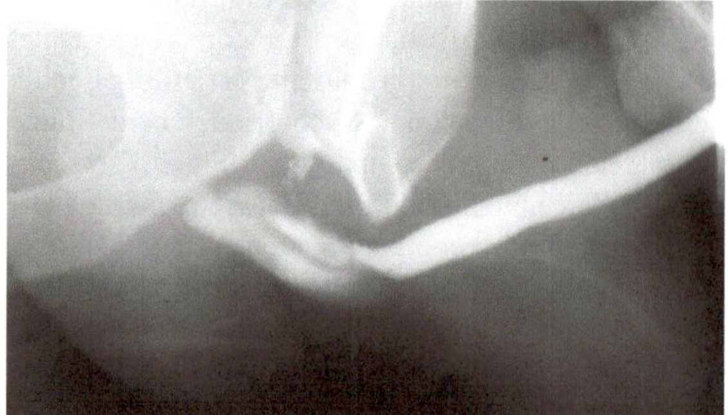

Fig. 9.8 Rottura dell'uretra anteriore nel tratto bulbare di Tipo V da trauma chiuso perineale. L'uretrografia retrograda evidenzia riduzione di calibro del tratto bulbare per edema con lacerazione mucosa e stravaso del contrasto

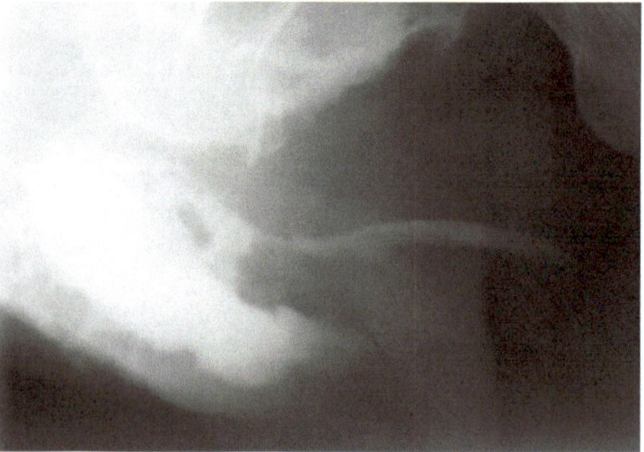

Fig. 9.9 Rottura completa dell'uretra anteriore in prossimità del legamento sospensore del pene di Tipo V da trauma chiuso diretto e con marcato ematoma della regione peno-scrotale. L'uretrografia retrograda dimostra uno stravaso evidente nei tessuti molli periuretrali e scrotali

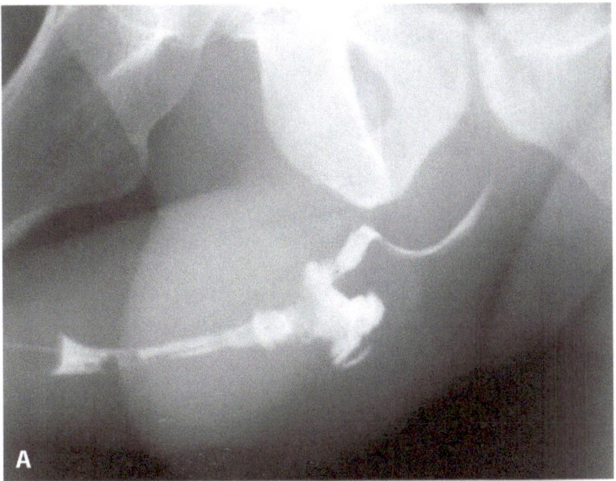 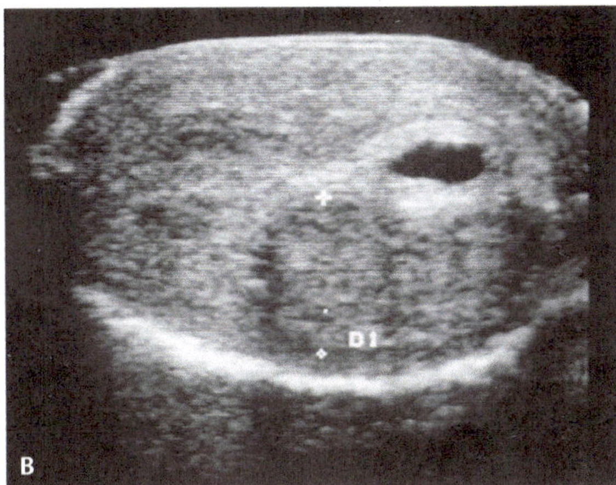

Fig. 9.10 Rottura dell'uretra anteriore di Tipo V a livello del tratto penieno in corso di rapporto sessuale. L'uretrografia retrograda (**A**) evidenzia stravaso di contrasto prima dell'angolo peno-scrotale. La sonouretrografia (**B**) dimostra una ridotta distensione del canale uretrale e un ematoma periuretrale che non interessa i corpi cavernosi

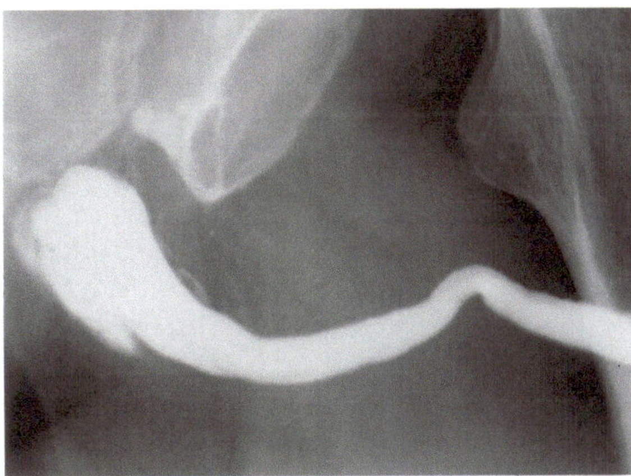

Fig. 9.11 Frattura iatrogena dell'uretra bulbare in corso di tentativi di cateterizzazione. L'uretrografia retrograda dimostra una buona opacizzazione dell'uretra anteriore associata a stravaso periuretrale di contrasto a partire dal margine inferiore del diaframma urogenitale

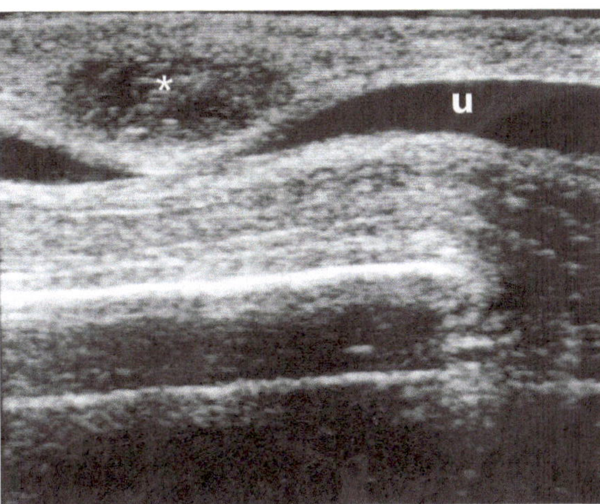

Fig. 9.12 Trauma penieno con ematoma intraspongioso (*asterisco*) che comprime il canale uretrale (*u*) senza stravaso di liquido. Sonouretrografia con scansione longitudinale condotta sulla faccia ventrale del pene

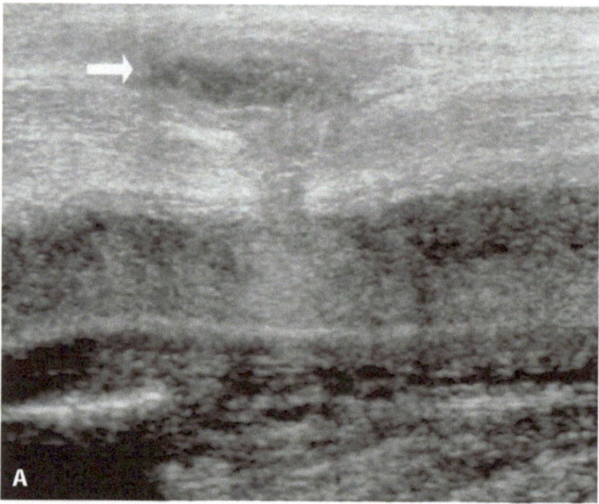

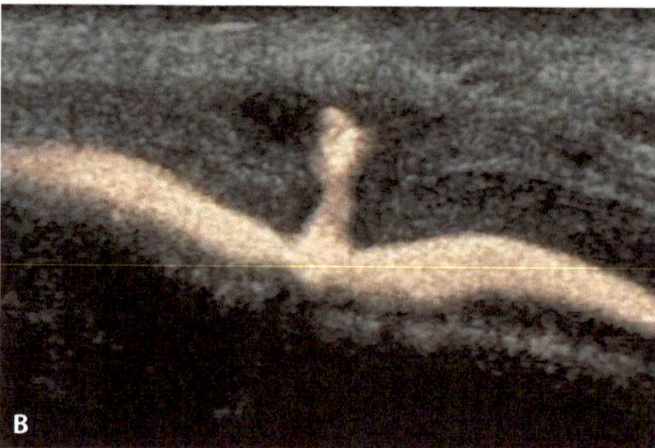

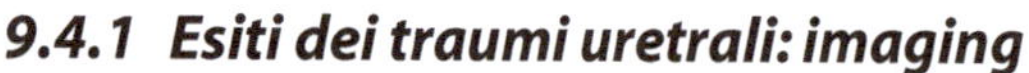

Fig. 9.13 Trauma dell'uretra anteriore in corso di rapporto sessuale. (**A**) L'ecografia evidenzia una raccolta nel corpo spongioso (*freccia*); (**B**) dopo iniezione di mdc, nel lume è facilmente individuabile la soluzione di continuo dell'uretra con opacizzazione del tramite fistoloso

9.4.1 Esiti dei traumi uretrali: imaging

La conseguenza più frequente dei traumi uretrali, sia anteriori sia posteriori, è la stenosi più o meno serrata. La cistouretrografia minzionale e l'uretrografia devono sempre essere eseguite per valutare la sede e l'estensione della stenosi e le ripercussioni funzionali a monte. Poiché il restringimento cicatriziale si realizza progressivamente nell'arco di diversi mesi o anni, i disturbi insorgono lentamente e sono spesso sottovalutati dal paziente, che riferisce solo allungamento del tempo di minzione, riduzione della potenza del getto e sgocciolamento postminzionale. Negli esiti di fratture sopradiaframmatiche la stenosi si documenta meglio in fase minzionale, che dilata l'uretra posteriore (Fig. 9.14),

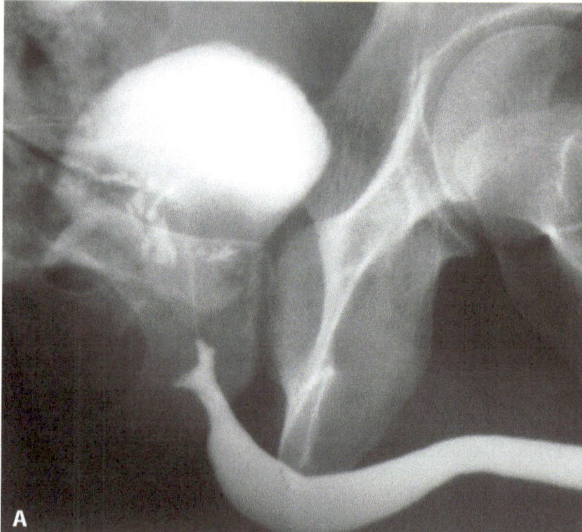

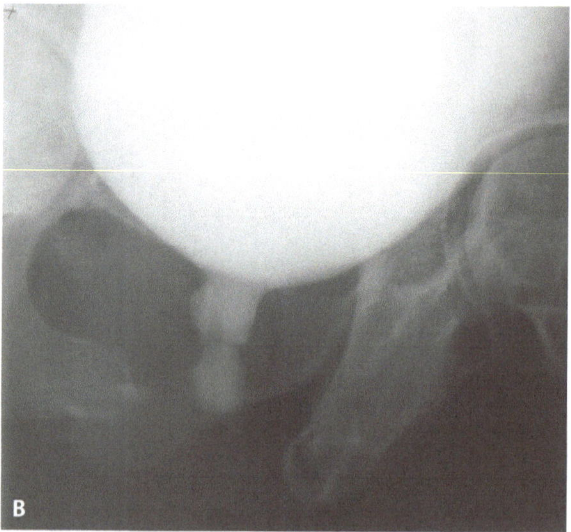

Fig. 9.14 Stenosi post-traumatica dell'uretra posteriore. L'uretrografia retrograda (**A**) dimostra che il mdc opacizza regolarmente l'uretra anteriore e membranosa, mentre l'uretra posteriore, subito a monte del diaframma urogenitale, presenta una stenosi serrata che consente di opacizzare l'uretra prostatica filiforme e iniettare la vescica. La cistouretrografia minzionale (**B**) dimostra un'evidente ectasia del collo e del tratto prossimale dell'uretra posteriore, che presenta una marcata stenosi cicatriziale

mentre nelle stenosi dell'uretra anteriore sono utili entrambe le procedure (Fig. 9.15). Le fistole uretrali esterne o interne, che devono essere attentamente ricercate con la cistouretrografia minzionale o con l'uretrografia retrograda, si osservano quando al trauma uretrale si sovrappongono fenomeni infettivi o come conseguenza di traumi penetranti con perdita di tessuto

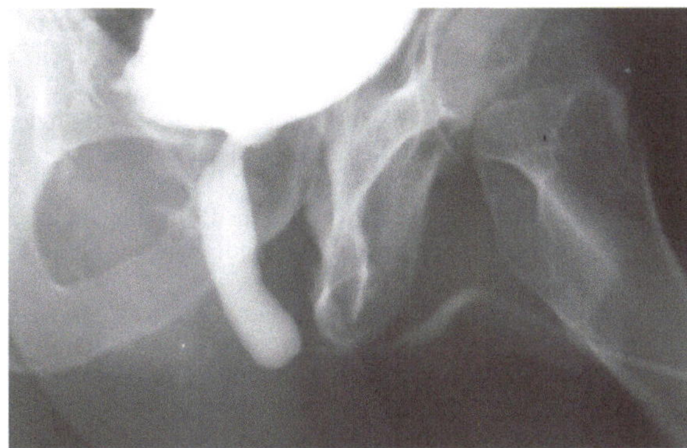

Fig. 9.15 Stenosi post-traumatica dell'uretra anteriore con marcato restringimento dell'uretra bulbare. La cistouretrografia minzionale dimostra vescica da sforzo, marcata distensione dell'uretra a monte della stenosi e ridotto flusso nella parte distale

uretrale [43]. Nelle lesioni dell'uretra posteriore può comparire incontinenza come conseguenza di un danno sfinteriale, che può interessare sia lo sfintere intrinseco sia quello estrinseco.

Nelle lesioni traumatiche dell'uretra anteriore la rottura di uno o entrambi i corpi cavernosi può portare alla formazione di incurvamenti penieni associati a disfunzione erettile. La disfunzione erettile post-traumatica deve essere studiata mediante ecografia dinamica con color Doppler: solo nel 10-15% dei casi si dimostra un danno vascolare arterioso, mentre nell'80% dei casi il disturbo è sostenuto da un danno neurologico. I nervi erigenti decorrono, infatti, lungo i margini postero-laterali dell'uretra membranosa e bulbare e possono essere inglobati nel tessuto fibroso cicatriziale che si forma attorno all'uretra e in corrispondenza del piano perineale lacerato. La disfunzione erettile post-traumatica può essere precoce, e dipendere da uno stiramento/lacerazione dei nervi erigenti, oppure essere tardiva in quanto collegata ai fenomeni cicatriziali. Il danno neurologico può essere aggravato o indotto da interventi chirurgici non correttamente eseguiti in fase precoce o tardiva.

Il danno vascolare, che si dimostra agevolmente mediante color Doppler, per l'assenza o l'asimmetria della velocità di picco sistolico dopo farmacostimolazione, trova conferma mediante angiografia selettiva delle arterie pudende o mediante angio-TC del pene [44].

La RM con contrasto eseguita a distanza dall'evento acuto riesce meglio a definire la sede e l'estensione dei fenomeni fibrotici che inglobano i nervi erigenti nel loro decorso perineale [45].

La cistouretrografia minzionale e l'uretrografia retrograda rappresentano ancora i metodi clinico-diagnostici più diffusi per valutare gli esiti della terapia chirurgica eseguita [46].

Bibliografia

1. Turner-Warwick R (1989) Prevention of complications resulting from pelvic fracture urethral injuries and from their surgical management. Urol Clin North Am 16:335–358
2. Pavlica P, Barozzi L, Menchi I (2003) Imaging of male urethra. Eur Radiol 13:1583–1596
3. Hricak H (1991) The penis and male urethra. In: Hricak H, Carrington BM (eds) MRI of the Pelvis: A Text Atlas. Appleton & Lange, Norwalk, CT, pp 383–415
4. Jordan GH, Schlossberg SM (2007) Surgery of the penis and urethra. In: Wein AJ et al (eds) Campbell-Walsh Urology, Vol. I, 9th ed. WB Saunders, Philadelphia
5. Paparel P, N'Diaye A, Laumon B et al (2006) The epidemiology of trauma of the genitourinary system after traffic accidents: analysis of a register of over 43,000 victims. BJU Int 97:338–341
6. Koraitim MM, Marzouk ME, Atta MA, Orabi SS (1996) Risk factors and mechanism of urethral injury in pelvic fractures. Br J Urol 77:876–878
7. Schneider RE (1993) Genitourinary trauma. Emerg Med Clin North Am 11:137–145
8. Mouraview V, Santucci R (2005) Cadaveric anatomy of pelvic fracture urethral distraction injury: most injuries are distal to the external urinary sphincter. J Urol 173:869–872
9. Martínez-Piñeiro L (2007) Urethral trauma. In: Hohenfellner M, Santucci RA (eds) Emergencies in Urology. Springer-Verlag, Berlin - Heidelberg - New York
10. Lowe MA, Mason JT, Luna GK et al (1988) Risk factors for urethral injuries in men with traumatic pelvic fractures. J Urol 140:506–509
11. Armenakas NA, McAninch JW (1996) Acute anterior urethral injuries. In: McAninch JW (ed) Traumatic and Reconstructive Urology. WB Saunders, Philadelphia
12. Kane NM, Francis IR, Ellis JH (1989) The value of CT in the detection of bladder and posterior urethral injuries. AJR Am J Roentgenol 153:1243–1246
13. Mark SD, Keane TE, Vandemark RM, Webster GD (1995) Impotence following pelvic fracture urethral injury: incidence, aetiology and management. Br J Urol 75(1): 62–66
14. Perry MO, Husmann DA (1992) Urethral injuries in female subjects following pelvic fractures. J Urol 147:139–142
15. Venn SN, Greenwell TJ, Mundy AR (1999) Pelvic fracture injuries of the female urethra. BJU Int 83:626–630
16. Sandler CM, Goldman SM, Kawashima A (1998) Lower urinary tract trauma. World J Urol 16:69–75
17. Barbagli G, Selli C, Stomaci N et al (1987) Urethral trauma: radiological aspects and treatment options. J Trauma 27: 256–261

18. Nicolaisen G, Melamud A, Williams RD, McAninch JW (1983) Rupture of the corpus cavernosum: surgical management. J Urol 130:917–919

19. McAninch JW (1981) Traumatic injuries to the urethra. J Trauma 21:291–298

20. Quagliano PV, Delair SM, Malhotra AK (2006) Diagnosis of blunt bladder injury: a prospective comparative study of computed tomography cystography and conventional retrograde cystography. J Trauma 61:410–421

21. Sandler CM, Francis IR, Baumgarten DA et al (2007) Suspected lower urinary tract trauma. In: ACR appropriateness criteria. American College of Radiology, Reston, VA

22. Kawashima A, Sandler CM, Wasserman NF et al (2004) Imaging of urethral disease: a pictorial review. Radiographics 24:S195–S216

23. Ingram MD, Watson SG, Skippage PL, Patel U (2004) Urethral injuries after pelvic trauma: evaluation with urethrography. Radiographics 24 [Suppl 1]:S195–S216

24. Gomez RG, Castanheira ACC, McAninch JW (1993) Gunshot wounds to the male external genitalia. J Urol 150: 1147–1148

25. Chou CP, Haung JS, Wu MT et al (2005) CT voiding urethrography and virtual urethroscopy: preliminary study with 16-MDCT. AJR Am J Roentgenol 184:1882–1888

26. Osman Y, El-Ghar MA, Mansour O et al (2006) Magnetic resonance urethrography in comparison to retrograde urethrography in diagnosis of male urethral strictures: is it clinically relevant. Eur Urol 50:587–594

27. Nolte-Ernsting C, Glowinski A, Schaeffter T et al (2003) Gadolinium-enhanced magnetic resonance fluoroscopy used as micturating cystourethrography: experiences in adult male patients. Invest Radiol 38:617–624

28. Narumi Y, Hricak H, Armenakas NA et al (1993) MR imaging of traumatic posterior urethral injury. Radiology 188: 439–443

29. Choi MH, Kim B, Ryu JA et al (2000) MR imaging of acute penile fracture. Radiographics 20:1397–1405

30. Sandler CM, Corriere JN Jr (1989) Urethrography in the diagnosis of acute urethral injuries. Urol Clin North Am 16: 283–289

31. Pavlica P, Menchi I, Barozzi L (2003) New imaging of the anterior male urethra. Abdom Imaging 28:180–186

32. Colapinto V, McCallum RW (1977) Injury to the male posterior urethra in fractured pelvis: a new classification. J Urol 118:575–580

33. Moore EE, Cogbill TH, Jurkovich GJ et al (1992) Organ injury scaling. III: Chest wall, abdominal vascular, ureter, bladder, and urethra. J Trauma 33:337–339

34. Goldman SM, Sandler CM, Corriere JN Jr, McGuire EJ (1997) Blunt urethral trauma: a unified, anatomical mechanical classification. J Urol 157:85-89

35. Chapple C, Barbagli G, Jordan G et al (2004) Consensus statement on urethral trauma. BJU Int 93:1195–1202

36. Kim B, Kawashima A, LeRoy AJ (2007) Imaging of male urethra. Semin Ultrasound CT MR 28:258–273

37. Moubon AJ, Roux JO, Faix A et al (1998) Penile fracture: MRI demonstration of a urethral tear associated with a rupture of the corpus cavernosum. Eur Radiol 8:469–470

38. Palmer JK, Benson GS, Corriere JN Jr (1983) Diagnosis and initial management of urological injuries associated with 200 consecutive pelvic fractures. J Urol 130:712–714

39. Chaljub G, Ernst R, Rodriguez G et al (2002) Emergent MRI utilizing a 5-inch surface coil to evaluate for acute penile fracture. Emerg Radiol 9:35–37

40. Ali M, Safriel Y, Sclafani SJ, Schulze R (2003) CT signs of urethral injury. Radiographics 23:951–963

41. Rifkin MD (1984) Sonourethrography: technique for evaluation of prostatic urethra. Radiology 153:791–792

42. Ryu JA, Kim B (2001) MR imaging of the male and female urethra. Radiographics 21:1169–1185

43. McAninch JW, Laing FC, Jeffrey RB Jr (1988) Sonourethrography in the evaluation of urethral strictures: a preliminary report. J Urol 139:294–297

44. Armenakas NA, McAninch JW, Lue TF (1993) Posttraumatic impotence: magnetic resonance imaging and duplex ultrasonography in diagnosis and management. J Urol 149: 1272–1275

45. Sung DJ, Kim YH, Cho SB et al (2006) Obliterative urethral stricture: MR urethrography versus conventional retrograde urethrography with voiding cystourethrography. Radiology 240:842–848

46. Morey AF, McAninch JW (1997) Reconstruction of traumatic posterior urethral strictures. Tech Urol 3:103–107

Antonio Pinto, Fabio Pinto, Teresa Cinque, Roberto Grassi

10.1 Considerazioni anatomiche

Le ghiandole surrenali sono localizzate nello spazio perirenale antero-superiore, nel quale si trovano adese al profilo superiore e antero-mediale della fascia di Gerota, che li circonda. Il surrene di destra è collocato superiormente rispetto al polo superiore del rene omolaterale, posteriormente alla vena cava inferiore, medialmente al segmento posteriore del lobo epatico destro e lateralmente al pilastro diaframmatico di destra. Il surrene sinistro è localizzato antero-medialmente rispetto al polo superiore del rene omolaterale, lateralmente al pilastro diaframmatico sinistro, postero-lateralmente all'aorta addominale e postero-medialmente alla coda del pancreas.

Il supporto arterioso è fornito da tre arterie principali: la surrenale superiore, ramo dell'arteria frenica inferiore, la surrenale media, ramo diretto dell'aorta addominale, e la surrenale inferiore, ramo dell'arteria renale.

Nei pazienti politraumatizzati gravi il coinvolgimento dei surreni è presente nel 25% circa dei casi; tuttavia lesioni surrenaliche sono riscontrabili anche in seguito a traumi banali [1]. Il trauma è bilaterale nel 15-20% dei casi; quando è monolaterale, nei due terzi dei casi risulta coinvolto il surrene destro [2].

Macroscopicamente la lesione può simulare una neoplasia surrenalica [1]. Microscopicamente l'emorragia è in prevalenza midollare con successiva compressione della corticale; frequente è l'infarcimento emorragico dei tessuti perisurrenalici.

10.2 Aspetti clinici e classificazione

Il meccanismo patogenetico del trauma del surrene non è ancora del tutto chiaro e sono state formulate le seguenti ipotesi:

- trauma diretto con violenta compressione della ghiandola surrenale tra la colonna vertebrale e i visceri circostanti, con conseguente lacerazione dei peduncoli vascolari;
- aumento improvviso della pressione nelle vene intraghiandolari da compressione sulla vena cava inferiore (fenomeno possibile prevalentemente a destra, in quanto da tale lato le vene sono tributarie dirette della vena cava inferiore);
- emorragia secondaria a forte decelerazione con rottura dei vasi perforanti capsulari [3].

Un ulteriore meccanismo è rappresentato dalla rottura di una massa surrenalica preesistente (specialmente il feocromocitoma) [1].

Sul piano clinico non esistono segni o sintomi specifici delle lesioni di tipo traumatico del surrene. Nella maggioranza dei casi si tratta di lesioni unilaterali, che coinvolgono più frequentemente la ghiandola surrenale di destra. Particolarmente temibili risultano l'ematoma surrenalico di grosse dimensioni, che può determinare compressione con trombosi della vena cava inferiore e può ascessualizzarsi, l'emorragia surrenalica bilaterale, per il rischio associato di insufficienza surrenalica acuta e di possibili sovrapposizioni septiche, e le lesioni vascolari arteriose, con successivo stato di shock ipovolemico. L'emorragia surrenalica può essere la complicanza di un trauma addominale chiuso, può rappresentare la reazione avversa a terapie anticoagulanti o antineoplastiche o di trattamenti con ormone adrenocorticotropo e può essere osservata nei pazienti adulti

A. Pinto (✉)
Dipartimento di Diagnostica per Immagini
A.O.R.N. "A. Cardarelli", Napoli

Tabella 10.1 Classificazione dei traumi del surrene [5]

Grado	Descrizione della lesione
I	Contusione
II	Lacerazione che coinvolge solo la corticale (<2 cm)
III	Lacerazione estesa alla midollare (≥2 cm)
IV	Distruzione >50% del parenchima
V	Distruzione totale del parenchima (inclusa l'emorragia massiva intraparenchimale) Avulsione dal supporto vascolare

affetti da sindrome primitiva antifosfolipidica. Nel follow-up dei pazienti sottoposti a trapianto di fegato è talora documentabile emorragia surrenalica destra [4].

Nel 1996 Moore et al. [5] hanno pubblicato la prima classificazione dei traumi del surrene (Tabella 10.1). L'epifenomeno post-traumatico delle ghiandole surrenali varia dalla lesione contusiva, con incremento volumetrico e morfologia conservata del surrene, alla lacerazione emorragica, fino all'ematoma. Anche gli esiti possono variare: dalla *restitutio ad integrum* fino all'esito calcifico [6].

10.3　Imaging: semeiotica

10.3.1　Ultrasuoni

All'esame ecografico le ghiandole surrenali normali sono appena riconoscibili nell'adulto, ove appaiono con ecostruttura prevalentemente iperecogena e a morfologia triangolare, convessa verso il diaframma e concava negli altri due lati. Le logge surrenaliche si indagano ecograficamente con sonda convex da 3,5-5 MHz. L'esame del surrene di destra prevede l'approccio intercostale, utilizzando la finestra trans-epatica sulla linea ascellare media e con scansioni coronali a destra: reperi anatomici sono il rene destro e la vena cava inferiore. Per il surrene di sinistra, analogamente, è consigliabile l'approccio intercostale con finestra transplenica sull'ascellare posteriore e scansioni coronali: reperi anatomici sono il rene sinistro e l'aorta.

All'esame ecografico, in una prima fase l'emorragia surrenalica appare iperecogena (Fig. 10.1), anche per possibile sanguinamento attivo, mentre in fase subacuta si presenta solitamente ipo-anecogena (Fig. 10.2) o a ecostruttura mista per la presenza di coaguli. L'ecografia permette di documentare l'evoluzione della lesione traumatica nel tempo. L'emorragia del surrene può esitare in una pseudocisti; in altri casi il surrene

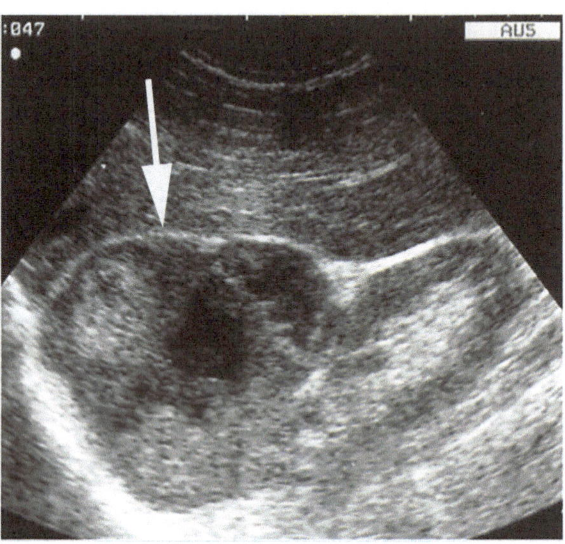

Fig. 10.1 Esame ecografico: ampio ematoma post-traumatico (*freccia*) iperecogeno a carico della loggia surrenalica destra, disomogeneo per la presenza di piccola area di colliquazione nel proprio contesto

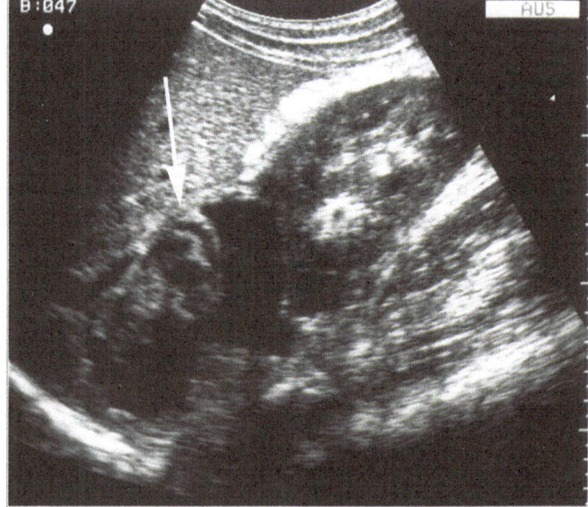

Fig. 10.2 Esame ecografico: voluminoso ematoma post-traumatico in presentazione ipo-anecogena (*freccia*) di pertinenza del surrene destro

riacquista dimensioni normali e può presentare calcificazioni. L'eco-Doppler è utile per dimostrare, nell'emorragia surrenalica, l'assenza di segnali vascolari (Fig. 10.3) in condizioni basali. Migliori possibilità diagnostiche nello studio delle caratteristiche vascolari delle lesioni surrenaliche post-traumatiche sono state

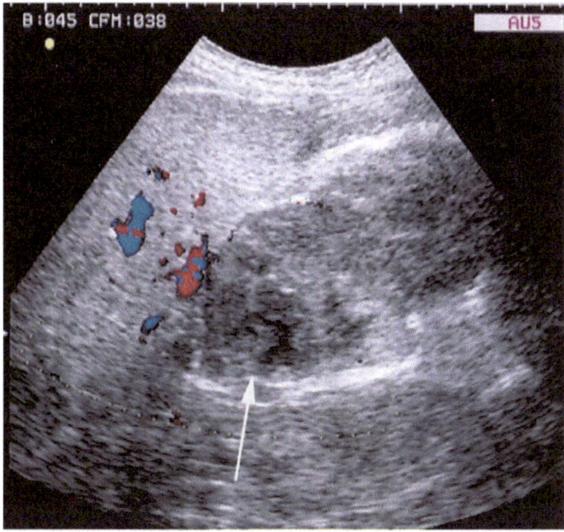

Fig. 10.3 Esame ecografico di ematoma post-traumatico della loggia surrenalica destra (*freccia*). Alla valutazione con color Doppler non si apprezzano segnali di flusso in sede intralesionale

offerte dall'introduzione dei mezzi di contrasto in ecografia (Fig. 10.4). In particolare, il recente utilizzo in campo ecografico dei mezzi di contrasto a basso indice meccanico (mezzi di contrasto di seconda generazione) sembra offrire importanti prospettive per quanto riguarda lo studio con ultrasuoni dei traumi addominali, specie in età pediatrica [7, 8]. Attualmente l'esame viene eseguito somministrando SonoVue per via endovenosa: la fase di studio ecografico più indicata è quella parenchimatosa precoce, durante la quale i focolai lacerocontusivi degli organi addominali appaiono, a differenza del tessuto contiguo sano, come aree prive di enhancement vascolare.

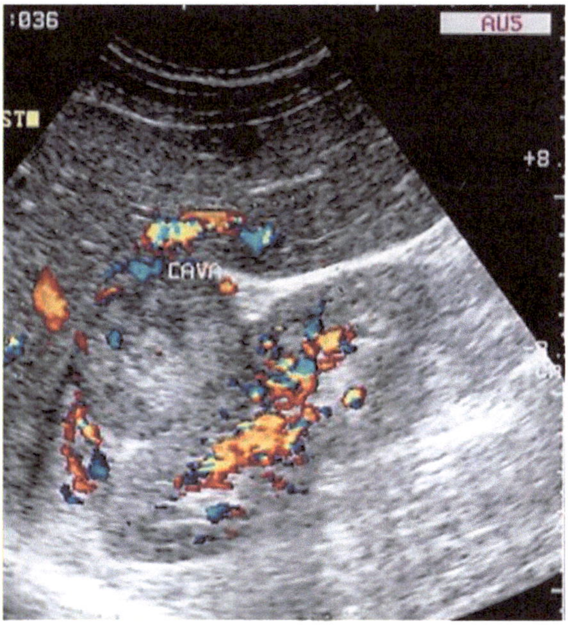

10.3.2 MDCT

Nello studio del paziente politraumatizzato la caratteristica più importante della MDCT è l'elevata velocità dell'acquisizione volumetrica, che comporta diversi vantaggi diagnostici:
- possibilità di valutare l'addome con singola acquisizione;
- possibilità di eseguire scansioni con collimazione sottile per migliorare la risoluzione spaziale;
- ottimizzazione del guadagno diagnostico della fase con mdc ev sincronizzando l'acquisizione e il picco dell'opacizzazione vasale.

Nel paziente politraumatizzato, inoltre, il rapido esame di capo, collo, addome, pelvi e sistema vascolare – garantito con una singola acquisizione volumetrica della MDCT, costituisce un notevole vantaggio non ottenibile con altre metodiche [6].

La MDCT rappresenta la metodica più accurata per la valutazione della patologia traumatica del surrene,

Fig. 10.4 Esame ecografico di ematoma post-traumatico del surrene di destra. Dopo iniezione di mdc ecografico, sono evidenti segnali di flusso in sede intralesionale e perilesionale

poiché è in grado di evidenziare reperti tipici (ingrandimento uniforme del surrene, ematoma intraghiandolare a morfologia tondeggiante oppure ovalare, emorragia che cancella i profili della ghiandola surrenale, stravaso extravascolare di mdc) (Figg. 10.5, 10.6, 10.7 e 10.9) e reperti associati (disomogeneità del grasso perisurrenalico, emorragia diffusa negli spazi retroperitoneali adiacenti) (Figg. 10.6, 10.8 e 10.9) [9, 10, 11].

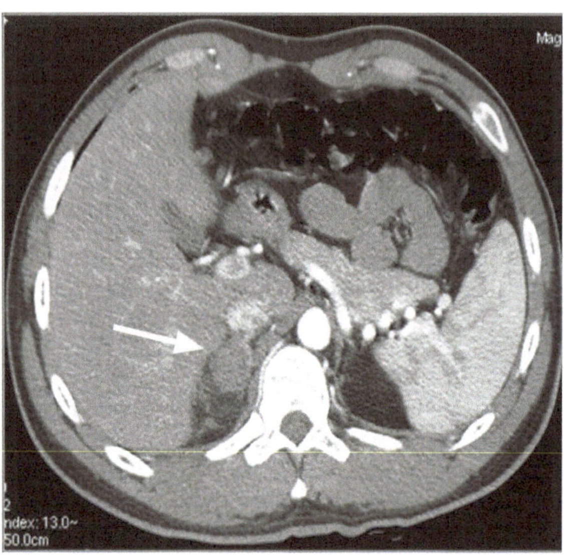

Fig. 10.5 MDCT di ematoma a morfologia ovalare (*freccia*) della ghiandola surrenale di destra

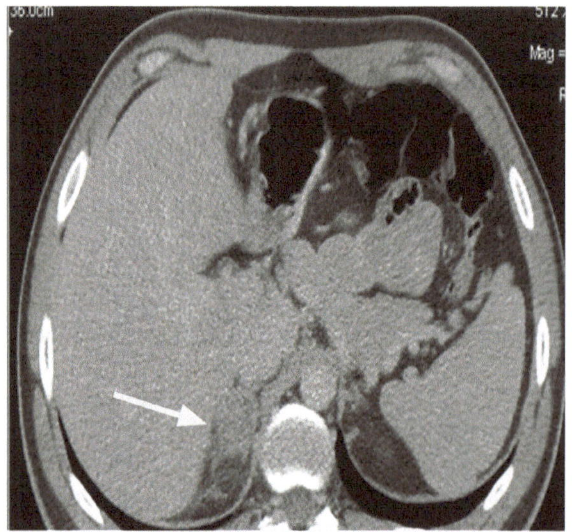

Fig. 10.6 MDCT di ematoma della ghiandola surrenale di destra (*freccia*) con associata disomogeneità del grasso perisurrenalico

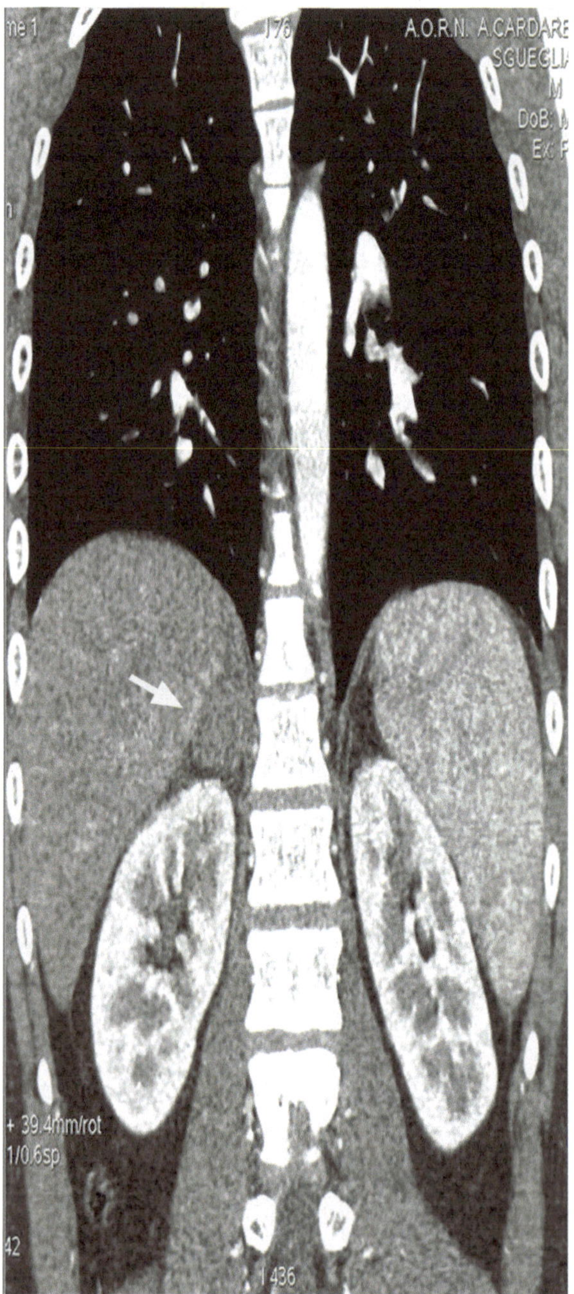

Fig. 10.7 MDCT, ricostruzione sul piano coronale. Ematoma (*freccia*) della ghiandola surrenale di destra

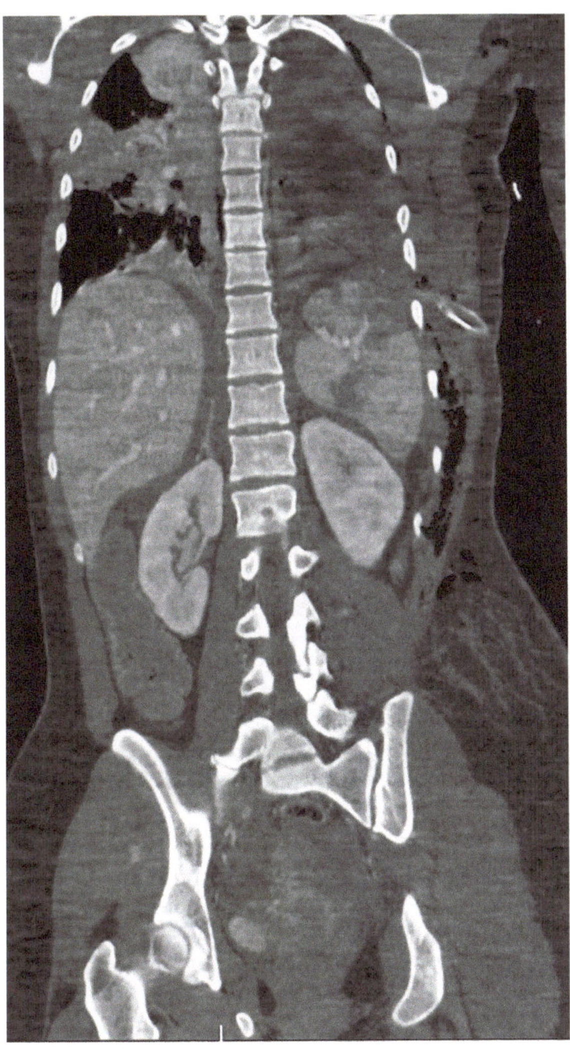

Fig. 10.8 MDCT: paziente con grave trauma toracico e splenico. Emorragia perisurrenalica destra senza alterazione della morfodensitometria del surrene

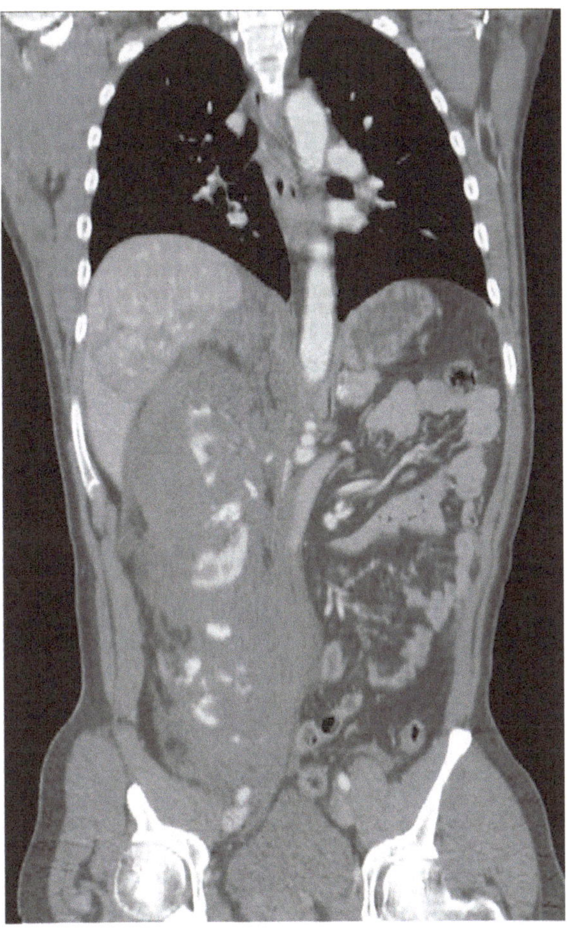

Fig. 10.9 MDCT che evidenzia spappolamento del rene destro con imponente emoretroperitoneo. Ematoma del surrene destro. Lacero-contusioni epatiche

Nella fase di studio precontrastografico dell'esame TC l'emorragia appare come lesione monolaterale o bilaterale, a margini irregolari, iperdensa (50-90 UH). Dopo somministrazione di mdc ev, la lesione presenta scarsa o assente impregnazione; il tessuto adiposo perirenale e pararenale può apparire disomogeneo, oppure mostrare strie iperdense nel suo contesto. Nei pazienti politraumatizzati più gravi l'emorragia tende a sconfinare dal surrene nello spazio perirenale e nello spazio pararenale anteriore: frequentemente si associano lesioni traumatiche a carico di altri organi addominali e/o toracici.

In particolare, la MDCT facilita la diagnosi di stravaso ematico attivo nei pazienti traumatizzati, influenzandone in modo determinante la gestione terapeutica – attraverso l'embolizzazione angiografica, procedura molto utile anche per il trattamento di sanguinamenti post-traumatici della ghiandola surrenale [3, 4], piuttosto che con la chirurgia – e riducendo in tal modo la morbilità complessiva.

Infine, anche mediante l'ausilio delle ricostruzioni TC multiplanari, è possibile evidenziare quadri di emorragia traumatica o spontanea a partenza da preesistenti patologie della ghiandola surrenale (Fig. 10.10).

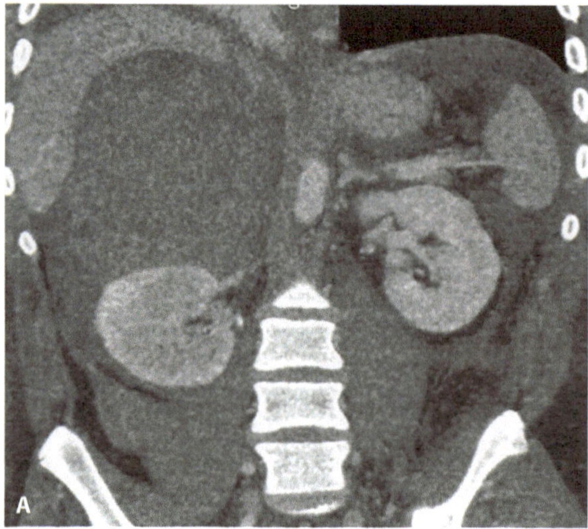

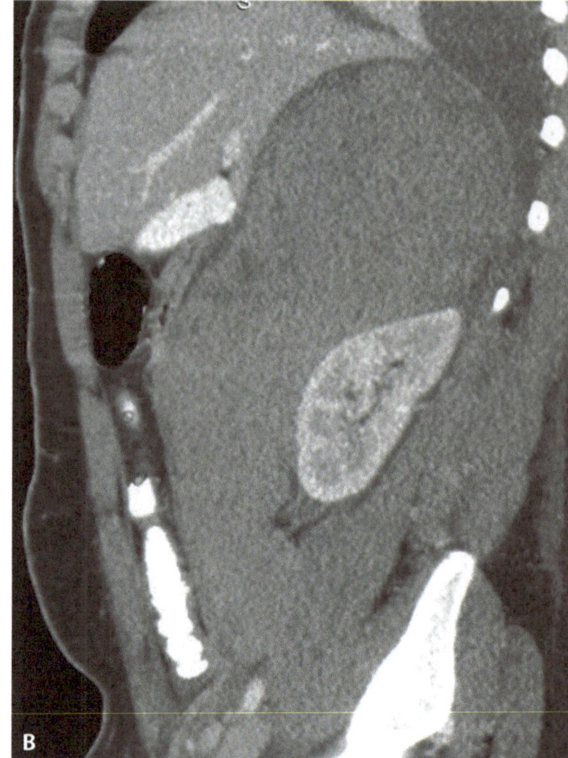

Fig. 10.10 MDCT: grossolano emoretroperitoneo destro (**A**) che comprime e disloca infero-posteriormente il rene (**B**) in paziente affetto da neoplasia surrenalica

Tipico esempio è rappresentato dal feocromocitoma del surrene, una neoplasia del tessuto cromaffine secernente catecolamine, che nel 90% dei casi ha localizzazione surrenalica monolaterale (con possibile sede extrasurrenalica o localizzazioni multiple) e presenta ricca vascolarizzazione di tipo arterioso-arteriolare.

Bibliografia

1. Romiti S, Casadio Baleni M, Valentino M et al (1995) Emorragia post-traumatica del surrene destro con esordio clinico tardivo. Descrizione di un caso. Radiol Med 90:516–519
2. Valls C, Andia E, Gil I et al (1992) Bilateral posttraumatic adrenal hemorrhage detected with CT. AJR Am J Roentgenol 159:433–434
3. Dinc H, Simşek A, Ozyavuz R et al (2002) Endovascular treatment of massive retroperitoneal haemorrhage due to inferior adrenal artery injury. A case report. Acta Radiol 43:326–328
4. Ettorre GC, Francioso G, Rizzo A et al (1998) Embolizzazione transcatetere percutanea in un caso di emorragia surrenalica post-traumatica. Radiol Med 96:531–533
5. Moore EE, Malangoni MA, Cogbill TH et al (1996) Organ injury scaling VII: cervical vascular, peripheral vascular, adrenal, penis, testis, and scrotum. J Trauma 41:523–524
6. Romano L, Pinto A, D'Angelillo M (2006) Surrene. In: Angelelli G, Canini R, Lencioni R (eds) Mezzi di contrasto in TC multislice, 2ª ed. Poletto Editore, Vermezzo (MI)
7. Capaccio E, Magnano GM, Valle M et al (2006) Lesioni traumatiche dei surreni in età pediatrica: a proposito di tre casi. Radiol Med 111:906–910
8. Valentino M, Serra C, Pavlica P et al (2008) Blunt abdominal trauma: diagnostic performance of contrast-enhanced US in children – initial experience. Radiology 246:903–909
9. Pinto A, Scaglione M, Pinto F et al (2003) Adrenal injuries: spectrum of CT findings. Emerg Radiol 10:30–33
10. Rana AI, Kenney PJ, Lockhart ME et al (2004) Adrenal gland hematomas in trauma patients. Emerg Radiol 230:669–675
11. Pinto A, Scaglione M, Guidi G et al (2006) Role of multidetector row computed tomography in the assessment of adrenal gland injuries. Eur J Radiol 59:355–358

Luigia Romano, Raffaella Niola, Silvana Nicotra,
Gianluca Ponticiello, Franco Maglione

11.1 Trattamento non operativo

Il management del trauma renale ha registrato continue innovazioni grazie al progressivo sviluppo di metodiche di imaging sempre più accurate; può variare dal trattamento conservativo – associato o meno a trattamenti adiuvanti, quali embolizzazione o applicazione di cateteri nefrostomici – fino alla nefrectomia.

Il trattamento non operativo (NOM, Non Operative Management) costituisce l'approccio terapeutico più seguito, come avviene per altri organi solidi quali fegato, milza e pancreas [1], ed è diventato lo standard nei Trauma Center; richiede, tuttavia, un'attenta valutazione e uno stretto follow-up clinico-laboratoristico integrato da metodiche di imaging "up-to-date" che consentano, in presenza di radiologi esperti nell'emergenza, di identificare al loro insorgere eventuali complicanze.

Nell'ultimo decennio l'ecografia con mezzo di contrasto e la MDCT hanno particolarmente influenzato il management conservativo del trauma renale [2].

Dai dati riportati in letteratura, risulta che il trattamento conservativo costituisce la regola per le lesioni traumatiche di I-III grado (secondo i criteri della AAST) e che può essere applicato anche in presenza di lesioni maggiori (IV e V grado), se il paziente è in condizioni di stabilità emodinamica [3].

Ovviamente, i chirurghi particolarmente esperti nel management del trauma nelle lesioni renali maggiori che – dopo attenta valutazione clinica e diagnostica – adottano un NOM hanno necessità inderogabile di effettuare un follow-up con tecniche di imaging adeguate, sempre disponibili, integrate da analisi di laboratorio cadenzate, che permettano insieme alla sorveglianza dei parametri vitali un attento monitoraggio dello stato di salute del paziente.

La scelta del NOM scaturisce, quando le condizioni lo permettono, dai migliori risultati ottenuti in termini sia di recupero della funzione del rene, sia di riduzione in generale delle sequele della malattia, delle complicanze settiche, del ricorso a trasfusioni di sangue e del periodo di ospedalizzazione in un reparto intensivo [4]. I Trauma Center che adottano il NOM hanno registrato una netta riduzione degli interventi esplorativi e di nefrectomia senza incremento delle complicanze, anche tardive, rappresentate prevalentemente da emorragia, idronefrosi e ipertensione arteriosa renovascolare [5].

Solo l'instabilità emodinamica non correggibile con le trasfusioni di sangue, specie se determinata dall'avulsione dell'arteria e/o della vena renale, costituisce attualmente il criterio assoluto per una nefrectomia di urgenza (Fig. 11.1). Tutte le altre gravi condizioni, quali lo spappolamento del rene, la presenza di segmenti renali devascolarizzati e lo stravaso urinoso, possono prevedere il NOM, almeno inizialmente; in particolare lo stravaso urinoso può essere trattato con l'applicazione di uno stent ureterale [6, 7].

Nei pazienti trattati con NOM la percentuale di nefrectomie praticate a distanza di tempo varia dallo 0% al 2%; solo per quelli di IV grado e oltre è del 10% [8].

I *trattamenti mini-invasivi* adiuvanti, quali *nefrostomia* percutanea, applicazione di stent ureterale ed embolizzazione selettiva di rami dell'arteria renale sotto guida angiografica, costituiscono una "regola" nel NOM delle lesioni maggiori, con più elevate garanzie per la guarigione.

L. Romano (✉)
Dipartimento di Diagnostica per Immagini
A.O.R.N. "A. Cardarelli", Napoli

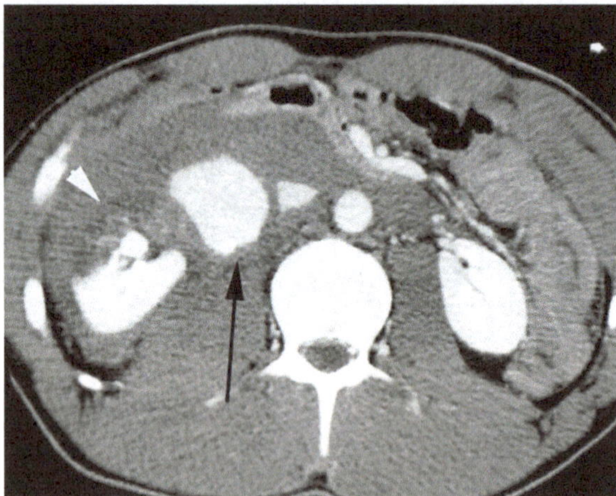

Fig. 11.1 Voluminoso ematoma perirenale con marcato stravaso attivo di mdc da lacerazione del peduncolo vascolare (*freccia nera*); è presente infarto parziale del rene (*punta di freccia bianca*)

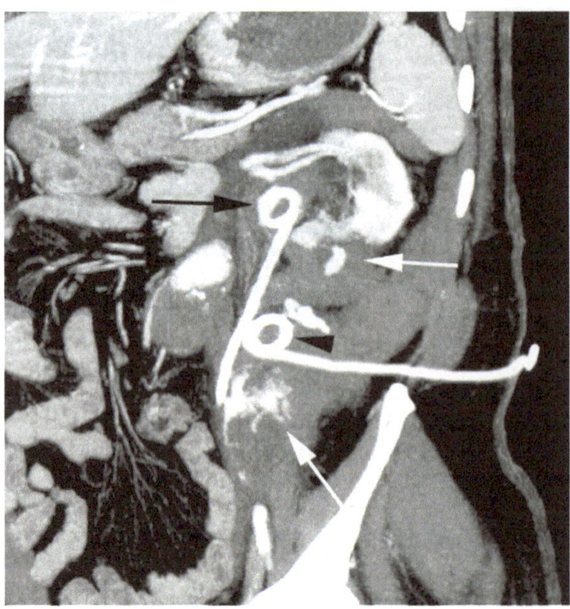

Fig. 11.2 Presenza di stent ureterale (*freccia nera*) e di catetere percutaneo (*punta di freccia nera*) per trattamento di urinoma traumatico (*frecce bianche*)

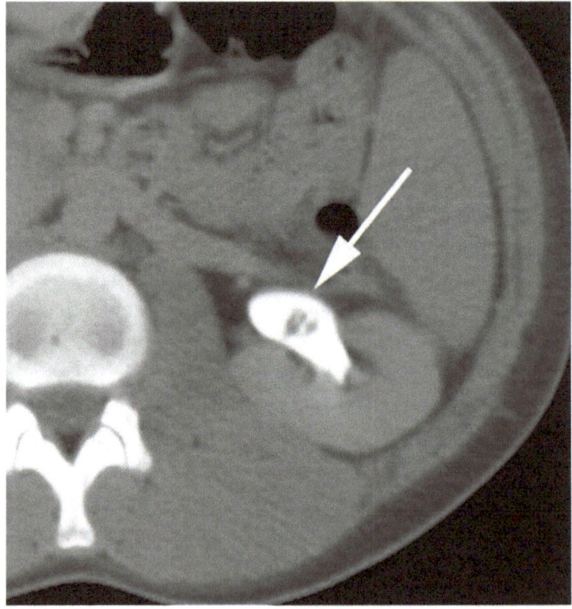

Fig. 11.3 Presenza di defectus da coaguli ematici (*freccia bianca*) nella pelvi renale opacizzata da mdc

Lo *stravaso di urina iodata* associato a lesioni renali maggiori si risolve spontaneamente nell'80-90% dei pazienti [9]; può presentarsi anche tardivamente (da 3 settimane a 34 giorni dopo l'evento traumatico).

L'*applicazione di stent ureterali*, eseguita nel 5-13% dei casi, consente di controllare le deiscenze della via escretrice (che non si sono risolte spontaneamente o sono ad alto flusso) e può essere associata all'applicazione, sotto guida ecografica o tomografica, di un catetere di drenaggio nel contesto delle raccolte urinose localizzate negli spazi retroperitoneali in relazione al sistema escretore lesionato [10] (Fig. 11.2).

Oltre alla lacerazione traumatica della via escretrice pielica e/o ureterale, altre indicazioni per lo stenting ureterale sono rappresentate dalla presenza di sangue e coaguli nella pelvi renale (Fig. 11.3) e nel lume della via escretrice e dall'idronefrosi post-traumatica sostenuta da cicatrici della via escretrice, particolarmente di quelle del giunto pielo-ureterale [11]. La presenza di segmenti o di frammenti di parenchima renale devascolarizzati, spesso riscontrati nelle lesioni di IV e V grado, non pregiudica il trattamento conservativo né determina un incremento delle complicanze tardive [12]. Particolarmente nei casi in cui lo stravaso urinoso si associa alla presenza di frammenti parenchimali devitalizzati, è frequente la complicanza infettiva con la comparsa di un ascesso perirenale, che può essere trattato con l'applicazione di un catetere di drenaggio percutaneo applicato sotto guida ecografica o tomografica.

Le *emorragie tardive* sono una temibile complicanza delle lacerazioni profonde e possono svilupparsi da 2 fino a 34 giorni dall'evento traumatico [13]; la loro incidenza è pari al 13-25% e sono più frequenti nelle lesioni di III e IV grado. Sono generalmente causate dalla comparsa di una fistola artero-venosa o da uno pseudoaneurisma di una branca di suddivisione intra-parenchimale dell'arteria renale. Quando la lacerazione parenchimale ha coinvolto sia un ramo arterioso sia quello venoso, l'ematoma può inizialmente tamponare la lesione vascolare, ma quando comincia a essere riassorbito la lesione vascolare può slatentizzarsi e l'arteria può sanguinare nel lume della vena, determinando una fistola artero-venosa. Come gli pseudoaneurismi, anche le fistole artero-venose possono essere trattate con successo mediante embolizzazione.

L'*ipertensione* è una complicanza tardiva del trattamento conservativo ed è correlata all'eccesso di secrezione di renina causato dall'ischemia renale; l'incidenza varia dallo 0,6 al 33% [14]. Può essere dovuta a una trombosi tardiva dell'arteria renale o di una sua branca, a una stenosi post-traumatica dell'arteria renale per un danno intimale o per una reazione cicatriziale periavventiziale, oppure alla compressione del parenchima renale determinata dall'organizzazione di un ematoma subcapsulare, da una fibrosi parenchimale post-traumatica o da una cicatrice profonda e detraente (Fig. 11.4). Il livello di ipertensione risente della complessità e del grado della lesione traumatica e della preesistenza di un'ipertensione essenziale. Il tempo di insorgenza può variare da pochi giorni ad alcuni anni, con una media di 34 mesi.

Il trattamento conservativo NOM dei pazienti che hanno subito un trauma renale deve essere pertanto supportato da un'osservazione breve e da uno stretto follow-up con imaging ecografico, che oggi si avvale anche dell'impiego del mdc.

Nei casi di improvvisa caduta dell'ematocrito, instabilità emodinamica, dolore al fianco e febbre, il paziente deve essere rivalutato con MDCT e occorre riconsiderare un nuovo trattamento adiuvante (embolizzazione angiografica, drenaggio percutaneo di raccolte, stenting della via escretrice) o l'intervento chirurgico. È ovvio che il copioso risanguinamento o un ematoma in espansione, in presenza di una lesione renale del tipo V con coinvolgimento vascolare, rimane un'indicazione per la nefrectomia anche tardiva (Fig. 11.5).

Le indicazioni assolute all'intervento chirurgico sono oggi pertanto estremamente limitate e rappresentate da:
– perdita di sangue persistente con progressivo significativo calo dell'ematocrito, non corretto dal ricorso alle trasfusioni;
– avulsione del peduncolo renale;
– trombosi completa dell'arteria e della vena renale, con infarto massivo del rene.

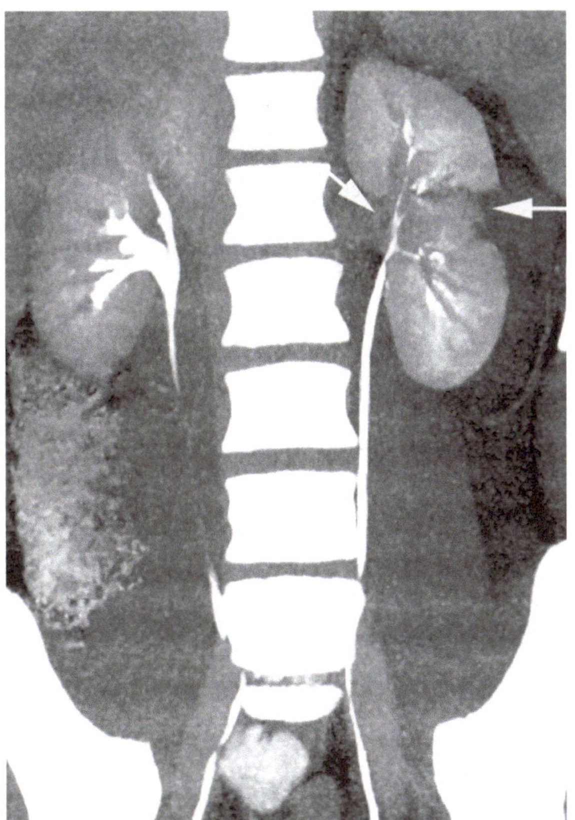

Fig. 11.4 Estesa cicatrice retraente mesorenale (*frecce bianche*) da esiti di frattura del rene

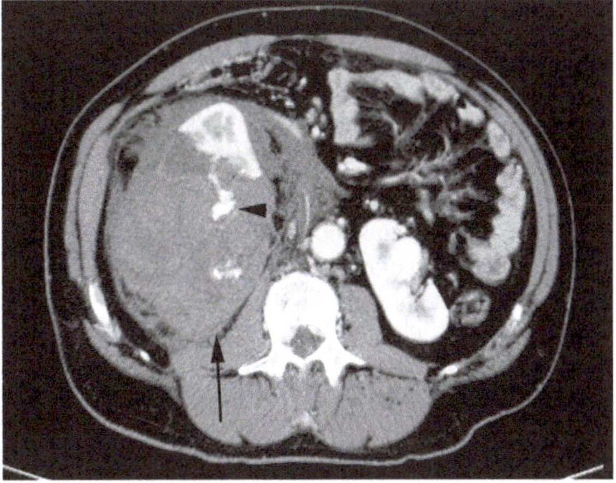

Fig. 11.5 Risanguinamento di ematoma perirenale (*freccia nera*) con stravaso attivo di mdc "a jet" nel suo contesto (*punta di freccia nera*)

11.2 Radiologia interventistica

Il ruolo dell'angiografia nei traumi renali si è notevolmente ridotto con l'avvento della TC come imaging di scelta: attualmente le indicazioni all'angiografia possono essere così sintetizzate:

- persistenza di sanguinamento primitivo o secondario: l'angiografia è propedeutica al trattamento embolizzante;
- sospette lesioni arteriose o anomalie vascolari (tumori, fistole, aneurismi) non ben definite alla TC, quest'ultima indicazione è comunque meno frequente.

In caso di instabilità emodinamica del paziente o di mancato enhancement del rene leso alla TC (segno patognomonico di trombosi dell'arteria renale), l'angiografia non deve essere effettuata, in quanto non aggiunge assolutamente nulla alla TC e prolunga solo inutilmente i tempi tra diagnosi e trattamento, aumentando il periodo di ischemia [15]. È noto infatti che la rivascolarizzazione renale ha successo se interviene entro due ore dalla lesione [16]. Nei traumi renali penetranti che esitano in lacerazioni del vaso o fistole arterovenose il sanguinamento attivo visualizzato alla TC pone indicazione all'angiografia, con eventuale embolizzazione e ricostruzione vascolare.

Il trattamento conservativo nei traumi renali si è evoluto negli ultimi vent'anni: molti Autori hanno osservato che la percentuale di nefrectomie è più bassa nei pazienti trattati conservativamente rispetto a quelli trattati con laparotomia esplorativa [17].

L'esplorazione chirurgica si impone tuttavia in alcuni casi: avulsione del peduncolo vascolare in cui il paziente è a elevato rischio emorragico e sanguinamenti ad alto flusso con incremento volumetrico dell'ematoma retroperitoneale [18].

In caso di stravaso di urina, il trattamento chirurgico si è dimostrato più efficace per l'evoluzione del paziente rispetto a quello conservativo. Le indicazioni assolute e relative per un approccio chirurgico in paziente acuto con trauma renale possono essere così riassunte:

- lesioni renovascolari maggiori (AAST grado V);
- lacerazione renale con imponente stravaso di urina (AAST grado IV);
- sanguinamento renale persistente, con incremento dell'ematoma retroperitoneale anche dopo embolizzazione;
- necrosi renale parenchimale;
- sviluppo di ipertensione renovascolare dopo trauma;
- incompleta stadiazione della lesione, quando se ne sospetti una più grave.

Comunque la radiologia interventistica – che ha un ruolo ben definito nella fase acuta del trauma – può trovare indicazione al suo utilizzo a distanza di tempo anche nei seguenti casi.

- *Complicanze precoci*
  - Sanguinamento renale tardivo: si manifesta dopo 5-20 giorni dal trauma con dolore acuto al fianco, ematuria macroscopica o, addirittura, shock ipovolemico: in caso di stabilità emodinamica viene ripetuto un esame TC e, successivamente, se necessario, un'angiografia;
  - stravaso urinario prolungato o ritardato: tipico della lesione ureterale dopo trauma contusivo; si manifesta con febbre persistente, ileo, dolore addominale e al fianco [19] ascesso retroperitoneale complicanza di urinoma mal drenato o ematoma.
- *Complicanze tardive*
  - ipertensione renino-mediata;
  - idronefrosi con formazione di calcoli.

11.2.1 Tecnica di cateterismo per l'angiografia diagnostica

L'accesso percutaneo è usualmente il transfemorale comune destro o sinistro; in caso di impedimento, si effettua la puntura transascellare o transomerale prossimale. Se la pressione arteriosa è tanto bassa da limitare notevolmente le pulsazioni, l'accesso arterioso può essere guadagnato sotto guida ecografica. Se viene punta accidentalmente la vena femorale è buona norma posizionare un introduttore vascolare e ottenere così un accesso venoso centrale.

È preferibile iniziare l'angiografia con uno studio panoramico, per individuare la mappa vascolare e le sue eventuali varianti, e solo successivamente avviarsi al cateterismo selettivo e superselettivo dei vasi evitando cateterismi troppo distali che non consentirebbero di visualizzare branche significative. L'utilizzo di sistemi coassiali (microcateteri) permette di raggiungere anche diramazioni distali di piccolo calibro altrimenti inesplorabili.

La manipolazione e lo scambio dei cateteri dovrebbe avvenire in maniera rapida ma delicata, onde evitare traumi endoteliali che renderebbero impossibile una successiva cateterizzazione.

In un paziente in shock il vasospasmo favorisce la dissezione vasale sostenuta dalla punta del catetere, ragione per la quale guide e cateteri idrofilici possono risultare utili.

11.2.2 Tecnica e principi per l'angiografia terapeutica (embolizzazione)

Dopo la localizzazione angiografica della sede del sanguinamento, l'emostasi è ottenuta mediante cateterizzazione selettiva/superselettiva ed embolizzazione del vaso sanguinante: il principio di tale tecnica è diverso da quello della devascolarizzazione richiesta in caso di neoformazioni ipervascolarizzate, il cui scopo è ridurre la massa e l'ipossia cellulare, oppure da quello del trattamento delle vasali per evitare l'aumento della lesione.

Nel trauma la trombosi spontanea di arterie viscerali ed extraviscerali lese è spesso indotta dalla vasocostrizione. Successivamente il vaso spesso si ricanalizza. Il trattamento transcatetere deve essere diverso a seconda del processo di emostasi:

- un'occlusione arteriosa temporanea con materiale riassorbibile può essere sufficiente per promuovere la formazione locale del trombo;
- la vaso-occlusione dovrebbe essere effettuata esclusivamente nell'area del sanguinamento;
- l'embolizzazione non dovrebbe provocare alcuna perdita di tessuto, anche se minima;
- dovrebbe essere evitato qualsiasi tipo di risanguinamento con la formazione di un trombo stabile.

Gli *agenti embolizzanti* si dividono in temporanei e definitivi a seconda del tipo di occlusione che si vuole ottenere. Gli embolizzanti temporanei sono di tipo chimico; quelli definitivi posono essere di tipo sia chimico sia meccanico.

Tra i principali agenti embolizzanti chimici sono inclusi Gelfoam, emboli di Contour o alcol polivinilico. D'altra parte si distinguono le colle acriliche miste a olio iodato (lipiodol), che più di tutti garantiscono un'embolizzazione permanente ma richiedono cautela nel loro utilizzo [20].

- Le particelle di Gelfoam tagliate e inserite in una siringa vengono miscelate al mezzo di contrasto e veicolate nel catetere. Piccoli frammenti di Gelfoam passano attraverso il catetere di piccolo calibro (3F). Le polveri di Gelfoam non sono consigliate nei casi in cui si vogliano evitare le embolizzazioni distali.
- Il materiale particolato può essere direttamente iniettato in piccoli vasi. Le particelle poligonali sono preferibili alle sferiche. Gli emboli di contour, in forma liofila, vengono miscelati con mezzo di contrasto idrosolubile. D'altra parte esistono embolizzanti precaricati in apposite siringhe *luer-lock* cui va aggiunto solo il mezzo di contrasto per poterne seguire il tragitto nei vasi sino alla zona target.

- Gli embolizzanti di tipo meccanico comprendono vari tipi di spirali differenti per morfologia, dimensioni, meccanismo di rilascio, composizione.
- La vaso-occlusione può anche avvenire spontaneamente tenendo impuntato il tip del catetere.

11.2.3 Tecnica vaso-occlusiva

Utilizzare la *tecnica sandwich*, cioè a monte e a valle della lesione, quando è evidente un flusso discontinuo per esempio in un'arteria lobare. La stessa tecnica può essere adoperata nello pseudoaneurisma, senza però riempire il sacco con le spirali, che potrebbero essere causa di rottura al contatto con la guida o con il tip del catetere (Figg. 11.6, 11.7 e 11.8).

Un'arteria di grosso calibro che all'angiografia sembri amputata deve sempre essere embolizzata con spirali in prossimità dell'interruzione vasale, anche in assenza di stravaso di mdc, per evitare il risanguinamento dopo la risoluzione del vasospasmo e del trombo endogeno. L'alta pressione di iniezione del mdc attraverso il catetere posizionato vicino a un vaso di grosso calibro trombizzato dovrebbe essere evitata.

11.3 Follow-up

Mentre nelle lesioni traumatiche di I-III grado è sufficiente un follow-up ecografico [2], in quelle di alto grado (IV-V) trattate conservativamente deve essere eseguita la MDCT a 36-48 ore [3].

Il controllo con MDCT va comunque praticato in tutti i pazienti trattati conservativamente nei quali insorgano improvvisamente dolore al fianco, massa in espansione, febbre, calo dell'ematocrito e ipotensione [13]. Molte complicanze tardive (quali risanguinamento, pseudoaneurismi, fistole artero-venose, infezione dell'ematoma o dell'urinoma) si presentano a distanza di 1-3 settimane dal trauma [21].

Nelle lesioni trattate conservativamente che evolvono a guarigione si assiste progressivamente alla riduzione volumetrica e alla colliquazione delle raccolte ematiche centroparenchimali, subcapsulari (Fig. 11.9) e perirenali, che diventano sempre più ipoecogene all'ecografia e ipodense alla TC per la lisi e il riassorbimento dei coaguli.

Le lesioni parenchimali, parimenti, appariranno sempre più ipodense alla TC per l'ingresso di liquido

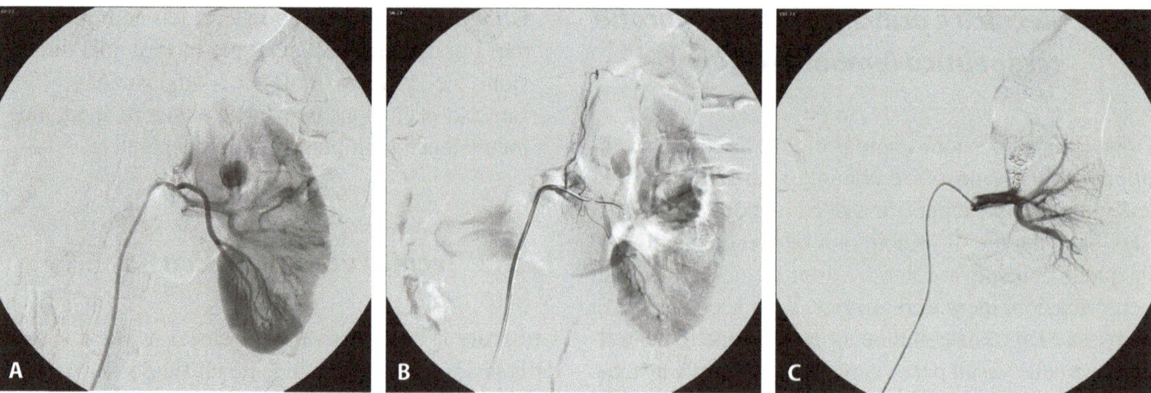

Fig. 11.6 (**A**) Arteriografia renale sn che fa rilevare pseudoaneurisma intraparenchimale (fase venosa); (**B**) fase tardiva; (**C**) esclusione vascolare dello pseudoaneurisma mediante embolizzazione del ramo afferente con spirali

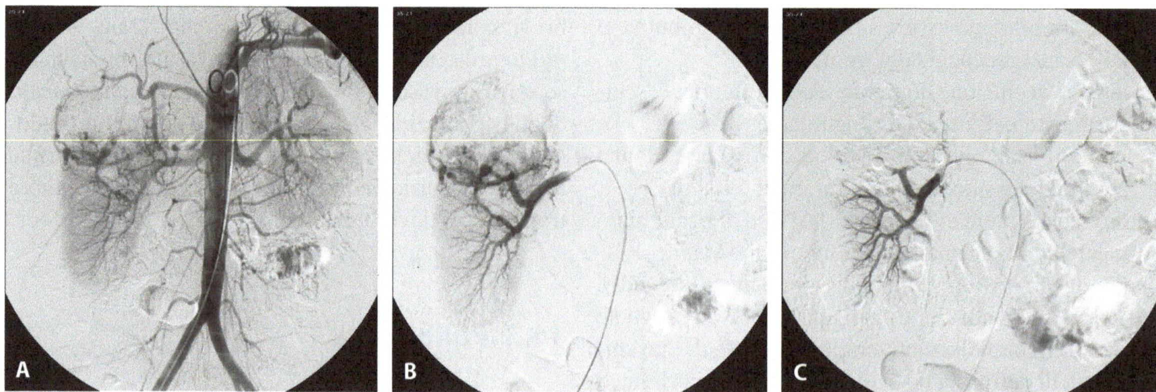

Fig. 11.7 (**A**) Aortografia addominale che mostra angiomiolipoma del polo renale superiore dx, rotto in seguito a trauma; (**B**) arteriografia selettiva renale dx per la migliore definizione della lesione predetta; (**C**) esclusione vascolare mediante materiale articolato: il polo renale superiore appare avascolare

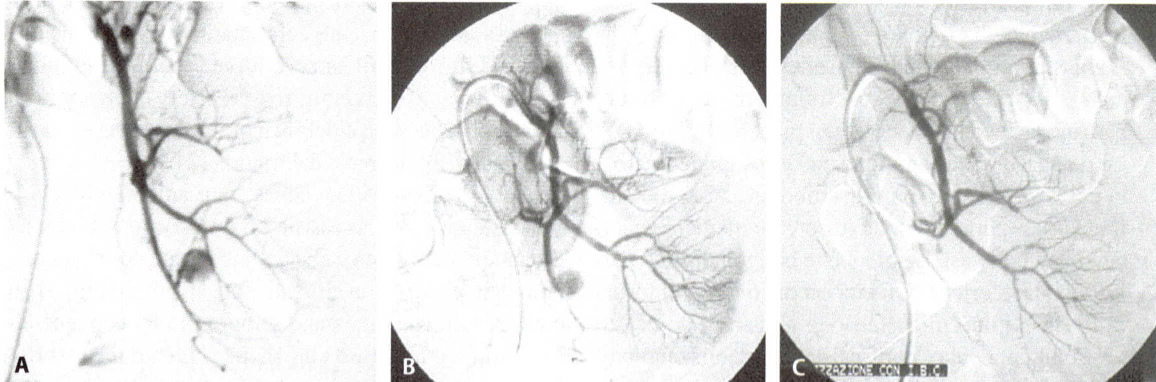

Fig. 11.8 (**A**) Cateterismo superselettivo dell'arteria renale sinistra che mostra piccolo pseudoaneurisma a carico di una branca di divisione dell'arteria renale (fase precoce); (**B**) fase tardiva; (**C**) embolizzazione con colla acrilica

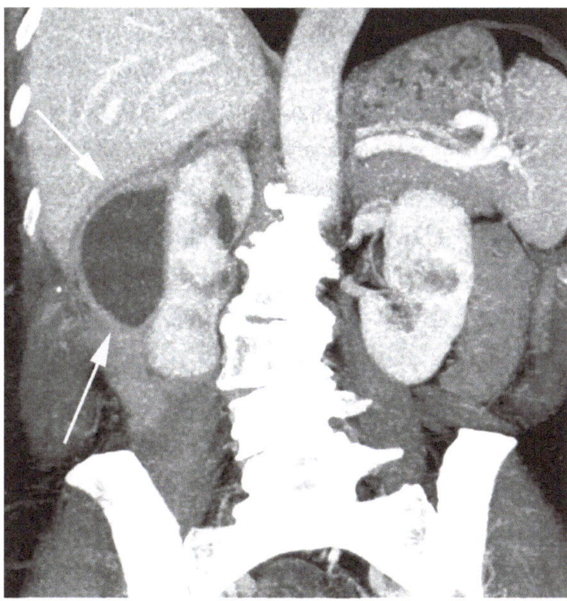

Fig. 11.9 Ematoma cronico subcapsulare del rene, di bassa e omogenea densità (*frecce bianche*)

interstiziale e la detersione dei coaguli ematici e dei lembi di parenchima devitalizzato con profili levigati [9]. Nel follow-up si assisterà alla loro progressiva riduzione per la comparsa di tessuto di granulazione, fino alla definizione di una cicatrice fibrotica talora retraente [9].

Le lesioni della via escretrice possono dare origine a cicatrici responsabili di ectasie caliceali o pieliche (Fig. 11.10); queste ultime possono avvalersi di un intervento di plastica a distanza di tempo [8].

11.4 Conclusioni

Sebbene in presenza di un organo pari l'ablazione possa essere considerata una minima perdita di tipo funzionale, talora non si considerano i rischi potenziali di un intervento chirurgico in un paziente potenzialmente coagulopatico per le dovute ripetute trasfusioni. In una casistica illustrata da Narrod et al. [22], la nefrectomia

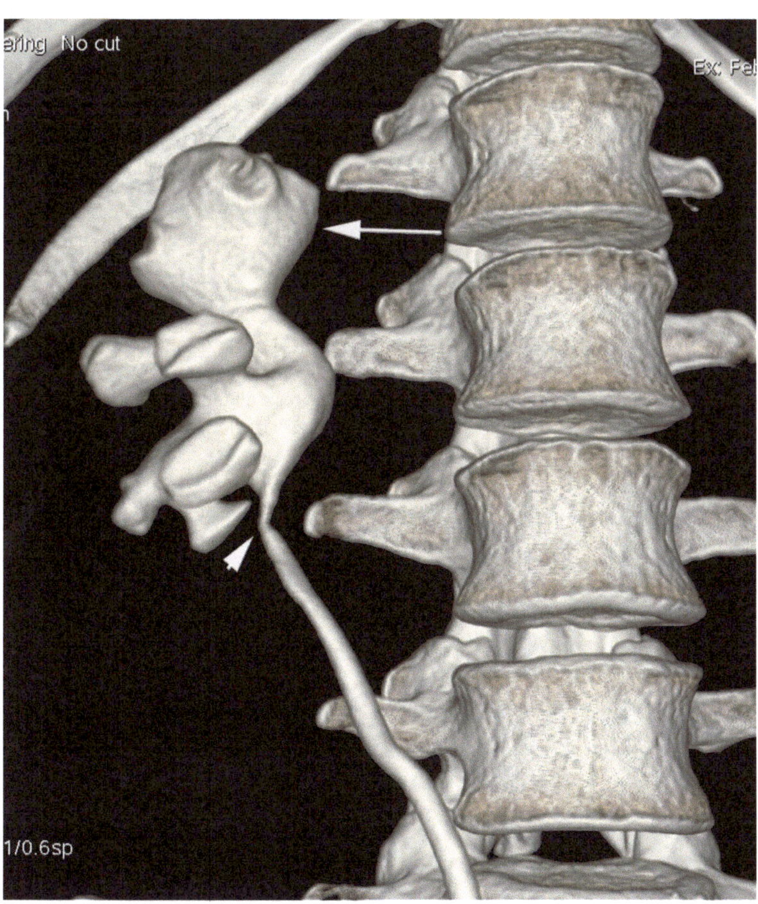

Fig. 11.10 Deformazione e dilatazione del calice superiore (*freccia bianca*) e dilatazione della pelvi renale con stenosi del giunto ureterale (*punta di freccia bianca*), da esiti cicatriziali post-traumatici

si è complicata con un'insufficienza renale acuta nel 28% dei pazienti e ha comportato un incremento della mortalità. È da considerare che l'esplorazione chirurgica del retroperitoneo può aumentare significativamente l'ulteriore perdita di sangue e portare a morte il paziente trattato operativamente.

Bisogna altresì considerare che il paziente con trauma renale è generalmente un soggetto giovane in cui in futuro si può concretizzare una possibile litiasi del rene superstite, lo sviluppo di una neoplasia o addirittura un nuovo evento traumatico. Tali eventi potranno rendere potenzialmente più complicato il management dell'unico rene presente [22].

Diversi contributi scientifici hanno indicato che quando il trattamento conservativo nei pazienti traumatizzati viene adottato come strategia dell'Ospedale si assiste a una progressiva riduzione del ricorso alla nefrectomia, dal 19 fino al 30% dei casi [5].

In tali casistiche [4, 5, 8] la percentuale di interventi chirurgici tardivi è risultata compresa tra lo 0% e il 2% per tutti i tipi di lesioni traumatiche e pari al 10% per le lesioni di IV grado.

Bibliografia

1. Schwab CW (2001) Selection of non operative management candidates. World J Surg 25:1389–1392
2. Wessels H, Suh D, Porter JR et al (2003) Renal injury and operative management in the United States: results of a population-based study. J Trauma 54:423–430
3. Toutouzas KG, Karaiskakis M, Kaminski A et al (2002) Nonoperative management of blunt renal trauma: a prospective study. Am Surg 68:1097–1103
4. Santucci RA, Wessells H, Bartsch G et al (2004) Evaluation and management of renal injuries: consensus statement of the renal trauma subcommittee. BJU Int 93:937–954
5. Moudouni SM, Hadj Slimen M, Manunta A et al (2001) Management of major blunt renal lacerations: is a nonoperative approach indicated? Eur Urol 40:409–414
6. Heyns CF, Van Vollenhoven P (1992) Selective surgical management of renal stab wounds. Br J Urol 69:351–357
7. Altman AL, Haas C, Dinchman KH et al (2000) Selective nonoperative management of blunt grade 5 renal injury. J Urol 164:27–30
8. Hammer CC, Santucci RA (2003) Effect of an institutional policy of nonoperative treatment of grades I to IV renal injuries. J Urol 169:1751–1753
9. Moudouni SM, Patard JJ, Manunta A et al (2001) A conservative approach to major blunt renal lacerations with urinary extravasation and devitalized renal segments. BJU Int 87: 290–294
10. Rogers CG, Knight V, MacUra KJ et al (2004) High grade renal injuries in children – is conservative management possible? Urology 64:574–579
11. Wilkinson AG, Haddock G, Carachi R (1999) Separation of renal fragments by a urinoma after renal trauma: percutaneous drainage accelerates healing. Pediatr Radiol 29: 503–505
12. Husman DA, Morris JS (1990) Attempted nonoperative management of blunt renal lacerations extending through the cortico-medullary junction: the short-term and long-term sequelae. J Urol 143:682–684
13. Baverstock R, Simons R, McLoughilin M (2001) Severe blunt renal trauma: a 7-year retrospective review from a provincial trauma centre. Can J Urol 8:1372–1376
14. Montgomery RC, Richardson JD, Harty JI (1998) Post traumatic renovascular hypertension after occult renal injury. J Trauma 45:106–110
15. Kantor A, Sclafani SJA, Scalea T et al (1989) The role of interventional radiology in the management of genitourinary trauma. Urol Clin North Am 16:255–265
16. Hoffman RM, Stieper PD, Johnson RW, Belzer FO (1974) Renal ischemic tolerance. Arch Surg 109:550–551
17. Bergren CT, Chan TN, Bodzin JH (1987) Intravenous pyelography results in association with renal pathology and therapy in trauma patients. J Trauma 27:515–518
18. McAninch JW, Carroll PR (1989) Renal exploration after trauma. Indications and reconstructive techniques. Urol Clin North Am 16:203–211
19. Peterson EN (1989) Complications of renal trauma. Urol Clin North Am 16:221–236
20. Ciraulo DL, Luk S, Paiter M et al (1998) Selective hepatic arterial embolization of grade IV and V blunt hepatic injuries: an extension of resuscitation in the nonoperative management of traumatic hepatic injuries. J Trauma 45: 353–358.
21. Malcolm JB, Derweesh IH, Mehrazin R et al (2008) Nonoperative management of blunt renal trauma: is routine early follow-up imaging necessary? BMC Urol 8:11
22. Narrod JA, Moore EE, Posner M, Peterson NE (1985) Nephrectomy following trauma-impact on patient outcome. J Trauma 25:842–844

Parte III

Patologie infettive

A cura di Roberto Pozzi Mucelli

12 Infezioni renali acute e croniche

Roberto Pozzi Mucelli, Costanza Bruno, Fabio Pozzi Mucelli

12.1 Introduzione

Le infezioni delle vie urinarie costituiscono un'evenienza piuttosto frequente e come incidenza sono seconde solo alle infezioni dell'apparato respiratorio. Nella maggior parte dei casi si tratta di processi infiammatori non complicati, che coinvolgono le basse vie urinarie e vengono trattati prevalentemente sulla base dei soli segni clinici. Tuttavia nelle forme clinicamente più gravi, o nelle quali non vi è una sicura efficacia della terapia medica, attualmente si sente la necessità di ricorrere alla diagnostica per immagini per la corretta definizione del tipo di lesione presente e della sua entità.

La diagnostica per immagini era un tempo basata sull'urografia endovenosa ma, con la diffusione delle moderne e attuali tecniche di diagnostica per immagini, le infezioni renali vengono indagate con l'ecografia, la tomografia computerizzata (TC) e, in casi particolari, con la risonanza magnetica (RM).

In questo tipo di valutazione la TC è diventata la metodica di scelta nel paziente adulto [1, 2, 3], essendo in grado di caratterizzare le diverse lesioni anatomopatologiche presenti e di valutare l'estensione extrarenale. La TC ha dimostrato, inoltre, di apportare un significativo contributo diagnostico anche durante il monitoraggio delle forme infiammatorie complicate, documentando la possibile risoluzione di queste dopo terapia medica [4].

R. Pozzi Mucelli (✉)
Istituto di Radiologia, Università di Verona
Policlinico "G.B. Rossi", Verona

12.2 Infezioni renali acute

Le infezioni renali acute vengono classificate in pielonefriti acute (a loro volta distinte in focali e diffuse), ascessi (distinti in renali, perirenali e pararenali), pionefrosi e pielonefrite xantogranulomatosa.

12.2.1 Pielonefrite acuta

Con questo termine si intende una nefrite interstiziale batterica con coinvolgimento della pelvi renale. Tali flogosi hanno una patogenesi ascendente e possono insorgere anche in assenza di un reflusso vescico-ureterale. Una possibile spiegazione di quest'eventualità è legata alle caratteristiche di alcuni ceppi batterici, per esempio *Escherichia coli*, che possiedono delle "proteine" di superficie, le *P-fimbriae*, che rendono possibile la risalita controcorrente del batterio lungo l'uretere e il suo passaggio nel parenchima attraverso i dotti collettori [4]. La nefrite interstiziale può avere aree di maggiore o minore gravità anche nell'ambito dello stesso rene e può presentare estensione diversa coinvolgendo tutto il rene o uno o più lobi; in questo caso si parlerà di pielonefrite focale (in passato chiamata anche nefronia lobare).

Anatomia patologica. Dal punto di vista anatomopatologico queste lesioni si presentano come aree di tipo infiammatorio, che dalla midollare si estendono alla corticale con un'infiltrazione di leucociti responsabile della compressione e della distruzione dei tubuli, che appaiono riempiti da cilindri di leucociti. Si può osservare, inoltre, vasocostrizione corticale con ipoperfusione

A. Blandino et al. (a cura di), *Imaging dell'Apparato Urogenitale*.
© Springer-Verlag Italia 2010

legata alla compressione da edema dei vasi peritubulari o all'effetto locale della renina o a un effetto derivante dalla liberazione locale di tossine batteriche. I foci microscopici di flogosi possono evolvere in microascessi e, successivamente, risolversi in corso di terapia o trasformarsi in ascesso.

Sintomatologia clinica. Numerosi fattori – come tipo di agente patogeno, presenza di anomalie o patologie preesistenti a livello renale, stasi urinaria o scarsa efficacia della terapia – determinano l'evoluzione del quadro. Sintomi tipici sono la comparsa di febbre improvvisa con brivido, dolore al fianco, pollachiuria (se coesiste cistite), piuria e batteriuria. Con la terapia antibiotica i sintomi recedono in pochi giorni; il prolungarsi del quadro clinico per più di cinque giorni o la persistenza di febbre per oltre quattro giorni o il peggioramento del quadro clinico devono far sospettare la presenza di una complicazione, come la formazione di un ascesso. Le complicazioni sono frequenti nei diabetici, in preesistenti ostruzioni delle vie urinarie, nei post-operati delle vie urinarie e in caso di abuso di farmaci [5].

Aspetti ecografici. L'ecografia non rappresenta sicuramente la metodica di imaging di scelta nel caso di sospetta pielonefrite acuta. Molto frequentemente, nei casi non complicati, l'esame ecografico è completamente negativo; in altri casi l'edema associato all'interessamento infettivo si traduce in alterazioni delle dimensioni del rene e/o della sua struttura.

Nel 20% dei casi l'edema generalizzato si traduce in un incremento volumetrico "in toto" del rene (maggior asse polo-polare superiore a 15 cm o comunque differenza tra maggior asse del rene affetto rispetto a quello del rene sano superiore a 1,5 cm) [6]. Le modificazioni strutturali possono essere molto variabili; l'edema interstiziale determina infatti perdita della fisiologica differenziazione cortico-midollare e comparsa di diffuse aree di ridotta ecogenicità (meno frequente è l'aspetto iperecogeno) (Figg. 12.1 A e 12.2 A,B) [7].

Complessivamente l'affidabilità diagnostica dell'ecografia per quanto concerne la diagnosi di pielonefrite acuta non è molto elevata; tuttavia in tempi relativamente recenti alcuni studi hanno dimostrato come l'utilizzo delle metodiche Doppler e dell'imaging armonico possano migliorarla sensibilmente.

Il color Doppler e il power Doppler riescono infatti a identificare i foci pielonefritici come aree di ridotta vascolarizzazione (Fig. 12.1 B), secondaria all'ischemia tubulare [8]. L'armonica tissutale, che identifica le lesioni pielonefritiche come aree ipoecogene che si

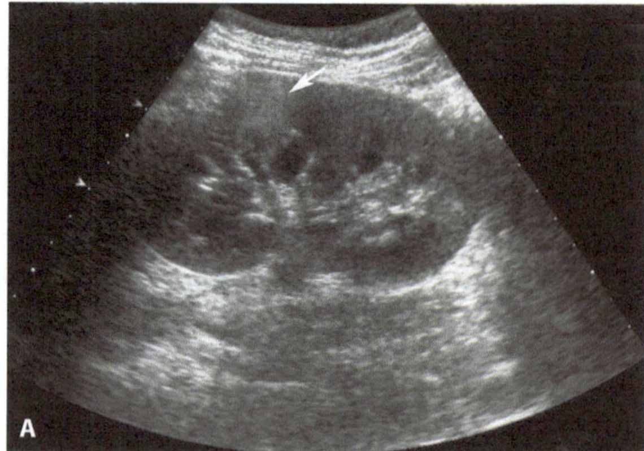

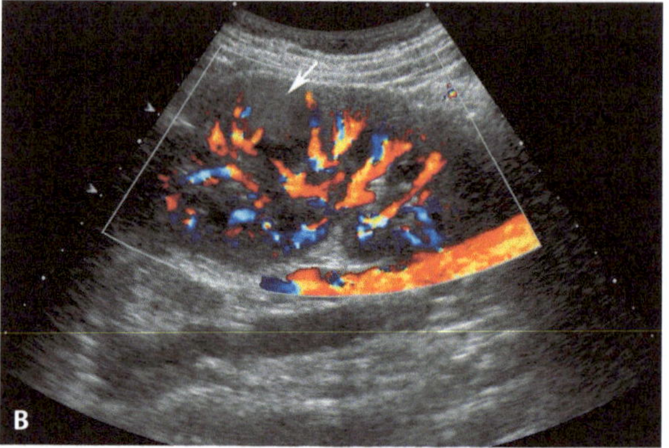

Fig. 12.1 Aspetto ecografico di focolaio pielonefritico (**A**). Scansione longitudinale. Area sfumatamente iperecogena (*freccia*) localizzata alla giunzione cortico-midollare, che al controllo mediante color Doppler (**B**) si presenta come avascolare

estendono dalla midollare alla capsula, ne porterebbe la sensibilità e la specificità rispettivamente al 97% e all'80% [9].

Aspetti TC. Gli aspetti semeiologici sono estremamente variabili e spesso non vi è corrispondenza tra quadro clinico e lesioni riscontrate in TC.

Nella pielonefrite acuta diffusa i rilievi presenti più frequentemente sono [1, 2, 10]:
- aumento di dimensioni del rene, più frequentemente monolaterale ma talvolta bilaterale (Fig. 12.2 C-F), causato dall'edema di natura infiammatoria del parenchima; tale aumento volumetrico può causare una compressione sul grasso del seno pielico, che risulterà meno rappresentato rispetto alla norma. La TCMS, grazie all'elevata risoluzione spaziale delle ricostruzioni multiplanari, è in grado di evidenziare su un unico piano la reale estensione del processo infiammatorio (Fig 12.2 E,F);

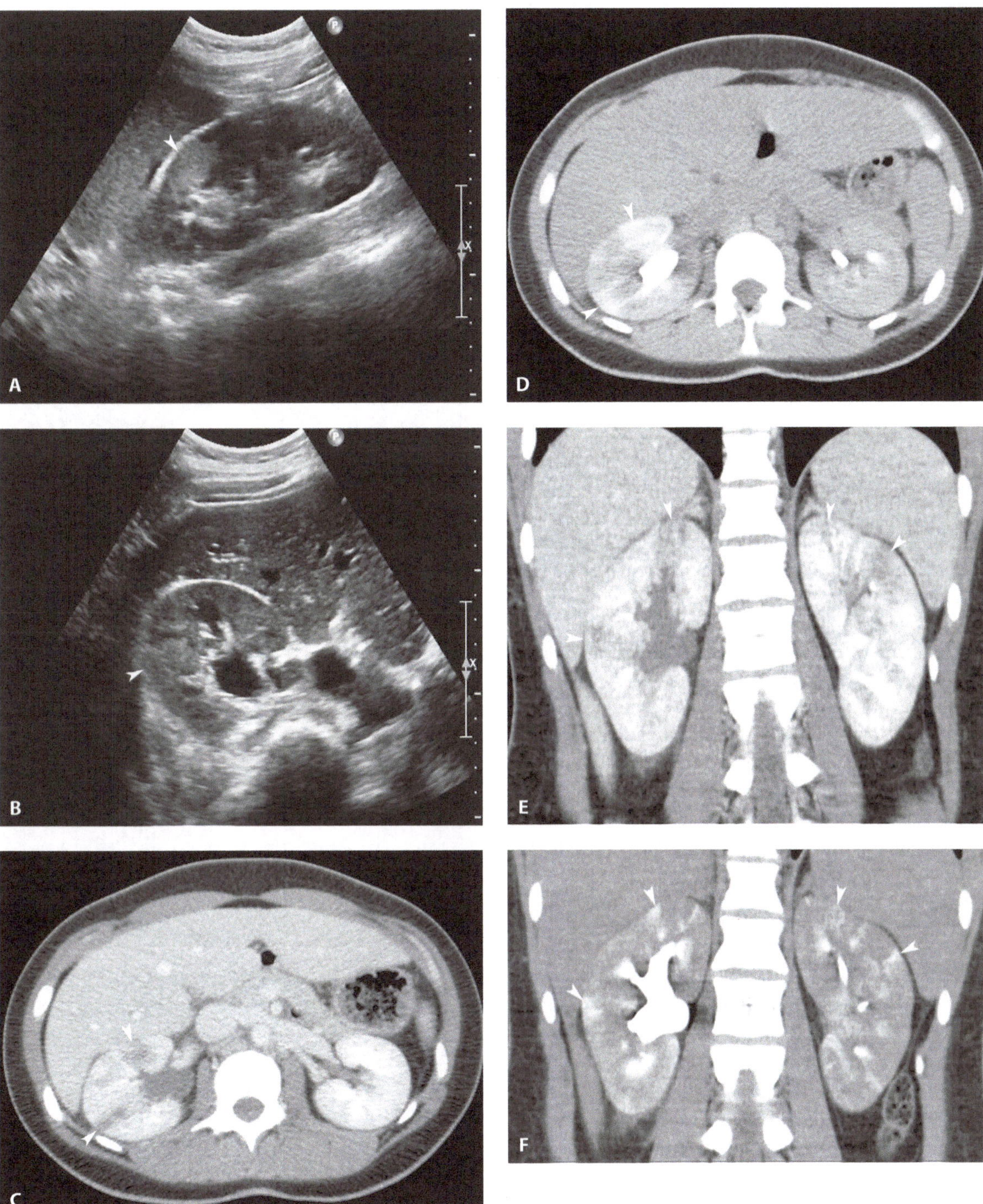

Fig. 12.2 Pielonefrite diffusa. Al controllo ecografico (**A** scansione longitudinale, **B** scansione assiale) è riconoscibile area focale iperecogena con margini sfumati localizzata alla giuzione cortico-midollare (*testa di freccia*). Tale reperto viene confermato al successivo controllo TC, che, dopo somministrazione di mdc, dimostra due aree ipodense rispetto all'adiacente parenchima (*frecce*, **C**). Al successivo controllo in fase tardiva a tale livello si localizzano due aree iperdense (*frecce*, **D**). La ricostruzione multiplanare consente di avere maggior panoramicità, permettendo la dimostrazione di foci pielonefritici (*frecce*) anche controlateralmente (**E-F**)

– presenza di aree ipodense a morfologia tondeggiante o cuneiforme con apice in sede midollare e base corticale dopo mdc; le dimensioni di tali aree sono estremamente variabili, soprattutto quelle di aspetto cuneiforme, e hanno una distribuzione solitamente di tipo lobare; hanno limitanti sfumate nei confronti del parenchima sano contiguo, che presenta enhancement regolare. Talvolta, nelle forme più gravi, sono riconoscibili, nel contesto di tali ipodensità, aree circoscritte a densità inferiore corrispondenti a focolai di ascessualizzazione. Tali reperti appaiono ben visualizzabili nella fase tubulare, mentre in quella corticale sono solo parzialmente evidenziabili come aree di ridotta vascolarizzazione della corticale.

In letteratura sono stati descritti anche aspetti TC tardivi (dopo 3-6 ore dall'introduzione del mdc) delle flogosi renali acute, e in particolare delle pielonefriti acute [11-13], consistenti principalmente nella comparsa di aree di iperdensità che vanno a localizzarsi approssimativamente nella sede delle precedenti ipodensità (Fig. 12.3); altro aspetto descritto è la comparsa di un cercine iperdenso periascessuale. Nella nostra esperienza [10, 14], è emerso che tali iperdensità vanno a localizzarsi nella componente edematosa della lesione che in fase precoce appariva ipodensa, mentre non si è osservata alcuna modificazione nell'aspetto densitometrico di quelle aree di ipodensità più marcata di aspetto ascessuale visibili nell'esame TC precoce. Un altro segno rilevabile nelle scansioni TC tardive è la comparsa di iperdensità tardive in sedi distanti (anche sul rene controlaterale) dalla lesione ipodensa visibile nell'esame TC precoce: tale reperto suggerisce che la TC tardiva è più sensibile nel dimostrare la reale estensione della flogosi in atto [14].

Ulteriori segni che si possono riconoscere nei pazienti con pielonefrite acuta sono:

– presenza nel tessuto adiposo perirenale di strie iperdense, espressione dell'infiltrazione edematosa dei setti connettivali presenti in tale spazio;
– ispessimento delle fasce renali: sebbene tale reperto sia meno specifico, essendo visibile anche in patologie non renali, è comunque indicativo di una maggiore aggressività del processo flogistico in atto; la fascia è una struttura collocata più perifericamente rispetto ai setti, quindi il suo coinvolgimento è meno frequente;
– raccolte nello spazio peri e pararenale: non è un'evenienza frequente nei pazienti con pielonefrite diffusa ed è espressione di una maggiore aggressività dell'agente patogeno o di una situazione di compromis-

sione delle difese immunitarie del paziente. L'aspetto è quello di un'area a densità di tipo liquido-sopraliquido, in genere delimitata dalle strutture fasciali o dai suoi setti.

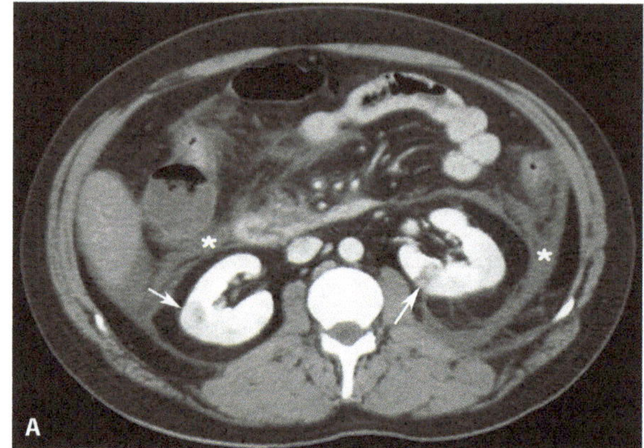

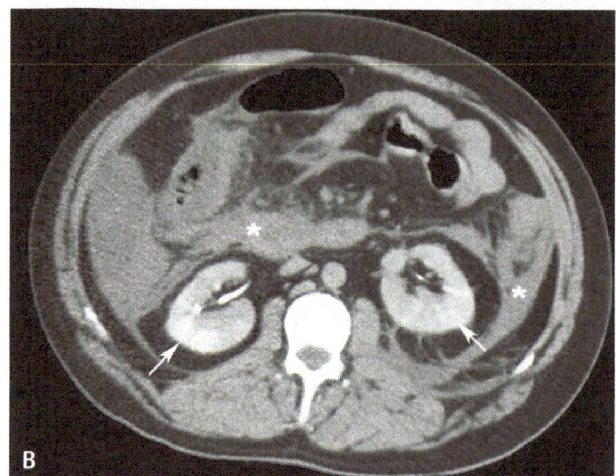

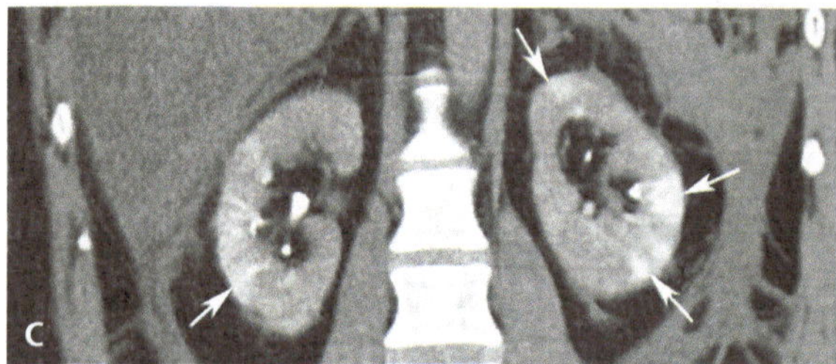

Fig. 12.3 (A-C) Pielonefrite diffusa (in paziente con concomitante pancreatite acuta): al controllo TC sono evidenti due aree ipovascolari (*frecce*), localizzate rispettivamente al rene destro e al sinistro, che al controllo espletato in fase tardiva appaiono iperdense. La ricostruzione effettuata su piano coronale (C) dimostra al meglio la reale estensione del processo. Concomitano ispessimento delle fasce pararenali anteriore e posteriore e raccolte nello spazio pararenale anteriore da pancreatite acuta necrotico emorragica (*asterischi*)

12.2.2 Pielonefrite acuta focale

Tale forma di infezione renale è stata indicata in modi diversi, soprattutto nella letteratura anglosassone (*lobar nephronia*, *focal lobar nephronia*, *focal bacterial nephritis*, *pseudoabscess*, *preabscess state*) [15]. In realtà la pielonefrite focale acuta rappresenta un'area di flogosi a distribuzione lobare e tende ad avere una maggiore aggressività rispetto alla pielonefrite diffusa, con frequenti complicazioni in sede peri e pararenale [16].

Aspetti ecografici. Quando identificata ecograficamente, la pielonefrite acuta focale ha l'aspetto di un'area iperecogena a margini caratteristicamente mal definiti (Fig. 12.2), che, vista la sua frequente collocazione in corrispondenza della giunzione cortico-midollare, ne determina lo scompaginamento. Anche in questo caso, come già detto per quanto concerne l'interessamento diffuso, la lesione si presenta avascolare al controllo mediante power Doppler [17]. L'assenza di una vera e propria parete consente di differenziare la pielonefrite acuta focale dall'ascesso renale.

Aspetti TC. Gli aspetti semeiologici comprendono:
- aumento di dimensioni di tipo focale, talvolta poco o non significativo; può talora simulare la presenza di un processo occupante spazio (Fig. 12.4);
- alterata densità all'esame TC diretto, da mettere in relazione alla presenza di fenomeni emorragici nel contesto [18];
- nefrogramma alterato dopo mdc per la presenza di un'area ipodensa a morfologia tondeggiante o cuneiforme (Fig. 12.5). Anche queste lesioni modificano il loro aspetto nelle scansioni tardive, in quanto divengono iperdense rispetto al parenchima sano. Questo segno dimostra una conservata, seppur rallentata, funzionalità del parenchima renale coinvolto ed è dirimente ai fini della diagnosi differenziale con l'ascesso.

Al contrario degli ascessi, che possono pure apparire come lesioni focali, non vi è una ipodensità così netta da far supporre la presenza di contenuto purulento nel contesto della lesione. Per tale motivo, questo tipo di lesione è stata denominata anche "stato preascessuale", vale a dire una forma intermedia tra una pielonefrite focale e un ascesso franco [19]. A esami TC successivi di controllo i reperti possono regredire, con ritorno alla normalità, o evolvere in un ascesso renale, eventualità questa più frequentemente osservata nei pazienti immunodepressi.

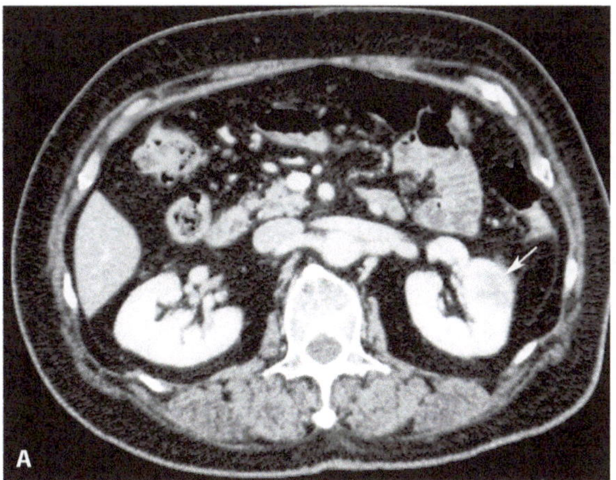

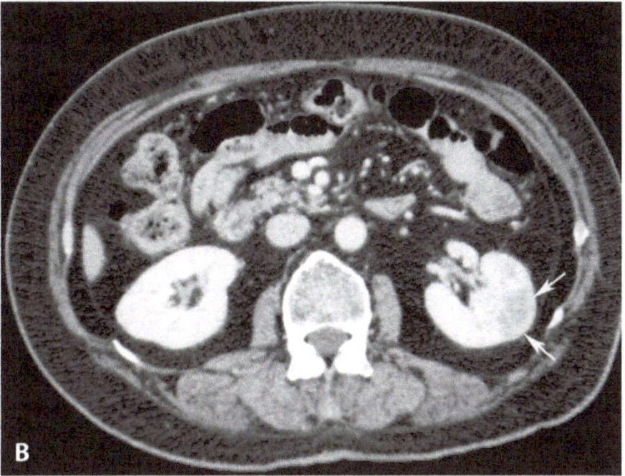

Fig. 12.4 (**A-B**) Pielonefrite focale: Fase post-contrastografica: ingrandimento focale del rene con aspetto a pseudomassa (*frecce*), ipovascolare dopo somministrazione di mdc

12.2.3 Ascesso renale

Gli ascessi possono avere sede intrarenale, sottocapsulare, perirenale e pararenale; tali localizzazioni possono essere singole oppure, meno frequentemente, possono coesistere. Gli ascessi renali sono in genere causati da infezioni ascendenti da batteri Gram negativi. Spesso si tratta di piccoli microascessi che si formano in corso di una pielonefrite acuta e poi confluiscono in una cavità ascessuale più grande. Le infezioni ematogene da germi Gram positivi sono divenute meno frequenti nell'era antibiotica e si possono osservare talvolta in pazienti immunodepressi. Sono più frequenti nel sesso maschile. Fattori predisponenti sono le ostruzioni urinarie (calcoli sono presenti nel 25% dei casi), il diabete mellito, la cachessia, l'abuso di farmaci e le condizioni di immunodepressione.

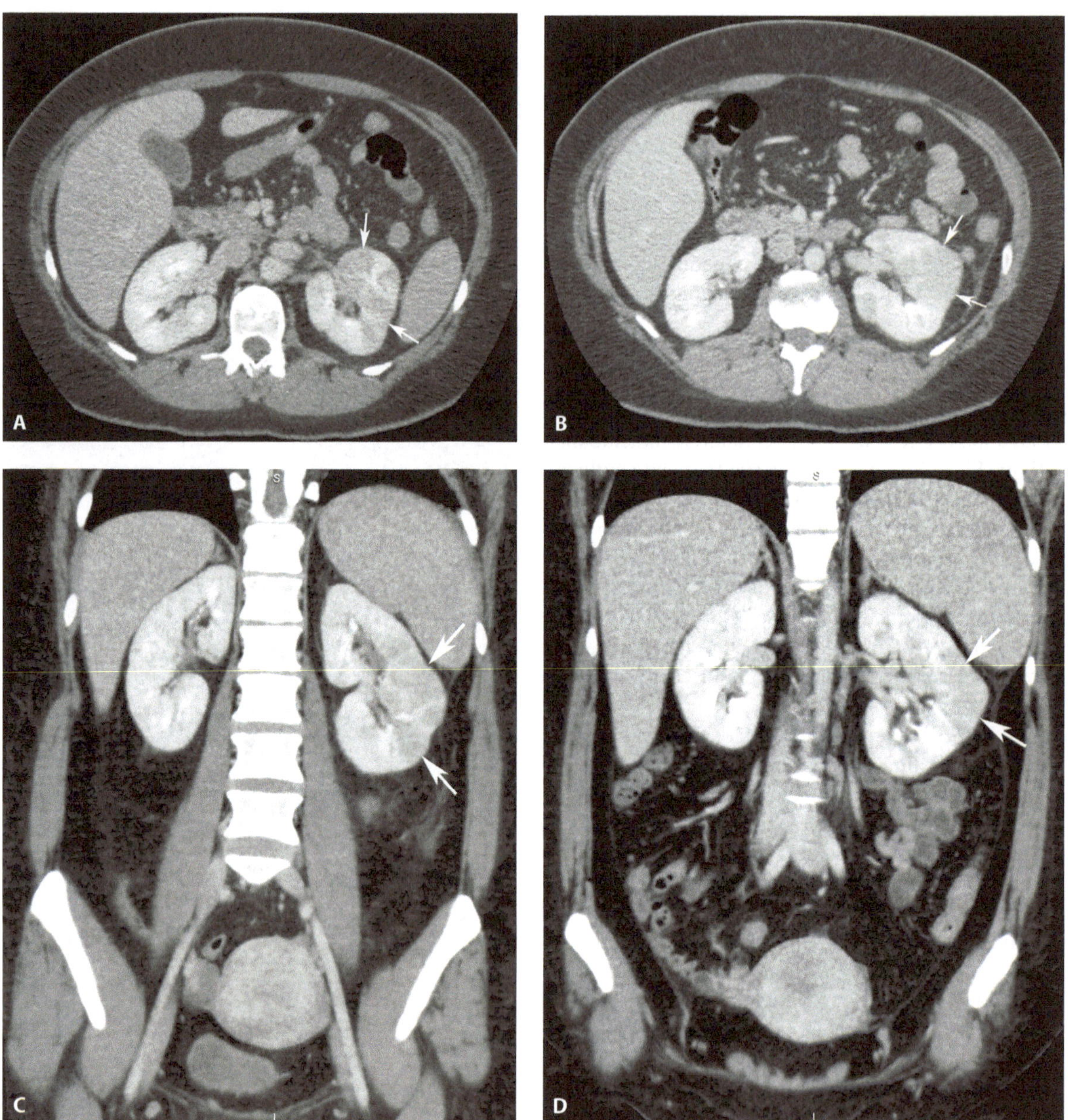

Fig. 12.5 Pielonefrite focale: ben evidente l'incremento volumetrico settoriale del rene di sinistra (*frecce*) (**A-D**), che simula la presenza di formazione espansiva (**B**). Le ricostruzioni eseguite secondo il piano coronale (**C**, **D**) dimostrano al meglio l'estensione del processo flogistico

Quadro clinico. Non presenta caratteristiche specifiche e risulta sovrapponibile a quello di una pielonefrite acuta, con febbre e brivido, dolore al fianco e segni di sepsi. L'esame delle urine può essere normale, se non esistono rapporti tra la lesione ascessuale e la via escretrice. Nel 20% dei casi, infatti, è stato riportato un esame del sedimento urinario e colturale nella norma [20]. Molto frequentemente la lesione appare circondata da una parete spessa di tessuto granulomatoso infiammatorio e tende di conseguenza a cronicizzare; in questa evenienza la sintomatologia diviene più sfumata o addirittura assente.

Aspetti ecografici. L'ecografia consente una buona visualizzazione degli ascessi renali e può essere utile anche nella guida del loro drenaggio [6]. Il rene si presenta anche in questo caso aumentato di volume, con frequente deformazione del profilo. In fase acuta l'ascesso si presenta come lesione marcatamente ipoecogena o anecogena con fini detriti contestuali e rinforzo posteriore del fascio [8]; al controllo mediante power Doppler l'ascesso è avascolare e presenta margini sfumati in rapporto all'alone edemigeno che lo circonda. Come si vede, alcuni elementi sono comuni alla descrizione della pielonefrite focale, che dal punto di vista clinico ha tuttavia ricaduta molto inferiore; la diagnosi differenziale tra queste due entità può essere infatti difficile in fase iniziale. Con il passare dei giorni la parete dell'ascesso va però incontro a fenomeni organizzativi e diviene sempre più netta, ciò che consente una migliore definizione diagnostica (Fig. 12.6 A,B) [21].

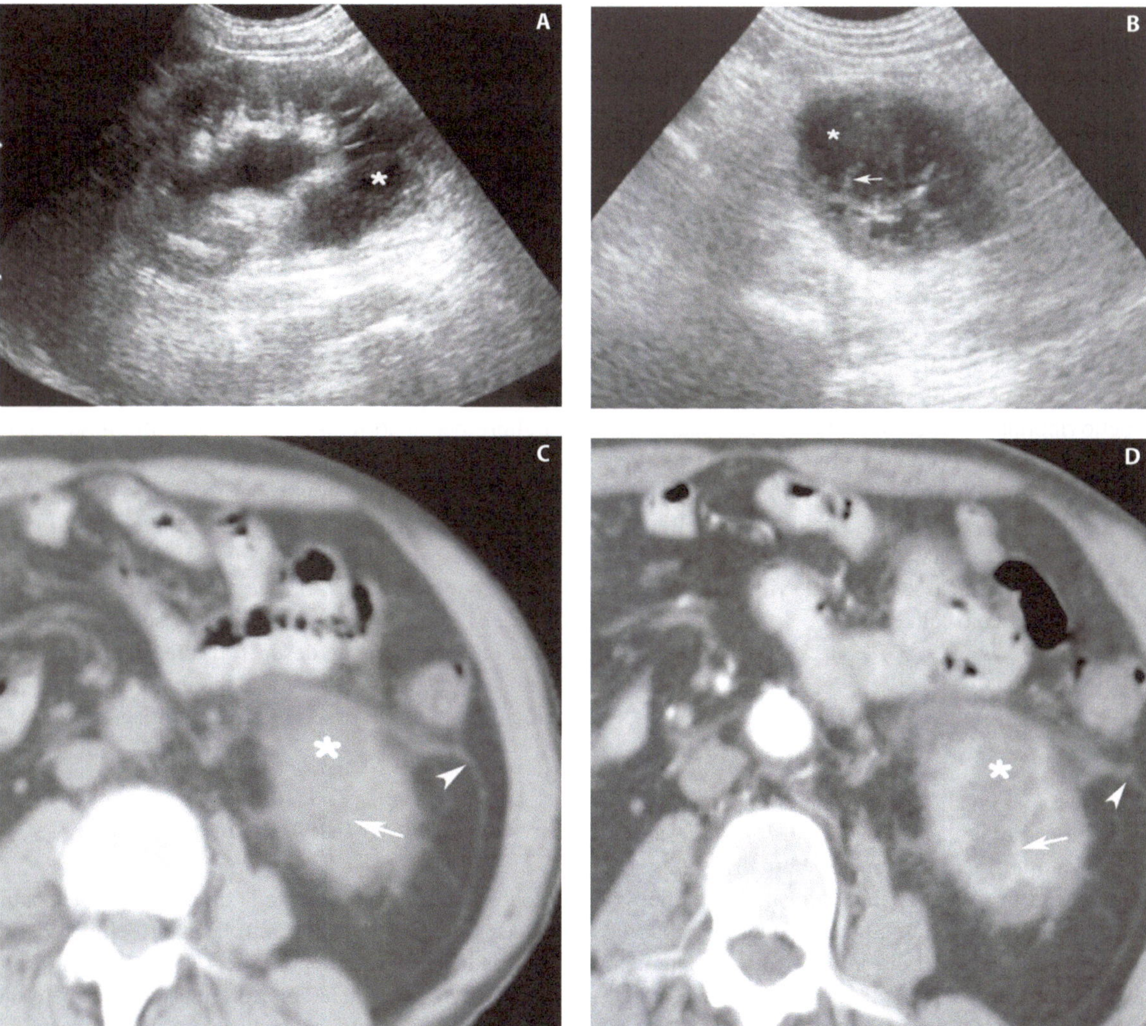

Fig. 12.6 Ascesso renale. Aspetto ecografico (**A, B**) e TC (**C, D**). L'ascesso renale si presenta ecograficamente (scansione longitudinale **A**, scansione assiale **B**) come area ipo-anecogena (*asterisco*) con scarso rinforzo posteriore di parete, a causa del contenuto liquido molto denso. Sono spesso presenti setti contestuali (*freccia*). L'immagine TC dimostra, in fase pre-contrastografica, bozzatura più o meno evidente del parenchima renale (*asterisco*) dove, dopo somministrazione di mdc, si dimostra area con valori densitometrici di tipo liquido-sovraliquido (*asterisco*). Le pareti presentano enhancement (*freccia*), probabile espressione della presenza di tessuto di granulazione infiammatorio. Concomita ispessimento fasciale (*punta di freccia*)

Aspetti TC. Sono rappresentati da [2, 10]:
- bozza del profilo renale con aumento focale delle dimensioni del rene corrispondente alle dimensioni della lesione; un aspetto sfumato dei margini della lesione deve far sospettare un coinvolgimento delle strutture circostanti;
- dopo mdc la lesione ascessuale diviene riconoscibile come un'area più o meno ben demarcata con densità di tipo liquido-sovraliquido con valori densitometrici di 0-30 UH. L'area centrale non presenta aumento di densità dopo mdc (Fig. 12.6 C,D). La parete appare ispessita con enhancement periferico che può essere spiegato come un aumento di perfusione legato all'aumento di calibro dei vasi perilesionali o al tessuto di granulazione infiammatorio;
- segni di coinvolgimento extrarenale o più raramente sottocapsulare, specie in caso di lesioni a sviluppo periferico, quali ispessimento della fascia di Gerota, della fascia lateroconale, comparsa di strie iperdense nel contesto del grasso perirenale (Fig. 12. 6 C,D) o raccolte ascessuali nel contesto di strutture adiacenti (muscolo psoas).

In seguito alla guarigione dell'ascesso, nell'esame TC di controllo si possono osservare la presenza di aree cicatriziali o "scar" del parenchima che non aumentano di densità dopo somministrazione di mdc. Un altro aspetto riportato in letteratura è la presenza di accumuli focali di mdc nella sede del preesistente ascesso che può essere dovuto sia a una dilatazione focale di un calice o alla rottura dell'ascesso nella via escretrice con la conseguente formazione di un diverticolo acquisito, o in alternativa a un ascesso che si sviluppa in un preesistente diverticolo caliceale.

12.2.4 Ascesso perirenale

Gli ascessi perirenali sono rari e più frequenti nel sesso femminile. Nella maggior parte dei casi sono la conseguenza di lesioni infiammatorie renali, quali la perforazione di un ascesso parenchimale, una pionefrosi, una pielonefrite cronica o una pielonefrite xantogranulomatosa. Prima dell'era antibiotica frequentemente la causa era una sepsi (prevalentemente da stafilococco) propagatasi per via ematogena, mentre attualmente tale via di diffusione è osservata soprattutto in età pediatrica. Infezioni di tipo ascendente possono verificarsi, attraverso il sistema linfatico retroperitoneale, a partire da infezioni vescicali prostatiche, perivescicali e perirettali. Inoltre vi può essere una diffusione per contiguità da parte di strutture adiacenti, come in caso di appendicite retrocecale, di patologia infiammatoria del fegato, della colecisti, del colon o del tenue (per esempio, malattia di Crohn) o di patologia infiammatoria della colonna vertebrale [22].

La sintomatologia si manifesta lentamente, con quadro analogo a quelli precedentemente ricordati. Il coinvolgimento del muscolo psoas e dei nervi retroperitoneali è causa di dolore che si irradia all'inguine e ai genitali e talvolta alle ginocchia. Un terzo dei pazienti presenta sintomi legati alla minzione.

L'ascesso perirenale, nella maggior parte dei casi, tende ad avere localizzazione posterolaterale; in rari casi è possibile un'estensione caudale o inferiore verso la regione inguinale, in sede paravescicale.

Aspetti ecografici. La capacità dell'ecografia di identificare un ascesso perirenale è fortemente condizionata dai fattori costituzionali del paziente, dal meteorismo intestinale e dalle dimensioni dell'ascesso stesso. Quando visibile, un ascesso perirenale si presenta come raccolta a contenuto ipo-anecogeno, dotata di rinforzo posteriore di parete con echi interni costituiti da detriti.

Aspetti TC. La TC costituisce la modalità di immagine migliore per la corretta dimostrazione di questa patologia e presenta diversi aspetti tipici. Si osserva aumento di densità del grasso perirenale (0-30 UH). La parete ascessuale, quando costituita da tessuto di granulazione ipervascolare, può presentare aumento di densità dopo mdc [23]. Il rene adiacente, se responsabile dell'ascesso perirenale, mostra i segni di flogosi acuta precedentemente descritti. La fascia di Gerota e il muscolo psoas, se coinvolti, appaiono ispessiti. Raramente si possono osservare livelli idroaerei.

12.2.5 Ascesso pararenale

Rappresenta frequentemente la diretta conseguenza di un ascesso perirenale, pertanto il quadro clinico delle due condizioni è sovrapponibile. Gli ascessi primitivi dello spazio pararenale anteriore possono derivare da processi infiammatori di strutture presenti a questo livello, come duodeno, vie biliari, pancreas, colon e appendice. Un processo infiammatorio che coinvolga il solo spazio pararenale posteriore è raro, in quanto questo spazio non contiene organi; non va peraltro dimenticata la possibilità di osteomieliti a partenza da coste o di spondilodisciti o l'estensione verso l'alto di flogosi del retto-sigma. Inoltre è nota la possibilità che una raccolta dello spazio pararenale anteriore di una pancreatite acuta scenda verso il basso nel cono inferiore dello spazio retroperitoneale e da qui risalga nello spazio pararenale posteriore.

Il quadro semeiologico è sovrapponibile a quello descritto precedentemente per l'ascesso perirenale, vale a dire quello di un'area a densità liquida-sovraliquida, delimitata da una parete che presenta aumento di densità dopo mdc. Se tale raccolta è conseguente a una patologia flogistica renale saranno presenti alterazioni a carico del parenchima.

12.2.6 Pionefrosi

Con tale termine si indica la presenza di pus in una via escretrice dilatata, cui si associa o meno una riduzione della funzionalità renale [24]. La sintomatologia più frequente è costituita da febbre con brivido e dolore al fianco, ma non sono rari casi afebbrili con sintomatologia modesta. L'ostruzione è di solito legata a un calcolo ostruente e più raramente a patologia tumorale, a stenosi postchirurgiche, a fibrosi retroperitoneale, a una vescica neurologica ecc. I batteri riscontrati con maggiore frequenza sono i Gram negativi [24].

Aspetti ecografici. L'esame ecografico riesce a dimostrare molto bene un quadro pionefrotico grazie al "contrasto naturale" fornito dal liquido che si va ad accumulare nella via escretrice dilatata [17]. Il materiale purulento si presenta con fini echi interni iperecogeni, che possono disporsi a livello con il decubito del paziente (Fig. 12.7). La comparsa di echi fortemente iperecogeni con cono d'ombra posteriore irregolare (microbolle gassose) deve far sospettare un'infezione da germi anaerobi [6].

Aspetti TC. La TC dimostra bene la dilatazione della via escretrice; la densità dell'urina infetta può essere superiore a quella dell'urina normale (20-30 UH o più). Talvolta può essere riconoscibile un livello fluido-fluido, in quanto il pus è più pesante dell'urina. Il parenchima può presentare segni di compromissione flogistica cui si associano aspetti di ridotta funzionalità, quali la riduzione dello spessore parenchimale in caso di dilatazione esistente da lungo tempo. Possono coesistere segni di estensione della flogosi nello spazio peri e pararenale.

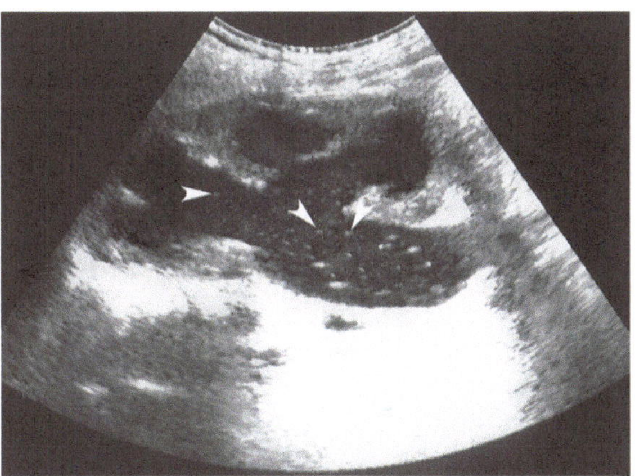

Fig. 12.7 Pionefrosi: aspetto ecografico, scansione assiale. Nel lume delle cavità escretrici marcatamente dilatate è riconoscibile liquido corpuscolato (*punte di freccia*), che tende a formare livello nelle parti declivi stante la maggior densità del pus rispetto all'acqua

12.2.7 Pielonefrite enfisematosa

Rappresenta una rara forma di pielonefrite acuta necrotizzante caratterizzata dalla formazione di gas sia a livello del parenchima renale sia in sede perirenale; raramente può essere bilaterale. La mortalità di questa grave patologia si aggira intorno al 40% [25]. I sintomi sono sovrapponibili a quelli ricordati per la pielonefrite acuta; talvolta compaiono manifestazioni più gravi, quali stato confusionale, shock e coma [26]. Fattori predisponenti sono il diabete, presente in oltre l'80% dei casi, e/o patologie ostruenti (calcoli, stenosi, necrosi papillari ecc.), presenti in circa il 40% dei casi.

La presenza di gas deriva dalla fermentazione del glucosio in CO_2 e idrogeno e dal metabolismo dei tessuti necrotici in un ambiente anaerobico [26]. I germi più frequentemente riscontrati in caso di pielonefrite enfisematosa sono: *Escherichia coli*, *Proteus*, *Klebsiella*, *Pseudomonas*, *Aerobacter* e, raramente, *Candida albicans*.

La TC consente un riconoscimento estremamente agevole del gas (Fig. 12.8 A,B) sia all'interno sia all'esterno del rene; tale reperto è riconoscibile sul radiogramma diretto dell'addome solo nel 33-50% dei casi [27], mentre è più difficile da identificare in ecografia. Il rene appare ingrandito con via escretrice frequentemente dilatata. Per giungere a una diagnosi, non è necessario somministrare mdc per via endovenosa, ma se questo viene introdotto si evidenzieranno aree di ridotto enhancement a livello del parenchima,

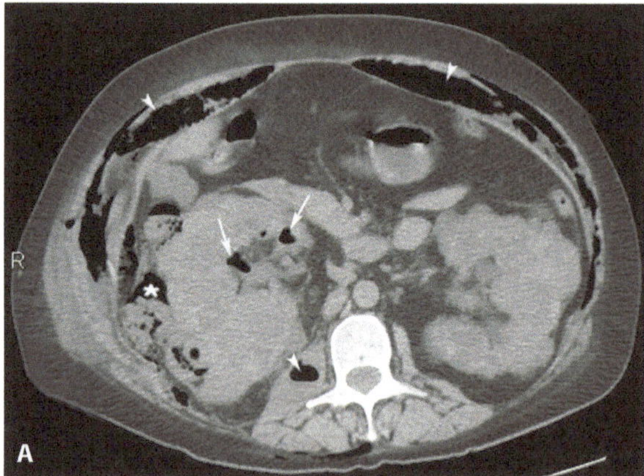

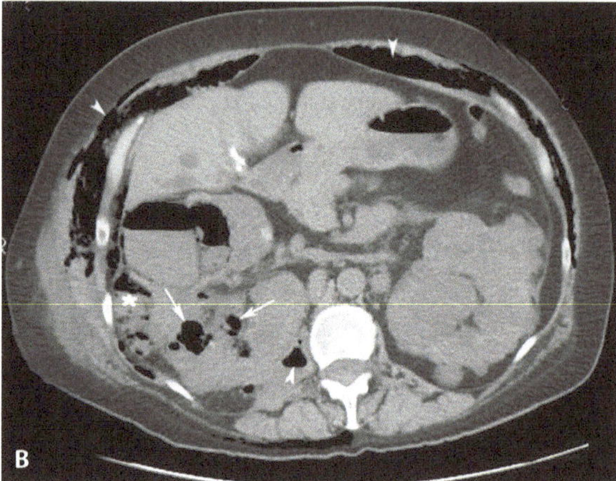

Fig. 12.8 (**A, B**): Pielonefrite enfisematosa. Senza somministrazione di mdc è riconoscibile gas (*frecce*) nel lume delle cavità escretrici del rene di destra, il cui volume appare marcatamente aumentato. Sono inoltre apprezzabili estensione extrarenale del processo flogistico con focolaio ascessuale (*asterisco*) e aria che va a scompaginare i fasci dei muscoli retti e obliquo esterno dell'addome e del muscolo psoas di destra

biotica. Analogamente a quanto visto nel trattamento antibiotico delle lesioni ascessuali renali [20], la terapia antibiotica ha dimostrato di essere un'opzione alternativa alla chirurgia [31] estremamente efficace, capace di portare alla guarigione anche queste gravi lesioni [32-34].

12.3 Infezioni renali croniche

Le infezioni renali croniche sono conseguenti a flogosi tubulo-interstiziali prolungate e/o ripetute, che conducono a esiti cicatriziali con retrazioni parenchimali e coinvolgimento dei calici e della pelvi.

Le infezioni renali croniche comprendono la pielonefrite cronica e forme rare, quali la tubercolosi renale e la pielonefrite xantogranulomatosa.

12.3.1 Pielonefrite cronica

È dovuta a un'infezione di lunga durata, recidivante, con progressiva distruzione del parenchima. Spesso consegue a reflusso vescico-ureterale in età pediatrica; altre cause sono rappresentate da ostruzione cronica, calcoli delle vie urinarie, vescica neurologica. L'infezione cronica comporta la graduale distruzione del parenchima con formazione di aree cicatriziali, fibrose. Le parti di parenchima non coinvolte possono presentare ipertrofia focale di tipo compensatorio. Le aree maggiormente interessate sono rappresentate dai poli renali, in relazione alla patogenesi da reflusso.

Le alterazioni visibili all'imaging riguardano sia il parenchima sia la via escretrice.

12.3.2 Pielonefrite xantogranulomatosa

La pielonefrite xantogranulomatosa (PXG) è una rara patologia infiammatoria del rene a carattere destruente. Si manifesta più frequentemente nel sesso femminile, con maggiore incidenza nella quinta e sesta decade. È presente nell'l-8% di tutte le lesioni infiammatorie riscontrate al tavolo autoptico. Nella maggior parte dei casi fattori predisponenti sono rappresentati dalla coesistenza di un'infezione batterica e di una patologia ostruttiva. Il processo infiammatorio insorge a livello della pelvi renale, causa progressiva distruzione della midollare e quindi della corticale; è frequentemente

espressione di lesioni renali intraparenchimali consensuali. Sulla base degli aspetti TC, la pielonefrite enfisematosa viene classificata in due distinti sottotipi [28]: il primo sottotipo è caratterizzato da una diffusa distruzione di parenchima renale e da una consistente quantità di gas, ma senza evidenza di raccolte liquide; nel secondo sottotipo tali raccolte risultano invece ben evidenti. Negli ultimi anni sono comparsi in letteratura numerosi lavori su casi singoli o su casistiche limitate (in relazione anche all'estrema rarità della patologia), che hanno dimostrato il contributo della TC nel trattamento di questa condizione. La TC si è infatti rivelata utile sia per il posizionamento di drenaggi [29, 30] sia per il monitoraggio dei casi sottoposti a terapia anti-

monolaterale con coinvolgimento diffuso di tutto il rene, ma sono stati comunque descritti casi di PXG con coinvolgimento parziale nell'area di parenchima a monte di un calice ostruito o in caso di un doppio distretto [35]. Reperto frequente è il riconoscimento di un calcolo nella pelvi renale, che appare coartata; pure le cavità caliceali appaiono alterate con aspetto talora coartato. Il parenchima è sostituito da tessuto di aspetto giallastro, molle, con multiple cavità necrotiche. Istologicamente tale tessuto rappresenta una reazione infiammatoria con numerosi macrofagi a contenuto lipidico (cellule xantomatose). Una sostituzione di tipo fibrotico del parenchima è riconoscibile in prossimità della corticale con soli pochi nefroni funzionanti. Il processo infiammatorio coinvolge spesso gli spazi peri e pararenali, con formazione di raccolte ascessuali a tali livelli. Quale complicanza dell'estensione extrarenale del processo è stata anche riportata la trombosi della vena renale e della vena cava inferiore [36].

La sintomatologia può essere vaga e non specifica, anche se talvolta l'esordio è acuto con dolore lombare, pollachiuria, disuria e reperto di massa palpabile in oltre il 50% dei casi. Raramente sono stati segnalati casi di concomitante pielonefrite enfisematosa associata a PXG [37, 38]. Più frequentemente è invece riportata la coesistenza di PXG e lipomatosi sostitutiva del rene, che verosimilmente costituisce una proliferazione abnorme di tessuto adiposo di tipo reattivo conseguente allo stimolo infiammatorio legato alla presenza della PXG [39, 40].

All'imaging il rene appare ingrandito, con morfologia conservata, e la pelvi renale mal riconoscibile, con scarsa dilatazione. Nel suo contesto è riconoscibile un calcolo in oltre il 70% dei casi [41] e spesso sono visibili ulteriori calcoli nei calici. Il parenchima normale appare sostituito da multiple aree ipodense (da −15 UH a 20 UH), che conferiscono al rene un aspetto di tipo idronefrotico. Queste aree rappresentano in realtà calici dilatati o cavità necrotiche. I valori densitometrici negativi sono la conseguenza della presenza di tessuto adiposo e di pus [42]. Dopo mdc il parenchima che circonda queste ipodensità può presentare un marcato enhancement, legato alla vascolarizzazione di questo tessuto di tipo infiammatorio o al parenchima normale residuo compresso [41]. Un ulteriore reperto che frequentemente si riconosce è la presenza di abbondante tessuto adiposo che si accumula in sede perirenale. Alcuni Autori hanno riportato la coesistenza di queste due entità, vale a dire della PXG e della lipomatosi sostitutiva del rene [43]. In realtà la PXG è una condizione non sempre facile da caratterizzare e spesso vengono

prese in considerazione altre diagnosi, quali tubercolosi [44, 45] e tumori renali [46] o di altri distretti [47]. Per queste ragioni la PXG viene anche definita la "grande imitatrice" [48].

12.3.3 Tubercolosi renale

La tubercolosi renale insorge generalmente 10-20 anni dopo l'infezione primaria, di solito a sede polmonare; per tali motivi è raro il riscontro a livello renale in pazienti di età inferiore a 20 anni, mentre è presente con maggiore incidenza nella quinta e sesta decade di vita. Segni radiologici di infezione polmonare preesistente sono riconoscibili solo nel 50% dei casi [49]. Dopo riaccensione o reinfezione del processo flogistico a livello polmonare, può esservi una diffusione per via ematogena, con coinvolgimento del rene. In individui con difese immunitarie nella norma si ha la formazione nel parenchima renale di piccoli granulomi, che di solito costituiscono un reperto casuale al tavolo autoptico e in TC non sono visibili a meno che non calcifichino. In individui con risposta immunitaria compromessa questi granulomi possono ingrandirsi e riattivarsi, con formazione di tubercolomi che o guariscono, dando luogo a retrazioni cicatriziali, o calcificano o portano a ulteriore danno tissutale.

La sintomatologia può essere assente nel 10-30% dei casi; nei casi sintomatici sono riportati sintomi vescicali quali disuria e pollachiuria; talvolta è presente ematuria e nel sesso maschile può essere presente una epididimite (30-40% dei casi).

Alla diagnostica per immagini gli aspetti possono essere estremamente variabili, e comprendono [49-51]:
- dimensioni del rene ridotte, normali o aumentate in relazione al rapporto tra atrofia parenchimale e idronefrosi, condizione frequentemente presente in questa patologia;
- calcificazioni coinvolgenti estesamente il rene o solo parte di esso;
- aree circoscritte con valori densitometrici alterati; se i valori sono di tipo liquido verosimilmente rappresentano idrocalici (calici ostruiti); aree a densità più elevata (30 o più UH) sono molto probabilmente espressione di contenuto necrotico caseoso e si osservano nelle forme di tubercolosi abortiva; talvolta tali aree possono avere morfologia di tipo lobare;
- aspetti di necrosi papillare.

Il coinvolgimento di strutture extrarenali in corso di tubercolosi renale è un'evenienza estremamente rara.

Bibliografia

1. Gold RP, McClennan BL, Rottenberg RR (1983) CT appearance of acute inflammatory disease of the renal interstitium. AJR Am J Roentgenol 141:343–349

2. Soulen MC, Fishman EK, Goldman SM, Gatewood OM (1989) Bacterial renal infection: role of CT. Radiology 171:703–707

3. Montgomery P, Kuhn JP, Afshani E (1987) CT evaluation of severe renal inflammatory disease in children. Pediatric radiology 17:216–222

4. Dalla Palma L, Pozzi Mucelli F, Ene V (1999) Medical treatment of renal and perirenal abscesses: CT evaluation. Clinical radiology 54:792–797

5. Majd M, Rushton HG, Jantausch B, Wiedermann BL (1991) Relationship among vesicoureteral reflux, P-fimbriated Escherichia coli, and acute pyelonephritis in children with febrile urinary tract infection. J Pediatr 119:578–585

6. Hoffman EP, Mindelzun RE, Anderson RU (1980) Computed tomography in acute pyelonephritis associated with diabetes. Radiology 135:691–695

7. Vourganti S, Agarwal PK, Bodner DR, Dogra VS (2006) Ultrasonographic evaluation of renal infections. Radiol Clin North Am 44(6):763–775

8. Craig VD, Wagner BJ, Travis MD (2008) Pyelonephritis: radiologic-pathologic review. Radiographics 28(1):255–277

9. Demertzis J, Menias CO (2007) State of art: imaging of renal infections. Emerg Radiol 14(1):13–22

10. Kim B, Lim HK, Choi MH et al (2001) Detection of parenchymal abnormalities in acute pyelonephritis by pulse inversion harmonic imaging with or without microbubble ultrasonographic contrast agent: correlation with computed tomography. J Ultrasound Med 20:5–14

11. Dalla Palma L, Pozzi Mucelli RS, Pozzi Mucelli F et al (1988) Diagnostica per immagini delle infezioni renali acute. Acta Urol Ital 4:277–284

12. Dalla Palma L, Pozzi Mucelli RS, Pozzi Mucelli F (1997) Delayed CT in acute renal infection. Seminars in ultrasound, CT, and MR 18:122–128

13. Ishikawa I, Saito Y, Onouchi Z et al (1985) Delayed contrast enhancement in acute focal bacterial nephritis: CT features. J Comput Assist Tomogr 9:894–897

14. Kawashima A, Sandler CM, Goldman SM et al (1997) CT of renal inflammatory disease. Radiographics 17(4):851–866

15. Talner LB, Davidson AJ, Lebowitz RL et al (1994) Acute pyelonephritis: can we agree on terminology? Radiology 192:297–305

16. Rathore MH, Barton LL, Luisiri A (1991) Acute lobar nephronia: a review. Pediatrics 87:728–734

17. Browne RF, Zwirewich C, Torreggiani WC (2004) Imaging of urinary tract infection in the adult. Eur Radiol 14 (Suppl 3):E168–183

18. Rigsby CM, Rosenfield AT, Glickman MG et al (1986) Hemorrhagic focal bacterial nephritis: findings on gray-scale sonography and CT. AJR Am J Roentgenol 146:1173–1177

19. Wegenke JD, Malek GH, Alter AJ, Olson JG (1986) Acute lobular nephronia. J Urol 135:343–345

20. Benson M, Li Puma JP, Resnick MI (1986) The role of imaging studies in urinary tract infection. Urol Clin North Am 13:605–625

21. Kawashima A, Sandler CM, Goldman SM (2000) Imaging in acute renal infection. BJU Int 86 Suppl 1:70–79

22. Bova JG, Potter JL, Arevalos E et al (1985) Renal and perirenal infection: the role of computerized tomography. J Urol 133:375–378

23. Hoddick W, Jeffrey RB, Goldberg HI et al (1983) CT and sonography of severe renal and perirenal infections. AJR Am J Roentgenol 140:517–520

24. Yoder IC, Lindfors KK, Pfister RC (1984) Diagnosis and treatment of pyonephrosis. Radiol Clin North Am 22:407–414

25. Kumar D, Rao BR (1982) Case profile: bilateral emphysematous pyelonephritis. Urology 20:96

26. Lachance S, Wicklund R, Carey T, Totonchi M (1985) Emphysematous pyelonephritis complicated by hemorrhage, diagnosed by computerized tomography scan. J Urol 134:940–941

27. Lim DS, Woesner ME, Howard TF (1979) Emphysematous pyelonephritis demonstrated by CT. AJR Am J Roentgenol 133:287–290

28. Komura S, Shindoh N, Minowa O et al (1999) Emphysematous pyelonephritis – conversion of type I to type II appearance on serial CT studies. Clin Imaging 23:386–388

29. Appignanesi P, Massi M, Morlupi P et al (1997) [Emphysematous pyelonephritis. A clinical case successfully treated with percutaneous drainage]. Minerva Urol Nefrol 49:45–49

30. Chen MT, Huang CN, Chou YH et al (1997) Percutaneous drainage in the treatment of emphysematous pyelonephritis: 10-year experience. J Urol 157:1569–1573

31. Koh KB, Lam HS, Lee SH (1993) Emphysematous pyelonephritis: drainage or nephrectomy? Br J Urol 71:609–611

32. Lim CS, Kim WB, Kim YS et al (2000) Bilateral emphysematous pyelonephritis with perirenal abscess cured by conservative therapy. J Nephrol 13:155–158

33. Punnose J, Yahya TM, Premchandran JS, Ahmed HF (1997) Emphysematous pyelonephritis responding to medical therapy. Int J Clin Pract 51:468–470

34. Ramanathan V, Nguyen PT, Van Nguyen P et al (2006) Successful medical management of recurrent emphysematous pyelonephritis. Urology 67(3):623.e11–623.e13

35. Tolia BM, Newman HR, Fruchtman B et al (1980) Xanthogranulomatous pyelonephritis: segmental or generalized disease. J Urol 124:122–124

36. Mitchell DG, Friedman AC, Druy EM et al (1985) Xanthogranulomatous perinephritis: unusual cause of renal vein and vena caval thrombosis. Urol Radiol 7:35–38

37. Ishigami K, Bolton-Smith JA, Deyoung BR et al (2004) Necrotizing fasciitis caused by xanthogranulomatous and emphysematous pyelonephritis: importance of the inferior lumbar triangle pathway. AJR Am J Roentgenol 183:1708–1710

38. Punekar SV, Kinne JS, Rao SR et al (1999) Xanthogranulomatous pyelonephritis presenting as emphysematous pyelonephritis: a rare association. J Postgrad Med 45:125

39. Danza FM, Valentini AL (1996) [Replacement lipomatosis of renal tissue: a peculiar reaction to inflammation]. Radiologia medica 92:425–430

40. Sakata Y, Kinoshita N, Kato H et al (2004) Coexistence of renal replacement lipomatosis with xanthogranulomatous pyelonephritis. Int J Urol 11:44–46

41. Goldman SM (1988) Acute and chronic urinary infection: present concepts and controversies. Urol Radiol 10:17–24
42. Rosi P, Selli C, Carini M et al (1986) Xanthogranulomatous pyelonephritis: clinical experience with 62 cases. Eur Urol 12:96–100
43. Acunas B, Acunas G, Rozanes I et al (1990) Coexistent xanthogranulomatous pyelonephritis and massive replacement lipomatosis of the kidney: CT diagnosis. Urol Radiol 12: 88–90
44. Shah HN, Jain P, Chibber PJ (2006) Renal tuberculosis simulating xanthogranulomatous pyelonephritis with contagious hepatic involvement. Int J Urol 13:67–68
45. Izbudak-Oznur I, Sozen S, Isik S (2002) Renal tuberculosis mimicking xanthogranulomatous pyelonephritis: ultrasonography, computed tomography and magnetic resonance imaging findings. Turk J Pediatr 44:168–171
46. Canavese C, Rizzo L, Aveta P et al (2005) An asymptomatic patient with multiple solid renal masses: errors in diagnosis. Nephrol Dial Transplant 20:2274–2278
47. Flox Benitez G, Ruiz Lopez D, Ferreiro Lopez D et al (2004) [Xanthogranulomatous pyelonephritis mimicking colonic cancer]. An Med Interna 21:102–103
48. Zorzos I, Moutzouris V, Petraki C et al (2002) Xanthogranulomatous pyelonephritis--the "great imitator" justifies its name. Scand J Urol Nephrol 36:74–76
49. Becker JA (1988) Renal tuberculosis. Urol Radiol 10:25–30
50. Gibson MS, Puckett ML, Shelly ME (2004) Renal tuberculosis. Radiographics 24:251–256
51. Jung YY, Kim JK, Cho KS (2005) Genitourinary tuberculosis: comprehensive cross-sectional imaging. AJR Am J Roentgenol 184:143–150

Parte IV

Apparato genitale femminile

A cura di Alfredo Blandino

Maria A. Cova, Leonardo Giarraputo

13.1 Malformazioni dell'utero

Le malformazioni dell'utero sono associate a elevata incidenza di alterazioni della fertilità e problemi ostetrici. L'incidenza e la prevalenza di tali malformazioni variano molto, dallo 0,16 al 10% [1], dipendendo sia dalle modalità di imaging sia dai sistemi di classificazione utilizzati. In donne valutate con ecografia per indicazioni non ostetriche l'incidenza delle malformazioni dell'utero è risultata pari allo 0,4%, mentre in donne valutate con isterosalpingografia (HSG) per indicazioni ostetriche l'incidenza è risultata pari all'8-10% [2]. Le tappe organogenetiche sono condizionate da stimoli ormonali e da fattori ambientali locali (tossici, infettivi, carenziali, iatrogeni), che possono alterare lo sviluppo dell'apparato genitale femminile.

La corretta diagnosi è importante per la successiva scelta terapeutica. La diagnosi di malformazione può essere immediata o sospettata a un controllo ginecologico e/o ecografico per sterilità, amenorrea primitiva, dismenorrea grave, crisi dolorose addominali, impossibilità ad avere rapporti sessuali. La maggior parte degli studi riporta una frequenza di circa il 25% di problemi riproduttivi associati ad anomalie dei dotti di Müller, rispetto al 10% della popolazione generale [2].

Una volta stabilita, presuntivamente o con certezza, l'esistenza di una malformazione, è indispensabile precisarne le caratteristiche. Numerose indagini sono utilizzate a questo scopo; tra le tecniche non invasive le più usate sono l'ecografia e la risonanza magnetica mentre quelle di tipo invasivo sono l'isteroscopia, l'HSG e la laparoscopia.

13.1.1 Embriologia

L'apparato riproduttivo femminile si sviluppa dai due dotti paramesonefrici (o di Müller), che originano dal mesoderma embrionale, ciascuno lateralmente ai dotti mesonefrici (o di Wolff). La parte cefalica dei dotti rimane separata e forma le tube di Falloppio. Le porzioni più caudali si fondono medialmente (fusione laterale) formando l'utero e i 2/3 superiori della vagina, con successivo riassorbimento del setto mediale. Il terzo inferiore della vagina si forma dal seno bulbovaginale che si fonde con la porzione bassa del sistema mülleriano (fusione verticale) [3]. L'origine interamente separata delle ovaie dalla cresta gonadica spiega l'associazione rara delle anomalie utero-vaginali con quelle ovariche. La stretta adiacenza con i dotti wolffiani spiega la frequente associazione nel sesso femminile tra patologie dell'apparato genitale e di quello urinario. Le anomalie renali connesse in tal senso sono ipsilaterali al dotto mülleriano abnormemente sviluppato [3] e sono rappresentate dall'agenesia renale, dal rene ectopico, dalle displasie cistiche e dalla duplicazione delle vie escretrici.

13.1.2 Tecniche di imaging

La diagnostica per immagini delle malformazioni uterine si avvale dell'isterosalpingografia (HSG), dell'ecografia e della risonanza magnetica (RM).

M.A. Cova (✉)
Dipartimento di Scienze Cliniche, Tecnologiche e Traslazionali
Unità Clinico Operativa di Radiologia,
Università degli Studi di Trieste, Ospedale di Cattinara

A. Blandino et al. (a cura di), *Imaging dell'Apparato Urogenitale*.
© Springer-Verlag Italia 2010

L'HSG, nel passato frequentemente utilizzata come indagine di primo approccio nelle coppie sterili [4], fornisce una ottimale valutazione morfologica della cavità endometriale e cervicale senza peraltro alcuna informazione sul profilo del viscere.

Lo studio ecografico può essere effettuato per via transaddominale e/o transvaginale. Il primo, che prevede l'impiego di trasduttori convex da 1-4 MHz, può essere inficiato dall'abitus della paziente (pannicolo adiposo sviluppato), dalla posizione dell'utero e dal meteorismo intestinale. Lo studio transvaginale con sonde dedicate da 5-8 MHz incrementa la risoluzione spaziale a spese di un campo di vista diminuito. Lo studio con sonde 3D permette di visualizzare meglio il profilo dell'utero, valutandone nel contempo il volume [5].

La RM è una metodica poco invasiva e ha un'accuratezza del 100% nel valutare le anomalie dei dotti di Müller [6]. Lo studio ottimale si ottiene utilizzando magneti ad alto campo e bobine phased-array. Lo studio dell'utero prevede l'acquisizione di sequenze Turbo Spin Echo (TSE) T2 pesate e di sequenze SE o TSE T1 pesate. Le sequenze T2 pesate risultano le più idonee per lo studio dell'anatomia zonale e per il riconoscimento e la valutazione dei processi patologici, mentre le sequenze SE e TSE T1 pesate consentono una buona valutazione morfologica dell'utero. Le sequenze SE e TSE T1 pesate consentono, inoltre, di evidenziare eventuale contenuto ematico o grasso all'interno di una lesione. Ulteriori informazioni si possono ottenere con sequenze che sopprimono il segnale del grasso, che consentono di distinguere lesioni a contenuto emorragico da lesioni a contenuto adiposo e permettono l'eventuale studio dopo somministrazione di mdc. Nelle immagini pesate in T2 nel corpo dell'utero si rilevano tre zone con diversa intensità di segnale: la zona centrale, iperintensa, corrisponde allo spessore dell'endometrio (basale e funzionale) o più propriamente alla somma dello spessore mucoso delle pareti contrapposte. Lo spessore dell'endometrio varia a seconda delle fasce di età e della fase del ciclo mestruale. La zona intermedia, ipointensa, definita anche zona giunzionale, corrisponde alla regione più interna del miometrio e costituisce, in età fertile, il 20-25% dello spessore miometriale. Tale zona risulta ipointensa rispetto allo strato più esterno del miometrio, in ragione del diverso stipamento della componente cellulare, ovvero della maggior concentrazione di cellule muscolari lisce che la caratterizza rispetto alla zona periferica, nella quale esiste una densità cellulare inferiore. La zona periferica, a segnale medio-alto, rappresenta la componente più esterna del miometrio, con componente cellulare meno stipata. Lo spessore del miometrio non varia significativamente durante il ciclo mestruale, mentre varia la sua intensità di segnale, che risulta maggiore nella seconda fase del ciclo per fenomeni di edema, con conseguente riduzione del contrasto tra zona giunzionale e periferica. Anche nella cervice uterina si riconoscono tre zone concentriche a diverso segnale: la zona centrale, iperintensa, corrisponde alle pliche palmate e al muco che occupa il canale cervicale; la zona intermedia, ipointensa, corrisponde alla parte più profonda dello stroma fibromuscolare. Tale zona risulta ipointensa rispetto allo strato più esterno dello stroma cervicale per motivi analoghi a quanto descritto relativamente allo strato intermedio del corpo uterino (maggiore concentrazione di cellule muscolari lisce); la zona periferica, a segnale medio-alto, rappresenta la componente più periferica dello stroma cervicale.

L'anatomia dell'utero va valutata sulle immagini T2 pesate acquisite lungo i tre piani veri dell'asse dell'utero (Tabella 13.1) (Figg. 13.1 e 13.2). Vanno valutati il volume dell'utero, il rapporto tra corpo e cervice

Tabella 13.1 Sequenze e piani di studio utilizzabili per la valutazione delle malformazioni dell'utero e della patologia benigna

Parametri di acquisizione	TSE T2w	TSE T2w	TSE T1w	SE T1w FAT SAT
Piano di acquisizione	*coronale e sagittale*	*assiale*	*assiale*	*assiale, sagittale ev. coronale*
TR (ms)	5895	7037	500	TR/TI 1527/160
TE (ms)	150	150	15	15
Matrice (pixel)	256×247	320×308	320×256	256×203
FOV (mm)	200×200	230×230	230×230	230×230
Medie	6	4	3	2
Spessore di strato	4	4	4	5
Gap (mm)	0,5	0,4	1,0	0,5
Numero di sezioni	20	20	20	20
Tempo di acquisizione (min)	4,31	3,24	2,54	3,30

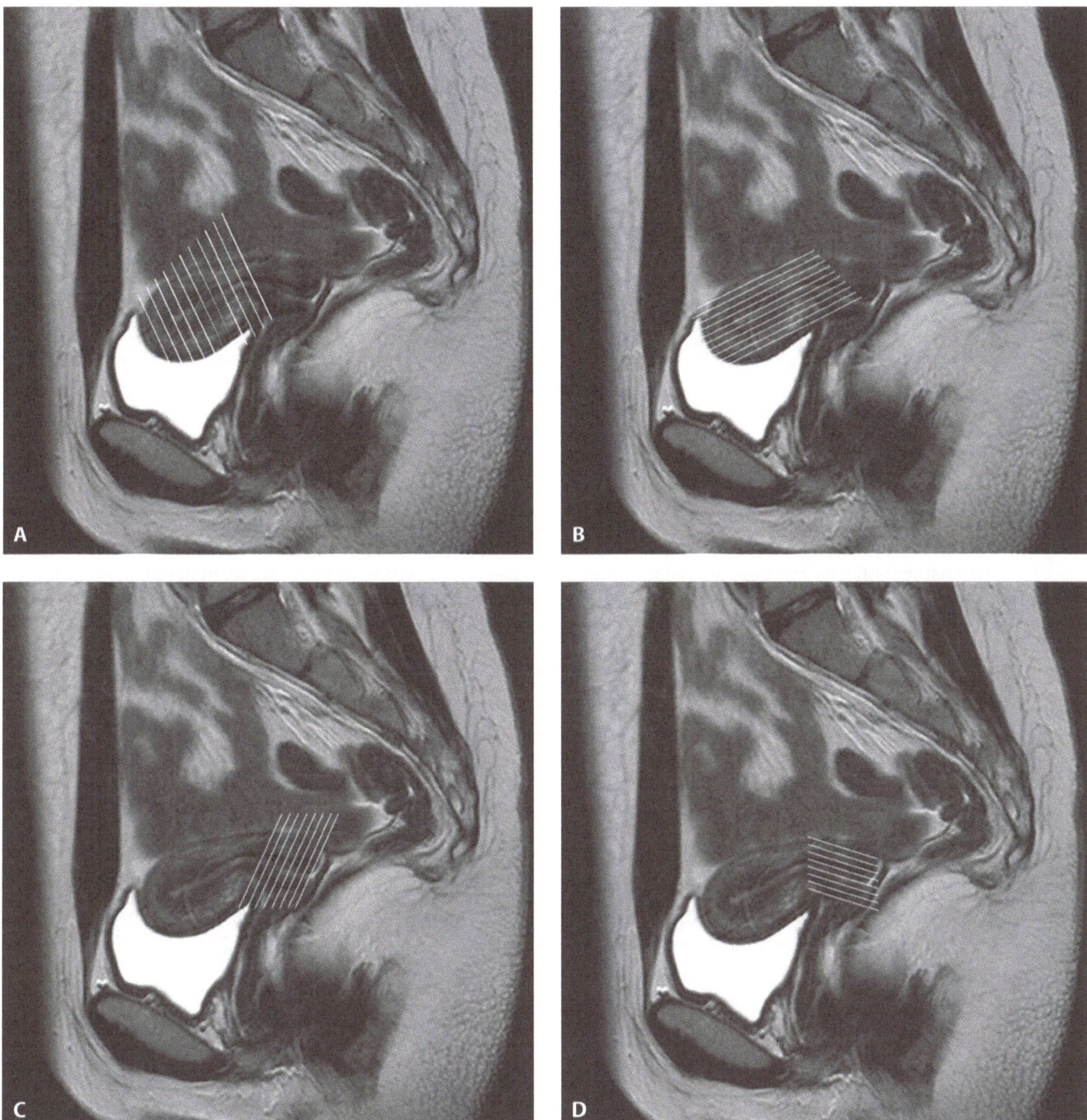

Fig. 13.1 Utero antiversoflesso. Posizione spaziale sull'immagine sagittale dei diversi piani di studio. (**A**) Centratura del pacchetto di studio per le scansioni assiali vere sul corpo dell'utero; (**B**) centratura del pacchetto di studio per le scansioni coronali vere sul corpo dell'utero; (**C**) centratura del pacchetto di studio per le scansioni assiali vere sul collo dell'utero; (**D**) centratura del pacchetto di studio per le scansioni coronali vere sul collo dell'utero

(che deve essere di circa 2:1), la distanza intercornuale sul piano coronale (2-4 cm) [3], l'angolo intercornuale, l'anatomia zonale dell'utero, il profilo del fondo sul piano coronale che normalmente è convesso, l'eventuale presenza di setti [3] e i segni indiretti di ostruzione, come l'ematometra (sangue nella cavità uterina), l'ematosalpinge (sangue nelle salpingi) e l'ematocolpo (sangue nella vagina).

La più importante classificazione delle anomalie dei dotti di Müller è quella proposta da Buttram e Gibbson nel 1979 [7] e modificata nel 1988 dall'American Fertility Society [8], che prevede sette diverse classi.

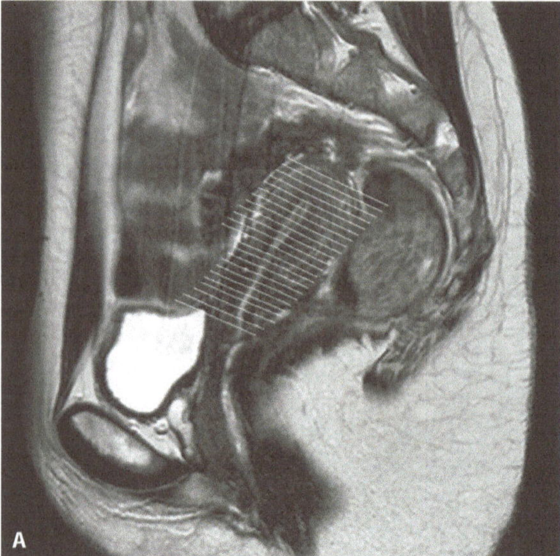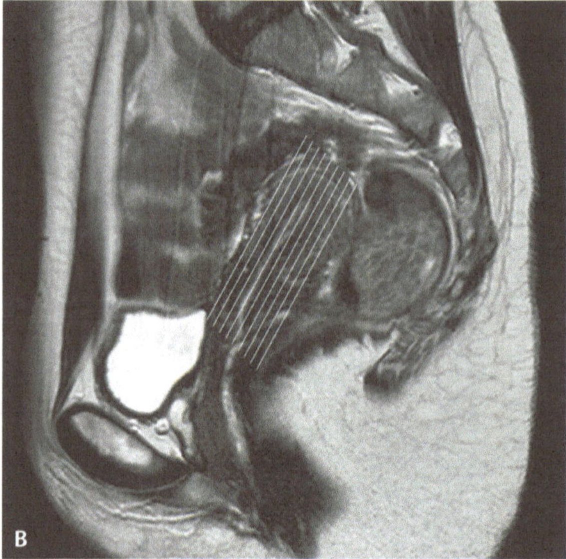

Fig. 13.2 Utero retroversoflesso. Posizione spaziale sull'immagine sagittale dei diversi piani di studio. In questo caso i pacchetti di studio del corpo e del collo dell'utero hanno la stessa inclinazione. (**A**) Centratura del pacchetto di studio per le scansioni assiali; (**B**) centratura del pacchetto di studio per le scansioni coronali

13.1.2.1 Anomalie di classe I

Rappresentano la forma più severa di anomalie dei dotti mülleriani [9] e comprendono l'agenesia segmentale e vari gradi di ipoplasia utero-vaginale che si esprimono nella sindrome di Mayer-Rokitansky-Küster-Hauser, caratterizzata da normalità dei genitali esterni, agenesia completa della vagina o introito angusto con agenesia del terzo medio-superiore, agenesia dell'utero nel 90% delle pazienti, presenza di una struttura mülleriana residua nel 10% dei casi, con salpingi e ovaie generalmente normali.

L'ultrasonografia costituisce la tecnica di primo impiego nella valutazione di tali anomalie, con il limite della difficoltà a identificare un eventuale residuo uterino, per la mancanza di una valida finestra acustica. La RM è l'indagine fondamentale nella diagnosi differenziale tra agenesia e ipoplasia uterina; in particolare, mediante le sequenze pesate in T2, essa consente di documentare dei corni uterini rudimentali che possono contenere endometrio (iperintenso).

13.1.2.2 Anomalie di classe II

Comprendono l'ipoplasia parziale o completa unilaterale dei dotti mülleriani, la cui espressione è l'utero uni-corne, che rappresenta il 20% di tutte le anomalie. Solitamente ha predominanza embriologica destra. L'utero è latero-deviato con cavità endometriale fusiforme, affusolata all'apice, collegata con la tuba omolaterale e comunicante con una vagina normale. Può coesistere un rudimentale corno uterino controlaterale con presenza nella sua cavità di tessuto endometriale (corno rudimentale funzionante), o senza alcun contenuto endometriale; tale corno rudimentale, a sua volta, può comunicare con il corno controlaterale (forma comunicante, 10% dei casi) o non essere in comunicazione con il corno controlaterale (forma non comunicante, 22% dei casi) [2, 9]. I problemi ostetrici correlati all'utero unicorne sono: gli aborti spontanei, i parti pretermine, la morte endofetale e il ritardo di crescita intrauterino (IUGR), probabilmente dovuti all'inadeguata vascolarizzazione uteroplacentare conseguente al ridotto contributo dell'arteria uterina e utero-ovarica del lato anomalo [10]. In assenza di un corno rudimentale funzionante non comunicante, la diagnosi viene generalmente posta o in maniera del tutto occasionale, nel corso di altre indagini dello scavo pelvico o nell'iter diagnostico-strumentale di un'infertilità, o durante un intervento chirurgico nello scavo pelvico (per esempio, parto cesareo). La resezione del corno non comunicante che contiene endometrio è indicata non solo per il rilievo sintomatico (ematometra e/o dismenorrea) ma anche per i rischi di gravidanza extrauterina in seguito al passaggio degli spermatozoi per via transperitoneale o per una possibile condizione di endometriosi sostenuta da mestruazione retrograda. L'incidenza di endometriosi nell'utero unicorne è infatti simile a quella riscontrabile nell'utero didelfo [11]. L'anomalia renale più frequentemente associata è l'agenesia (67% circa dei casi) [12].

Lo speculum dimostra una piccola cervice associata a ipotrofia monolaterale della vagina e del fornice. L'HSG non è in grado di delineare chiaramente i corni rudimentali non comunicanti. Con l'ecografia l'utero unicorne sembra piccolo, latero-deviato e la presenza del corno rudimentale può simulare una cervice prominente. In RM l'utero unicorne si presenta curvo allungato, con una morfologia classicamente a "banana" (Fig. 13.3). Il volume è ridotto, con spessore miometriale normale ed endometrio sottile che può assumere un aspetto cosiddetto a "proiettile", per affusolamento della rima endometriale a livello del fondo uterino (Fig. 13.3) [2]. La possibilità di visualizzare il corno uterino rudimentale è variabile; quando l'endometrio è presente, l'anatomia zonale può essere conservata; nei casi di corno rudimentale funzionante non comunicante

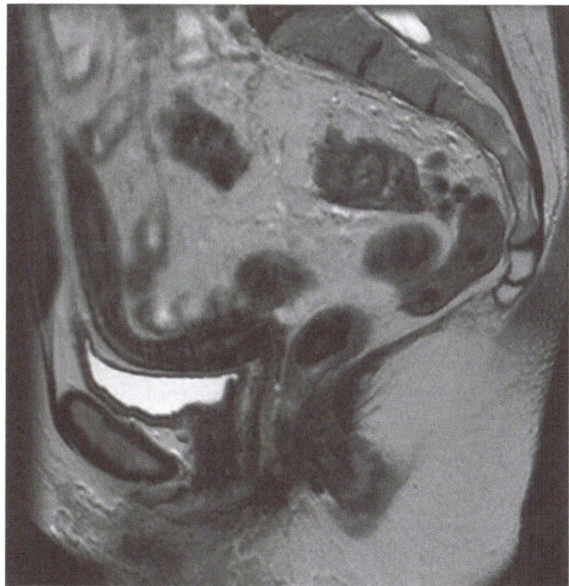

Fig. 13.3 Utero unicorne con atrofia del corno controlaterale. Paziente in perimenopausa. Immagine TSE pesata in T2, scansione sagittale. Il volume dell'utero è ridotto e presenta morfologia a banana, con endometrio sottile che assume un caratteristico aspetto a "proiettile"

possono apprezzarsi nella sua cavità, in RM, i prodotti di degradazione dell'eme, compatibili con una condizione di ematometra.

13.1.2.3 Anomalie di classe III

Sono costituite dall'utero didelfo, espressione della non completa fusione dei dotti mülleriani con duplicazione completa dell'utero. L'utero didelfo costituisce il 5% delle anomalie mülleriane. Ogni dotto sviluppa un emiutero e una emi-cervice, con conservazione dell'anatomia zonale, senza peraltro alcuna comunicazione tra le due cavità duplicate. Nel 75% dei casi può essere evidenziata la presenza di setti vaginali [2], che possono avere direzione sia longitudinale sia trasversale; la presenza di un setto a direzione trasversale unilaterale in emivagina è responsabile di un'ostruzione con conseguente ematometrocolpo. Nella maggior parte dei casi riportati in letteratura vi è un'associazione con l'agenesia renale dal lato ove è presente il setto trasverso ostruente dell'emivagina [2].

I problemi ostetrici hanno una frequenza relativamente inferiore rispetto a quanto avviene nell'utero unicorne [13].

L'utero didelfo non ostruttivo è solitamente asintomatico; quello ostruttivo da setto trasverso in vagina può essere sintomatico nel menarca e può essere associato a endometriosi (da mestruazione retrograda) con conseguente frequente sviluppo di aderenze. L'HSG dimostra due canali cervicali separati che si aprono in due separate cavità endometriali fusiformi, ognuna collegata con una singola tuba di Falloppio. Se un canale cervicale è ostruito può essere descritto un solo canale cervicale e si può porre l'errata diagnosi di utero unicorne [14]. Nelle immagini ecografiche i corni presentano un'evidente schisi a livello del fondo e le cavità endometriali sono separate senza evidenza di comunicazione. La RM documenta due uteri separati con apici ampiamente divergenti con un'estesa e profonda schisi a livello del contorno esterno dell'utero, due cervici separate e solitamente un setto longitudinale nella vagina (Fig. 13.4). L'anatomia zonale è conservata nelle due cavità uterine.

13.1.2.4 Anomalie di classe IV

Sono rappresentate dall'utero bicorne, cioè dall'incompleta fusione del canale utero-vaginale nella porzione superiore, che costituiscono il 10% delle anomalie mülleriane. L'utero bicorne completo consiste in due corni

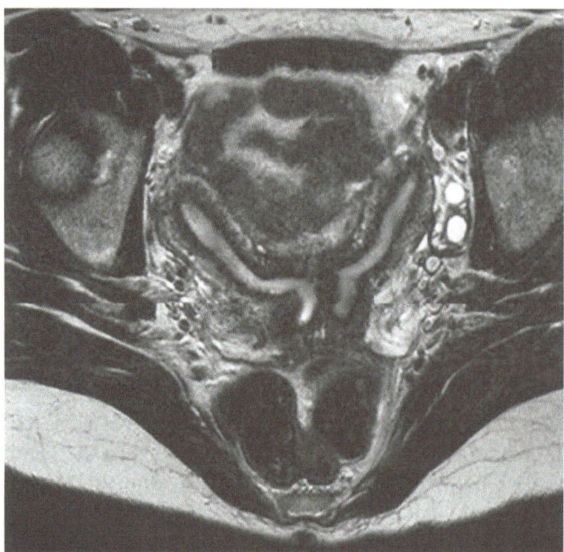

Fig. 13.4 Utero didelfo. Immagine TSE pesata in T2, scansione coronale vera dell'utero. La RM documenta due uteri separati con apici divergenti e cervici separate. L'anatomia zonale è conservata

simmetrici che caudalmente si fondono in un'unica cavità il più delle volte in sede istmica. L'utero bicorne-bicolle è collegato a una cervice duplicata. La presenza di un setto confinato alla regione del fondo uterino caratterizza l'utero bicorne parziale. In letteratura sono state descritte almeno sei varianti [15]; nel 25% dei casi è riportata la presenza di setti nella porzione superiore della vagina. Solitamente l'utero bicorne comporta pochi problemi di sterilità. Le percentuali di aborto spontaneo e di parto prematuro sono dovute all'incontinenza cervicale, che può essere corretta mediante cerchiaggio della cervice.

Con l'HSG, i corni appaiono separati da un angolo intercornuale superiore a 105° e ogni corno è collegato a una singola tuba di Falloppio. Il profilo uterino non può essere caratterizzato [14]. Nelle immagini ecografiche si documenta un'ampia incisura del fondo uterino con divergenza dei corni uterini, nel cui contesto si evidenzia ecogenicità endometriale [6]. In RM l'utero bicorne si caratterizza per una divergenza dei due corni uterini, separati da una profonda e ampia incisura del profilo del fondo uterino e con una distanza intercornuale di almeno 4 cm. L'anatomia zonale è conservata.

Sebbene nell'utero bicorne-bicolle il setto di separazione si estenda sino all'orifizio esterno del canale cervicale, permane sempre tra le due cavità un certo grado di comunicazione, del tutto mancante nell'utero didelfo, la cui eziopatogenesi, come già ricordato, è legata al completo fallimento di fusione tra i due dotti mülleriani.

13.1.2.5 Anomalie di classe V

Sono rappresentate dall'utero setto, dovuto al mancato riassorbimento, parziale o completo, del setto utero-vaginale. L'utero setto rappresenta l'anomalia dei dotti mülleriani più frequente, costituendo da solo il 55% di tutte le malformazioni [16]. È associato a disturbi ostetrici, quali aborti ripetuti (meno di tre) e ricorrenti o poliabortività (più di tre) e parti pretermine, che possono essere risolti con la resezione del setto. Nel setto vi è un alterato rapporto tra tessuto connettivo e tessuto muscolare, con aumento di quest'ultimo che provoca ipercontrattilità. Inoltre sono alterati i rapporti tra vasi, miometrio ed endometrio [17]. Il setto può avere un'estensione variabile: nel 25% dei casi va dal fondo dell'utero fino all'orifizio uterino esterno (setto completo), dividendo quindi il cavo endometriale in due compartimenti separati; il setto incompleto non raggiunge la regione della cervice [2].

Nell'utero setto l'HSG ha un'accuratezza diagnostica del 55% [18]. Un angolo inferiore a 75° tra i corni uterini è indicativo di utero setto; un angolo superiore a 105° è indicativo di utero bicorne [18]. La presenza di leiomiomi e adenomiosi all'interno del setto può alterare gli angoli di divergenza.

L'ecografia documenta la cavità endometriale iperecogena separata dal setto, che a livello del fondo presenta ecogenicità intermedia (simile al miometrio), mentre nella porzione più caudale risulta ipoecogeno, in virtù dell'elevato contenuto fibroso. Il profilo uterino esterno può essere convesso, piano o leggermente concavo (<1 cm) [2, 6] ed è meglio evidenziato con le scansioni trasversali. La differenziazione tra utero setto e bicorne si effettua con una scansione ortogonale all'asse lungo dell'utero che comprenda gli apici dell'endometrio che passano per gli osti tubarici. Se il profilo esterno dell'utero si localizza 5 mm o più al di sotto del piano interostiale, l'utero è definito didelfo o bicorne. Se il profilo esterno si localizza 5 mm o più al di sopra della linea interostiale, l'utero è definito setto [2, 16]. In RM l'utero setto presenta un volume normale, anche se ciascuna cavità endometriale è più piccola. Nelle immagini pesate in T2, nei setti sia parziali sia completi l'intensità di segnale del setto in prossimità del fondo è uguale a quella del miometrio adiacente; nel setto completo il terzo distale è ipointenso, in particolare la porzione che si estende a livello del canale cervicale, in virtù del contenuto fibroso [19]. La distanza intercornuale è inferiore a 4 cm (Fig. 13.5).

13.1.2.6 Anomalie di classe VI

Questa classe comprende l'utero arcuato, espressione del riassorbimento incompleto del setto in sede fundica; si caratterizza per una minima incisura sul fondo del canale endometriale con conseguente modesta estroflessione dell'endometrio, un profilo esterno del fondo uterino del tutto normale, senza alcuna suddivisione dei corni uterini. Alcuni autori la identificano come una normale variante anatomica, mentre da altri è considerata una vera anomalia congenita. Sulle immagini di HSG, l'opacizzazione della cavità endometriale dimostra un singolo canale uterino con una vasta sella nel fondo [6]. L'ecografia dimostra un profilo esterno normale con una rientranza a livello del fondo ben apprezzabile sulle immagini assiali. Alla RM il profilo uterino esterno si presenta regolare con ispessimento sellare del fondo che appare liscio e isointenso rispetto al miometrio, senza ipointensità da componente fibrosa (Fig. 13.6).

13.1.2.7 Anomalie di classe VII

Le anomalie appartenenti a questa classe sono la conseguenza dell'esposizione al dietilstilbestrolo (DES), un estrogeno sintetico introdotto nel 1948 e prescritto alle donne con storia di aborti ricorrenti o parti prematuri [20]. Il DES è stato ritirato dal commercio nel 1971, in quanto il suo utilizzo è stato associato all'aumento di incidenza del carcinoma a cellule chiare della vagina nelle figlie di madri esposte al farmaco. Le modificazioni morfologiche a esso correlate sono rappresentate da un'anomalia mülleriana rara della cavità uterina a forma di T, nel 31% dei casi esposti [21].

Altre anomalie uterine includono l'utero ipoplasico, l'endometrio irregolare, anomalie tubariche (dilatazioni sacciformi, deformità delle fimbrie ecc.) e anomalie cervicali, quali ipoplasia e pseudopolipi [21].

Mediante ecografia è difficile caratterizzare la forma a T della cavità endometriale, ben valutabile invece con la RM. È inoltre frequente la sovrapposizione di malformazioni vaginali e del canale cervicale.

Le anomalie a carico delle tube di Falloppio sono rare e comprendono agenesie, ipoplasie e restringimento segmentale.

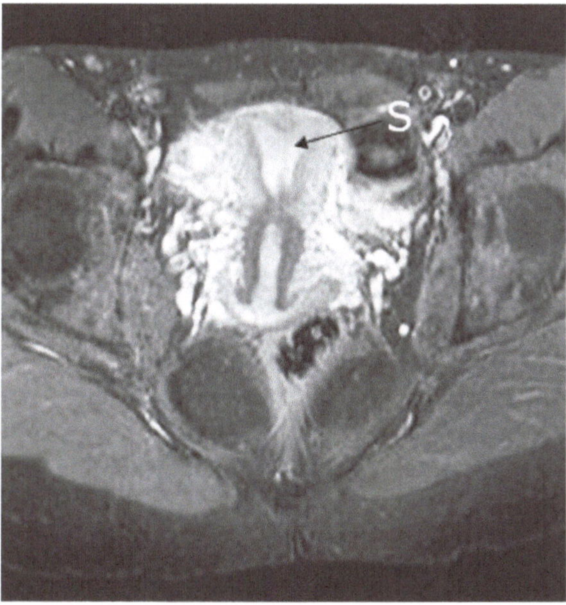

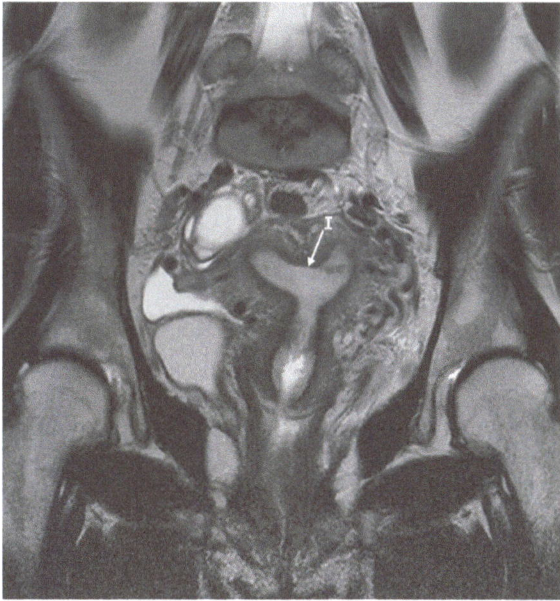

Fig. 13.5 Setto longitudinale dell'utero causato dal mancato riassorbimento del setto utero-vaginale. Immagine T2 pesata con FS, scansione coronale dell'utero; setto (*S*) sottile e incompleto che si porta dal fondo uterino in sede istmica e si presenta ipointenso

Fig. 13.6 Utero arcuato. Immagine TSE pesata in T2, scansione coronale del corpo dell'utero. Ispessimento sellare (*I*) del fondo, che appare liscio, senza ipointensità da componente fibrosa

13.2 Patologia benigna dell'utero

13.2.1 Patologia benigna dell'endometrio

13.2.1.1 Adenomiosi

L'adenomiosi è una condizione patologica caratterizzata dallo sviluppo dell'endometrio in sede ectopica, ovvero nel contesto del miometrio. L'endometrio è di tipo non funzionante, costituito da stroma e ghiandole all'interno del miometrio che, solitamente, presenta iperplasia delle cellule muscolari lisce.

L'eziopatogenesi può essere diversamente spiegata. Vista la mancanza di sottomucosa tra endometrio e miometrio i limiti possono essere superati nei casi di aborto o parto spontaneo. Può inoltre essere invocato il traumatismo esercitato da interventi a significato diagnostico (biopsie dell'endometrio) o terapeutico come nel caso di miomectomie, metroplastiche, tagli cesarei e revisioni della cavità uterina, che possono favorire il passaggio di frammenti endometriali nel miometrio. Altro meccanismo potrebbe essere l'iperestrogenismo cronico con iperplasia degli strati basali dell'endometrio e sconfinamento nel miometrio.

L'incidenza dell'adenomiosi è di circa il 20% in tutte le isterectomie [22]; nel 25-40% dei casi è associata alla presenza di leiomiomi, iperplasia endometriale o polipi. Le isole di adenomiosi possono presentare strutture ghiandolari dilatate o piccole emorragie (micromestruazioni) che non presentano delimitazione dal circostante miometrio a differenza dei fibromi ove è presente una pseudocapsula. La localizzazione nel miometrio può essere differente, potendosi trovare in qualsiasi punto dello spessore miometriale oltre che in sede sottoperitoneale.

La patologia può presentarsi in forma microscopica focale o diffusa e macroscopica. L'utero con adenomiosi diffusa si presenta ingrandito, uniforme, con superficie regolare, ispessimento di parete, il più delle volte limitato alla parete posteriore.

Nella maggior parte dei casi l'adenomiosi è asintomatica; talvolta la paziente lamenta dismenorrea secondaria associata a dolori sacrali e coccigei, dispareunia, senso di peso, tensione pelvica, tenesmo vescicale, menorragie (dovute all'alterata emostasi miometriale da deficit di contrazione e da alterazioni della struttura muscolare) e aumento del volume dell'utero.

Dal punto di vista ecografico lo strato medio del miometrio è iperecogeno ed è separato dallo strato esterno dal plesso venoso e arterioso arcuato. Lo strato interno si compone di fibre miometriali con andamento longitudinale e circolare e si presenta [23] ipoecogeno all'ecografia transvaginale.

I segni di adenomiosi sono così sfumati che non sempre è possibile diagnosticarla mediante l'ultrasonografia. Con l'ecografia transvaginale vanno ricercate delle formazioni a morfologia ellittica, iperecogene, a contorni mal definibili [23], mancanti di pseudocapsula e di calcificazioni, in cui si possono inscrivere aree anecogene (cisti o lacune). Il miometrio adiacente è di spessore aumentato [23], conseguenza della proliferazione non coordinata delle cellule muscolari lisce dello strato interno, e si presenta ipoecogeno. Possono essere presenti striature, che vanno dall'endometrio verso il miometrio, e una giunzione endometrio-miometrio sfumata se non addirittura indistinta. Può esservi, inoltre, un incremento dello spessore focale dell'endometrio adiacente. L'iperecogenicità, le cisti, le striature lineari e la giunzione indistinta sono causati dall'endometrio ectopico e la diagnosi di adenomiosi viene posta in presenza di almeno tre di questi segni ecografici [24].

I miomi possono coesistere, ma se il volume uterino aumenta di oltre 300 mL la diagnosi di adenomiosi è difficile. Può essere d'aiuto l'eco-color Doppler, che nel caso dei miomi documenta un orletto periferico ben definito con qualche vaso che si approfonda nel core, mentre nell'adenomiosi i vasi attraversano la formazione.

La sensibilità dell'ecografia transvaginale varia dal 53 all'89% e la specificità dal 50 al 99% [23]. Questa tecnica viene ritenuta adeguata per la diagnosi di adenomiosi, ma non nelle donne in età premenopausale e con associata patologia fibromatosa uterina.

La RM risulta essere estremamente accurata nella diagnosi di adenomiosi, presentando valori di sensibilità e specificità compresi tra l'86 e il 100% dei casi; non è però in grado di diagnosticare la forma microscopica di tipo focale. Viceversa, la forma diffusa si caratterizza per un aumento armonico del volume dell'utero (Fig. 13.7), nel cui contesto si inscrivono minute focalità ipointense rispetto al miometrio sano nelle immagini T2 pesate, alternate ad aree iperintense [25-26]. Nelle immagini T1 pesate il miometrio sede di adenomiosi appare ipointenso rispetto al miometrio normale, anche se occasionalmente si possono evidenziare focalità puntiformi iperintense che traducono le micromestruazioni cui va incontro l'endometrio ectopico funzionante.

Nell'adenomiosi macroscopica si evidenzia, nelle immagini T2 pesate, una formazione nodulare, a margini mal definibili del miometrio, nel cui contesto si possono inscrivere puntiformi iperintensità; oppure si può evidenziare un ispessimento non armonico della zona giunzionale, a margini mal definibili dal circostante strato superficiale del miometrio (Fig. 13.8) [27]. Normalmente lo spessore della zona giunzionale deve essere inferiore a 8 mm; se è pari o superiore a 12 mm è fortemente indicativo di patologia. Diagnosi di adenomiosi si pone anche quando lo spessore è compreso tra 8 e 12 mm, ma associato a ispessimento focale della zona giunzionale, a margini mal definibili, con focali iperintensità nelle immagini sia T2 sia T1 pesate. È possibile inoltre evidenziare striature lineari, che dall'endometrio si approfondano nel miometrio, che presentano iperintensità di segnale nelle immagini T2 pesate (Fig. 13.9 A,B).

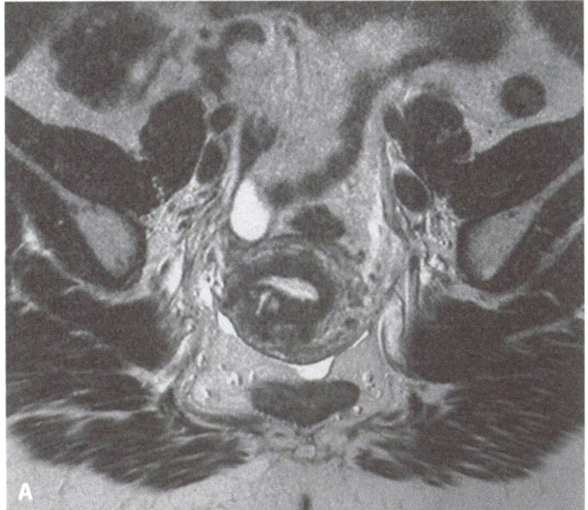

Fig. 13.7 Immagine TSE pesata in T2, scansione sagittale. Aumento armonico dell'utero con ispessimento diffuso della zona giunzionale (*JZ*)

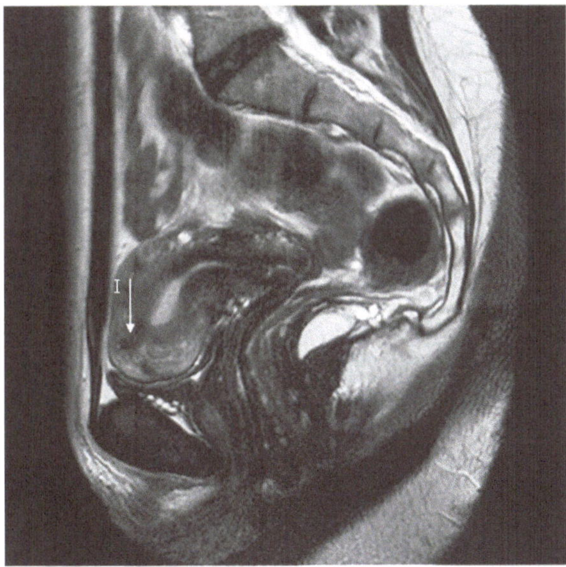

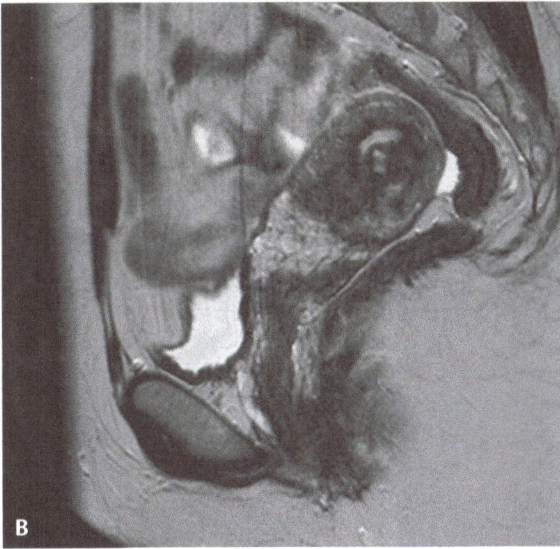

Fig. 13.8 Adenomiosi. Immagine TSE pesata in T2, scansione sagittale. Ispessimento (*I*) focale della zona giunzionale in corrispondenza del fondo, a margini sfumati

Fig. 13.9 Adenomiosi. Immagini TSE pesate in T2, scansioni assiale (**A**) e sagittale (**B**). Presenza di stria iperintensa (**A**) che dall'endometrio si approfonda nel miometrio associata a focali iperintensità (**A** e **B**) e ispessimento focale della zona giunzionale a margini sfumati

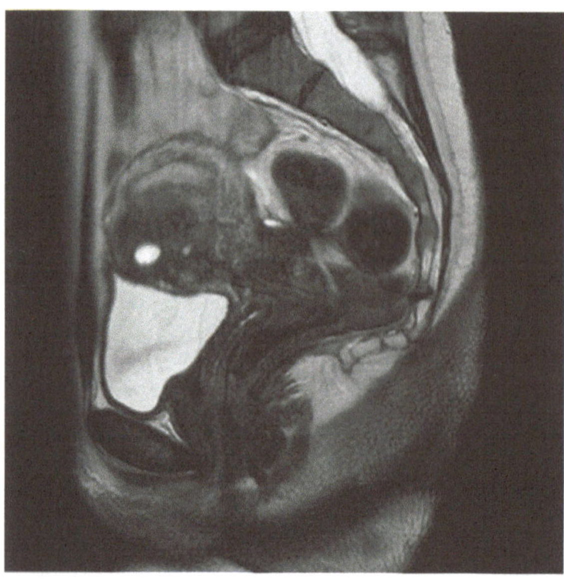

Fig. 13.10 Adenomiosi cistica. Immagine TSE pesata in T2, scansione sagittale. Massa miometriale ipointensa, a margini sfumati, in cui si evidenzia piccola area tondeggiante iperintensa

L'adenomiosi cistica è una forma rara (Fig. 13.10), che si presenta come massa miometriale cistica circoscritta, con intensità di segnale nelle immagini pesate in T2 variabile, dipendendo dal grado di degradazione dell'emoglobina, e con parete ipointensa. Nelle immagini pesate in T1 si presenta iperintensa con parete isointensa al miometrio [26]. La diagnosi differenziale va posta con i leiomiomi, nei confronti dei quali si distingue per la mancanza di contorni definiti della lesione rispetto al miometrio circostante, per la morfologia solitamente ellittica della lesione e l'estensione lungo l'endometrio e per il minimo effetto massa della lesione nei confronti dell'endometrio.

13.2.1.2 Iperplasia dell'endometrio

Lo studio ottimale dell'endometrio è possibile mediante ecografia transvaginale con scansioni longitudinali e trasversali. Subito dopo la mestruazione l'endometrio si presenta sottile ipo-isoecogeno (1-4 mm) (Fig. 13.11 A) [28] e la cavità può contenere sangue mestruale. Durante la fase proliferativa (giorni 6-14 di un ciclo regolare di 28 giorni) l'endometrio aumenta di spessore (da 5 a 8 mm) incrementando la sua ecogenicità, riflettendo il maggior sviluppo delle ghiandole endometriali dei vasi e dello stroma [28]. Nella fase proliferativa avanzata presenta aspetto laminare: iperecogeno lo strato

basale che si interfaccia con il miometrio, ipoecogeno lo strato intermedio che corrisponde allo strato funzionale e iperecogena la lamina centrale che corrisponde all'interfaccia dell'endometrio (Fig. 13.11 B,C). In questa fase lo spessore dell'endometrio può raggiungere lo spessore di 11 mm; questo aspetto scompare 48 ore dopo l'ovulazione. Durante la fase secretiva l'endometrio si presenta iperecogeno, con spessore variabile da 7 a 16 mm (Fig. 13.11 D); l'iperecogenicità è dettata dall'edema stromale, dalla presenza di muco e dall'aumentato contenuto in glicogeno delle cellule.

Nelle donne in età postmenopausale l'endometrio si presenta omogeneamente iso-iperecogeno (Fig. 13.12), con uno spessore che è stato oggetto di diverse controversie; in generale si considera normalmente atrofico uno spessore endometriale inferiore a 5 mm [29], senza focali irregolarità indipendentemente dall'assunzione o meno di terapia ormonale sostitutiva (HRT) [29].

In età postmenopausale lo studio dell'endometrio con ecografia transvaginale viene richiesto il più delle volte nella valutazione di sanguinamenti vaginali anomali. Le cause di sanguinamento nelle donne in età postmenopausale sono rappresentate da atrofia endometriale (circa il 75% dei casi), polipi endometriali, fibromi sottomucosi, iperplasia endometriale e carcinomi dell'endometrio. Si consiglia l'esecuzione dell'ecografia subito dopo il sanguinamento. Uno spessore compreso tra 4 e 5 mm esclude la presenza di carcinoma nel 99% dei casi, mentre uno spessore superiore a 5 mm associato a ispessimento focale deve essere studiato mediante sono-isterografia e isteroscopia e sottoposto a biopsia.

Tutti i tipi di iperplasia possono causare un aumento dello spessore dell'endometrio. L'iperplasia endometriale rappresenta il più delle volte un aspetto della patologia funzionale dovuta a un'esagerata risposta proliferativa dell'endometrio legata all'iperestrogenismo (per esempio obesità nella menopausa talora associata a diabete).

Il WHO ha riconosciuto nel 1975 tre forme principali di iperplasia endometriale: cistica, adenomatosa e atipica [30]; nel 1994 lo stesso WHO ha modificato la precedente classificazione, fornendo uno schema che suddivide le iperplasie a seconda che presentino o meno atipie. Le zone di iperplasia endometriale in continuità con l'adenocarcinoma hanno in comune molte alterazioni genetiche; di conseguenza sarebbe importante, per lo screening, riconoscere le iperplasie endometriali che hanno una maggiore probabilità di progredire in carcinoma [31]. Il carcinoma endometriale (adenocarcinoma endometrioide o di tipo I) si sviluppa da preesistenti zone di iperplasia e sembra essere associato alla

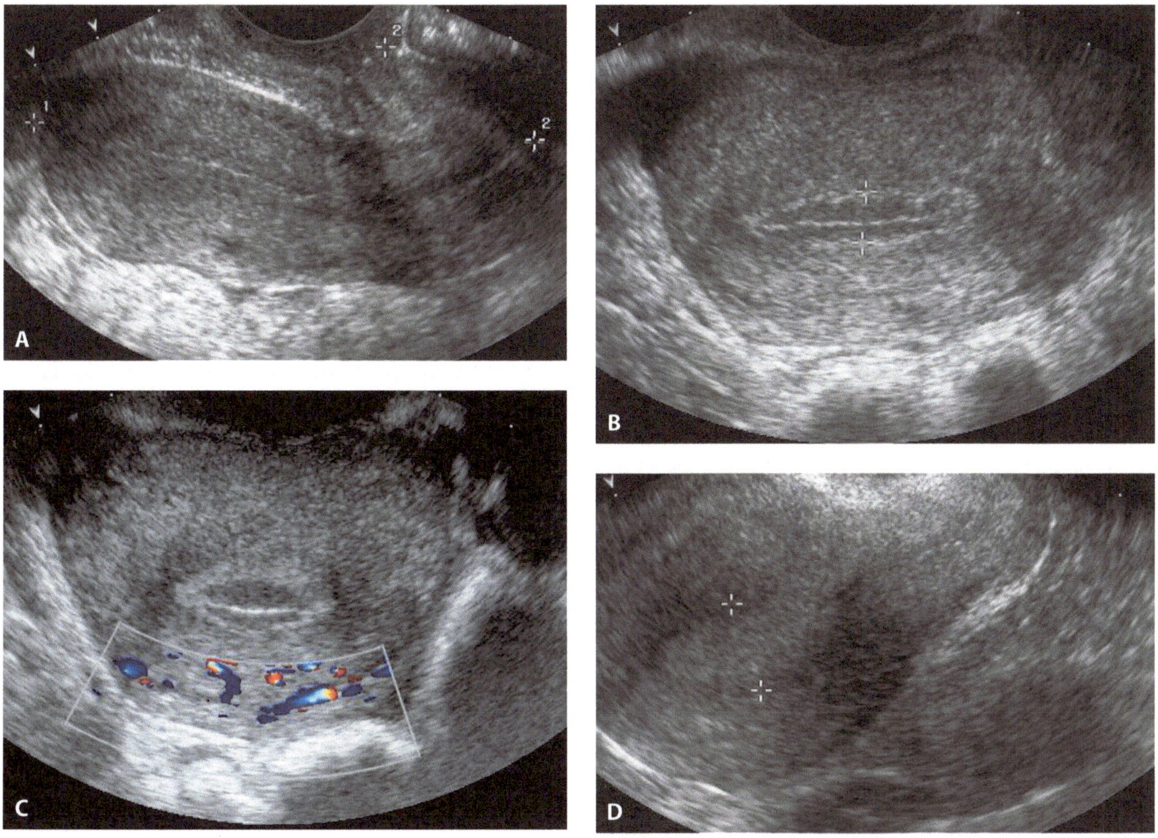

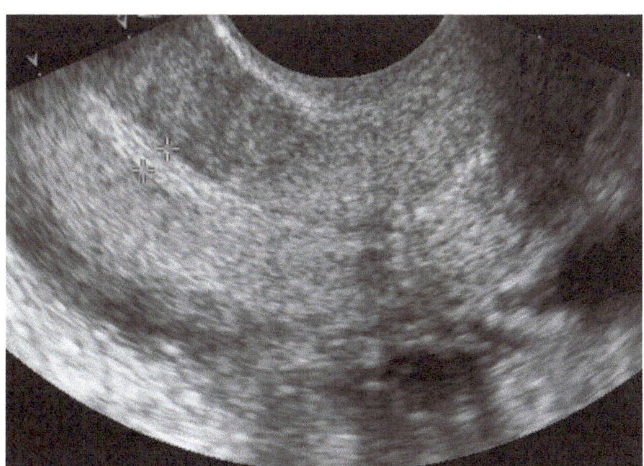

Fig. 13.11 Valutazione dell'endometrio in diverse fasi del ciclo mestruale con ecografia transvaginale. (**A**) 7° giorno del ciclo mestruale. Sezione longitudinale dell'utero: l'endometrio è sottile, iso- iperecogeno. (**B, C**) 11° giorno del ciclo mestruale. Sezione trasversale del corpo dell'utero: l'endometrio è spesso con aspetto trilaminare; il plesso venoso e arterioso arcuato (**C**) delimita lo strato intermedio del miometrio dallo strato esterno. (**D**) Fase secretiva. Sezione longitudinale dell'utero; endometrio spesso, iperecogeno

Fig. 13.12 Paziente in menopausa da circa 2 anni. Ecografia transvaginale. Sezione longitudinale del corpo dell'utero. Rima endometriale a ecostruttura omogenea, iperecogena, di spessore normale (4 mm)

stimolazione estrogenica; coesiste con, o è preceduto dall'iperplasia endometriale atipica.

In una popolazione di donne in menopausa asintomatiche studiate con ecografia transvaginale la mediana dello spessore endometriale è risultata di 3 mm, con un cut-off di 5 mm [32]. L'aumento di spessore dell'endometrio è espressione di iperplasia (Fig. 13.13). In qualche caso lo spessore endometriale può essere apparentemente aumentato per la presenza di una formazione polipoide o per l'accumulo di liquido in cavità (Fig. 13.14 A,B). Recenti studi prospettici hanno però posto come limite lo spessore endometriale ≤ 4 mm in donne che presentano perdite vaginali. In questo caso, se lo spessore è inferiore a 4 mm, la probabilità di avere un carcinoma è dell'1‰ [31]. L'integrazione con altri parametri – quali le caratteristiche ecostrutturali dell'endometrio (struttura omogenea o disomogenea),

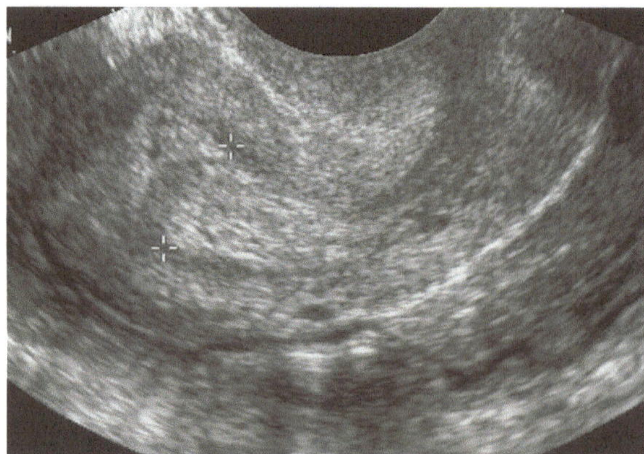

Fig. 13.13 Paziente in menopausa da circa 10 anni. Ecografia transvaginale. Sezione longitudinale. Utero involuto. Endometrio ispessito, iperecogeno di 14 mm di spessore

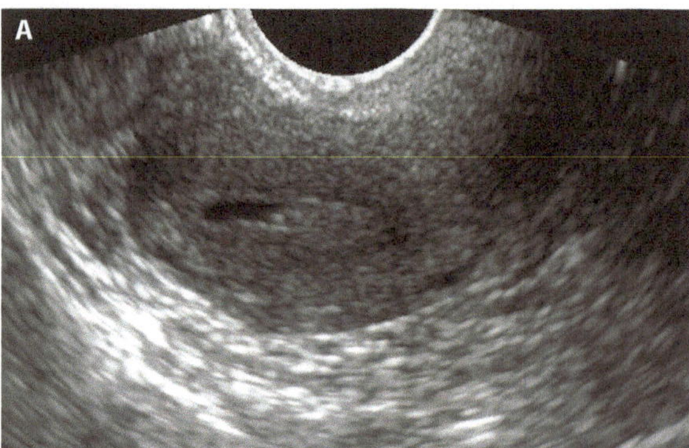

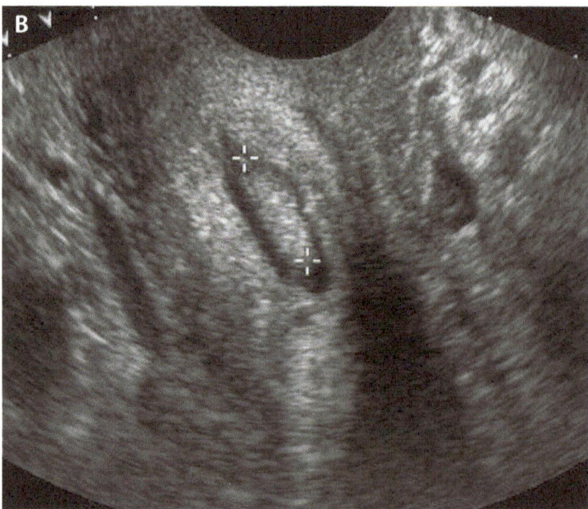

Fig. 13.14 Due diverse pazienti in menopausa che riferiscono spotting. Ecografia transvaginale. Sezione trasversale (**A**) e longitudinale (**B**). La cavità endometriale è reale, per la presenza in parte di sangue e in parte occupata da formazione iperecogena: polipo endometriale

la presenza di cisti (piccole o grandi) (Fig. 13.15) e l'interfaccia con il miometrio (liscia o irregolare) – va ricercata nell'iperplasia per orientarsi verso un processo proliferativo a significato benigno o maligno, sebbene la certezza diagnostica spetti comunque all'istologia. La presenza di liquido nella cavità endometriale aumenta la probabilità di un processo a significato maligno, ed è stata riscontrata in circa il 25% dei carcinomi endometriali. La presenza di liquido nella cavità endometriale non è necessariamente di origine endometriale, ma può essere per esempio di natura tubarica oppure espressione di ematometra o piometra. La presenza di liquido si correla a stenosi a livello del canale cervicale. La sono-isterografia consente di differenziare l'iperplasia focale da quella diffusa. Sia il color Doppler sia il power Doppler non forniscono informazioni rilevanti per differenziare l'iperplasia dal carcinoma endometriale, in quanto non sono stati forniti criteri per questa classificazione, anche se un aumento della vascolarizzazione si correla con un processo maligno.

In RM l'iperplasia endometriale si presenta isointensa al miometrio nelle immagini T1 pesate. Nelle immagini T2 pesate l'intensità di segnale è simile o lievemente ipointensa rispetto all'endometrio normale (Fig. 13.16). Questo aspetto, tuttavia, non è specifico, in quanto un carcinoma endometriale in stadio iniziale può presentarsi con un quadro analogo. Se coesistono delle piccole cisti, esse si presentano come foci caratterizzati da focale iperintensità nelle immagini pesate in T2. La diagnosi differenziale va posta con la fase secretoria dell'endometrio, il carcinoma endometriale, i polipi endometriali e l'endometrite.

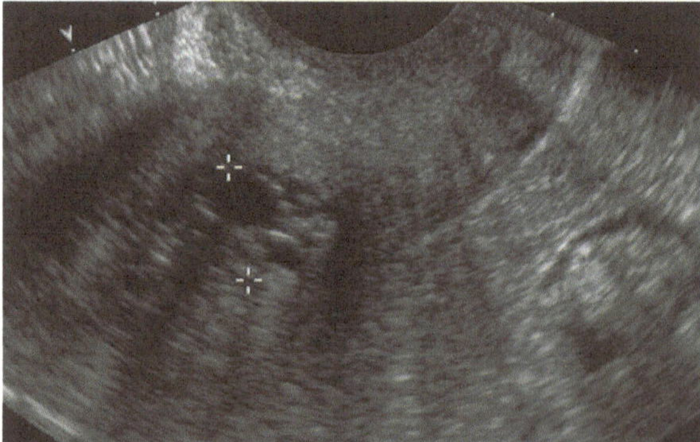

Fig. 13.15 Paziente in menopausa. Ecografia transvaginale. Sezione longitudinale di utero involuto. Endometrio di spessore di 12,2 mm, a ecostruttura disomogenea, con multiple piccole aree anecogene e interfaccia con il miometrio irregolare

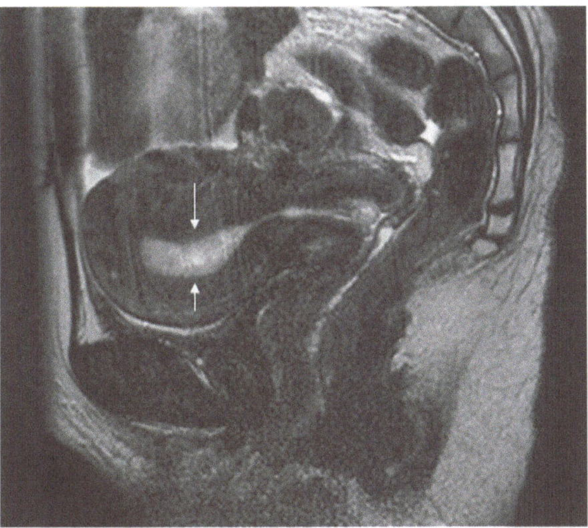

Fig. 13.16 Iperplasia dell'endometrio. Immagine TSE pesata in T2, scansione sagittale. L'endometrio appare diffusamente ispessito (*frecce*) e presenta normale intensità di segnale

13.2.1.3 Polipo endometriale

Si tratta di un'iperplasia focale (stromale e ghiandolare) polipoide dell'endometrio. Nel 20% dei casi i polipi si presentano in forma multipla. Si riconoscono almeno tre tipi di polipo endometriale: iperplastico, simile all'iperplasia ghiandolare dell'endometrio; atrofico, tipico delle donne in menopausa e caratterizzato da dilatazione ghiandolare cistica atrofica; forma funzionale. Il polipo adenomatoso è una variante rara, composta in diversa percentuale di elementi muscolari e ghiandolari [33].

Il polipo si riscontra nel 10% delle autopsie e può essere sessile o peduncolato. Si manifesta nel periodo postmenopausale con sanguinamento. Altri segni sono rappresentati da menorragia o menometrorragia, sanguinamenti intermestruali ecc. Può essere causa di infertilità, anche se solitamente, come già detto, si manifesta nella postmenopausa.

Può presentare dimensioni variabili da pochi millimetri a diversi centimetri e si localizza frequentemente a livello dei corni tubarici e a livello del fondo; raramente prolassa in sede cervicale. Lo 0,5% dei polipi endometriali è maligno e può associarsi a un carcinoma endometriale nel 15-35% dei casi.

All'ecografia transvaginale si presenta completamente separato dall'endometrio (Fig. 13.14 A,B) e può contenere delle cisti che rappresentano dilatazioni ghiandolari. È solitamente iperecogeno e può essere associato a ispessimento non specifico dell'endometrio. L'endometrio sovrastante è intatto, mentre lo strato subendometriale si presenta ipoecogeno. All'eco-color Doppler si riconosce un singolo peduncolo, a meno che vi siano multipli polipi.

In RM i polipi si presentano solitamente come formazioni a intensità di segnale lievemente inferiore rispetto a quella dell'endometrio normale nelle immagini pesate in T2. In alcuni casi, tuttavia, il polipo può risultare isointenso rispetto all'endometrio ed essere pertanto visualizzato come ispessimento diffuso o focale dell'endometrio. I polipi di grosse dimensioni possono presentare segnale disomogeneo, con aree ipo- e iperintense ed è talvolta possibile identificare, nelle sequenze T2 pesate, l'asse vascolo-stromale relativamente ipointenso. Quando prevale la componente fibrosa, il quadro risulta simile a quello di un leiomioma sottomucoso; in questi casi la diagnosi può essere facilitata dall'impiego del mdc, in quanto nella maggior parte dei casi il leiomioma presenta enhancement molto modesto o assente.

Dopo somministrazione per via endovenosa di mdc, i polipi endometriali presentano caratteristicamente enhancement lievemente inferiore a quello dell'endometrio e simile o maggiore a quello del miometrio. Analogamente a quanto visto per l'iperplasia, anche l'aspetto del polipo endometriale non è specifico e la diagnosi differenziale con il carcinoma endometriale non è possibile.

13.2.2 *Patologia benigna del miometrio*

13.2.2.1 Fibromi

Il fibroma è un tumore benigno che origina dal tessuto muscolare. È la patologia di più frequente riscontro nell'utero, interessando il 25-30% delle donne in età fertile. Viene variamente definito come: fibroma, mioma, fibromioma e fibroleiomioma.

L'eziologia è sconosciuta, ma sono state avanzate una teoria endocrina e una genetica.

Nella prima viene invocato uno squilibrio endocrino in senso iperestrogenico; tale teoria è sostenuta dal riscontro di un'elevata concentrazione di recettori per l'estradiolo nel mioma, superiore rispetto a quella del miometrio circostante. Questa ipotesi è altresì supportata dal fatto che i fibromi accrescono rapidamente in gravidanza o in perimenopausa e sono associati a iperplasia endometriale.

La seconda teoria attribuisce un ruolo importante alla predisposizione genetica.

Istologicamente sono costituiti da cellule muscolari lisce e tessuto connettivale in diversa concentrazione e sono separati dal miometrio da una sorta di pseudocapsula costituita da connettivo areolare lasso compresso. Le dimensioni sono variabili da noduli microscopici a formazioni giganti; possono presentarsi come unità singole o multiple. Nel 90% dei casi si localizzano a livello del corpo dell'utero e nel 5% dei casi a livello della cervice.

A seconda della sede possono essere distinti in: sottomucosi, intramurali, sottosierosi, infralegamentari e cervicali. I fibromi non degenerati si presentano come masse solide, omogenee, a limiti ben definiti. Le dimensioni sono variabili da alcuni millimetri a diversi centimetri. All'aumentare della dimensione aumenta il rischio di degenerazione benigna, quale degenerazione ialina, mixoide, emorragica, necrotica e cistica.

Il *fibroma sottomucoso* origina dal miometrio sottoendometriale, può affacciarsi nella cavità uterina ed è rivestito da endometrio. Costituisce il 10% circa di tutti i fibromi. Dal punto di vista clinico può dare menorragia, specie se va incontro a ulcerazione; può inoltre determinare dolore ed essere causa di infertilità. Il volume può essere variabile, con morfologia rotonda o allungata; il fibroma può estendersi nella cavità uterina e presentarsi come una massa polipoide che può prolassare a livello cervicale. Se la porzione che si affaccia nel lume è superiore al 50% del diametro totale, è indicata l'asportazione per via isteroscopica. È importante, inoltre, valutare lo spessore del miometrio adiacente.

Il *fibroma intramurale* ha localizzazione intraparietale e nella maggior parte dei casi è asintomatico. Si manifesta nel 20% dei casi con metrorragia, menometrorragia, polimenorrea e dolore, quest'ultimo proporzionale alle dimensioni. Può provocare dolore sovrapubico, costipazione, dispareunia e problemi ostetrici, quali infertilità per problemi di impianto, aborti spontanei, parti pretermine, distacco intempestivo di placenta e placenta previa. Il trattamento può essere chirurgico classico, farmacologico (GnRH), di embolizzazione attraverso l'arteria uterina oppure mediante termoablazione.

Il *fibroma sottosieroso* origina dal miometrio in adiacenza alla superficie sierosa. Si distingue in sessile e peduncolato. Nel 70% circa dei casi è asintomatico. Può determinare sintomi urinari, costipazione e dispareunia. Il dolore a insorgenza acuta può essere sinonimo di torsione andando incontro a infarto e necrosi;

occasionalmente può infettarsi. La degenerazione emorragica può manifestarsi durante la gravidanza. Inoltre può determinare dismenorrea, in particolare se coesiste malattia infiammatoria pelvica (PID) ed endometriosi. Il trattamento è sovrapponibile a quello dei fibromi intramurali.

La valutazione di primo livello è affidata all'esame ecografico.

I fibromi sottomucosi si valutano con l'ecografia transvaginale più che con quella transaddominale. Si presentano solitamente come masse ipoecogene in sede sottoendometriale (Fig. 13.17). L'ecostruttura e lo spessore dell'endometrio sovrastante possono essere conservate, oppure l'endometrio può essere stirato e allungato, spinto dalla sottostante massa.

Alla valutazione ecografica il fibroma intramurale dimostra una deformazione del profilo uterino proporzionale alla sua dimensione. Si presenta come una massa da tenuemente a francamente ipoecogena che attenua il fascio ultrasonoro che lo attraversa, quindi la valutazione degli strati sottostanti viene inficiata.

Nel fibroma sottosieroso la valutazione ecografica dimostra un utero polilobato, meglio studiabile per via transaddominale che transvaginale (ridotto campo di vista), in particolare nei fibromi di grosse dimensioni. Questo tipo di fibroma si presenta come una massa a ecostruttura omogenea, ipoecogena, con limiti ben definiti, in parte non circondato dal miometrio.

L'IR con il Doppler pulsato è variabile e dipende dal tipo di vascolarizzazione. Con l'eco-color Doppler si può evidenziare la vascolarizzazione, che dipende dalla cellularità e dalla presenza nel contesto di aree di degenerazione. Solitamente rifornito da multipli peduncoli

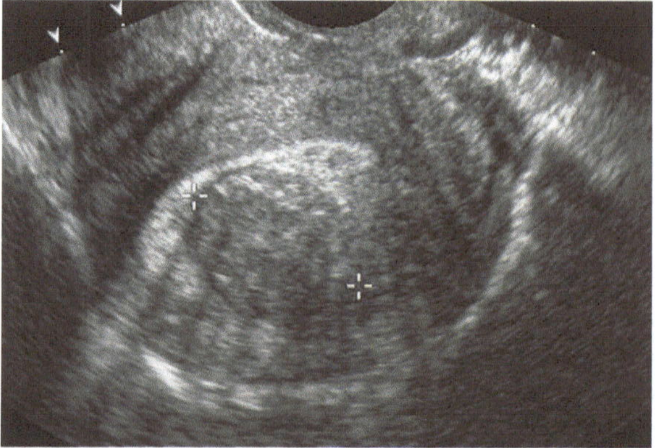

Fig. 13.17 Fibroma sottomucoso. Ecografia transvaginale, sezione trasversale. Si presenta come massa ipoecogena che comprime l'endometrio e si affaccia nella cavità uterina

vascolari, presenta una vascolarizzazione aumentata a livello periferico che si riduce a livello centrale fino a diventare avascolare. Nel caso dei fibromi peduncolati, il peduncolo può essere riconosciuto in quanto in esso sono concentrati i vasi.

In TC i fibromi presentano densità simile al miometrio o lievemente inferiore nelle scansioni dirette, mentre dopo somministrazione di mdc presentano un grado variabile di enhancement, da modesto a intenso. Un enhancement disomogeneo è sinonimo di degenerazione.

In RM i fibromi si presentano nelle immagini T2 pesate come formazioni rotondeggianti, a margini netti, omogeneamente o marcatamente ipointense (Fig. 13.18) [34]. L'aumento dell'intensità di segnale è correlato all'elevata componente cellulare, formata prevalentemente da cellule muscolari lisce con assente o minima componente connettivale [35]. In un terzo dei fibromi è possibile evidenziare la pseudocapsula, che si presenta come un orletto iperintenso (specie in adiacenza all'endometrio) dovuto a edema, dilatazione dei vasi linfatici o dei vasi venosi [35]. Nelle immagini T1 pesate si presentano come noduli iso o tenuemente ipointensi rispetto al miometrio circostante, con contorni netti e regolari, circondati da orletto ipointenso. La somministrazione di mdc paramagnetico non apporta significative informazioni diagnostiche nell'identifica-

zione o nella caratterizzazione delle lesioni. Dopo mdc presentano enhancement variabile, accentuato a livello periferico dalla dilatazione dei vasi e dei linfatici, con eventuale presenza di aree ipointense che si riferiscono ad aree andate incontro a degenerazione emorragica, necrotica e cistica.

I fibromi possono andare incontro a *degenerazione benigna*. Questa si manifesta nel 60% di tutti i fibromi ed è correlata in particolare alla dimensione (maggiore probabilità nei fibromi con dimensione superiore a 5-8 cm), soprattutto quando la loro crescita non è supportata da un incremento dell'apporto ematico. Si può verificare in gravidanza, in seguito a traumi, in menopausa e dopo embolizzazione dell'arteria uterina. L'edema non fa parte della degenerazione, ma può presentarsi nel 50% circa dei fibromi. Può associarsi a variazione della componente di collagene o a degenerazione cistica, può precedere la ialinizzazione e usualmente si manifesta alla periferia.

La *degenerazione ialina* si riscontra nel 60% dei miomi e si presenta come area a bassa intensità di segnale rispetto al miometrio nelle immagini T2 pesate e a intermedia intensità di segnale nelle immagini T1 pesate. La calcificazione densa e amorfa occorre nel 4% di questa forma di degenerazione e in particolare dopo la menopausa. La calcificazione periferica della lesione è la conseguenza della trombosi venosa.

La *degenerazione cistica* è l'estrema sequela dell'edema ed è osservata nel 4% di tutti i fibromi. In RM si presenta come area caratterizzata da segnale di tipo liquido. La degenerazione mixoide può, talvolta, essere scambiata con la degenerazione cistica e può essere riscontrata nei processi maligni (leiomiosarcomi).

L'*infarto emorragico* è la conseguenza dell'alterato deflusso venoso. Si presenta durante la gravidanza o durante la somministrazione di estro-progestinici. Emorragia e necrosi si verificano dopo embolizzazione. Tutte queste forme di degenerazione si presentano come masse eterogenee, nel cui contesto possono coesistere grosse cisti e calcificazioni; non sempre è possibile differenziare il tipo di degenerazione.

All'ecografia transvaginale i leiomiomi degenerati presentano un'ecostruttura alquanto disomogenea: nel caso della degenerazione emorragica o cistica è possibile riconoscere aree ipoecogene o anecogene. Le aree calcifiche si presentano iperecogene con cono d'ombra posteriore (Fig. 13.19). Sono relativamente avascolari rispetto al miometrio.

Con la TC è possibile evidenziare un'ipodensità eterogenea nel contesto del mioma; le calcificazioni appaiono iperdense e l'emorragia acuta tenuemente

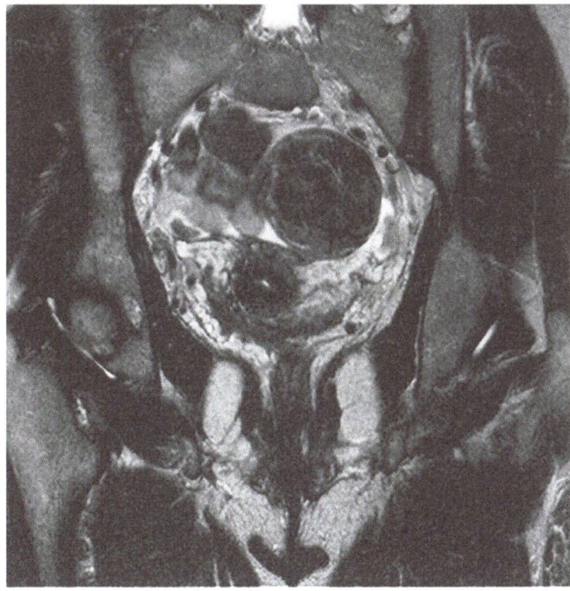

Fig. 13.18 Fibroma sottosieroso peduncolato parete posteriore. Immagine TSE T2 pesata, scansione coronale. Il fibroma si presenta come formazione rotondeggiante, a margini netti, omogeneamente ipointensa

iperdensa, mentre la degenerazione cistica e ialina si presenta ipodensa. Le aree necrotiche non presentano enhancement dopo somministrazione di mdc.

Anche con la RM è possibile identificare un aspetto alquanto eterogeneo dei leiomiomi degenerati. L'infarto emorragico si presenta nelle immagini T2 pesate con basso segnale a livello periferico, corrispondente all'ostruzione delle vene, mentre l'intensità a livello centrale risulta variabile. Sempre nelle immagini T2 pesate, la degenerazione cistica si caratterizza per l'incremento del segnale negli spazi cistici, mentre le aree sede di degenerazione ialina si presentano come zone a basso segnale. Le calcificazioni si appalesano come aree focali prive di segnale. Per converso, la degenerazione mixoide, come pure l'edema, si presenta con incremento dell'intensità di segnale.

Nelle immagini T1 pesate la degenerazione emorragica si presenta con diffuso incremento dell'intensità di segnale. La degenerazione cistica si presenta con aree a ridotta intensità di segnale; nella degenerazione ialina l'intensità di segnale è variabile ma solitamente elevata, mentre nella degenerazione edematosa è diffusamente bassa. La degenerazione calcica si caratterizza come vuoto di segnale, mentre l'intensità del segnale è variabile nella forma mixoide (Fig. 13.20). Dopo mdc, vi è assenza di impregnazione delle aree

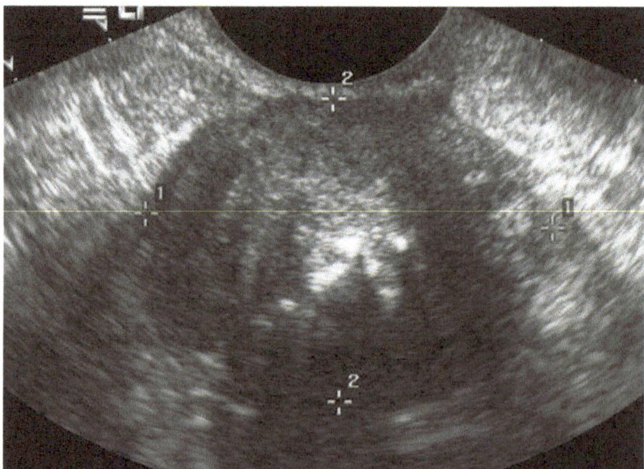

Fig. 13.19 Grosso fibroma peduncolato in degenerazione calcifica. Ecografia transvaginale, sezione trasversale. Il fibroma si presenta a ecostruttura disomogenea, con spot iperecogeni e cono d'ombra posteriore

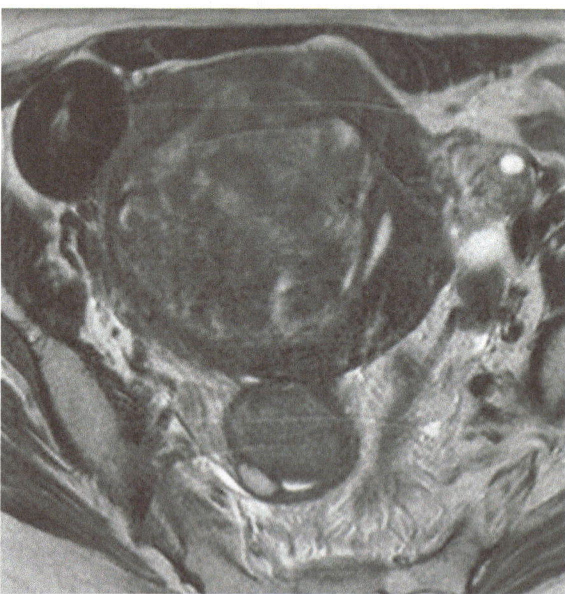

Fig. 13.20 Grosso fibroma in degenerazione mixoide. Immagine TSE pesata in T2, scansione assiale. Voluminosa formazione a margini netti con disomogenea intensità di segnale

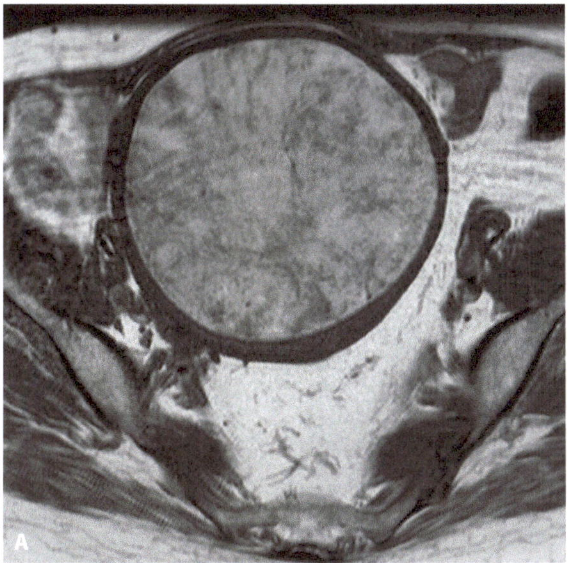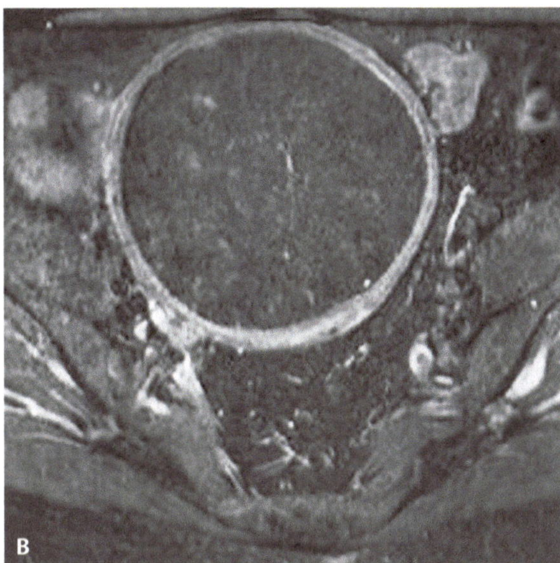

Fig. 13.21 Grosso fibroma sottomucoso in degenerazione adiposa. Immagine TSE pesata in T1 (**A**) e T1 con soppressione del segnale del grasso (FS) (**B**). Il fibroma in degenerazione adiposa presenta iperintensità di segnale nelle immagini pesate in T1 e annullamento del segnale nelle immagini a soppressione del grasso

sede di degenerazione cistica, come nei casi di infarti dovuti a interruzione focale del deflusso ematico.

La *degenerazione adiposa*, infine, si manifesta in una percentuale molto bassa di tutti i casi (3%). In RM presenta iperintensità di segnale nelle immagini T1 pesate e annullamento del segnale nelle immagini ottenute con sequenze a soppressione del grasso (Fig. 13.21).

La *degenerazione maligna* del leiomioma è evento raro, ma va sospettato quando il leiomioma aumenta rapidamente di dimensioni, specialmente in menopausa, o se presenta margini sfumati e irregolari. Le caratteristiche d'intensità di segnale della lesione non sono invece di aiuto nella diagnosi differenziale tra leiomioma e leomiosarcoma.

Bibliografia

1. Olpin JD, Heilbrun M (2009) Imaging of müllerian duct anomalies. Clin Obstet Gynecol 52:40–56
2. Troiano RN, McCarthy SM (2004) müllerian duct anomalies: imaging and clinical issues 1. Radiology 233:19–34
3. Saleem SN (2003) MR imaging diagnosis of uterovaginal anomalies: current state of the art. Radiographics 23(5):e13
4. Yoder IC, Hall DA (1991) Hysterosalpingography in the 1990s. AJR Am J Roentgenol 157:675–683.
5. Wu MH, Hsu CC, Huang KE (1997) Detection of congenital müllerian duct anomalies using three-dimensional ultrasound. J Clin Ultrasound 25:487–492
6. Pellerito JS, McCarthy SM, Doyle MB et al (1992) Diagnosis of uterine anomalies: relative accuracy of MR imaging, endovaginal ultrasound, and hysterosalpingography. Radiology 183:795–800
7. Buttram VC, Gibbons WE (1979) müllerian anomalies: a proposed classification (an analysis of 144 cases). Fertil Steril 32:40–46.
8. The American Fertility Society classifications of adnexal adhesions, distal tubal occlusion, tubal occlusion secondary to tubal ligation, tubal pregnancies, müllerian anomalies and intrauterine adhesions. (1988) Fertil Steril 49:944–955
9. Funqueira BLP, Allen LM, Spitzer RF et al (2009) Müllerian duct anomalies and mimics in children and adolescents: correlative intraoperative assessment with clinical imaging. Radiographics 29:1085–1103
10. Fedele L, Zamberletti D, Vercellini P et al (1987) Reproductive performance of women with unicornuate uterus. Fertil Steril 47:416–419
11. Ugur M, Turan C, Mungan T et al (1995) Endometriosis in association with müllerian anomalies. Gynecol Obstet Invest 40:261–264
12. Rock JA, Schlaff WD (1985) The obstetric consequences of uterovaginal anomalies. Fertil Steril 43:681–692
13. Propst AM, Hill JA (2000) Anatomic factors associated with recurrent pregnancy loss. Semin Reprod Med 18:341–350
14. Ott DJ, Fayez JA, Zagoria RJ (1998) Congenital anomalies. In: Ott DJ, Fayez JA, Zagoria RJ (eds) Hysterosalpingogra-

phy: a text and atlas, 2nd ed. Williams & Wilkins, Baltimore, pp 59–69

15. Toaff ME, Lev-Toaff AS, Toaff R (1984) Communicating uteri: review and classification with introduction of two previously unreported types. Fertil Steril 41:661–679

16. Homer HA, Li TC, Cooke ID (2000) The septate uterus: a review of management and reproductive outcome. Fertil Steril 73:1–14

17. Fedele L, Bianchi S (1995) Hysteroscopic metroplasty for septate uterus. Obstet Gynecol Clin North Am 22:473–489

18. Reuter KL, Daly DC, Cohen SM (1989) Septate versus bicornuate uteri: errors in imaging diagnosis. Radiology 172:749–752

19. Zreik TG, Troiano RN, Ghoussoub RA et al (1998) Myometrial tissue in uterine septa. Am Assoc Gynecol Laparosc 5:155–160

20. Herbst AL, Senekjian EK, Frey KW (1989) Abortion and pregnancy loss among diethylstilbestrol-exposed women. Semin Endocrinol 7:124–129

21. Goldberg JM, Falcone T (1999) Effect of diethylstilbestrol on reproductive function. Fertil Steril 72:1–7

22. Reinhold C, Atri M, Mehio A et al (1995) Diffuse uterine adenomiosis: morphologic criteria and diagnostic accuracy of endovaginal sonography. Radiology 197:609–614

23. Dueholm M (2006) Transvaginal ultrasound for diagnosis of adenomyosis: a review. Best Pract Res Clin Obstet Gynaecol 20:569–582

24. Dueholm M, Lundorf E, Hansen ES et al (2001) Magnetic resonance imaging and transvaginal ultrasonography for diagnosis of adenomyosis. Fertil Steril 76:588–594

25. Byun JY, Kim SE, Choi BG et al (1999) Diffuse and focal adenomyosis: MR imaging findings. Radiographics 19: S161–S170

26. Reinhold C, Tafazoli F, Mehio A et al (1999) Uterine adenomyosis: endovaginal US and MR imaging features with histopathologic correlation. Radiographics 19:S147–S160

27. Reinhold C, Atri M, Mehio A et al (1995) Diffuse uterine adenomyosis: morphologic criteria and diagnostic accuracy of endovaginal sonography. Radiology 197:609–614

28. Nalaboff KM, Pellerito JS, Ben-Levi E (2001) Imaging the endometrium: disease and normal variants. Radiographics 21:1409–1424

29. Sivridis E, Giatromanolaki A (2008) The endometrial hyperplasias revisited. Virchows Arch 453:223–231

30. Poulsen HE, Taylor CW, Sobin LH (1975) Histological typing of female genital tract tumours. World Health Organization, Geneva

31. Lacey JV, Chia VM (2009) Review endometrial hyperplasia and the risk of progression to carcinoma. Maturitas 63:39–44

32. Goldstein SR (2009) The role of transvaginal ultrasound or endometrial biopsy in the evaluation of the menopausal endometrium. Am J Obstet Gynecol 201:5–11

33. Goldstein SR, Monteagudo A, Popiolek D et al (2002) Evaluation of endometrial polyps. Am J Obstet Gynecol 186:669–674

34. Hricak H, Tscholakoff D, Heinrichs L et al (1986) Uterine leiomyomas: correlation of MR, histopathologic findings, and symptoms. Radiology 158:385–391

35. Murase E, Siegelman ES, Outwater EK et al (1999) Uterine leiomyomas: histopathologic features, MR imaging findings, differential diagnosis, and treatment. Radiographics 19:1179–1197

Vincenza Granata, Ylenia Mandato, Anna Russo,
Alfonso Reginelli

I disturbi del pavimento pelvico rappresentano un complesso di disordini multifattoriali, la cui frequenza è molto più elevata nelle donne che negli uomini [1]. Essi hanno un significativo impatto sulla qualità di vita dei pazienti, alterando il normale svolgimento delle attività quotidiane. I sintomi più frequenti sono la stipsi o costipazione e, più raramente, la defecazione dolorosa, il sanguinamento rettale, l'incontinenza urinaria, il senso di peso perineale (*pelvic pain*) e l'incontinenza fecale, quest'ultima dapprima con rilascio intermittente di materiale fecale, in seguito fino all'impossibilità a trattenere le feci [2-3]. Dopo accurato esame anamnestico e clinico, l'imaging radiologico offre un contributo determinante per le opzioni terapeutiche, suggerendo un intervento di tipo medico e/o chirurgico. Le tecniche di diagnostica per immagini utili nello studio del pavimento pelvico sono la defecografia (o meglio enterocolpocistodefecografia) con videoregistrazione, l'ecografia endoanale (US) con ricostruzione 3D e la defeco-RM.

14.1 Anatomia

La conoscenza della complessa anatomia del pavimento pelvico è essenziale per la comprensione della "funzione" e quindi della "disfunzione" dello stesso.

Il pavimento pelvico è suddiviso di consuetudine in tre compartimenti:

- anteriore, contenente vescica e uretra (prostata nell'uomo);
- medio, in cui sono presenti, nella donna, utero, cervice e canale vaginale;
- posteriore, contenente retto e canale anale.

Questi organi hanno una sede, in condizioni di riposo, e un'escursione funzionale assicurate e limitate dall'interazione di elementi ossei (bacino), muscolari e legamentosi.

Il supporto muscolare è fornito dal "diaframma pelvico", insieme di alcuni muscoli pari: il complesso muscolare dell'elevatore dell'ano e i muscoli coccigei. Il muscolo elevatore dell'ano è composto da diversi gruppi di fibre muscolari: muscoli pubo-rettali, pubo-coccigeo e ileo-coccigeo. L'elevatore dell'ano origina dal pube e le sue fibre si portano lateralmente all'ano e al retto, creando una sorta di anello intorno a quest'ultimo e allo *iatus genitalis*; questi elementi muscolari rappresentano il pavimento pelvico lateralmente e posteriormente. Quando il muscolo è in fase di contrazione, lo iatus genitalis si chiude e gli organi pelvici si sollevano.

Gli organi pelvici sono supportati, inoltre, da alcuni legamenti.

Il parametrio, composto dai legamenti utero-sacrale e cardinali, e il paracolpo sono gli elementi sospensori dell'utero e della vagina, rispettivamente. Sulle immagini di RM ad alta risoluzione è possibile identificare il paracolpo, mentre il parametrio non è di solito visualizzato. Cedimenti di tali strutture, associati a una debolezza dell'elevatore dell'ano, sono responsabili del prolasso uterino e della volta vaginale.

La fascia pubocervicale si estende dal muro vaginale anteriore al pube ed è l'elemento sospensore della vescica. Lesioni a carico di tale struttura sono responsabili

A. Reginelli (✉)
Dipartimento di Internistica Clinica e Sperimentale
"F. Magrassi e A. Lanzara"
Seconda Università degli Studi di Napoli

A. Blandino et al. (a cura di), *Imaging dell'Apparato Urogenitale*.
© Springer-Verlag Italia 2010

di ipermobilità e rotazione anteriore dell'uretra, discesa della base vescicale posteriore e bulging del muro anteriore della vagina, che si estrinsecano nel cistocele.

Il perineo, o corpo del perineo, che rappresenta la porzione centrale del diaframma uro-genitale, è posto tra lo iato vaginale e il canale anale; su tale struttura si inseriscono la membrana perineale, il muscolo elevatore dell'ano, lo sfintere anale esterno e la fascia endopelvica. La sua porzione posteriore, conosciuta come aponeurosi del Denonvilliers, è rappresentata dal denso tessuto connettivo, che, assieme ai legamenti cardinali e utero-sacrali, si porta dalla faccia posteriore della cervice e dal muro vaginale posteriore al sacro. Il sostegno laterale al perineo è garantito dall'inserzione della membrana perineale alle branche ischio-pubiche.

Il muro vaginale anteriore fa da supporto alla vescica e all'uretra, che anteriormente sono sostenute dalla fascia pubocervicale, con la sua inserzione inferiormente al pube, lateralmente ai muscoli otturatori interni e superiormente alla cervice e all'utero. Questi elementi di sostegno sono responsabili della scarsa mobilità del perineo nei suoi movimenti cranio-caudali.

La porzione distale della vagina è fusa al corpo del perineo, che separa la vagina dal retto. Il corpo del perineo è una struttura di ancoraggio per muscoli e legamenti che costituiscono il diaframma uro-genitale. Uno dei muscoli del complesso elevatore dell'ano, l'ileococcigeo, ha un orientamento trasversale e insieme al diaframma pelvico fornisce il sostegno degli organi del compartimento posteriore. Questo muscolo è facilmente identificabile sulle immagini RM: nei pazienti sani, rimane parallelo, nelle fasi dinamiche dell'esame, alla linea pubo-coccigea (LPC), mentre un'angolazione delle sue fibre maggiore di 10° è espressione di lesione.

Il muscolo pubo-rettale ha la forma di una "V", con le fibre che dal pube si portano posteriormente all'ano, ed è responsabile della continenza degli sfinteri urogenitali, mantenendo questi organi nella loro posizione. Il corpo del perineo può essere lesionato al momento del parto dall'episiotomia, o dopo una isterectomia, per la perdita di connettivo a carico del setto retto-vaginale o della fascia di Denonvilliers. Lo spazio virtuale rettovaginale si amplia e diviene uno spazio in cui possono scivolare grasso e intestino. Lesioni del corpo del perineo, quindi, possono essere visualizzate, sulle immagini statiche, per la presenza di grasso peritoneale o mesenterico tra il muro vaginale posteriore e il muro rettale anteriore. Il supporto all'uretra è garantito dai muscoli e dalle fasce pelviche. In uno studio [4] sono stati individuati tre gruppi di legamenti – periuretrali, parauretrali e pubouretrali – che con il muro vaginale

anteriore concorrono al sostegno dell'uretra. Il diaframma pelvico è l'elemento sospensore della vescica. Questi elementi giocano un ruolo decisivo nella continenza urinaria.

Una lesione a carico della fascia pubo-cervicale, ovunque attraverso le sue fibre o alla sua inserzione sui tendini arcuati, è responsabile di un insufficiente sostegno della vescica e dell'uretra. La lesione della fascia pubo-cervicale può interessare la sua porzione centrale (difetto mediale), quella apicale (dove il muro vaginale anteriore incontra la cervice) o quella laterale (difetto paravaginale). Tuttavia, questa rappresentazione del pavimento pelvico in tre porzioni (anteriore, media e posteriore) è utile solo a fini didattici, essendo tali strutture le une in continuità e contiguità con le altre e, quindi, funzionalmente dipendenti. Frequentemente patologie del compartimento anteriore, medio e posteriore si intersecano tra loro, caratterizzando quadri clinici più o meno complessi, mentre più raramente minime "disfunzioni" interessano esclusivamente singoli compartimenti.

14.2 Tecnica

14.2.1 Defecografia

La defecografia (enterocolpocistodefecografia) può essere condotta con diverse modalità di esame (balloonproctography, defecografia standard, defecografia digitalizzata, videoproctografia); tutte hanno in comune la documentazione radiologica della regione ano-rettale del piano pelvico-perineale e delle alterazioni della configurazione dell'ampolla rettale in fase dinamica [5-7]. Quando però all'opacizzazione della sola ampolla rettale si aggiunge la contrastografia delle anse intestinali, della vescica e del canale vaginale si parla più correttamente di entero-colpo-cisto-defecografia, cui si associa la videoregistrazione VHS o digitale e la successiva visualizzazione con modalità CINE.

La defecografia così condotta è un esame dinamico, studia il paziente durante la simulazione dell'atto della defecazione e consente di documentare i disordini morfo-funzionali non solo dell'ampolla rettale e del pavimento pelvico ma di tutti gli organi endopelvici.

L'indagine prevede l'utilizzo di una sedia in materiale radiotrasparente, per esempio plexiglas, con un foro centrale per contenere il materiale espulso. L'esame viene effettuato senza alcuna pulizia intestinale, poiché questa altera l'adesività del bario; inoltre eventuali residui fecali frammisti al bario rendono l'evacuazione più fisiologica. Dopo accurata osservazione della regione ano-perianale ed esplorazione digitale del retto, viene iniettato lentamente il mdc radio-opaco in ampolla rettale (crema di bario al 113% p/v), con siringhe monouso da 60 cc con cono per catetere, per una quantità totale di circa 150 cc [5-7]. Oltre a essere facilmente reperibile e utilizzabile, questo mezzo di contrasto presenta consistenza simile a quella delle feci. L'introduzione del mdc avviene con il paziente in decubito laterale destro o sinistro e a gambe flesse verso il torace e viene interrotta quando il paziente riferisce sensazione di ripienezza del retto. Durante la retrazione della siringa viene opacizzato il canale anale. Il paziente è quindi invitato a sedersi sulla sedia in plexiglas posta sul tavolo telecomandato in posizione verticale e si eseguono diverse proiezioni.

Si assume un primo radiogramma a riposo in proiezione AP (Fig. 14.1), successivamente cinque radiogrammi in proiezione LL (Figg. 14.2 e 14.3) nelle seguenti fasi:
1. a riposo
2. in contrazione
3. in ponzamento
4. in evacuazione
5. in post-evacuazione.

In base al sospetto clinico o a eventuali rilievi, è possibile eseguire radiogrammi aggiuntivi: in AP in posizione seduta e in ortostasi, in LL in ortostasi, stop test e valutazione fluoroscopica del passaggio di mdc in ortostasi e durante le manovre provocative (tosse, sforzo).

La enterocistodefecografia (nella donna enterocolpocistodefecografia) consente lo studio non solo degli organi della cavità pelvica, ma anche dell'intestino e delle loro concomitanti alterazioni morfo-funzionali. Si esegue facendo bere al paziente, almeno un'ora prima

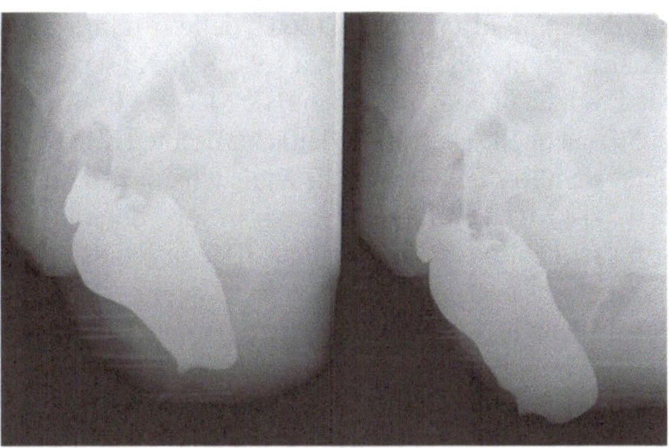

Fig. 14.2 Immagine defecografica, acquisita nelle fasi di contrazione (*a sinistra*) e ponzamento (*a destra*), in proiezione LL

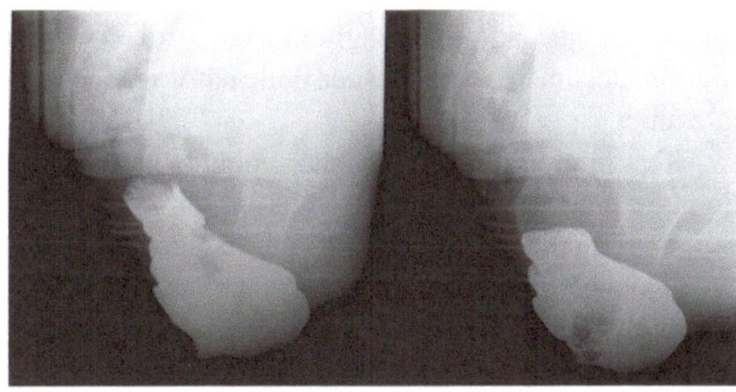

Fig. 14.3 Immagine defecografica, acquisita nelle fasi di evacuazione (*a sinistra*) e post-evacuazione (*a destra*), in proiezione LL

dell'esame, un bicchiere di prontobario al 60% o al 120% p/v. Attraverso un catetere si iniettano in vescica 400 cc di mdc iodato, fino a quando il paziente non riferisce senso di ripienezza vescicale. Nella donna viene opacizzata con bario anche la vagina.

14.2.2 US endoanale

L'esame US endoanale non utilizza radiazioni ionizzanti, è di breve durata (da 3 a un massimo di 5 minuti) e consente un'ottima visualizzazione delle patologie sfinteriali. Deve essere preceduto da esame clinico, corretta anamnesi ed esplorazione digito-rettale. L'esame è condotto in decubito laterale sinistro con gambe flesse sulle cosce, senza preparazione per la pulizia del canale anale. Sono disponibili due tipi di sonde endoanali una di tipo meccanico e una di tipo elettronico; entrambe sono rotanti, ossia atte a ricostruire

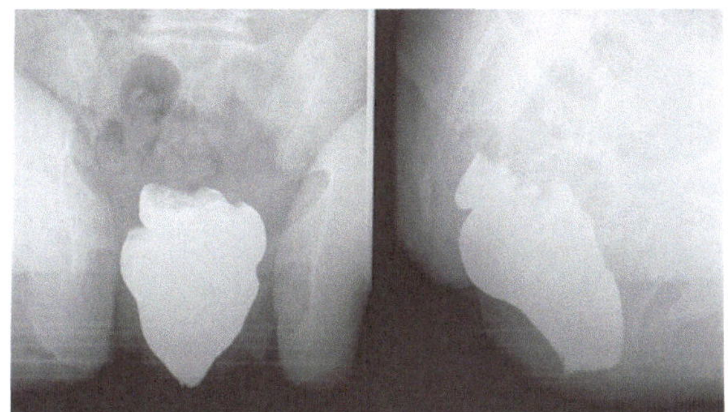

Fig. 14.1 Immagine defecografica acquisita a riposo in proiezione AP e LL

un'immagine ad angolo giro (360°) delle strutture sfinteriali, con una velocità di circa 1,9-2,8 giri al secondo. Sia la sonda di tipo meccanico (BK Medical Profocus, 2050) sia quella elettronica (Hitachi, Esaote H21) sono dedicate allo studio del canale anale e hanno un range di 4,5-18 MHz. Entrambi gli ecografi sono dotati di un software dedicato di ricostruzione 3D, con acquisizione tramite pull-trought automatico per il primo, manuale per il secondo. L'esame ecografico permette lo studio dei costituenti sfinteriali, della mucosa e della sottomucosa, dei legamenti, delle pareti e delle alterazioni patologiche del canale anale. L'indagine consente lo studio di ascessi, fistole anali e perianali, difetti sfinterici, cicatrici post-chirurgiche, lesioni da parto e incontinenza iatrogena e la stadiazione e il follow-up di neoplasie [8-14]. Grazie alla ricostruzione tridimensionale delle immagini, è oggi possibile lo studio dell'immagine assiale secondo piani sagittali e coronali, con una migliore accuratezza diagnostica delle patologie del canale anale.

All'estremità della sonda viene applicato un cappuccio in lattice, precedentemente riempito di gel ecografico; talvolta può essere utile una premedicazione anestetica locale (lidocaina). La sonda viene introdotta fino all'ampolla rettale; quando l'interfaccia sonda-mucosa anale scompare, si eseguono le scansioni procedendo in senso cranio-caudale, ritirando lentamente la sonda. Le immagini vengono visualizzate su piani perpendicolari al trasduttore, eseguendo tre piani di scansione fondamentali sui piani assiali principali: profondo (a livello dell'estremo prossimale del canale anale), intermedio e superficiale (a livello dell'estremità distale del canale anale). Dalla peculiare anatomia dei singoli strati del canale anale derivano i corrispondenti pattern ecografici. La mucosa anale non è generalmente visualizzabile. Nel piano profondo, in corrispondenza della giunzione anorettale (GAR), si visualizzano: la sottomucosa, che appare come uno strato moderatamente riflettente; lo sfintere anale interno, come un anello ipoecogeno; il muscolo longitudinale, di moderata ecogenicità; il muscolo puborettale, identificabile come una fionda iperecogena aperta anteriormente verso il pube e avvolgente la giunzione anorettale; il corpo perineale, trasversale nella donna e longitudinale nell'uomo (Fig. 14.4). Nel piano intermedio si riconoscono sottomucosa, muscolo sfintere interno, longitudinale e porzione profonda dello sfintere esterno iperecogeno (Fig. 14.5). Nel piano superficiale, in corrispondenza dell'estremità distale del canale anale, si dimostrano lo strato sottomucoso e il muscolo sfintere anale esterno iperecogeno (Fig. 14.6) [8-16].

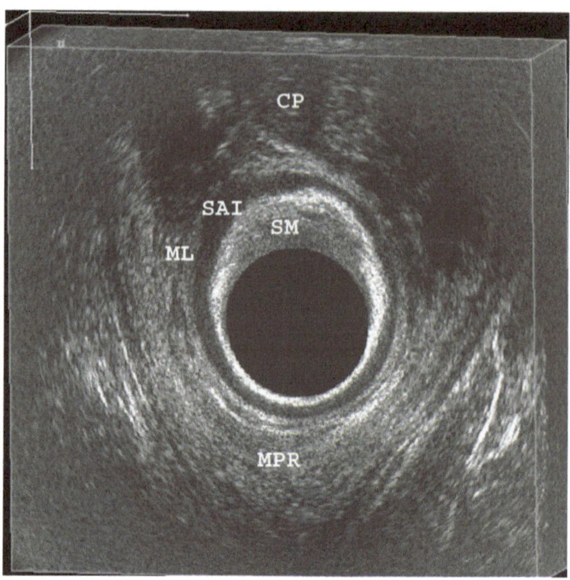

Fig. 14.4 Immagine US assiale acquisita nel piano profondo: si visualizza la sottomucosa, che appare come uno strato moderatamente riflettente (*SM*), lo sfintere anale interno, come un anello ipoecogeno (*SAI*), il muscolo longitudinale, di moderata ecogenicità (*ML*), il muscolo puborettale, identificabile come una fionda iperecogena aperta anteriormente verso il pube e avvolgente la giunzione anorettale (*MPR*) e, infine, il corpo perineale trasversale nella donna e longitudinale nell'uomo (*CP*)

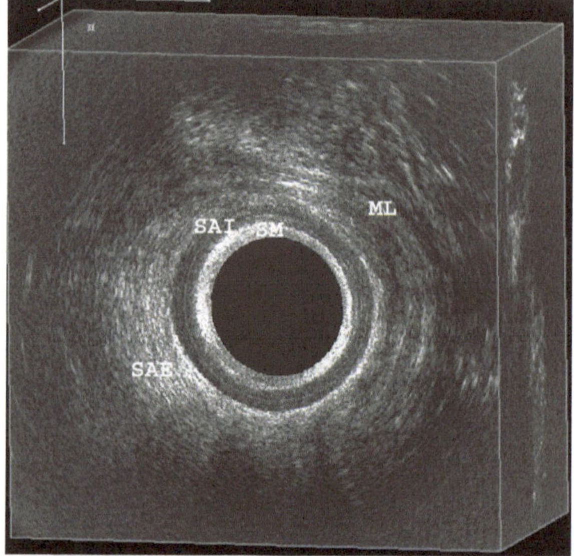

Fig. 14.5 Immagine US assiale acquisita nel piano intermedio: si riconoscono la sottomucosa (*SM*), il muscolo sfintere interno (*SAI*), il longitudinale (*ML*) e la porzione profonda dello sfintere esterno iperecogeno (*SAE*)

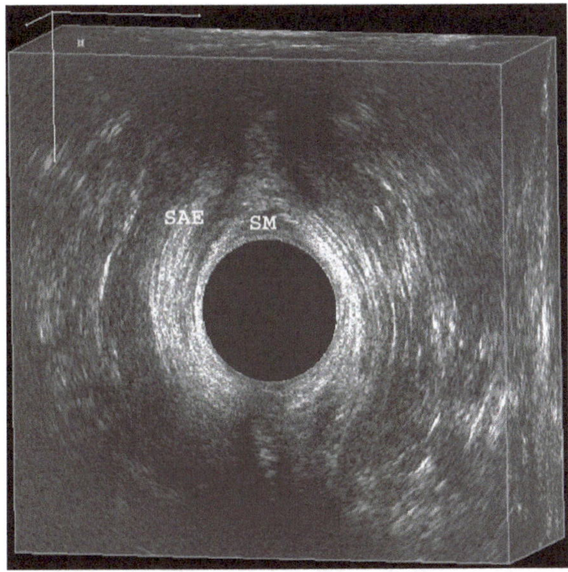

Fig. 14.6 Immagine US assiale acquisita nel piano superficiale: si dimostrano lo strato sottomucoso (*SM*) e il muscolo sfintere anale esterno iperecogeno (*SAE*)

14.2.3 Defeco-RM

In letteratura non vi è consenso unanime sulla conduzione dell'esame. Nella gran parte dei contributi viene eseguito a magnete chiuso, con paziente posto in posizione supina; in altri contributi viene invece condotto con magnete a configurazione aperta, in ortostasi, che consente di conservare la posizione assunta durante l'atto defecatorio. Nello studio defecografico con paziente in posizione supina si utilizza un magnete ad alto campo (1.5 T) con bobine body e phased array. Nel magnete a configurazione aperta il campo è di 0.5 T e tra i due anelli del magnete è posta una seduta che contiene un'antenna di tipo trasmittente-ricevente, così che il paziente è seduto sopra la bobina [17-20].

Le bobine body consentono un ampio campo di vista ma sono caratterizzate da basso rapporto segnale/rumore e quindi da bassa risoluzione spaziale; le phased array migliorano il rapporto segnale/rumore, aumentando la risoluzione spaziale e quindi il dettaglio anatomico delle strutture studiate. L'esame viene eseguito a vescica semirepleta e immediatamente prima del posizionamento delle pazienti nel magnete si provvede alla distensione della vagina e del retto con una miscela di gel ecografico (200 mL) introdotto con una siringa monouso con cono per catetere.

Il protocollo di studio include (Tabella 14.1):
- sequenze basali, localizing in assiale, sagittale e coronale dell'intera pelvi
  - TSE T2w nel piano assiale (matrice:181×256; slices: 25; thickness: 5 mm; TR/TE: 7710/114; flip angle:180) (Fig. 14.7);
  - TSE T1w nel piano assiale (matrice: 181×256; slices: 25; thickness: 5 mm; TR/TE: 7710/114; flip angle: 180) (Fig. 14.8);
  - TSE T2w nel piano sagittale (matrice: 181×256; slices: 20; thickness 4 mm; TR/TE 4650/127; flip angle: 150) (Fig. 14.9);
- sequenze funzionali dinamiche durante la fase di contrazione, ponzamento ed evacuazione
  - True FISP T2w nei piani sagittale e assiale (matrice:181×256; slice: 1; thickness: 8 mm; TR/TE: 3,75/1,6; flip angle: 80) (Fig. 14.10).

Le sequenze TSE T2w permettono uno studio accurato dell'anatomia zonale delle strutture pelviche, consentendo, inoltre, l'identificazione di eventuali patologie associate e la presenza di versamento. Le sequenze TSE T1w, complementari alle precedenti per la valutazione

Tabella 14.1 Linee generali di un protocollo RM per lo studio delle disfunzioni del pavimento pelvico

Parametri di acquisizione	TSE T1w	TSE T2w	True FISP T2w
Piano di acquisizione	*assiale*	*assiale sagittale ev. coronale*	*assiale sagittale ev. coronale*
TR (ms)	7710	7710	3,75
TE (ms)	114	114	1.6
Matrice (pixel)	181×256	181×256	192×256
FOV (mm)	230×230	230×230	230×230
Spessore di strato	5	5	8
Numero di sezioni	25	25	1
Tempo di acquisizione	3,15	2,27	0,40

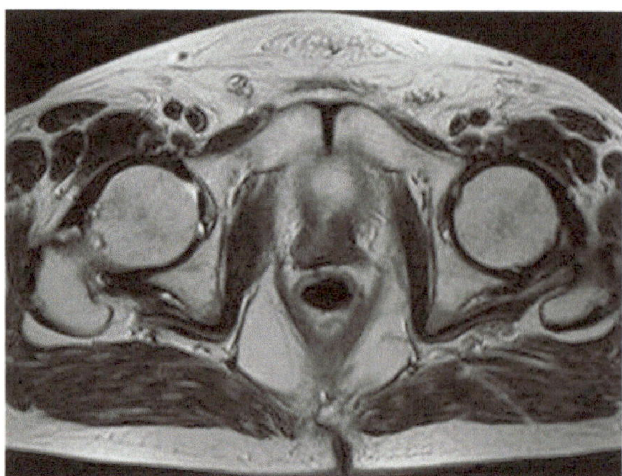

Fig. 14.7 Immagine RM statica acquisita nel piano assiale con sequenza TSE pesata in T2

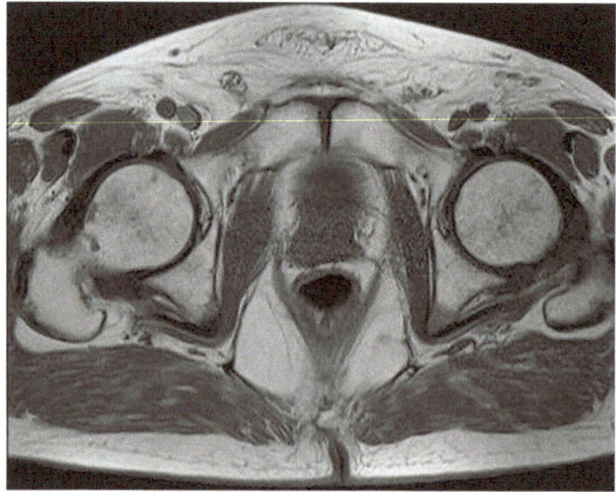

Fig. 14.8 Immagine RM statica acquisita nel piano assiale con sequenza TSE pesata in T1

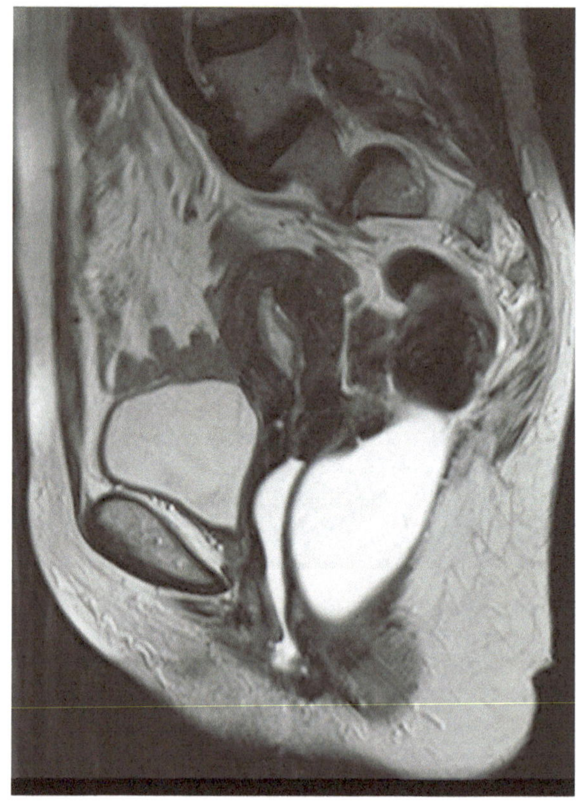

Fig. 14.9 Immagine RM statica acquisita nel piano sagittale con sequenza TSE pesata in T2

anatomica delle strutture pelviche, sono d'ausilio nell'identificazione di grasso e sangue.

Nelle immagini T2w in assiale l'orifizio uretrale ha forma a occhio di bue, con iperintensità centrale della mucosa. La mucosa vaginale ha una conformazione a "H", iperintensa in T2w. L'utero è spesso atrofico o assente. Il retto è posto posteriormente e cranialmente al muscolo perineale traverso, formando un angolo acuto con l'ano. Il perineo ha una forma di diamante, formato da due triangoli. La muscolatura perineale anteriore è ben valutabile sulle immagini in assiale, data la relativa simmetria delle fibre muscolari, assumendo l'aspetto di

una fionda (fionda pubo-rettale), con caratteristica ipointensità di segnale nelle immagini T2w.

Le sequenze True FISP T2w sono sequenze dinamiche, nelle quali la stessa fetta viene acquisita diverse volte (40 nel nostro caso), sempre allo stesso livello: per il piano sagittale è scelta la fetta ove si vede la sinfisi pubica anteriormente e la GAR posteriormente, mentre nel piano assiale la fetta giacente su un piano passante per la GAR. Durante l'acquisizione delle immagini il paziente è invitato dall'operatore a contrarre e a rilasciare i muscoli pelvici, diverse volte, allo scopo di valutare le escursioni e il tipo di movimento delle

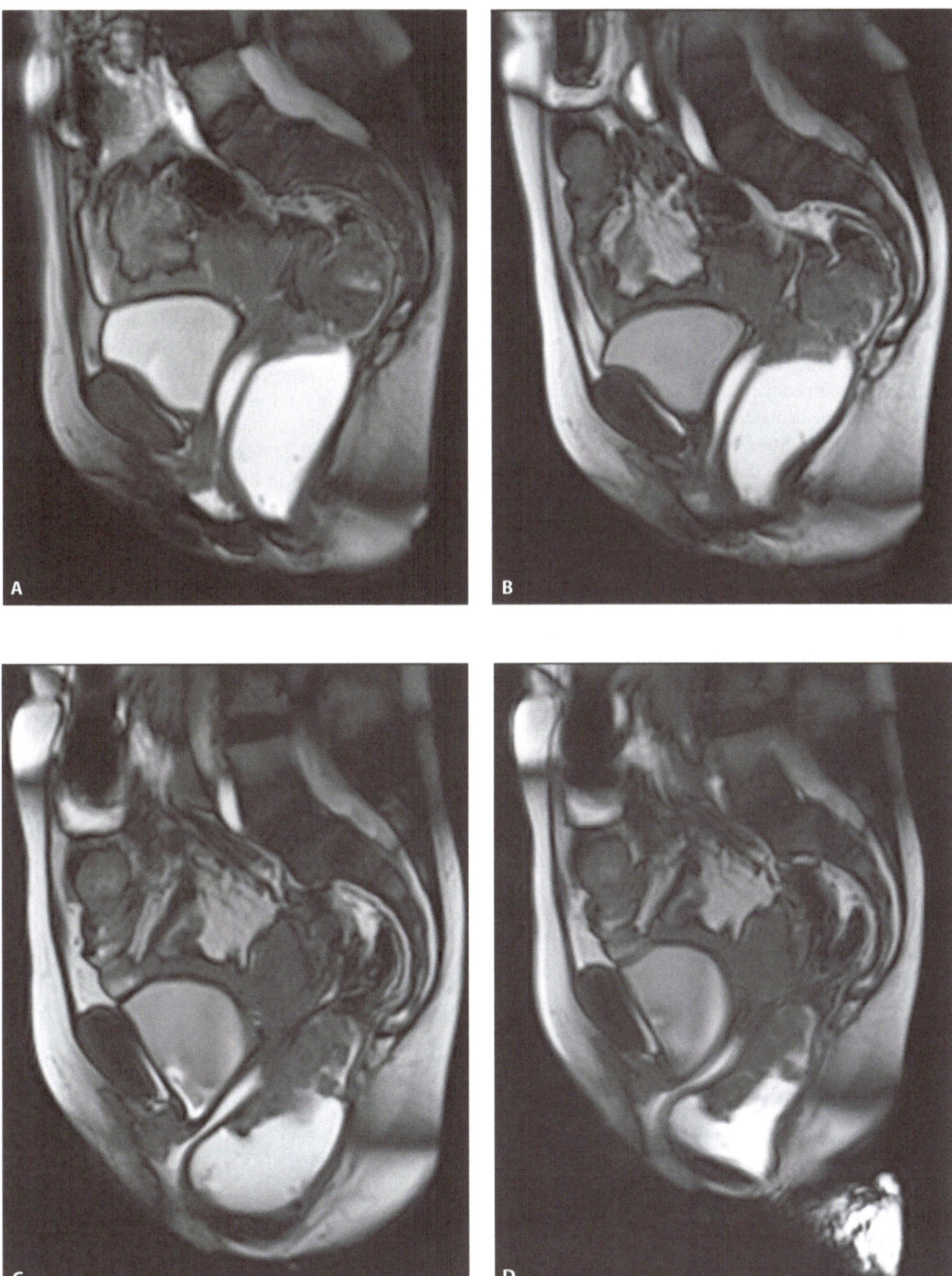

Fig. 14.10 Immagini RM dinamiche acquisite nel piano sagittale con sequenza True FISP pesata in T2 nella fasi di riposo (**A**), contrazione (**B**), ponzamento (**C**) ed evacuazione (**D**)

strutture in esame. Nell'ultima parte dell'esame funzionale il paziente è invitato a evacuare, così da valutare l'efficacia dell'atto e le eventuali incontinenze coesistenti.

Quindi nella prima parte dell'esame vengono acquisite immagini statiche con paziente "rilassato" (TSE-T1 e T2 pesate secondo i diversi piani) e solo successivamente, durante le sequenze True FISP, l'operatore invita il paziente a:

1. contrarre;
2. spingere o ponzare, evitando che possa esserci la fuoriuscita di materiale dall'ano;
3. evacuare.

Prima dell'evacuazione la contrazione e il ponzamento vengono ripetuti alcune volte, allo scopo di identificare realmente la massima contrazione e il massimo ponzamento. La contrazione ha lo scopo di valutare l'efficacia della fionda pubo-rettale e, nel caso di prolassi, la riducibilità degli stessi; il ponzamento evidenzia movimenti anomali degli organi pelvici, lassità e prolassi, anche se è solo durante la fase di evacuazione che i prolassi si slatentizzano con il loro reale grado, così come l'incontinenza urinaria.

Nelle immagini dinamiche il pavimento pelvico presenta una fisiologica escursione cranio-caudale di circa 2 cm, con concomitante spostamento caudale degli organi in esso contenuti, senza tuttavia che questi presentino una protrusione attraverso i loro iati o un bulging verso gli organi circostanti.

14.2.4 Interpretazione delle immagini e sistemi di grading

14.2.4.1 Linea pubo-coccigea

Il riferimento anatomico più importante nella valutazione della funzionalità del pavimento pelvico è la linea pubo-coccigea (LPC), tracciata tra il margine inferiore della sinfisi pubica e la limitante somatica superiore dell'ultima vertebra del coccige. Tale riferimento è impiegato in immagini sia di defecografia sia di defeco-RM.

In pazienti senza prolasso pelvico, durante le fasi di ponzamento e di evacuazione la base della vescica, il terzo superiore della vagina e la base della cavità peritoneale, che contiene tessuto adiposo, anse del piccolo intestino e sigma, si proiettano superiormente alla LPC.

Durante la fase di contrazione, gli organi pelvici presentano uno spostamento in senso craniale di 1-2 cm,

Tabella 14.2 Grading del prolasso pelvico in base alla distanza tra LPC e punto più declive dell'organo prolassato

Grado di prolasso		Distanza rispetto LPC
0	assente	1 cm sotto
1	lieve	1-3 cm sotto
2	moderato	3-6 cm sotto
3	severo	>6 cm sotto

rispetto alla LPC. Nelle fasi di ponzamento ed evacuazione si ha uno spostamento in senso caudale di circa 2-3 cm rispetto ai valori di riposo. In uno studio [4] è stata definita "normale" una discesa della base vescicale fino a 1 cm (al di sotto), della vagina di 1 cm (sopra) e del retto di 2,5 cm (al di sotto) rispetto alla LPC. Valori maggiori sono espressione di lassità o lesione delle strutture di sostegno [17-21]. È possibile effettuare un grading del prolasso in lieve, medio e severo in base alla distanza tra LPC e punto più declive dell'organo prolassato (Tabella 14. 2).

14.2.4.2 Sistema HMO

Il sistema HMO è stato introdotto per consentire un'interpretazione dei disordini del pavimento pelvico di ordine quantitativo. Sulle immagini T2w acquisite nel

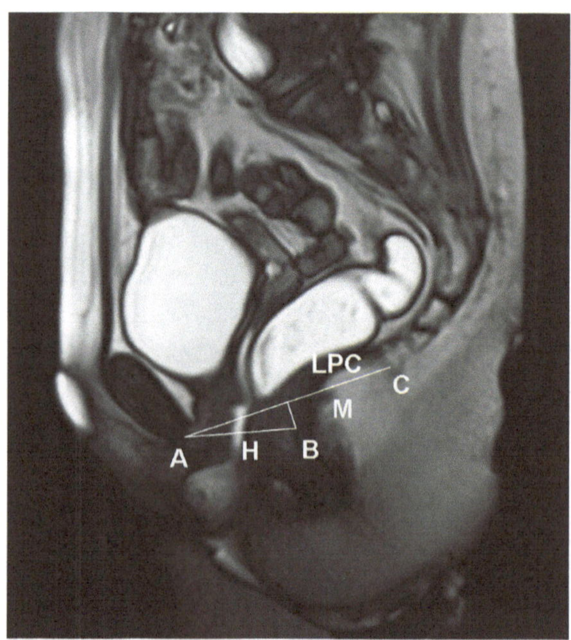

Fig. 14.11 Sistema di grading HMO

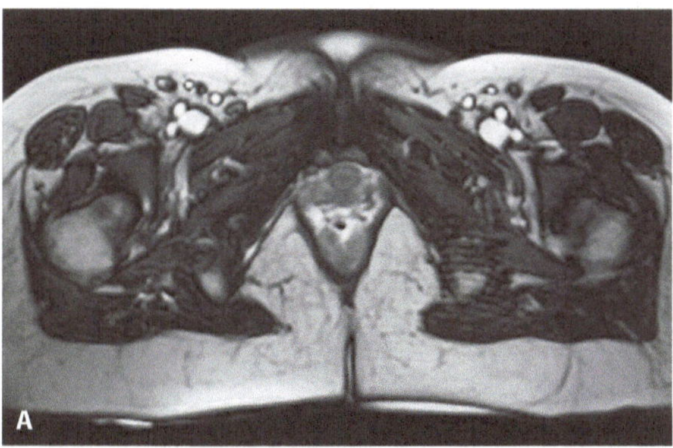
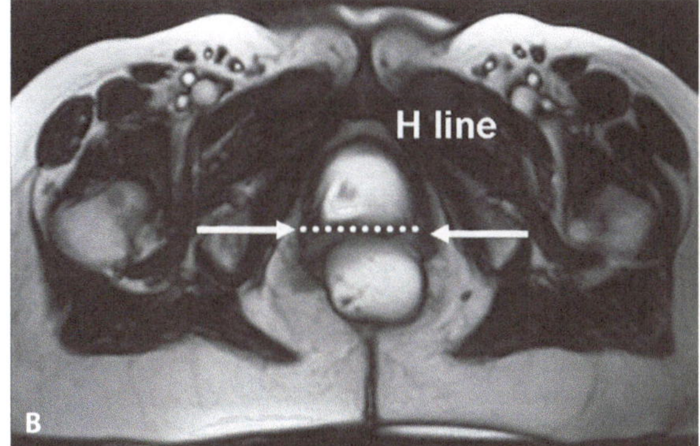

Fig. 14.12 Immagini RM dinamiche acquisite nel piano assiale con sequenza True FISP pesata in T2 nella fasi di riposo e di ponzamento

piano sagittale durante l'evacuazione vengono individuati tre reperi:
– A margine inferiore della sinfisi pubica;
– B margine posteriore convesso del muscolo pubo-rettale (la fionda pubo-rettale);
– C giunzione tra primo e secondo elemento coccigeo.

I due riferimenti anatomici, fissi, del sistema HMO sono la LPC, tracciata tra il punto A e il punto C, e il punto B. La H line (linea pubo-rettale) è tracciata tra A e B e rappresenta la parte più caudale del muscolo elevatore dell'ano (pubo-rettale). La M line è la distanza di B dalla LPC e rappresenta la discesa dell'elevatore dell'ano rispetto alla LPC (Fig. 14.11).

In condizioni fisiologiche l'H line non deve superare i 6 cm e la M line i 2 cm; i diversi gradi di lassità pelvica sono riportati in Tabella 14.3.

Tabella 14.3 Grading della lassità pelvica con cut-off di 6 cm per l'H line e di 2 cm per l'M line

Grado di lassità		H	M
0	fisiologico	6 cm	0-2 cm
1	lieve	6-8 cm	2-4 cm
2	moderato	8-10 cm	4-6 cm
3	severo	>10 cm	>6 cm

Tabella 14.4 Grading del prolasso in base al parametro O

Grado di prolasso		O
0	assente	Sopra
1	lieve	0-2 cm sotto
2	moderato	2-4 cm sotto
3	severo	>4 cm sotto

È definito prolasso la protrusione di un organo (vescica, uretra, vagina, utero, piccolo intestino o retto) oltre lo iato pubo-rettale o H line (Fig. 14.12). Nella sigla HMO il prolasso è l'elemento O, definito come la distanza tra il punto più caudale dell'organo prolassato durante l'evacuazione e l'H line (Tabella 14.4).

14.3 Patologia

14.3.1 Patologia sfinteriale

Le patologie del canale anale/retto distale, quali difetti sfinteriali (Fig. 14.13), ascessi, fistole anali e perianali (Figg. 14.14, 14.15 e 14.16) e neoplasie dell'ano e del retto distale sono studiate con l'US endoanale, che permette, grazie a un software 3D di ricostruzione con modalità VR, di definire sede, estensione e rapporti con le strutture circostanti. L'utilità maggiore delle immagini tridimensionali consiste nella possibilità di identificare difetti sfinteriali "occulti", cioè di piccole dimensioni, in soggetti asintomatici, descrivendone i precisi rapporti anatomici [8-10]. Dopo somministrazione di H_2O_2, nella patologia infiammatoria, offre la completa visualizzazione del tragitto fistoloso primario e secondario (siano essi inter-, trans-, sopra- o extra-sfinterici), della sede dell'orifizio interno e dell'estensione longitudinale in relazione all'apparato sfinteriale [11, 12]; l'orientamento spaziale risulta limitato in 2D. In caso di patologia neoplastica dell'ano o del retto distale consente lo staging di malattia precoce (T1-T2) per la capacità di discriminare mucosa e sottomucosa dalla tonaca muscolare, coinvolgimento del tessuto adiposo

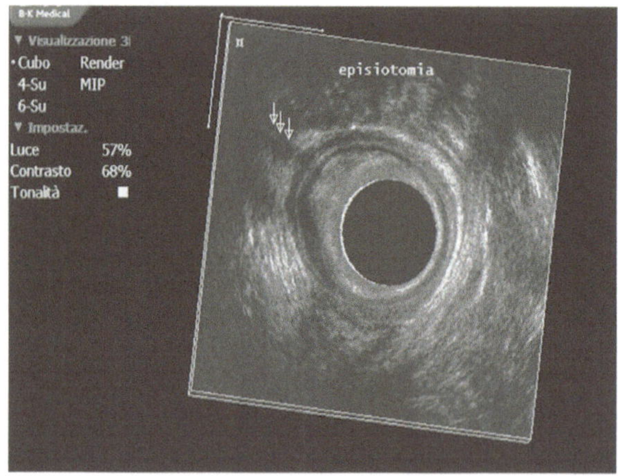

Fig. 14.13 Immagine US assiale acquisita nel piano profondo: difetto sfinteriale anteriore destro post-partum

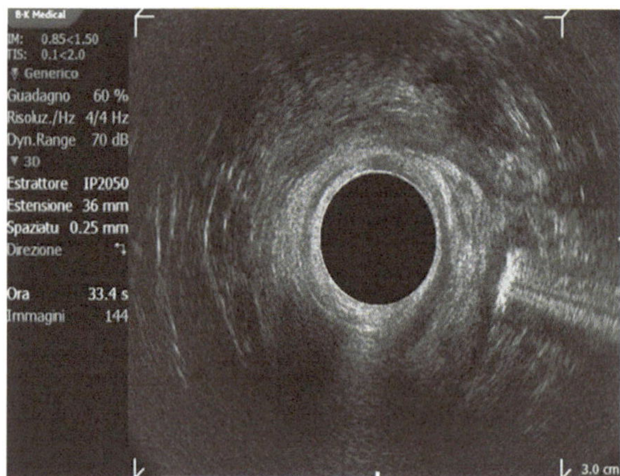

Fig. 14.14 Immagine US assiale acquisita nel piano superficiale dopo somministrazione di H_2O_2: ascesso intersfinterico

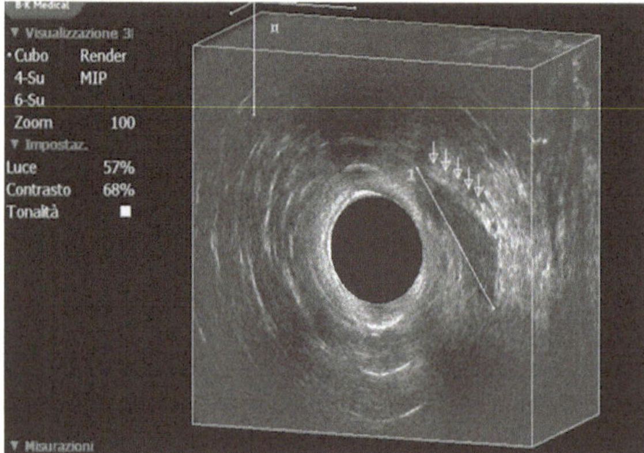

Fig. 14.15 Immagine US assiale acquisita in 3D nel piano superficiale dopo somministrazione di H_2O_2: valutazione di estensione in ascesso intersfinterico

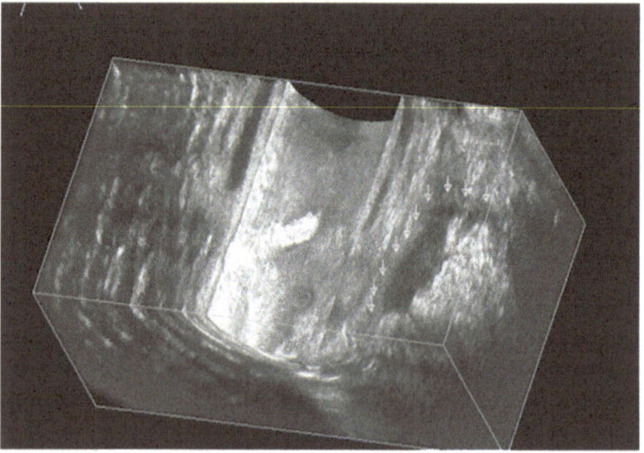

Fig. 14.16 Immagine US coronale acquisita in 3D nel piano superficiale dopo somministrazione di H_2O_2: valutazione di estensione in ascesso intersfinterico

periviscerale (T3), evidenza di tumefazioni linfonodali e restaging post-trattamento [10].

14.3.2 Lassità pelvica

Nei pazienti che soffrono di lassità pelvica gli elementi chiave per la diagnosi sono l'H line e l'M line (vedi Tabella 14.3). Fisiologicamente l'H line non supera i 6 cm, mentre l'M line è inferiore a 2 cm. Con l'apertura degli iati e la lassità delle strutture di supporto, il complesso dell'elevatore dell'ano scende oltre i limiti, sì che alla discesa patologica del compartimento pelvico si associa la discesa degli organi in esso contenuti. Ne consegue che lassità pelvica non necessariamente è sinonimo di prolasso, anche se nei pazienti le due condizioni possono concomitare, risulta indispensabile distinguere le due entità, in quanto cambia l'approccio terapeutico.

Una lassità inveterata è responsabile della debolezza della fascia e del complesso dell'elevatore dell'ano. In pazienti sani, queste due strutture determinano la cosiddetta forma "a banana" dell'asse vaginale, conformazione che viene persa nei casi di prolasso ove la vagina assume un orientamento verticale.

La terapia della lassità pelvica è di tipo chirurgico, con il posizionamento di una mesh, allo scopo di ricreare la normale statica del pavimento pelvico [22-24].

14.3.3 Prolasso vescicale: cistocele

Nelle donne l'incontinenza urinaria viene suddivisa in una forma da stress, una forma da urgenza e una da sovraccarico. L'incontinenza da stress è legata a un incremento della pressione intraaddominale, come avviene durante la tosse e la defecazione, ed è la conseguenza di un difetto dello sfintere uretrale. Le forme da urgenza e da sovraccarico sono la conseguenza di disturbi che interessano la vescica, come per una instabilità del detrusore o per lesioni neurogeniche.

Il cistocele è il prolasso della vescica attraverso il proprio iato o il bulging della stessa verso il muro vaginale anteriore (Fig. 14.17). In menopausa le donne sono molto suscettibili allo sviluppo di cistocele, poiché gli estrogeni concomitano con altri fattori a sostenere il trofismo dei muscoli e dei legamenti di supporto. Ne consegue che la riduzione ematica dei livelli di estrogeni determina un assottigliamento e una debolezza dei supporti pelvici: la vescica protrude attraverso il proprio iato o verso la vagina. Il cistocele può essere isolato o, più spesso, associato ad altri prolassi pelvici. La sintomatologia è legata alla gravità del prolasso, potendo manifestarsi come incontinenza urinaria o come incompleto svuotamento della vescica. Nelle donne con prolasso di grado lieve la diagnosi di incontinenza non necessita di defeco-RM, poiché è sufficiente il solo esame clinico. Quando il cistocele è di grado severo, poiché sia la vescica sia l'uretra sono mobili, il muro vescicale posteriore scende a giacere su un piano posto molto più in basso rispetto a quello su cui è disceso il muro anteriore. Tutto ciò si traduce in una rotazione dell'intera vescica in senso orario e verso il basso, per cui concomita il prolasso dell'uretra. Quando ruota di un angolo superiore a 30°, l'uretra prossimale assume una configurazione orizzontale, conosciuta come ipermobilità uretrale, che è da ascrivere a lesione a carico dei suoi legamenti. In queste pazienti, ove il prolasso vescica-uretrale è di grado estremamente severo, paradossalmente la nuova posizione traversa, assunta dall'uretra, impedisce le perdite urinarie; in queste forme severe l'incontinenza si manifesta solo la riparazione del prolasso vescicale. Se il prolasso è molto severo, la muscolatura pelvica può intrappolare gli ureteri determinandone l'ostruzione e, quindi, l'idronefrosi, facil-

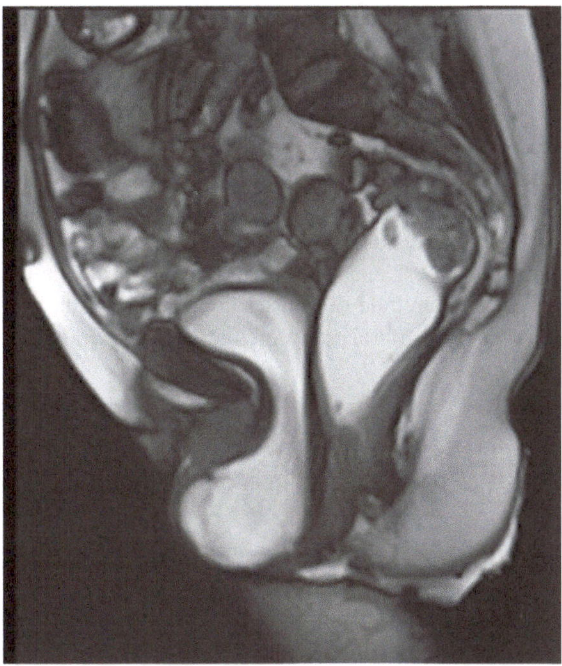

Fig. 14.17 Immagine dinamica acquisita nel piano sagittale con sequenza True FISP pesata in T2 in ponzamento: cistocele di grado elevato

mente dimostrabile sulle immagini di RM. I due terzi distali dell'uretra sono adesi al muro vaginale anteriore; lesioni dei legamenti paravaginali, che sulle immagini di RM si manifestano come un'anomala forma della vagina, sono spesso evidenziabili nelle pazienti affette da incontinenza urinaria [25-26].

La defeco-RM è indispensabile per il planning operatorio, consentendo una valutazione multicompartimentale e della lassità pelvica e identificando patologie associate quando presenti. La metodica ha un'eccellente correlazione clinica, risultando spesso più sensibile della visita stessa, sostituendo altre metodiche più invasive come la cistocolpodefecografia o la cistoscopia [17-20].

Sulle immagini T2w nel piano sagittale nella fase di evacuazione il prolasso vescicale è facilmente dimostrabile e quantificato secondo il sistema HLO o prendendo come riferimento la LPC; vengono inoltre gradati eventuali prolassi o lassità associati. Sulle stesse immagini è facilmente dimostrabile le rotazione delle pareti vescicali e l'ipermobilità dell'uretra.

La caratterizzazione chirurgica del cistocele richiede l'individuazione del difetto anatomico: centrale, apicale, paravaginale o combinato.

Il range dei trattamenti va da forme non chirurgiche (*pessary*), nei casi meno severi, a interventi di chirurgia maggiore con doppio approccio addominale e vaginale, con suture e mesh, con o senza intervento per la continenza. La colporrafia anteriore è performante per i difetti centrali, con la plicatura della fascia vescicopelvica e della parete vescicale. Un difetto paravaginale può richiedere sia un accesso retropubico sia un accesso vaginale. Nei casi di ipermobilità uretrale, un intervento suburetrale di ricostruzione della fionda fornisce un supporto al tratto medio uretrale e previene l'incontinenza.

14.3.4 Prolasso dell'utero e della volta vaginale

Il compartimento intermedio contiene l'utero, la cervice e la vagina.

I sostegni della vagina sono stati descritti in un contributo [25]: l'estremo cefalico, i 2-3 cm più caudali, o livello 1, è sostenuto da parametrio e paracolpio; il livello 3 include l'orifizio imenale e i 2-3 cm posti a monte di questo; tale regione è fusa anteriormente all'uretra, mentre lateralmente è sostenuta dall'elevatore dell'ano e posteriormente dal corpo del perineo; il livello 2 si trova tra i livelli 1 e 3 ed è sostenuto dai tendini arcuati.

Il prolasso del compartimento intermedio, nelle pazienti sottoposte a isterectomia, è definito come prolasso apicale, in quanto a cedere è la volta vaginale (Fig. 14.18). Come sopra ricordato, il sostegno di tale elemento è fornito dai paracolpi; in condizioni non patologiche, durante l'atto evacuativo l'apice dovrebbe rimanere 1 cm al di sopra della LPC. Quando l'apice cede, l'intera vagina viene stirata verso il basso e la tensione che ne deriva si riflette sui punti di inserzione della fascia pelvica. Nei casi più severi si ha eversione della vagina. Sebbene la perdita della normale conformazione vaginale sia espressione di lesione dei suoi elementi sospensori, non deve essere l'unico elemento diagnostico da tenere in considerazione.

Il parametrio, costituito dai legamenti utero-sacrali e cardinali, sostiene l'utero e la cervice. Quando questi legamenti sono danneggiati, l'utero penetra all'interno della vagina, che conseguentemente si sposta verso il basso. Ne consegue una tensione sui punti di inserzione della fascia pubocervicale e rettovaginale. Nei casi di lassità dei legamenti utero-sacrali la cervice si sposta anteriormente, con retroversione uterina ed eventuale

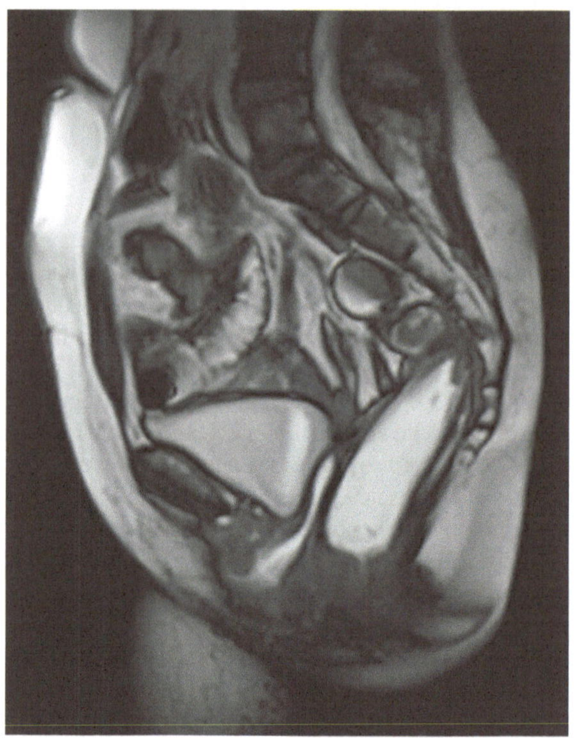

Fig. 14.18 Immagine dinamica acquisita nel piano sagittale con sequenza True FISP pesata in T2 nella fase di riposo: lassità dell'asse vaginale

prolasso. Nei casi severi di prolasso l'utero e la vagina possono fuoriuscire attraverso i genitali esterni; in alcuni casi il muro vaginale può diventare una sacca erniaria che contiene le strutture prolassate. In tali situazioni una diagnosi clinica di eventuali prolassi associati risulta estremamente difficile, e solo l'imaging dinamico di RM risulta esaustivo.

Nei casi severi di prolasso uterino, può associarsi un'ostruzione ureterale.

Si ha la procidenza dell'utero quando questo è completamente erniato al di fuori del suo orifizio.

Poiché il prolasso del compartimento intermedio è associato spesso ad altri prolassi, per una corretta diagnosi risulta indispensabile l'imaging di RM, in quanto consente l'individuazione anche di eventuali patologie coesistenti dell'utero e degli annessi, modificando di conseguenza il planning operatorio. Elemento facilmente riconoscibile sulle immagini T2w in fase di evacuazione è la perdita della cosiddetta " forma a banana" dell'asse vaginale, con la vagina che appare disposta inferiormente e la sua porzione distale che si muove anteriormente.

Il prolasso uterino è trattato mediante isterectomia, mentre i casi meno severi di prolasso della volta possono beneficiare di esercizi muscolari e pessary. Nei casi severi, la vagina è riparata riattaccando l'apice ai legamenti sacrospinosi e utero-sacrali e al muscolo ileo-coccigeo. Nella colpoplastica posteriore il fornice vaginale posteriore è sospeso ai legamenti utero-sacrali, che vengono legati sulla linea mediana a chiudere il cul-de-sac. Nella sacrocolpopessia, l'apice è fissato al sacro da suture o mesh.

14.3.5 Ernie della linea mediana

Le ernie della linea mediana comprendono diverse condizioni patologiche (enterocele, elitrocele, edrocele, peritoneocele, sigmoidocele). Durante l'evacuazione anse del piccolo intestino, sigma o solo omento discendono dalla loro normale posizione nel cul-de-sac, lungo il muro rettale anteriore, e comprimono il muro vaginale posteriore, determinando rispettivamente un enterocele o un sigmoidocele. Quindi nel compartimento posteriore possono erniare anse del piccolo intestino (enterocele), sigma-colon (sigmoidocele) o solo grasso mesenterico (peritoneocele) (Fig. 14.19).

Talora le anse del piccolo intestino dapprima discendono nel setto retto-vaginale lasso e, successivamente, premono contro la parete posteriore vaginale, che cede e si inverte nel suo lume o sulla parte anteriore del retto. La prima condizione prende il nome di *elitrocele*, derivante da ἔλυτρον (vagina) e κήλη (ernia), mentre la seconda di *edrocele*, derivante da ἕδρα (ano) e κήλη (ernia). Se non individuate e trattate, tali condizioni possono condurre al prolasso esterno attraverso l'orifizio vaginale o l'ano o eviscerarsi. Entrambe le ernie perineali mediane sono legate alla persistenza di una disposizione fetale, per cui lo scavo retto-uterino e retto-vescicale è particolarmente profondo, fino a toccare o quasi il diaframma pelvico. Sotto l'azione della pressione addominale questo sfondato peritoneale, contenente abitualmente tenue, può estroflettere il diaframma pelvico ed esteriorizzarsi nel perineo tra retto e vagina o tra retto e uretra, ma trovando una minore resistenza nella parete anteriore del retto o in quella posteriore della vagina più facilmente si sviluppa in queste due direzioni [26-30].

All'esame clinico non è possibile stabilire che cosa comprima il muro vaginale posteriore; grazie all'elevata risoluzione di contrasto, le immagini di RM risolvono facilmente il quesito ed è quindi possibile iden-

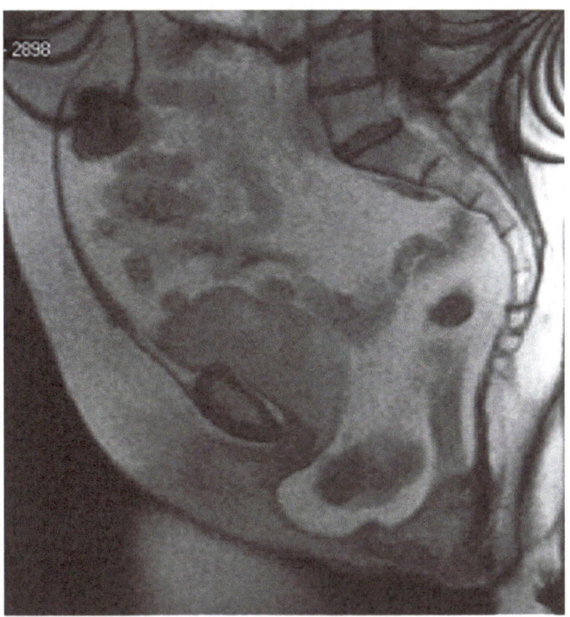

Fig. 14.19 Immagine dinamica acquisita nel piano sagittale con sequenza True FISP pesata in T2 in ponzamento: enterocele e peritoneocele

tificare la struttura erniata: sulle immagini T2w il grasso peritoneale avrà un caratteristico segnale iperintenso, l'iperintensità del liquido per il piccolo intestino (da qui l'importanza della preparazione delle pazienti) e l'iperintensità del gel per il rettocele e il sigmoidocele consentono la diagnosi differenziale. La defeco-RM consente inoltre di evidenziare la coesistenza di cistocele e di rettocele, che nelle immagini di defecografia convenzionale possono essere misconosciuti se l'enterocele si presenta di notevoli dimensioni. Diversamente, un rettocele alto può mascherare un enterocele, che si manifesta soltanto alla fine dell'atto evacuativo.

La terapia è chirurgica e consiste nell'obliterazione del cul-de-sac, cui può essere associato o meno un intervento riparativo della volta vaginale [31-35].

14.3.6 Rettocele

Il rettocele è un difetto anatomo-clinico della regione ano-rettale caratterizzato dall'estroflessione della parete rettale anteriore, che comprime la parete vaginale posteriore. La causa più comune di compressione del muro vaginale posteriore è il rettocele anteriore.

Nella valutazione del rettocele vengono considerati i seguenti reperi:

A) la LPC;
B) la GAR;
C) l'asse verticale alla GAR passante per il canale anale;
D) il punto di massima convessità del rettocele.

La distanza tra C e D quantifica il rettocele: si ha condizione patologica quando è superiore a 3 cm. L'entità del prolasso viene definita dalla distanza tra A e B ed è patologica per valori superiori a 3 cm [4].

Sebbene la reale prevalenza del rettocele non sia nota, da studi radiografici condotti su campioni di donne di età compresa tra 30 e 70 anni risulta che il 76% delle donne con un documentato prolasso uro-genitale è affetto da rettocele e che piccoli rettoceli (<2 cm) sono molto comuni tra la popolazione femminile.

I fattori di rischio per il rettocele sono noti: traumi da parto, costipazione con cronico incremento della pressione endoluminale, isterectomia e collagenopatie.

Esistono due varianti di questa condizione: il rettocele da trazione, definito anche alto, e il rettocele da pulsione, detto basso; il primo è espressione del coinvolgimento dei segmenti posteriore e medio, mentre il secondo del solo segmento posteriore. Tale distinzione giustifica un diverso approccio terapeutico [36-42].

Il rettocele alto o da trazione si ritiene che sia conseguenza della debolezza dell'apice cervicale ed è uno degli elementi che caratterizzano la sindrome da prolasso pelvico, che comprende: rettocele, enterocele e prolasso uro-genitale. Si tratta quindi di un coinvolgimento non esclusivo del compartimento posteriore, ma anche di quello intermedio.

Dal punto di vista eziologico è spesso conseguenza di trauma ostetrico; altra condizione predisponente è l'atrofia senile del diaframma pelvico e di quello uro-genitale.

Sulle immagini in fase di evacuazione è possibile, inoltre individuare reperi e tracciare misure angolari e lineari che consentono la diagnosi differenziale tra rettocele da trazione e rettocele da pulsione.

I reperi individuati sono:
– la GAR
– la LPC
– il punto di massima convessità del rettocele.

È possibile inoltre calcolare la distanza tra LPC-massima convessità del rettocele e LPC-GAR.

Quando la GAR e il punto di massima convessità del rettocele cadono sullo stesso piano si parla di rettocele da trazione; viceversa, si parla di rettocele da pulsione se il punto di massima convessità del rettocele rimane su un piano superiore alla GAR.

Il rettocele basso, o da pulsione, è la conseguenza di condizioni cliniche caratterizzate da un incremento della pressione intraluminale, come una costipazione cronica, con un cedimento del solo segmento posteriore. Il rettocele da trazione documenta, invece, il cedimento anche del segmento medio.

La sintomatologia del rettocele è estremamente varia e correlata alle sue dimensioni. Riconosciamo sintomi vaginali, legati alla presenza di una massa che comprime il muro vaginale (sensazione di pienezza), e una sintomatologia puramente rettale, con disfunzione defecatoria, costipazione e sensazione di incompleta evacuazione.

Il solo esame clinico non è sufficiente nella diagnosi di rettocele; poiché all'esplorazione non sempre si riesce ad apprezzare il bulging nel canale vaginale. Solo durante l'evacuazione è possibile valutarne il massimo sviluppo e verificare l'eventuale ristagno di feci nel suo lume. Ne consegue che l'imaging gioca un ruolo determinante nella diagnosi del rettocele (Fig. 14.20).

La dinamica della defecazione e i movimenti degli organi pelvici sono documentabili con la defeco-RM, grazie alle sequenze True FISP T2w secondo piani sagittali e assiali. Le immagini T2w secondo piani sagittali, acquisite durante l'evacuazione, consentono di individuare il rettocele, di determinare un grading, in relazione al sistema HMO o alla LPC, e di identificare patologie concomitanti, sia di ordine rettale (intussuscezione, fistole) sia inerenti agli altri compartimenti. È fondamentale condurre l'esame fino all'evacuazione,

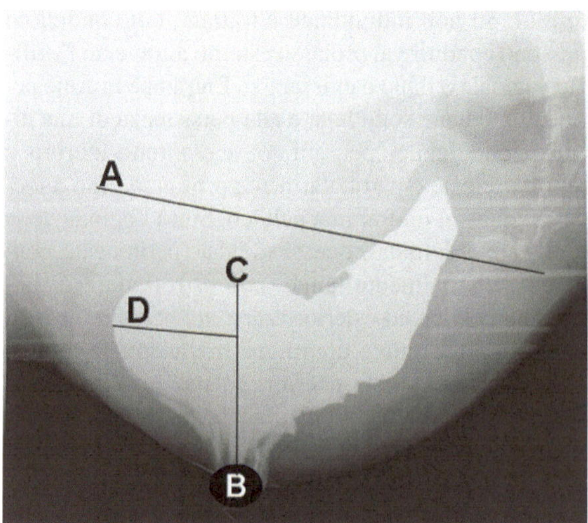

Fig. 14.20 Immagine defecografica acquisita in evacuazione, in proiezione LL: rettocele

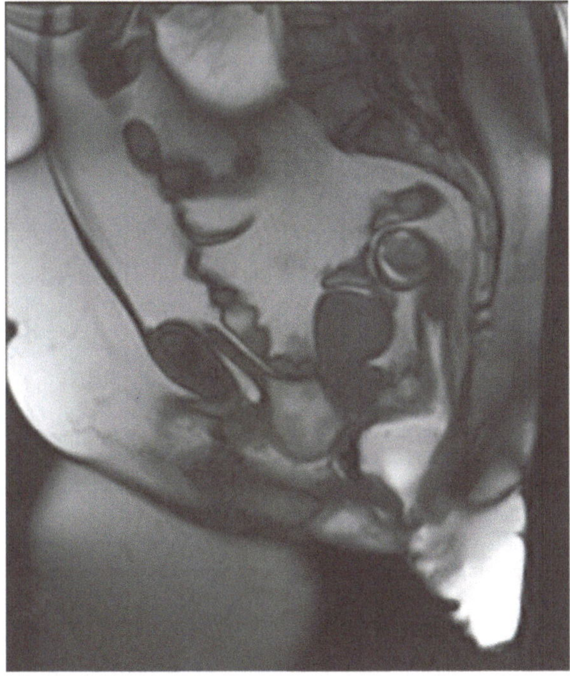

Fig. 14.21 Immagine dinamica acquisita nel piano sagittale con sequenza True FISP pesata in T2 nella fase di massima evacuazione: rettocele da pulsione

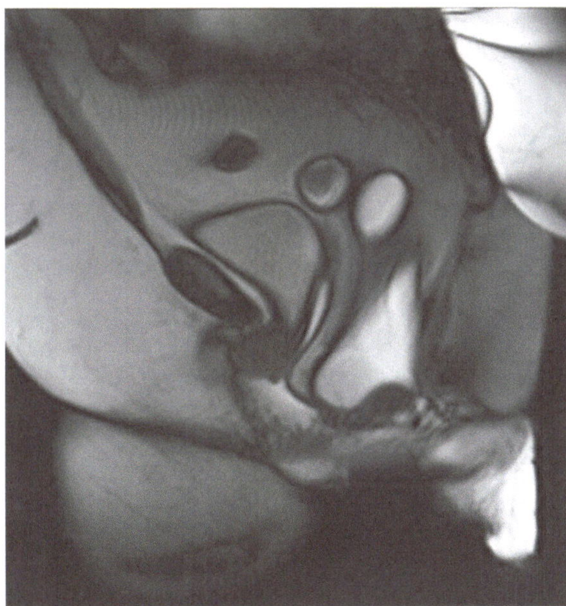

Fig. 14.22 Immagine dinamica acquisita nel piano sagittale con sequenza True FISP pesata in T2 nella fase di massima evacuazione: rettocele da trazione

poiché il rettocele può rimanere misconosciuto o sottostimato [43-44] (Figg. 14.21 e 14.22).

La terapia del rettocele è chirurgica e chiama in causa il ginecologo, quando la patologia è epifenomeno di un quadro più complesso, come nel rettocele da trazione, o il solo chirurgo proctologo per un rettocele da pulsione. È pertanto compito del radiologo stabilire l'esatta collocazione delle pazienti nelle due classi, al fine di un trattamento idoneo. Il trattamento chirurgico può comprendere suture per riparare la fascia retto-vaginale, l'utilizzo di mesh o la resezione parziale rettale.

14.3.7 *Intussuscezione rettale*

L'intussuscezione è l'invaginazione dell'intera parete nel lume rettale; inizialmente può essere localizzata solo su un lato e si parla di inversione della parete rettale. Viene classificata come intrarettale quando la testa dell'invaginato rimane nel retto, intraanale o procidentia se si incunea nel canale anale ed extraanale, quando protrude oltre lo sfintere anale.

L'intussuscezione è responsabile di una sindrome da defecazione ostruita, in quanto ostacola meccanicamente l'evacuazione.

Alla defecografia risultano ben documentabili la dinamica del suo sviluppo e i vani tentativi di espulsione con il blocco completo dell'atto evacuativo (Fig. 14.23). La sua identificazione può sfuggire alla defeco-RM, che tuttavia risulta utile per valutare la dinamica dell'intero pavimento pelvico, indispensabile per il corretto planning operatorio [43, 45].

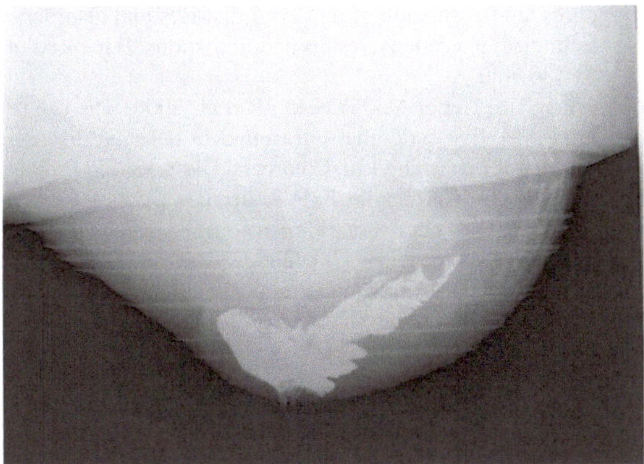

Fig. 14.23 Immagine defecografica acquisita in evacuazione , in proiezione LL: intussuscezione

Bibliografia

1. Hilfiker PR, Debatin JF, Schwizer W et al (1998) MR defecography: depiction of anorectal anatomy and pathology. Comput Assist Tomogr 22(5):749–55
2. Mortele KJ, Fairhurst J (2007) Dynamic MR defecography of the posterior compartment: indications, techniques and MRI features. Eur J Radiol 61(3):462–72
3. Roos JE, Weishaupt D, Wildermuth S et al (2002) Experience of 4 years with open MR defecography: pictorial review of anorectal anatomy and disease. Radiographics 22(4):817–32
4. Yang XM, Partanen K, Farin P, Soimakallio S (1995) Defecography. Acta Radiol 36(5):460–468
5. Finco C, Savastano S, Luongo B et al (2007) Colpocystodefecography in obstructed defecation: is it really useful to the surgeon? Correlating clinical and radiological findings in surgery for obstructed defecation. Colorectal Dis 10:446–452
6. Touchais JY, Koning E, Savoye-Collet C et al (2007) Role of defecography in female posterior pelvic floor abnormalities. Gynecol Obstet Fertil 35:1257–1263
7. Grassi R, Catalano O, Salzano A et al (1994) Functional ano-rectal disorders: associated defecographic findings and related symptoms. Radiol Med 88(1-2):56–41
8. Regadas FSP, Murad-Regadas SM, Wexner SD et al (2006) Anorectal three-dimensional endosonography and anal manometry in assessing anterior rectocele in women: a new pathogenesis concept and the basic surgical principle. Colorectal Dis 9:80–85
9. Sergio F, Regadas P, Murad-Regadas S et al (2007) Anal canal anatomy showed by three-dimensional anorectal ultrasonography. Surg Endosc 21:2207–2211
10. Martellucci J, Naldini G, Colosimo C et al (2008) Accuracy of endoanal ultrasound in the follow-up assessment for squamous cell carcinoma of the anal canal treated with radiochemotherapy. Surg Endosc 23(5):1054–1057
11. Toyonaga T, Tanaka Y, Song JF et al (2008) Comparison of accuracy of physical examination and endoanal ultrasonography for preoperative assessment in patients with acute and chronic anal fistula. Tech Coloproctol 12:217–223
12. Felt-Bersma RJ (2006) Endoanal ultrasound in perianal fistulas and abscesses. Dig Liver Dis 38 537–543
13. Saranovic D, Barisic G, Krivokapic Z et al (2007) Endoanal ultrasound evaluation of anorectal diseases and disorders: technique, indications, results and limitations. Eur J Radiol 61:480–489
14. Tilney HS, Heriot AG, Trickett JP et al (2006) The use of intra-operative endo-anal ultrasound in perianal disease. Blackwell Publishing Ltd. Colorectal Dis 8:338–341
15. Regadas SMM, Regadas FSP, Rodrigues LV et al (2005) Importância do ultra-som tridimensional na avaliação anorretal. Arq Gastroenterol 42(4):226–232
16. Engin G (2006) Endosonographic imaging of anorectal diseases. J Ultrasound Med 25:57–73
17. Bertschinger KM, Hetzer FH, Roos JE et al (2002) Dynamic MR imaging of the pelvic floor performed with patient sitting in an open-magnet unit versus with patient supine in a closed-magnet unit. Radiology 223(2):501–508
18. Lamb GM, de Jode MG, Gould SW et al (2000) Upright dynamic MR defaecating proctography in an open configuration MR system. Br Radiol 73 (866):152–155
19. Schoenenberger AW, Debatin JF, Guldenschuh I et al (1998) Dynamic MR defecography with a superconducting, open-configuration MR system. Radiology 206(3):641–646
20. Law YM, Fielding JR (2008) MRI of pelvic floor dysfunction: review. AJR Am J Roentgenol 191(6 Suppl):S45–53
21. Boyadzhyan L, Raman SS, Raz S (2008) Role of static and dynamic MR imaging in surgical pelvic floor dysfunction. Radiographics 28(4):949–967
22. Pannu HK (2004) MRI of pelvic organ prolapse. Eur Radiol 14:1456–1464
23. Dvorkin LS, Hetzer F, Scott SM et al (2004) Open-magnet MR defaecography compared with evacuation proctography in the diagnosis and management of patients with rectal intussusception. Colorectal Dis 6(1):45–53
24. Fielding JR (2003) MR imaging of pelvic floor relaxation. Radiol Clin North Am 41(4):747–756
25. Macura KJ, Genadry RR, Bluemke DA (2006) MR imaging of the female urethra and supporting ligaments in assessment of urinary incontinence: spectrum of abnormalities. Radiographics 26(4):1135–1149
26. Goh V, Halligan S, Kaplan G et al (2000) Dynamic MR imaging of the pelvic floor in asymptomatic subjects. AJR Am J Roentgenol 174:661–666
27. Rotondo A, Romano S, D'Andrea A et al (2004) Patologia del perineo posteriore. In: Guglielmi G, Schiavon F, Cammarota T (eds) Radiologia geriatrica. Springer-Verlag Italia, Milano
28. Maillard E, Henry L, Mion F et al (2008) Élytrocèles avec ou sans antécédent d'hysterectomie (à partir de 303 défécographies). Gastroentérologie Clinique et Biologique 32(11): 953–959
29. Chi TW, Chen SH (2007) Dynamic magnetic resonance imaging used in evaluation of female pelvic prolapse: experience from nine cases. Kaohsiung J Med Sci 23: 302–308
30. Pannu HK, Kaufman HS, Cundiff GW et al (2000) Dynamic MR Imaging of Pelvic Organ Prolapse: Spectrum of Abnormalities. Radiographics 20:1567–1582
31. Torricelli P, Pecchi A, Lombardi AC et al (2002) La Risonanza Magnetica nella valutazione dei disordini funzionali del pavimento pelvico femminile. Radiol Med 103:488–500
32. Hetzer FH, Andreisek G, Tsagari C et al (2006) MR defecography in patients with fecal incontinence: imaging findings and their effect on surgical management. Radiology 240:449–457
33. Dobben AC, P. Terra M, Slors FM et al (2007) External anal sphincter defects in patients with fecal incontinence: comparison of endoanal MR imaging and endoanal US. Radiology 242:463–471
34. Berman L, Israel GM, McCarthy SM et al (2007) Utility of magnetic resonance imaging in anorectal disease. World J Gastroenterol 13(23):3153–3158
35. Maaike P, Terra Regina GH, Beets-Tan Inge et al (2008) Pelvic floor muscle lesions at endoanal MR imaging in female patients with faecal incontinence. Eur Radiol 18: 1892–1901
36. Stoker JCI, Bartram SH (2002) Imaging of the posterior pelvic floor. Eur Radiol 12:779–788
37. Koyama T, Togashi K (2007) Functional MR imaging of the female pelvis. J Magn Reson Imaging 25:1101–1112

38. Lee SJ (2007) Evaluation and treatment of pelvic floor disorders. J Korean Soc Coloproctology 23(3):206–220
39. Savoye-Collet C, Koning E, Dacher JN (2008) Radiologic evaluation of pelvic floor disorders. Gastroenterol Clin North Am 37:553–567
40. Wel JT, De Lancey JO (2004) Functional anatomy of the pelvic floor and lower urinary tract. Clin Obstet Gynecol 47 (1):3–17
41. Salzano A, Nocera V, Rossi E et al (2000) Radiologic investigation of external rectal prolapse. Assessment in 48 patients with defecography, seven of them also with dynamic CT of the pelvis. Radiol Med 100(5):348–353
42. Cavallo G, Salzano A, Grassi R et al (1991) Rectocele in males: clinical, defecographic, and CT study of singular cases. Dis Colon Rectum 34(11):964–966.
43. Grassi R, Rotondo A, Catalano O et al (1994) Videoproctography in the study of rectal intussusception. The authors' own experience. Radiol Med 87(6):783–788
44. Grassi R, Rotondo A, Catalano O et al (1994) Videoproctography (VPG) in the study of rectal mucosal prolapse and rectal intussusception. Ann Ital Chir 65(2):167–170
45. Reginelli A, Pezzullo MG, Scaglione M et al (2008) Gastrointestinal disorders in elderly patients. Radiol Clin North Am 46(4):755–771

Chiara Zuiani, Massimo Bazzocchi, Rossano Girometti
Michele Gaeta, Chiara Zanatta

L'endometriosi è definita come una patologia nella quale ghiandole endometriali e stroma sono presenti al di fuori della cavità e della muscolatura uterine. Non è del tutto chiaro se sia necessaria la contemporanea presenza di tessuto ghiandolare e di stroma ai fini della diagnosi anatomopatologica [1, 2].

In passato si parlava di endometriosi interna ed esterna, intendendo con il primo termine la presenza di tessuto endometriale all'interno del miometrio. Attualmente questa condizione viene denominata adenomiosi ed è considerata un'entità clinica distinta, poiché la patogenesi, la sintomatologia e l'epidemiologia sono diverse dall'endometriosi esterna, o endometriosi toutcourt, intendendo con tale termine la patologia nelle sedi extramiometriali [3].

L'endometriosi è un diffuso e importante problema clinico nelle donne in età fertile. Il radiologo è più spesso coinvolto nella diagnosi di questa patologia in due scenari: da un lato, l'esclusione della patologia, quando si studiano pazienti affette da dolore pelvico cronico e/o infertilità; dall'altro, la valutazione della possibile natura endometriosica quando viene riscontrata una tumefazione annessiale [3].

Per avere un quadro completo della patologia, tratteremo in successione l'epidemiologia e la patogenesi, per passare poi alla discussione degli aspetti anatomopatologici, la cui conoscenza è indispensabile per una precisa comprensione della malattia. Passeremo, quindi, ad accennare brevemente alla sintomatologia clinica e alla diagnosi clinico-laparoscopica prima di trattare più estesamente gli aspetti attinenti la diagnostica per immagini. In conclusione faremo cenno alle possibili complicanze della malattia e ai principali orientamenti terapeutici.

15.1 Epidemiologia

L'endometriosi è una patologia caratteristica dell'età fertile; la sua frequenza è notevole e soprattutto, secondo alcuni studi, in aumento, probabilmente anche in relazione al ridotto tasso di natalità nei paesi industrializzati [4]. L'esatta prevalenza della malattia è difficile da determinare accuratamente. Secondo dati riportati in letteratura, l'endometriosi si riscontrerebbe nel 4% dei casi in alcune casistiche di laparoscopie eseguite per legatura delle tube in pazienti asintomatiche, e fino al 20 e al 24%, rispettivamente, in pazienti sottoposte a laparoscopia per infertilità e dolore pelvico cronico [5]. La prevalenza globale è considerata compresa tra il 5 e il 10% [1, 6].

L'endometriosi è un'importante causa di dolore pelvico cronico, ed è spesso associata a infertilità [5, 7-9]. La fascia di età più colpita è quella tra 30 e 45 anni, con un'età media alla diagnosi di 25-29 anni [4, 10, 11]. Seppur raramente, può essere riscontrata anche nell'adolescenza, più spesso in presenza di anomalie ostruttive dei dotti mülleriani, oppure dopo la menopausa, generalmente in pazienti in terapia ormonale sostitutiva. Può anche essere riscontrata, eccezionalmente, in soggetti di sesso maschile, dopo prolungate terapie estrogeniche. Non raramente viene riportata una ricorrenza familiare della patologia, che farebbe pensare all'influenza di fattori genetici.

C. Zuiani (✉)
Dipartimento di Ricerche Mediche e Morfologiche
Università degli Studi di Udine

A. Blandino et al. (a cura di), *Imaging dell'Apparato Urogenitale*.
© Springer-Verlag Italia 2010

15.2 Patogenesi

È una patologia complessa, molto probabilmente multifattoriale. Per giustificare lo sviluppo della malattia, sono state ipotizzate tre diverse teorie: metastatica, metaplastica e dell'induzione.

Nella prima, quella che gode di maggior favore, si ritiene che l'endometriosi si sviluppi per l'impianto di tessuto endometriale da una diffusione retrograda, attraverso le tube, nella cavità peritoneale. Sembra che questo flusso retrogrado possa verificarsi durante il ciclo mestruale, almeno saltuariamente, nel 90% delle donne. La diffusione potrebbe avvenire, inoltre, per via linfatica ed ematica e per disseminazione iatrogena, nel corso di interventi chirurgici e di ago-biopsie [12]. Nella seconda teoria si ipotizza la differenziazione metaplastica delle superfici sierose o di residui mülleriani. A riprova di questa teoria vi sarebbe il riscontro di endometriosi in donne senza endometrio eutopico (per esempio, con sindrome di Turner o agenesia uterina) e negli uomini [12]. La terza teoria è una combinazione delle prime due: l'endometrio esfoliato rilascerebbe sostanze che stimolano il tessuto mesenchimale indifferenziato a formare tessuto endometriosico [1].

In ogni caso, quale che sia la teoria corretta, indubbiamente esistono altri fattori importanti nello sviluppo della patologia, quali: una riduzione delle difese immunitarie, che compromette la capacità di impedire l'impianto delle cellule endometriali diffuse per spandimento retrogrado nel peritoneo, e la presenza di fattori genetici, sospettati, come ricordato sopra, per la ricorrenza talora familiare della patologia.

15.3 Anatomia patologica

Per comprendere il ruolo della diagnostica per immagini è essenziale conoscere profondamente le caratteristiche anatomopatologiche della malattia.

Le tre lesioni fondamentali che caratterizzano la malattia sono: le *cisti endometriosiche* o endometriomi, gli *impianti* e le *aderenze* [3]. Tra le sedi più frequenti della patologia vi sono le ovaie, seguite dalla superficie peritoneale pelvica; sono inoltre possibili localizzazioni in profondità: nel setto retto-uterino, nei legamenti utero-sacrali, nella vagina, nella parete di visceri intestinali (giunzione retto-sigma, retto, cieco, appendice, ileo distale), nella vescica, negli ureteri e più raramente a livello di parete addominale, pleura e/o polmone ed encefalo (Tabella 15.1).

Tabella 15.1 Sedi più frequenti di localizzazione endometriosica in sede pelvica*

Localizzazioni	Impianti (%)	Aderenze (%)
Ovaie	76	39
Cul-de-sac anteriore e posteriore	69	13
Legamenti utero-sacrali	36	7
Superficie uterina	11	3
Ureteri	3	2
Intestino tenue	5	3
Sigma	4	12

* Modificata da [13]

Le cisti endometriosiche (endometriomi) si localizzano generalmente nelle ovaie e sono il risultato di ripetute emorragie a livello di un impianto localizzato profondamente nello stroma ovarico. In genere, soprattutto dopo anni di malattia, presentano pareti spesse e fibrotiche. Il loro contenuto può essere "acquoso", ma più spesso è un liquido viscoso, denso, definito classicamente come contenuto "cioccolato", per la presenza di prodotti di degradazione dei sanguinamenti cronici. Spesso gli endometriomi sono bilaterali e talora voluminosi anche se, più spesso, le dimensioni sono comprese tra i 3 e i 6 cm [12, 14, 15]. Frequentemente, queste cisti sono multiloculari per la rottura della parete in seguito ai successivi sanguinamenti.

Gli impianti sono piccole localizzazioni di tessuto endometriale di dimensioni variabili da pochi millimetri a placche che non superano di norma i 2 cm [12, 16]. La presenza e la quantità di pigmento sono correlati con l'età della lesione: inizialmente gli impianti sono bianchi, non pigmentati, quindi rossi e successivamente bruni, questi ultimi ricchi di pigmento. Gli impianti rossi presentano importanti alterazioni infiammatorie consensuali, con conseguente formazione di aree di fibrosi e aderenze. Queste ultime, se particolarmente estese, possono determinare notevole distorsione dell'anatomia pelvica e obliterare lo scavo del Douglas.

L'endometriosi pelvica profonda è definita, in accordo con Koninckx [17], come una lesione endometriosica che penetra nello spazio retroperitoneale o nella parete degli organi pelvici per una profondità superiore a 5 mm. L'aspetto anatomopatologico di queste lesioni è diverso da quello appena descritto, essendo caratterizzato da aree di iperplasia fibromuscolare che circondano piccoli foci di endometriosi. All'interno di questi, a volte, sono presenti piccole cavità [17, 18]. Le ghiandole endometriali e lo stroma che infiltrano l'adiacente tessuto muscolare stimolano la proliferazione di tessuto muscolare liscio e la reazione fibrotica, determinando la formazione di noduli solidi [17, 18]. Nei visceri cavi l'interessamento è limitato alla sierosa o alla muscolare, risparmiando in genere la mucosa (lesioni estrinseche).

15.4 Clinica

I disturbi più spesso riportati sono il dolore pelvico cronico e l'infertilità. Questi tuttavia sono disturbi "generici", frequenti anche in altre patologie pelviche dell'età fertile [19]. Inoltre l'estensione della patologia non è sempre correlata con l'entità della sintomatologia. Sicuramente è importante sospettare una diagnosi di endometriosi in ogni donna in età fertile che accusi dolore pelvico cronico o infertilità. Per quanto riguarda le caratteristiche del dolore, generalmente si riscontrano dismenorrea, dispareunia e dolore cronico, spesso con riacutizzazioni durante il ciclo. La frequenza della patologia endometriosica è del 30% circa nelle donne che accusano dolore pelvico cronico, mentre è riportata attorno al 20% nelle donne che si presentano alla valutazione clinica per infertilità [5, 6, 20]. La sintomatologia dolorosa sarebbe particolarmente importante nell'endometriosi pelvica profonda e, soprattutto, nelle localizzazioni vaginali, rettali e del setto retto-vaginale.

Sintomi inusuali possono ricorrere in particolari localizzazioni: diarrea catameniale e rettorragia nel caso di localizzazioni gastrointestinali, ematuria in localizzazioni vescicali e ostruzione ureterale in localizzazioni dell'uretere [21]. Più raramente possono ricorrere dolore toracico, versamento pleurico e pneumotorace nelle localizzazioni polmonari e/o pleuriche, emorragia subaracnoidea, cefalea e crisi epilettiche nelle rarissime localizzazioni encefaliche [22, 23, 24].

15.5 Diagnosi

I reperti riscontrabili all'esame obiettivo ginecologico sono spesso assenti e comunque quasi sempre modesti e aspecifici, tranne che nelle forme più estese ed evolute in cui si può avere il rilievo di pelvi "congelata", situazione nella quale gli organi pelvici sono fissi per la presenza di estese aderenze. I riscontri possibili sono quelli di tumefazioni a sede retto-vaginale o annessiale generalmente di consistenza molle.

La diagnosi di endometriosi può essere sospettata in relazione alla storia clinica. La laparoscopia è considerata, anche attualmente, lo standard di riferimento per la diagnosi. L'aspetto delle lesioni (cisti cioccolato, impianti e aderenze) è patognomonico e l'esame istologico è auspicabile [25], ma, almeno teoricamente, non indispensabile. La laparoscopia, inoltre, è fondamentale per il bilancio d'estensione della patologia, che viene effettuato secondo i criteri dell'American Fertility Society rivisti nel 1985 [6, 26]. In questa classificazione, la malattia viene distinta in minima, media, moderata e severa. Gli aspetti considerati sono: la presenza e il numero di localizzazioni ovariche o peritoneali (superficiali o profonde), la presenza di aderenze e l'obliterazione del Douglas [26]. Lesioni localizzate in altre sedi, come tube, retto o vescica, non vengono incluse. Questa classificazione viene attualmente ampiamente utilizzata, anche se molti ginecologi la ritengono inadeguata per la sua difficile riproducibilità [27] e per l'assenza di correlazione tra stadio della malattia e sintomatologia o gravità della patologia [28, 29, 30]. È comunque intuibile che la laparoscopia sia limitata nella valutazione dell'endometriosi profonda e in tutti i casi di impianti non direttamente visibili a causa di aderenze.

15.6 Diagnostica per immagini

Le metodiche correntemente utilizzate sono l'ecografia (EG) e la risonanza magnetica (RM). Occasionalmente si può avere riscontro di lesioni endometriosiche in altre metodiche di diagnostica per immagini, per esempio TC, clisma opaco o, meno frequentemente, urografia, in relazione a particolari sintomatologie (addome acuto ecc.). I quadri semeiologici non sono, ovviamente, caratteristici e la diagnosi è in genere stabilita al tavolo operatorio.

Nella grande maggioranza dei casi l'ecografia è l'indagine di prima scelta nella valutazione della patologia [31], essendo un esame cardine nella diagnostica ginecologica [32, 33]; tale indagine può anche essere condotta con tecnica 3D [34]. L'approccio deve essere sia per via sovrapubica sia per via transvaginale. Il primo ha il vantaggio della panoramicità, mentre il secondo quello del migliore dettaglio anatomico a livello di utero, ovaie, legamenti utero-sacrali e parete rettale. Da alcuni autori è utilizzato anche l'approccio endorettale, soprattutto per le localizzazioni al retto, al setto retto-vaginale e allo scavo del Douglas. Alla RM si ricorre, in genere, in seconda battuta, in relazione ai reperti ecografici o alla severità della sintomatologia.

15.6.1 Ecografia

In una paziente con sospetta endometriosi e/o massa ovarica di incerta natura dallo studio ecografico ci si attende, da un lato, la caratterizzazione delle masse stesse come endometriomi, dall'altro, e in particolare, un bilancio d'estensione, poiché per l'appropriata opzione chirurgica è importante conoscere sede, estensione della lesione ed eventuale infiltrazione degli organi contigui. Per tale ultimo obiettivo le tecniche ecografiche endocavitarie, endovaginale ed endorettale, raggiungono buoni risultati, e tuttavia una più precisa valutazione sarebbe appannaggio della RM (vedi oltre).

L'ecografia transaddominale – eseguita con sonde convex ad ampia banda (2-7 MHz), previa distensione vescicale – è indispensabile per una valutazione d'insieme di utero e ovaie e consente una buona valutazione della parete vescicale e dello sfondato del Douglas. Di norma, essa andrebbe estesa anche ai reni e alle vie urinarie (per escludere un'idronefrosi).

Anche in presenza di un esame ecografico transaddominale negativo, nel corso di una sintomatologia importante è indispensabile completare l'indagine con la valutazione per via transvaginale. La maggior frequenza delle sonde utilizzate (5-9 MHz) e la possibilità di giungere in tutta prossimità di regioni che per via sovrapubica possono essere mascherate dal contenuto intestinale, rende questa valutazione più accurata. Nel caso di localizzazioni in sedi particolari quali, per esempio, parete vaginale e rettale, nonché il setto rettovaginale, è utile correlare il reperto ecografico, spesso sfumato, con la sintomatologia provocata dalla pressione della sonda.

15.6.1.1 Endometriomi

Gli endometriomi appaiono come lesioni rotondeggianti o ovalari, localizzati in sede ovarica, di dimensioni generalmente medie (3-6 cm) [15], con echi diffusi di basso livello (95% delle cisti endometriosiche) [35], parete spessa e regolare, spesso multiloculari [35] e bilaterali (Fig. 15.1). Il valore predittivo positivo dell'ecografia nella diagnosi di endometrioma è stato riportato del 75% in presenza di una cisti con echi di basso livello e senza segni di malignità [35]; in particolare, è importante escludere la presenza di setti spessi e/o irregolari e vegetazioni. Fondamentale, in tale valutazione, il ricorso al color Doppler. Un segno caratteristico, sebbene non frequente (35% dei casi) [35], è la presenza nella parete di foci ecogeni, talora con ar-

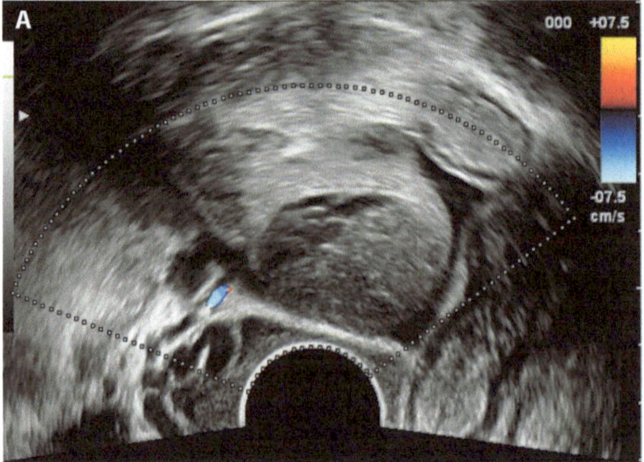

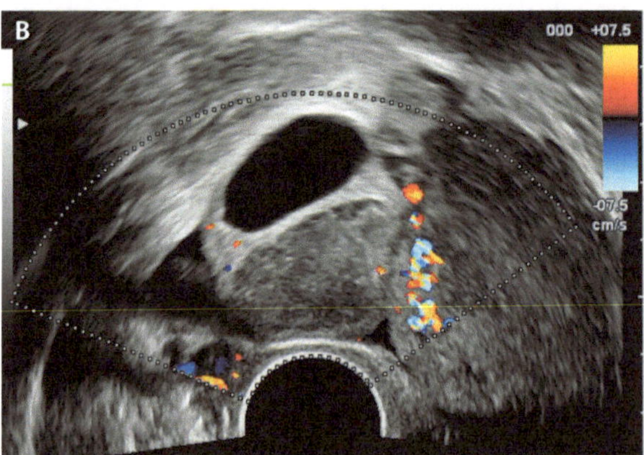

Fig. 15.1 Endometrioma in donna di 40 anni con dolore pelvico e dispareunia. (**A**) L'ecografia transvaginale mostra, a livello annessiale destro, una formazione ovalare, caratterizzata da fini e solo lievemente disomogenei echi interni, a pareti regolari e non ispessite. (**B**) Non si rileva segnale vascolare intralesionale alla valutazione eco-color Doppler. Allo stesso annesso è riconoscibile una formazione ovalare, a contenuto anecogeno, con le caratteristiche della cisti funzionale

tefatti posteriori a coda di cometa. Questo reperto è stato riportato essere il maggior singolo predittore di endometriosi [35, 36] e dipenderebbe da accumuli di colesterolo nella parete della cisti.

All'ecografia la diagnosi differenziale di queste formazioni va fatta con le cisti dermoidi (Fig. 15.2), le cisti funzionali (per esempio, corpo luteo o cisti follicolare emorragica), i fibromi ovarici, gli ascessi tubo-ovarici e le neoplasie ovariche. Nelle cisti dermoidi è possibile il riscontro di calcificazioni, rappresentate da aree iperecogene con cono d'ombra posteriore, inclusi iperecogeni e livelli fluido/grasso [37]. Le cisti emorragiche generalmente si modificano, e talora scompaiono nell'arco di un breve lasso di tempo (4-6 settimane) [38]. Nel caso dei fibromi si può riconoscere la presenza di

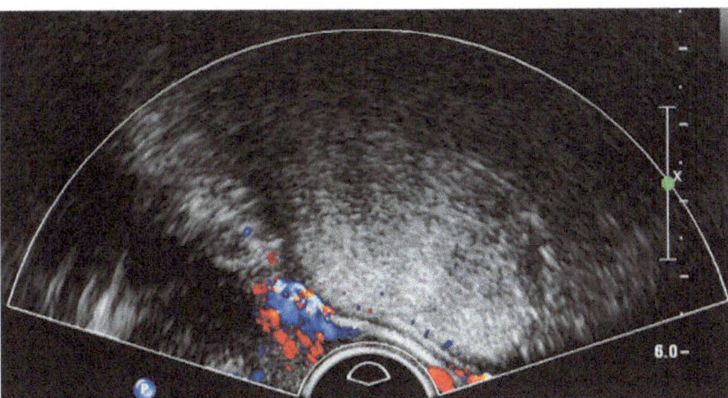

Fig. 15.2 Massa annessiale di n.d.d. in donna di 27 anni con dismenorrea e storia d'infertilità. All'ecografia transvaginale è dimostrata la presenza di una formazione annessiale sinistra, a margini netti, caratterizzata da fini echi interni diffusi, priva di vascolarizzazione intralesionale all'esame eco-color Doppler. L'aspetto è virtualmente indistinguibile, in assenza di ulteriori segni, da quello di un endometrioma. Una successiva RM ha dimostrato la natura di cisti dermoide della formazione

piccoli vasi all'interno di una formazione omogeneamente ipoecogena, mentre nel caso degli ascessi tubo-ovarici è possibile riconoscere la morfologia sinuosa delle tube ectasiche, con un quadro clinico generalmente caratterizzato da febbre e leucocitosi. La diagnosi differenziale più complessa, forse, è con le neoplasie ovariche. I segni più importanti per orientarsi verso la diagnosi di neoplasia sono la presenza di setti spessi e irregolari e di vegetazioni vascolarizzate al color Doppler. Non sussistono dubbi, in particolare, in caso di lesioni voluminose e con segni di diffusione a distanza, quali la presenza di versamento ascitico e/o di metastasi peritoneali ed epatiche. Nelle lesioni maligne in fase iniziale, spesso l'ecografia è più limitata nella diagnosi differenziale e frequentemente è importante il ricorso alla RM.

15.6.1.2 Apparato urinario

Per quanto riguarda altre localizzazioni della patologia, l'EG ha notevole accuratezza nella diagnosi di endometriosi vescicale. Localizzazioni all'apparato urinario si riscontrano fin nel 20% delle pazienti, generalmente associate a localizzazioni della patologia nelle sedi classiche. L'aspetto ecografico è quello di un ispessimento nodulare della parete, in genere a livello della cupola, con l'aspetto del nodulo solido ipoecogeno, di dimensioni generalmente comprese tra 10 e 40 mm (media 26 mm) [39].

La diagnosi differenziale è con una neoplasia vescicale o con un leiomioma sottosieroso della parete

anteriore dell'utero che comprime la vescica [40]. Qualora esista un coinvolgimento dell'uretere, è possibile identificare segni di dilatazione delle vie escretrici, documentabili mediante imaging RM urografico (Fig. 15.3). Le localizzazioni vaginali dell'endometriosi vengono meglio valutate obiettivamente. All'ecografia transvaginale la visualizzazione può non essere agevole a causa della conformazione della sonda, con i cristalli localizzati in testa; risultati migliori si ottengono con la distensione della vagina per mezzo di soluzione fisiologica (sonovaginografia). Con tale metodica si raggiungono sensibilità e specificità del 91% e dell'86%, rispettivamente, contro il 44 e il 50% della metodica classica [40].

15.6.1.3 Legamenti utero-sacrali e torus uterino

L'endometriosi pelvica profonda è caratterizzata generalmente da un'intensa sintomatologia dolorosa, riscontrata in alcune casistiche fino al 77,3% delle pazienti [41]. L'esame clinico non ha elevata sensibilità, infatti nel 67% dei casi non presenta rilievi patologici, mentre migliore è l'apporto dell'ecografia, che presenta una sensibilità valutata attorno al 64% e una specificità dell'88% [33].

15.6.1.4 Localizzazioni intestinali

L'interessamento intestinale è stato riportato nel 12-37% dei casi [12]. Le sedi più frequentemente coinvolte sono la giunzione retto-sigma, il retto, l'appendice, il cieco e l'ileo distale. Poiché solo raramente è interessata la mucosa, la colonscopia è quasi sempre negativa e occasionali rilievi sono riportati all'imaging radiologico convenzionale sotto forma di segni indiretti di interessamento parietale [42, 43].

L'approccio ecografico può essere per via transaddominale, transrettale e transvaginale [44, 45]. Gli ultimi due approcci consentono i risultati migliori. Uno studio di confronto tra ecografia transrettale e transvaginale, condotto su 30 pazienti, ha fornito risultati equivalenti, con una sensibilità dell'84% e una specificità del 99% [45]. L'aspetto delle lesioni è quello di aree ipoecogene, con forma irregolare corrispondente alla muscolare ipertrofica, circondata da un anello iperecogeno di mucosa, sottomucosa e sierosa [46]. Naturalmente, l'ecografia endocavitaria può evidenziare le lesioni nel campo di vista della sonda (retto e giunzione retto-sigma). L'evidenziazione delle lesioni ileali, o di altri tratti del colon, è possibile solo con metodiche

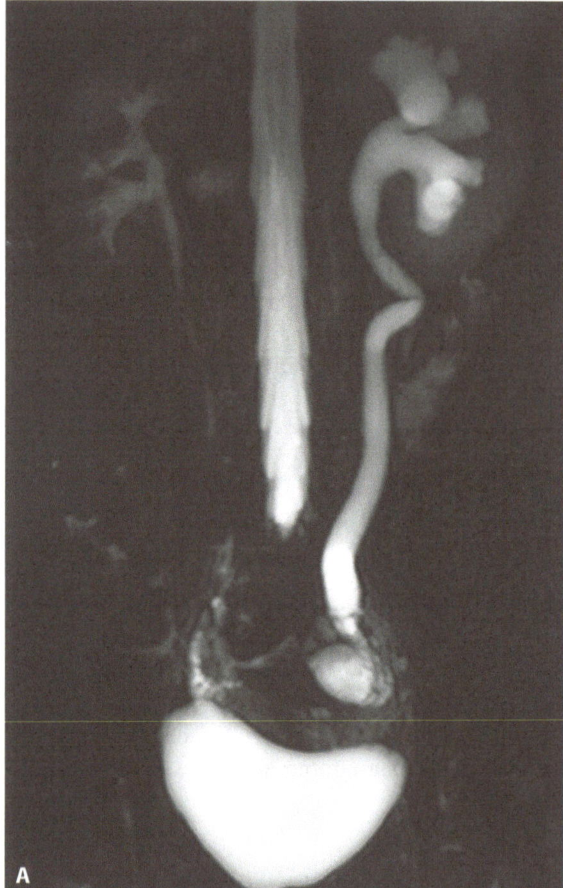

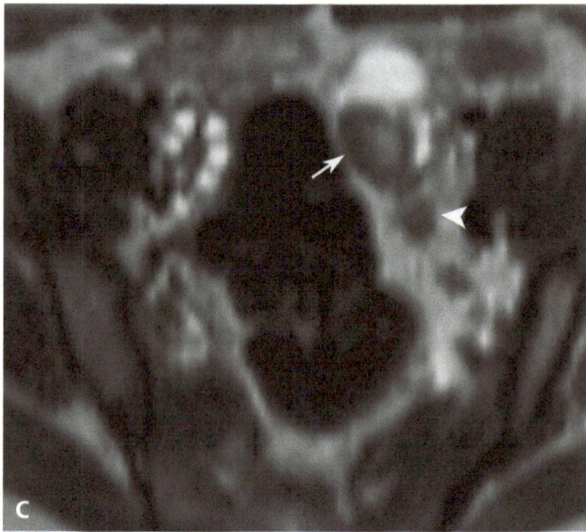

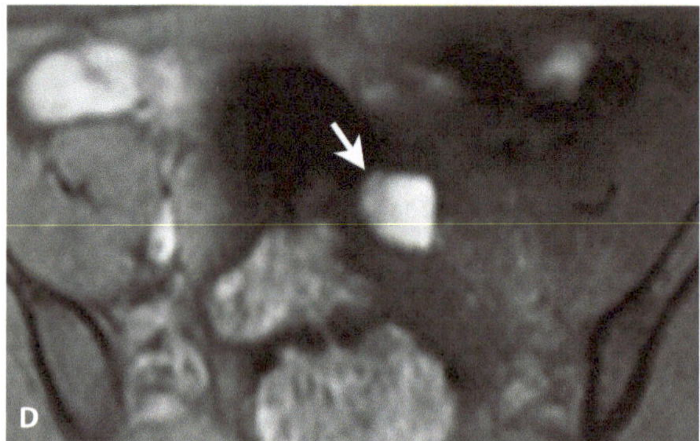

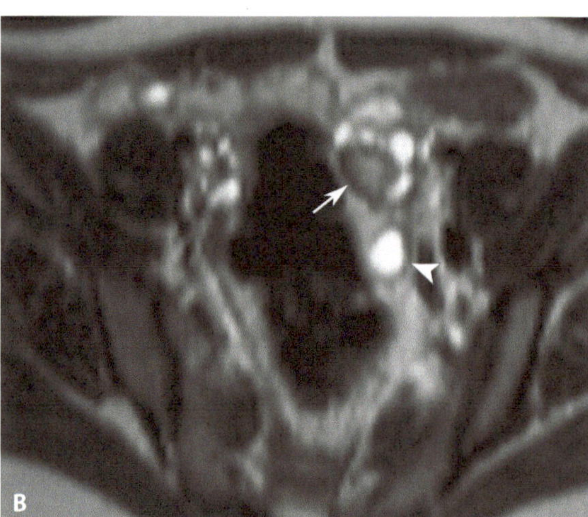

Fig. 15.3 Donna di 28 anni con uretere-idronefrosi a sn soste-nuta da cisti endometriosica ovarica. Urografia RM idrografica, scansione TSE coronale a strato singolo e spesso; ben evidente la dilatazione uretere-idronefrotica di II-III° a sn sostenuta da una stenosi dell'uretere pelvico; si noti una formazione cistica proiettantesi nella sede della stenosi ureterale. (**B**) La scansione assiale TSE T2 pesata passante per il tratto pre-stenotico del-l'uretere dimostra l'uretere dilatato (*testa di freccia*) e una for-mazione a basso segnale nell'ovaio di sn (*freccia*). (**C**) La scan-sione assiale T2 pesata immediatamente sottostante alla precedente dimostra la stenosi dell'uretere in corrispondenza della cisti endometriosica ovarica, a basso segnale; ben evidente inoltre nell'ovaio sn la formazione cistica visibile nell'immagine di urografia RM, non in contiguità anatomica con l'uretere ste-notico. (**D**) La scansione assiale TSE T1 pesata con FS conferma l'iperintensità da contenuto emorragico della cisti endometrio-sica. (Per gentile concessione del Prof. Alfredo Blandino)

contrastografiche tradizionali (clisma del tenue e del colon) [47] o con la risonanza magnetica.

15.6.1.5 Aderenze

Con le diverse indagini diagnostiche non è frequente la visualizzazione di eventuali aderenze, a meno che queste non delimitino delle raccolte liquide. Nel corso dell'indagine ecografica transvaginale, tuttavia, l'ecografista può valutare la mobilità degli organi usando la sonda [3]. Per esempio, se l'annesso si muove quando si disloca dolcemente l'utero, deve essere sospettata la presenza di aderenze. In letteratura sono stati riportati buoni valori di accuratezza nella valutazione delle aderenze pelviche utilizzando l'ecografia 3D [48].

15.6.1.6 Altre sedi di malattia

Altre sedi inusuali di localizzazione dell'endometriosi, valutabili ecograficamente, sono quelle cutanee, in particolare in prossimità di cicatrici chirurgiche (per esem-pio post-taglio cesareo e/o laparoscopia, in quest'ultimo caso anche a sede ombelicale). Queste appaiono come formazioni iperecogene, vascolarizzate, di aspetto aspecifico; la diagnosi viene generalmente sospettata per la clinica (tumefazione e sanguinamento durante il ciclo) o alla biopsia percutanea.

Un'altra sede di endometriosi, sebbene poco frequente, è il canale di Nuck, il corrispettivo del processo peritoneo-vaginale nel maschio. Nella donna il ripiegamento peritoneale s'invagina seguendo il legamento rotondo nel canale inguinale, fino alla sua inserzione sulle grandi labbra; di norma si oblitera entro il primo anno di vita, ma può rimanere pervio ed essere sede di endometriosi. L'endometriosi del canale di Nuck si manifesta generalmente come massa inguinale [49], associata a dolore e aumento di dimensioni in occasione del ciclo mestruale. Nella diagnosi differenziale vanno incluse le seguenti patologie: linfoadenomegalie, ernie inguinali, aneurismi dell'arteria femorale, ascessi e tumori dei tessuti molli. Questa localizzazione è documentata più facilmente dalla RM che dall'esame ecografico (Fig. 15.4). All'imaging RM questa forma di

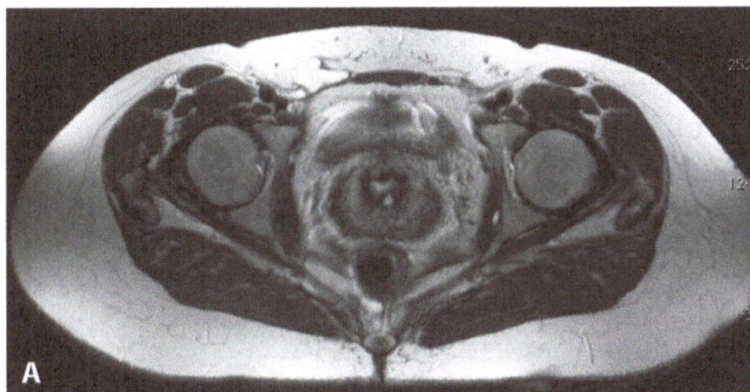
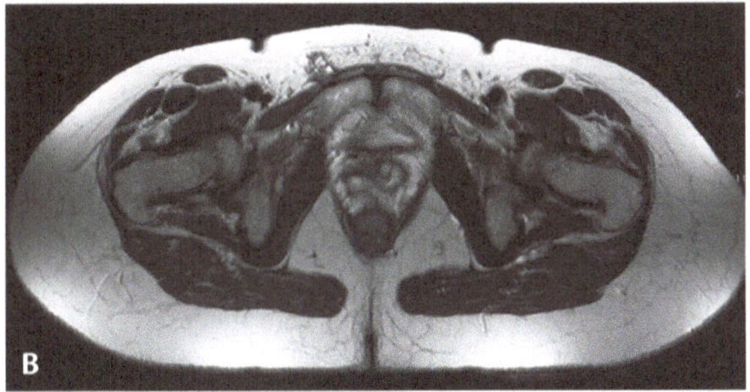
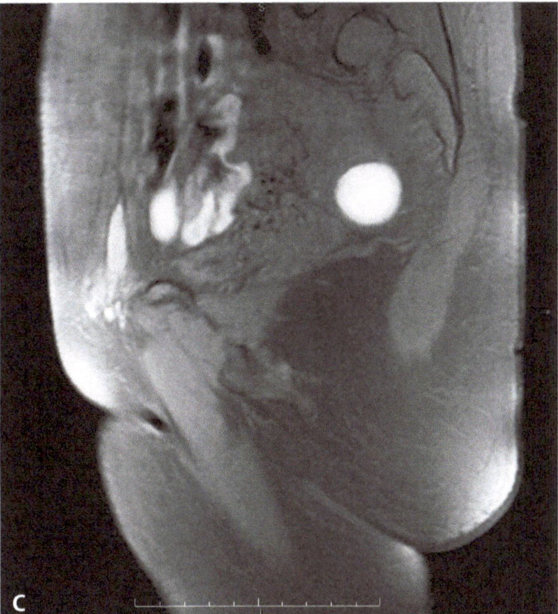

Fig. 15.4 Endometriosi del canale di Nuck in paziente con tumefazione inguinale dx scarsamente dolente. (**A**) La scansione TSE T2 pesata passante per il canale inguinale mostra la presenza di una lesione cistica pluriconcamerata nel canale di dx; (**B**) la scansione eseguita circa 2 cm più caudalmente dimostra una componente prevalentemente solida ipointensa determinata da fibrosi reattiva con alcune microcisti nel contesto. (**C**) Scansione sagittale TSE T1 pesata con FS. Ben evidenti sia la componente cistica craniale sia le microcisti emorragiche nella propaggine caudale; si noti altresì la presenza di cisti endometriosica iperintensa nell'ovaio di dx. (Da Gaeta et al. [49])

endometriosi si presenta principalmente come cluster di cisti emorragiche oppure come massa solida ipointensa, o debolmente iperintensa rispetto al segnale del muscolo, nelle sequenze T2 pesate. Nel pattern con aspetto prevalentemente solido, il segnale ipointenso è dovuto alla presenza di fibrosi, mentre la debole iperintensità è dovuta alla presenza di ghiandole endometriali nel contesto della fibrosi.

15.6.2 Risonanza magnetica

È l'indagine di secondo livello, generalmente utilizzata per una più precisa caratterizzazione di una lesione ovarica riscontrata all'ecografia e/o per il bilancio di estensione della patologia. Infatti, mentre il riscontro ecografico degli impianti è poco frequente e limitato ad alcune sedi particolarmente esplorabili, l'accuratezza della RM nell'identificazione degli impianti è notevole [3, 50, 51]. In particolare, il loro riconoscimento è possibile grazie alla presenza dei prodotti di degradazione dell'emoglobina negli impianti pigmentati. Tali prodotti, alterando il campo magnetico locale, danno un caratteristico segnale iperintenso nelle immagini pesate in T1, in particolare evidente nelle sequenze a saturazione del grasso.

La risonanza magnetica della pelvi viene effettuata con apparecchiatura a intensità di campo medio-elevata (meglio almeno 1,5 T), con bobine phased array; nel passato sono state utilizzate bobine endocavitarie, peraltro con poche segnalazioni in letteratura di significativo vantaggio a fronte di una relativa maggiore invasività [40, 52]. La preparazione della paziente dovrebbe prevedere sia una modesta distensione vescicale (non eccessiva, poichè determinerebbe spasmi del detrusore) [2], sia l'iniezione intramuscolare di un farmaco ipotonizzante (glucagone e/o butil-bromuro di joscina) per ridurre la peristalsi intestinale (fonte di artefatti) e la contrattilità uterina [53]. Utile, inoltre, il digiuno da almeno 6 ore. L'utilizzo del mezzo di contrasto (chelati del gadolinio ev), previa raccolta delle relative informazioni anamnestiche, è particolarmente importante per migliorare l'accuratezza nell'identificazione delle localizzazioni dell'endometriosi pelvica profonda e nella caratterizzazione delle cisti [40].

Su apparecchiatura a 1,5 T, il protocollo d'esame prevede sequenze Turbo Spin Echo (TSE) pesate in T1 e T2, acquisite su piani assiali, coronali e sagittali (questi ultimi fondamentali per una corretta valutazione della sfondato retto-uterino) (Tabella 15.2). Indispensabile è il ricorso a sequenze T1 pesate a saturazione del grasso – di solito Spin Echo (SE). Esse, sopprimendo il segnale proveniente dal tessuto adiposo, aiutano nella diagnosi differenziale tra cisti endometriosica e cisti dermoide, consentono la visualizzazione di maggior numero d'impianti e di più piccole dimensioni, aumentandone la cospicuità, e consentono una migliore identificazione di aree di impregnazione di mezzo di contrasto (mdc) [3, 7, 8]. Ancora limitate sono le esperienze di studio dell'endometriosi su apparecchiature a 3,0 T [54].

Tabella 15.2 Linee generali di un protocollo RM per lo studio dell'endometriosi pelvica*

Paramateri di acquisizione	TSE T1w	TSE T2w	SE T1w FAT SAT
Piano di acquisizione	*assiale*	*assiale* *sagittale***	*assiale* *sagittale**** *ev. coronale*
TR (ms)	865	2500	899
TE (ms)	11	118	12
Matrice (pixel)	224×320	230×256	192×256
FOV (mm)	230×230	230×230**	230×230
Medie	3	2	2
Spessore di strato	4	4	4
Gap	20	20	20
Numero di sezioni	20	20	20
Tempo di acquisizione	3,15	2,27	5,04

* Il riferimento ideale è a un'apparecchiatura a 1,5 T. La sequenza a saturazione del grasso è dirimente nell'individuazione e caratterizzazione di impianti/cisti di natura endometriosica e nella valutazione post-contrastografica, specie nel caso dell'endometriosi profonda

** Consigliato nel sospetto di endometriosi profonda

*** Mandatario per la valutazione del setto retto-vaginale

Nella nostra esperienza personale, buoni risultati sono ottenuti con sequenze TSE T1 e T2 pesate a elevata risoluzione spaziale (pixel size 0,6×0,7×4 mm), a fronte solo di un lieve incremento nel tempo di acquisizione rispetto all'1,5 T. Per l'imaging T1 pesato a saturazione del grasso è utile fare ricorso al contrasto di tipo Gradient Echo con sequenze volumetriche, più che a quello di tipo TSE, al fine di abbattere l'iperintensità di segnale delle strutture vascolari associato a quest'ultimo, fonte di possibile confusione con impianti endometriosici, specie a livello dei vasi arciformi lungo la superficie uterina.

15.6.2.1 Endometriomi

In RM gli endometriomi appaiono come formazioni uni- o pluriloculate con segnale elevato nelle immagini T1 pesate ed elevato o basso in quelle T2 pesate, a seconda del tempo intercorso dal sanguinamento, e quindi in relazione al catabolismo dei prodotti dell'emoglobina del materiale ematico che costituisce il contenuto delle cisti (Fig. 15.5) [2]. Possono coesistere stadi diversi del segnale in diverse lesioni nella stessa paziente o in diverse loculazioni della stessa lesione (Fig. 15.6). Nelle immagini T2 pesate le cisti iperintense possono mostrare un caratteristico calo del segnale, più evidente nelle porzioni declivi della cisti, fenomeno definito *shading*, sempre legato alla coesistenza di vari stadi di degradazione del materiale ematico intracistico livellato (Fig. 15.7). Nelle sequenze T1 pesate a saturazione del grasso il segnale permane elevato, consentendo la diagnosi differenziale rispetto alle cisti dermoidi (Fig. 15.8).

Le cisti endometriosiche, soprattutto quelle non recenti, mostrano frequentemente pareti spesse ma, per lo più, regolari. Nei casi ecograficamente complessi indirizzati alla RM, è utile, ai fini della diagnosi differenziale con neoformazioni maligne, impiegare il mdc, che impregna estesamente i setti e le vegetazioni neoplastiche e solo debolmente le pareti delle cisti endometriosiche. Più difficile può essere la diagnosi differenziale con le cisti emorragiche funzionali, che però sono frequentemente di dimensioni inferiori, non presentano shading in T2 e si modificano riducendosi di volume e

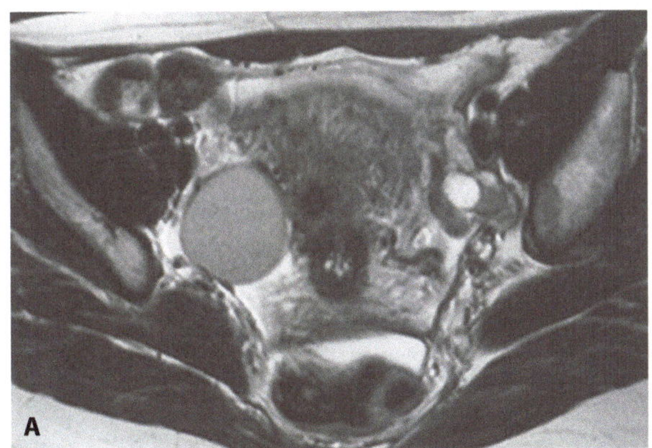

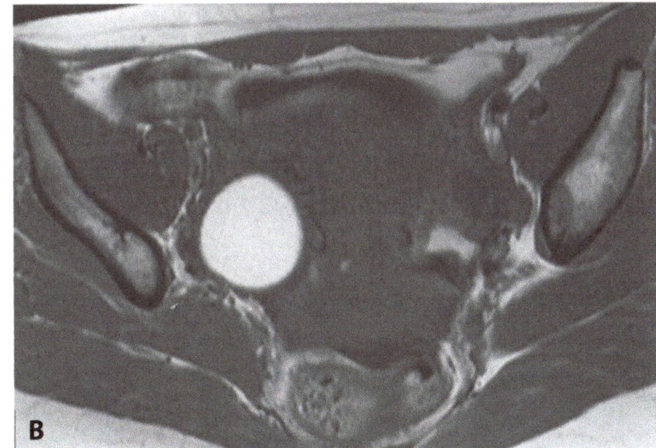

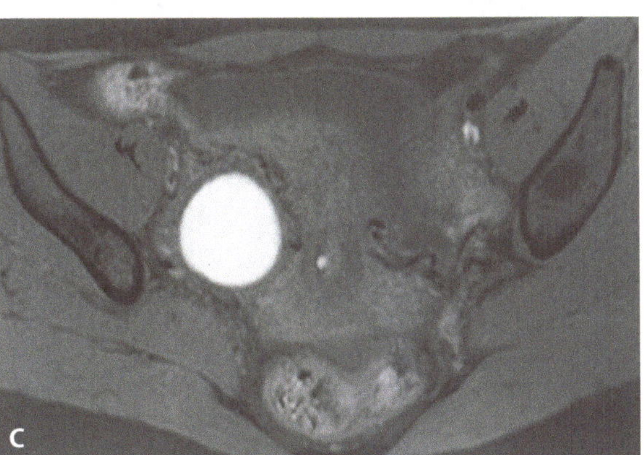

Fig. 15.5 Endometrioma in paziente di 42 anni con dolore pelvico e riscontro ecografico di massa annessiale. (**A**, **B**) All'esame RM è presente un'ampia formazione rotondeggiante a carico dell'annesso di destra, caratterizzata da segnale a intensità intermedia nelle immagini TSE assiali pesate in T2 (**A**) ed elevato in quelle pesate in T1 (**B**). Il segnale permane elevato nell'immagine SE T1 pesata a saturazione del grasso (**C**)

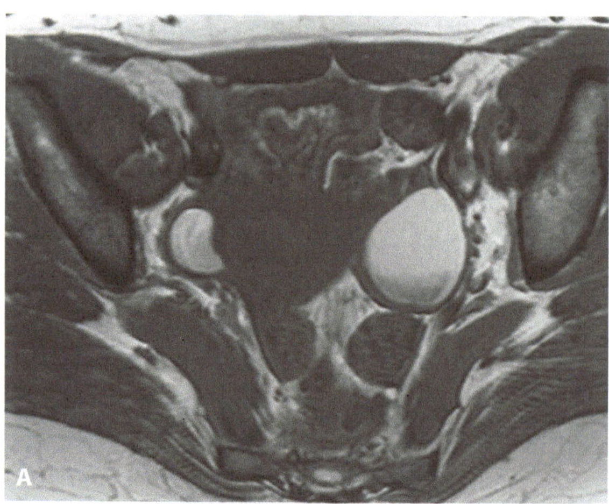 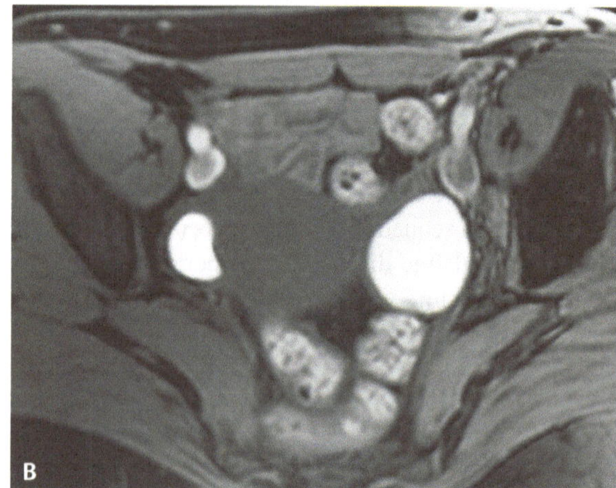

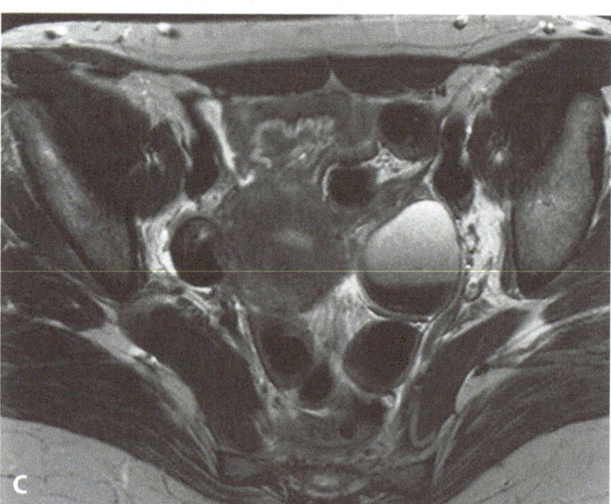

Fig. 15.6 Endometriomi bilaterali in paziente di 27 anni con dismenorrea, dispareunia e dolore addominale ricorrente. Esame eseguito con apparecchiatura a 3 T. Sul lato di ciascun annesso è presente un endometrioma con segnale emorragico, iperintenso nelle immagini T1 pesate sia senza (**A**) sia con saturazione del grasso (**B**). Il comportamento del segnale nelle immagini pesate in T2 (**C**) è variabile, in relazione alla diversa tempistica di degradazione dell'emoglobina. Il segnale stesso, infatti, può essere sia più o meno marcatamente basso, come nella cisti di destra (sanguinamento subacuto precoce, <7 giorni), sia elevato, simile a quello delle sequenze T1 pesate, come nella cisti di sinistra (sanguinamento subacuto tardivo, >7 giorni)

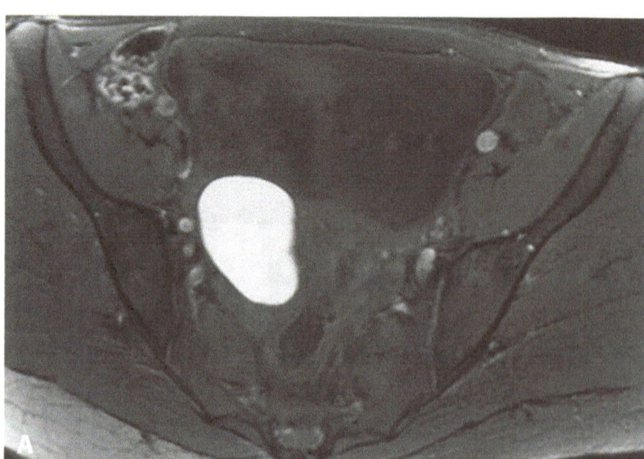 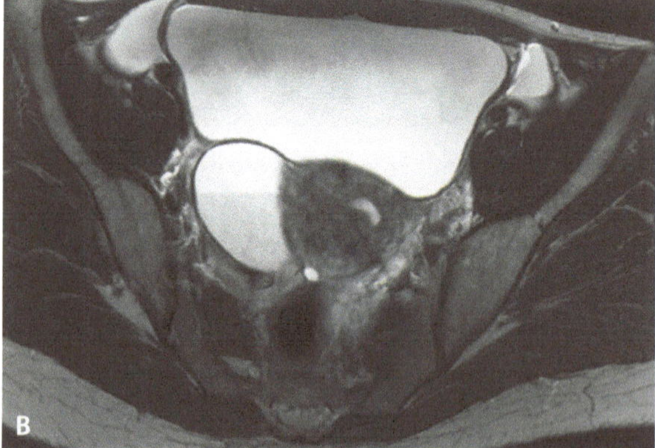

Fig. 15.7 Donna di 29 anni con storia d'infertilità. Esame effettuato su apparecchiatura a 3 T. (**A**) Nelle immagini TSE T1 pesate a saturazione del grasso, acquisite sul piano assiale, si dimostra la presenza di voluminosa formazione cistica a contenuto emorragico all'annesso di destra. (**B**) Tipica immagine di *shading*, nella corrispondente immagine TSE T2 pesata, con livello intracistico determinato dalla disposizione per gravità di materiale ematico a diversa densità

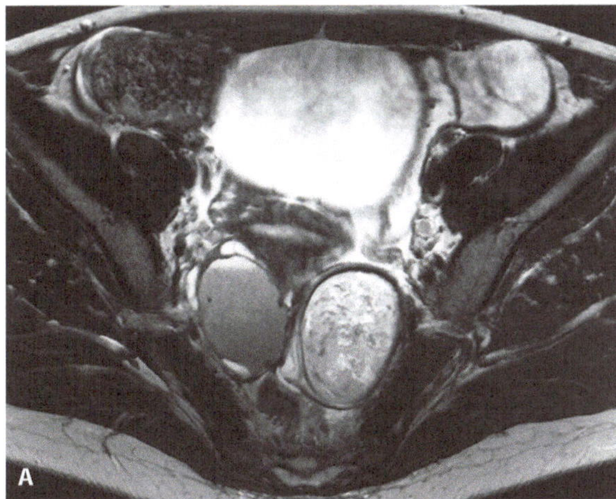

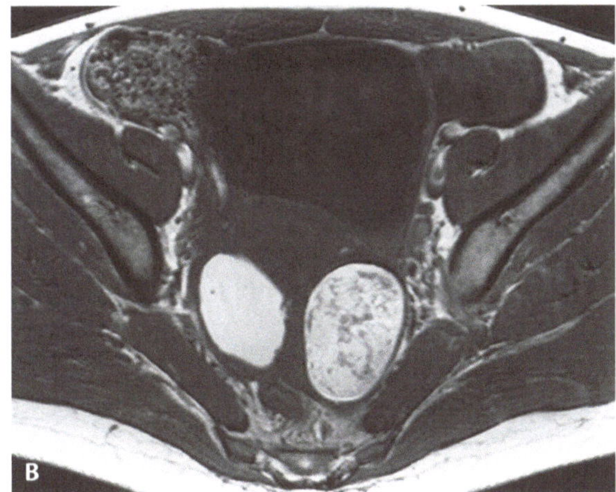

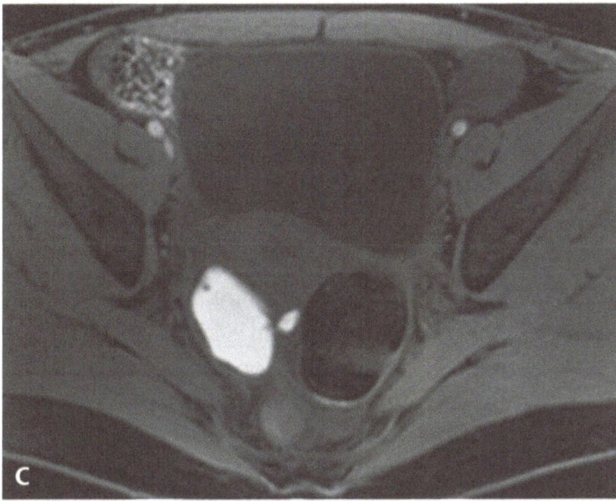

Fig. 15.8 Donna di 26 anni con dolore pelvico. All'esame RM (magnete a 3,0 T) è dimostrata la presenza di una massa annessiale bilaterale. Il segnale di ciascuna di esse appare intermedio-elevato nelle immagini assiali TSE T2 pesate (**A**) e T1 pesate (**B**). La relativa minore intensità di segnale della tumefazione destra nella pesatura in T2 (**A**) la rende sospetta per endometrioma. La tumefazione controlaterale, invece, rimane indeterminata, a meno di non eseguire una sequenza TSE T1 pesata a saturazione del grasso (**C**), che confermi, da un lato, la persistenza di elevato segnale nell'endometrioma di destra e, dall'altro, una caduta dello stesso in quella che è caratterizzabile come una cisti dermoide a sinistra. È apprezzabile anche un grossolano impianto endometriosico tra le due tumefazioni

scomparendo a un follow-up ravvicinato (effettuabile anche semplicemente mediante ecografia) [55].

Utilizzando come criterio diagnostico per l'endometriosi la presenza di una formazione con segnale iperintenso in T1 e shading in T2, oppure la presenza di multiple cisti iperintense in T1, qualsiasi sia il segnale in T2, alcuni Autori hanno riscontrato una sensibilità e una specificità, rispettivamente, del 90 e del 98% [56]. Nonostante questi elevati valori, più recentemente sono state discusse nuove tecniche di risonanza magnetica per migliorare ulteriormente la caratterizzazione delle cisti, in particolare sequenze pesate in diffusione e sequenze a suscettibilità magnetica [57], in grado di rilevare quantità minime di prodotti di degradazione dell'emoglobina, la cui presenza è caratteristica dell'endometriosi. I risultati di queste ultime sequenze sarebbero più evidenti utilizzando campi magnetici a 3 T [57] che peraltro, come ben

noto, consentono in generale un miglioramento della qualità dell'immagine rispetto a 1,5 T [54].

15.6.2.2 Endometriosi profonda

La RM ha dimostrato notevole accuratezza nell'identificazione di patologia a livello dei legamenti utero-sacrali e del torus uterino (Fig. 15.9). È difficile definire precisi criteri dimensionali per identificare la patologia dei legamenti utero-sacrali.

In una casistica di 75 casi di endometriosi chirurgicamente verificati, infatti, le dimensioni delle lesioni andavano da 4 a 20 mm [58, 39]. Più accurato si è dimostrato il criterio diagnostico di "asimmetrica irregolarità nodulare" dei legamenti utero-sacrali, con una sensibilità riportata tra il 76 e l'86% [58, 39]. Le lesioni presentavano un segnale iso- o ipointenso sia

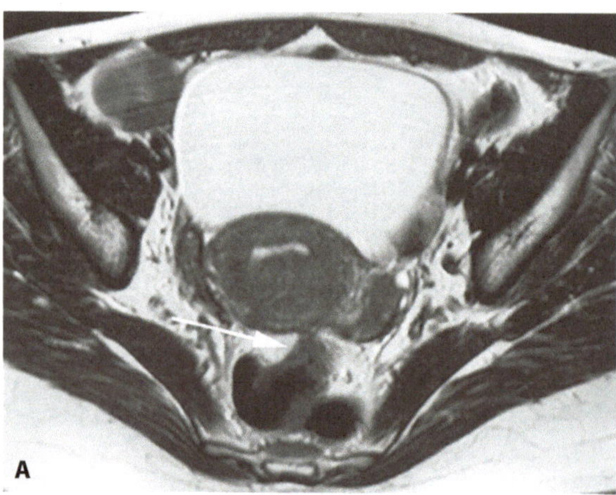 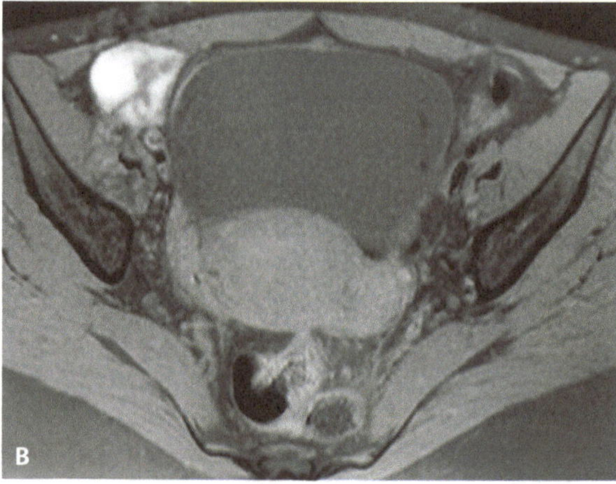

Fig. 15.9 Donna di 37 anni con nodulo palpabile in fornice posteriore all'obiettività ginecologica. (**A**) Alla sequenza TSE T2 pesata è riconoscibile una grossolana area di distorsione architetturale a basso segnale, triangolariforme, in regione retroforniceale posteriore, che determina trazione della parete anteriore del retto (*freccia*). (**B**) Anche nell'immagine SE a saturazione del grasso il tessuto descritto mostra basso segnale, a conferma della natura fibro-cicatriziale, senza spot emorragici nel suo contesto

nelle sequenze T1 sia in quelle T2 pesate, come caratteristico delle localizzazioni dell'endometriosi pelvica profonda in relazione alle sue peculiarità anatomo-morfologiche. Le lesioni del torus uterino sono isolate nel 39% dei casi o associate a interessamento uni o bilaterale dei legamenti nel 61% [39].

Simile aspetto di segnale hanno anche lesioni vaginali (ipointensità di segnale nelle immagini T2 pesate e segnale variabile in quelle T1 pesate). In tale situazione la RM presenta sensibilità e specificità dell'80 e 93% [58]; in particolare, il ruolo della metodica è definire più precisamente l'estensione delle lesioni. Nel caso di lesioni interessanti il retto, si è dimostrata utile l'esecuzione di un clisma di acqua [58]. Un recente studio ha dimostrato come la distensione del lume vaginale e rettale con gel ecografico migliori la sensibilità nel riconoscere l'endometriosi pelvica profonda [59]. Inoltre, nelle localizzazioni intestinali e a carico dell'apparato urinario, il vantaggio della RM è legato all'ampio campo di vista (non limitato solo ad alcune zone come in ecografia).

L'aspetto delle lesioni è iso-ipointenso sia in T2 sia in T1, talora con foci iperintensi in T1, e dopo mezzo di contrasto si dimostra un enhancement generalmente intenso. Le lesioni vengono identificate più facilmente utilizzando farmaci ipotonizzanti e con iniezione ev di mdc [46]. Non sono molti i lavori della letteratura nei quali si riporta l'accuratezza diagnostica della RM nell'identificare le lesioni intestinali. Complessivamente la sensibilità è piuttosto elevata: tra il 77 e il 93% [60, 61]. In un lavoro che riporta sia la sensibilità sia la specificità, queste erano rispettivamente dell'84 e del 99%, su una casistica di 60 pazienti [58]. Dopo la diffusione delle bobine phased array, l'uso delle bobine endocavitarie non apporterebbe alcun vantaggio [40, 52].

Nel caso dell'interessamento dell'apparato urinario (Fig. 15.10), il vantaggio della RM è quello di poter completare lo studio con una valutazione panoramica e accurata delle vie urinarie grazie all'uro-RM (con sequenze T2 pesate o con sequenze T1 3D ad alta risoluzione spaziale, dopo somministrazione di mdc); ciò che fa definire la RM come indagine "all in one" o "one stop shopping". Nei casi di lesioni vescicali sono stati riportati valori di sensibilità, specificità e accuratezza, rispettivamente, dell'88, del 99 e del 98% [58].

15.6.2.3 Impianti endometriosici

Per quanto riguarda la valutazione degli impianti, le sequenze a saturazione del grasso consentono, come già osservato, il riconoscimento di un numero maggiore di lesioni e di più piccole dimensioni, rispetto alle sequenze T1 classiche, grazie all'eliminazione del segnale del tessuto adiposo, con un migliorato range dinamico [2]. Gli impianti appaiono come spot millimetrici con segnale emorragico (Fig. 15.11), talvolta ampiamente confluenti tra loro a disporsi in ampie placche lungo le superfici di riflessione peritoneale

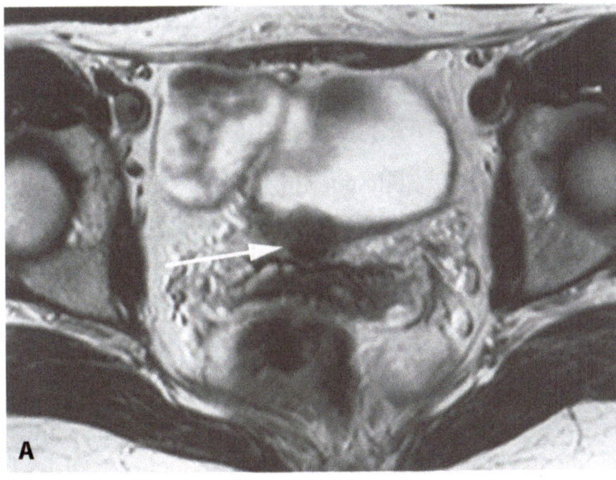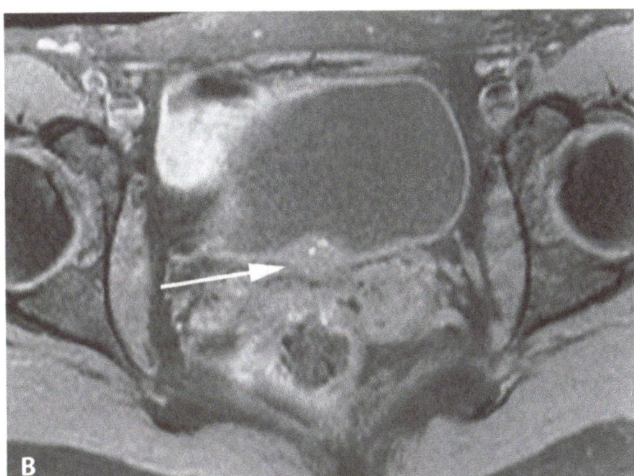

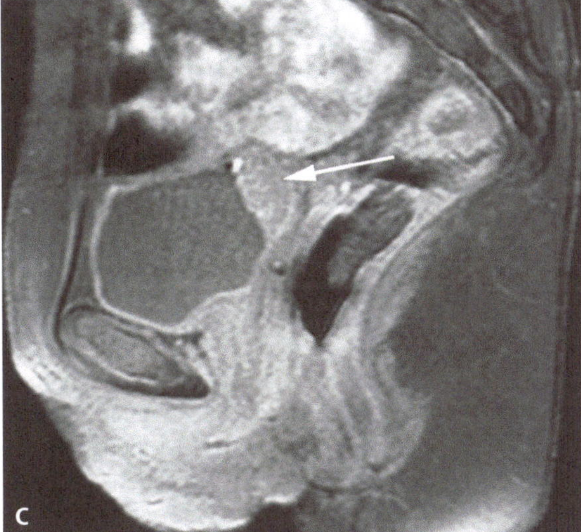

Fig. 15.10 Endometriosi profonda vescicale in donna di 41 anni con storia di endometriosi e disuria, isterectomizzata per fibromatosi. Grossolano nodulo di tessuto a basso segnale sia nella pesatura in T2 (sequenza TSE) (**A**) sia in quella in T1 (sequenza SE a soppressione del grasso) (**B**) è apprezzabile, nelle sezioni assiali, al setto vescico-uterino residuo, a ridosso del moncone vaginale (*freccia*). La saturazione del grasso aumenta la cospicuità di alcuni spot iperintensi, emorragici, nel suo contesto. L'acquisizione a saturazione del grasso sul piano sagittale (**C**) è indispensabile per meglio delineare lo stretto contatto e l'estensione dello stesso lungo la parete vescicale posteriore

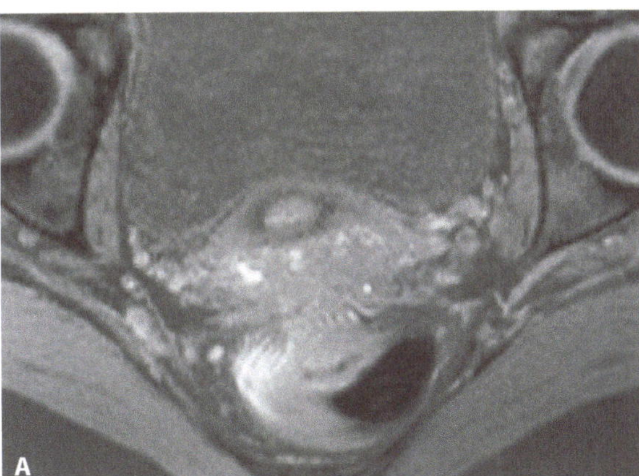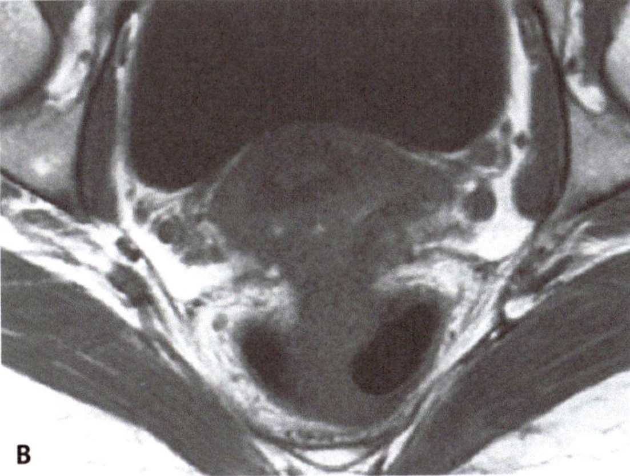

Fig. 15.11 Impianti endometriosici in donna di 26 anni con dispareunia e dismenorrea. (**A**) Alcuni spot iperintensi nelle immagini assiali TSE T1 pesate sono sparsi nello spazio retrocervicale e nello scavo del Douglas, lungo la verosimile interlinea della riflessione peritoneale. (**B**) La sequenza SE T1 pesata a soppressione del grasso documenta ulteriori impianti analoghi, aumentandone la cospicuità e confermandone la natura emorragica, nella stessa regione in piani appena più caudali

nella piccola pelvi (Fig. 15.12). La sede più frequente è, appunto, lo scavo del Douglas, lungo l'interlinea della riflessione peritoneale, ma possono essere localizzati in qualsiasi sede, peritoneale o più profonda. Gli impianti bruni sono riconoscibili grazie alla presenza di prodotti di degradazione dell'emoglobina; quelli bianchi non sono visibili, mentre quelli rossi potrebbero essere meglio apprezzabili con l'utilizzo del mezzo di contrasto per via endovenosa, anche se questa procedura, rendendo iperintensi i piccoli vasi può – per esempio a livello di parametri – indurre dei falsi positivi se gli operatori non sono particolarmente esperti. Di conseguenza, l'accuratezza della RM nel riscontro di impianti endometriosici è inferiore rispetto a quella che si osserva nel riscontro delle cisti [7, 8], ma con valori comunque piuttosto elevati, tali da renderla indagine cardine nel bilancio d'estensione pre-laparoscopico, consentendo – per di più – la visualizzazione di impianti altrimenti difficilmente accessibili alla laparoscopia [62, 53].

15.6.2.4 Aderenze

La dimostrazione delle aderenze è una sfida anche per l'imaging RM. Ai fini di una possibile identificazione, è tuttavia essenziale conoscere alcuni importanti segni indiretti: trazione anteriore della parete del retto, angolazione di anse intestinali, brusche variazioni di calibro di anse intestinali in prossimità di noduli peritoneali, elevazione del fornice vaginale posteriore, retroversione dell'utero e raccolte liquide saccate [3]. Più recentemente, è stato proposto l'utilizzo di sequenze cine-RM per valutare la motilità dei visceri, che sarebbe ridotta nei casi di aderenze [63]. È stato dimostrato, comunque, che la valutazione all'imaging della possibile presenza di aderenze è accurata nei casi di lesioni severe, ma sarebbe più aleatoria in caso di lesioni più modeste [64].

15.7 Complicanze

Rare complicanze dell'endometriosi sono la rottura e la trasformazione maligna di cisti endometriosiche.

La prima evenienza è legata alla rottura intraperitoneale di endometriomi generalmente voluminosi, che si manifesta con addome acuto, motivo per il quale le pazienti possono essere sottoposte a TC che identifica la formazione annessiale e lo spandimento peritoneale. La TC, tuttavia, difficilmente consente l'identificazione della natura endometriosica, poiché il sangue, con questa metodica, non presenta caratteristiche patognomoniche rispetto al contenuto di cisti di altra natura.

La trasformazione maligna è rara, il rischio stimato è attorno al 2,5% [65]. Più frequentemente, la localizzazione è annessiale e si tratta, dal punto di vista istologico, di carcinoma endometrioide o di carcinoma a cellule chiare, ma sono stati descritti anche dei sarcomi [14, 66]. In questo caso le lesioni presentano generalmente dimensioni maggiori e sono evidenti le componenti solide.

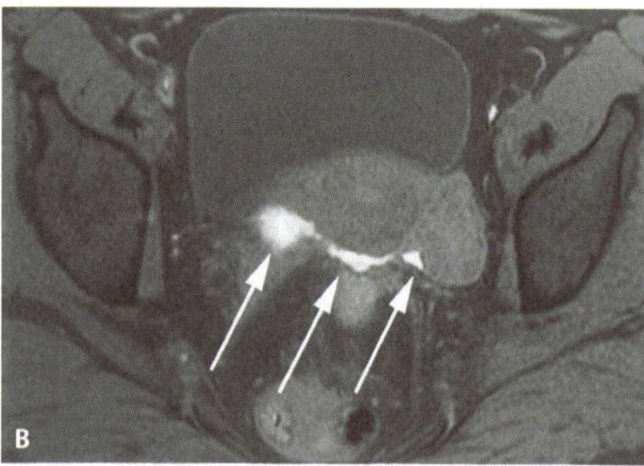

Fig. 15.12 Impianti endometriosici in paziente di 35 anni con storia di endometriosi nota. Multipli impianti emorragici, iperintensi nelle immagini T1 pesate acquisite senza (**A**) e con (**B**) saturazione del grasso, lungo il profilo posteriore del corpo uterino (*frecce*), ove confluiscono in ampie placche estese fino alla regione parametriale (a destra) e all'annesso sinistro

15.8 Cenni di trattamento

Il trattamento può essere medico o chirurgico, per via laparoscopica o laparotomica o un'associazione di entrambe. La necessità della terapia è legata a molti fattori, tra i quali: l'entità della sintomatologia, l'età della

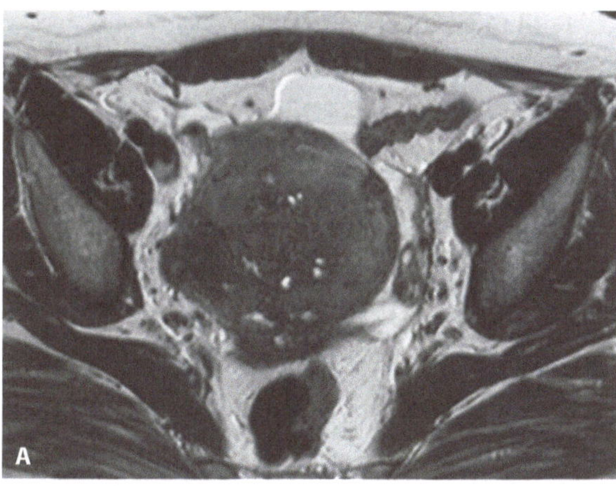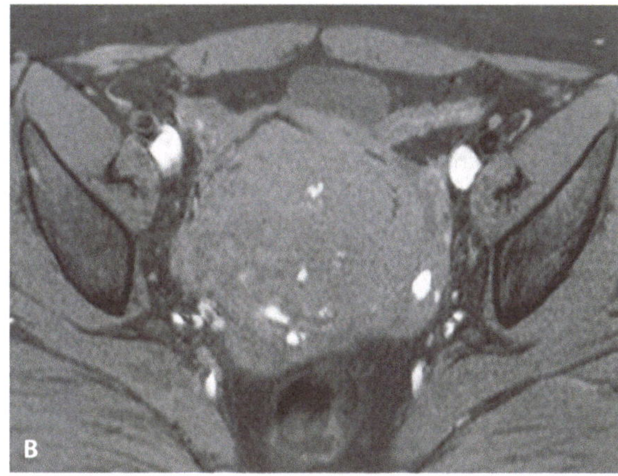

Fig. 15.13 Adenomiosi in donna di 24 anni, nullipara. (**A**) Le immagini TSE T2 pesate assiali documentano un aumento di dimensioni dell'utero, che mostra morfologia bozzuta e scomparsa della regolare compartimentazione anatomica zonale, in particolare mancata evidenza della zona giunzionale. (**B**) L'immagine SE T1 pesata a saturazione del grasso meglio evidenzia i multipli e grossolani spot iperintensi, di natura emorragica

paziente e il suo desiderio di fertilità, nonché lo stadio della malattia. Negli stadi iniziali, la terapia medica può essere sufficiente, mentre nelle fasi più avanzate è necessaria quella chirurgica. In presenza di localizzazioni profonde e viscerali, coinvolgenti eventualmente la via urinaria e/o l'intestino, è importante ricorrere a un approccio multidisciplinare [40]. La corretta terapia chirurgica è rappresentata – fondamentalmente – da un'exeresi completa dei foci endometriosici, che può agevolmente essere attuata con una precisa conoscenza delle diverse localizzazioni della malattia. A tale proposito, la RM rimane l'indagine di riferimento [58], mentre l'ecografia – per la sua facile accessibilità e la sua notevole diffusione – rimane l'indagine di primo livello.

15.9 Cenni sull'adenomiosi

Un breve cenno infine sull'adenomiosi, già trattata estensivamente nel capitolo relativo alla patologia benigna dell'utero.

L'adenomiosi, come accennato, consiste nella presenza di mucosa endometriosica all'interno del miometrio; per essere definita tale, la mucosa ectopica deve distare dal confine della mucosa endometriale almeno 2,5 mm. Questa condizione è molto frequente e viene riscontrata nel 15-30% degli uteri asportati chirurgicamente [67]; essa andrebbe distinta dall'endometriosi in quanto rappresenta una patologia diversa. Si può manifestare con sanguinamento uterino abnorme e dismenorrea [68]. Talvolta può essere molto diffusa e determinare un aumento generalizzato del volume uterino.

All'imaging ecografico e, soprattutto, di risonanza magnetica l'adenomiosi si presenta come distorsione e minore riconoscibilità della zona giunzionale rispetto alla zona miometriale periferica, nel contesto di un utero a morfologia globosa e aumentato di dimensioni rispetto alla parità. In RM possono talora riscontrarsi foci iperintensi, di natura emorragica, nel contesto del miometrio nelle immagini T1 pesate a saturazione del grasso (Fig. 15.13).

Bibliografia

1. Olive DL, Schwartz LB (1993) Endometriosis. N Engl J Med 328:1759–1769
2. Del Frate C, Girometti R, Pittino M et al (2006) Deep pelvic endometriosis: MR imaging appearance with laparoscopic correlation. Radiographics 26:1705–1718
3. Woodward PF, Sohaey R, Mezzetti TP (2001) Endometriosis: radiologic-pathologic correlation. Radiographics 21: 193–216
4. Dmowski WP, Lesniewicz R, Rana N (1997) Changing trends in the diagnosis of endometriosis: a comparative study of women with chronic pelvic pain or infertility. Fertil Steril 67:238–243

5. Eskanazi B, Warner M (1997) Epidemiology of endometriosis. Obstet Gynecol Clin North Am 24:235–258

6. Lu PY, Ory SJ (1995) Endometriosis: current management. Mayo Clin Proc 70:453–463

7. Mahmood TA, Templeton A (1991) Prevalence and genesis of endometriosis. Human Reprod 6:544–549

8. Pretice A (2001) Endometriosis. BMJ 323:93-95

9. Cotran RS, Kumar V, Robbins SL (eds) (1992) Le basi patologiche delle malattie. Piccin, Padova

10. Vigano P, Parazzini F, Somigliana E, Vercellini P (2004) Endometriosis: epidemiology and eatiological factors. Best prac Res Clin Obstet Gynaecol 18:177–200

11. Schindler AE (2004) Phatophysiology, diagnosis and treatment of endometriosis. Minerva Ginecol 56:419–435

12. Clement PB (1994) Disease of peritoneum. In: Kurma RJ (ed) Blausteni's phatology of the female genital tract, 4th ed. Springer-Verlag, New York

13. Jenkins S, Olive DL, Haney AF (1986) Endometriosis: phatogenic implication of anatomic distribution. Obstet Gynecol 67:335–338

14. Scully RE, Young RH, Clement PB (1998) Tumor-like lesions. In: Tumors of the Ovary, Maldeveloped gonads, Fallopian Tube, and Broad Ligament. Armed Forces Institute of Phatology, Washington DC

15. Suren A, Osmers R, Dietrich M et al (1998) Sonomorphology of endometriotic cysts. Int J Gynaecol Obstet 62: 155–165

16. Gompel C, Silverberg SG (1994) Pathology in gynecology and obstetrics, 4th ed. Linppincott William & Wilkins, Philadelphia

17. Koninckx PR, Meuleman C, Demeyere S et al (1991) Suggestive evidence that pelvic endometriosis is a progressive disease, whereas deeply infiltrating endometriosis is associated with pelvic pain. Fertil Steril 55:759–765

18. Vercellini P, Frontino G, Pietropaolo G et al (2004) Deep endometriosis: definition and clinical management. J Am Assoc Gynecol Laparosc 11:153–161

19. Steinkeler JA, Woodfiled CA, Lazarus E, Hillstrom MM (2009) Female infertility: a systematic approch to radiologic imaging and diagnosis. Radiogrphics 29:1353–1370

20. Schenken RS (1999) Endometriosis. In: Scott JR, Di Saia PJ, Hammond CB, Spellacy WN (eds) Danforth's Obstetrics and Gynecology, 8th ed. Linppincott William & Wilkins, Philadelphia, PA

21. Calvo Pulido J, Márquez Moreno AJ, Julve Villalta E et al (2009) Obstructive uropathy secondary to vesico-ureteral endometriosis: clinical, radiologic and pathologic features. Arch Esp Urol 62:653–656

22. Foster DC, Stern JL, Buscema J et al (1981) Pleural and parenchymal pulmonary endometriosis. Obstet Gynecol 58: 552–556

23. Thibodeau LL, Prioleau GR, Manuelidis EE et al (1987) Cerebral endometriosis: case report. J Neurosurg; 66: 609–610

24. Duke R, Fawcett P, Booth J (1995) Recurrent subarachnoid hemorrhage due to endometriosis. Neurology 45:1000–1002

25. Stravroulis Al, Saridogan E, Benjamin E, Cutner AS (2009) Can high histological confirmation rates be achieved for pelvic endometriosis? J Obstet Gynaecol 29(8):729–731

26. Hornstein MD, Gleason RE, Orav J et al (1993) The reproducibility of the revised American Fertility Society classification of endometriosis. Fertil Steril 59:1015–1021

27. Rock JA (1985) The revised American Fertility Society classification of endometriosis: 1985. Fertil Steril 43: 351–352

28. Vercellini P, Trespidi L, Di Giorgio O et al (1996) Endometriosis and pelvic pain: relation to disease stage and localization. Fertil Steril 65:299–304

29. Chapron C, Fauconnier A, Dubuisson JB et al (2003) Deep infiltrating endometriosis: relation between severity of dysmenorrhoea and extent of disease. Hum Reprod 18: 760–766

30. Damario MA, Rock JA (1997) Classification of endometriosis. Semin Reprod Endocrinol 15:235–244

31. Choudhary S, Fasih N, Papadatos D, Surabhi VR (2009) Unusual imaging appearances of endometriosis. AJR Am J Roentgenol 192:1632–1644

32. Abrão MS, Gonçalves MO, Ajossa S et al (2008) The sonographic diagnosis of deep endometriosis. J Ultrasound Med 28:408–409

33. Cosmi E, Saccardi C, Litta P (2009) The sonographic diagnosis of deep endometriosis. J Ultrasound Med 28: 410–411

34. Grasso RF, Di Giacomo V, Sedati P et al (2009) Diagnosis of deep infiltrating endometriosis: accuracy of magnetic resonance imaging and transvaginal 3D ultrasonography. Abdom Imaging (Epub ahead of print)

35. Patel MD, Feldstein VA, Chen DC et al (1999) Endometriomas: diagnostic performance of US. Radiology 210:739–745

36. Filly RA (1994) Ovarian masses...what to look for ...what to do. In: Callen PW (ed) Ultrasonographiy in obstetrics and gynecology, 3rd ed. Saunders, Philadelphia, pp 625-640

37. Ekici E, Soysal M, Kara S et al (1996) The efficiency of ultrasonography in the diagnosis of dermoid cysts. Zentralbl Gynakol 118:136–141

38. Guerriero S, Ajossa S, Lai MP et al (2003) The diagnosis of functional ovarian cysts using transvaginal ultrasound combined with clinical parameters, CA125 determinations, and color Doppler. Eur J Obstet Gynecol Reprod Biol 110:83–88

39. Kinkel K, Chapron C, Balleyguier C et al (1999) Magnetic resonance imaging, characteristics of deep endometriosis. Hum Reprod 14:1080–1086

40. Kinkel K, Frei A.K, Balleyguier C, Chapron C (2006) Diagnosis of endometriosis with imaging: a review. Eur Radiol 16:285–298

41. Chapron C, Debuisson JB, Fritel X (1999) Operative management of deep endometriosis infiltrating the uterosacral ligaments. J Am Assoc Gynecol Laparosc 6:31–37

42. Zwas FR, Lyon DT (1991) Endometriosis. An important condition in clinical gastroenterology. Dig Dis Sci 36: 353–364

43. Faccioli N, Foti G, Manfredi R et al (2009) Evaluation of colonic involvement in endometriosis: double-contrast barium enema vs. magnetic resonance imaging. Abdom Imaging 30 Jun (Epub ahead of print)

44. Ohba T, Miztutani H, Maeda T et al (1996) Evaluation of endometriosis in uterosacral ligaments by transrectal ultrasonography. Hu Reprod 11:2014–2017

45. Bazot M, Detchev R, Cortez A et al (2003) Transvaginal sonography and rectal endoscopic sonography for the assessment of pelvic endometriosis: a preliminary comparison. Hum Reprod 18:1686–1692

46. Koga K, Osuga Y, Yano T et al (2003) Characteristic images of deeply infiltrating rectosigmoid endometriosis on transvaginal and transrectal ultrasonography. Hum Reprod 18:1328–1333

47. Scarmato VJ, Levine MS, Herlinger H et al (2000) Ileal endometriosis: radiographic findings in five cases. Radiology 214:509–512

48. Seow KM, Lin YH, Hsieh BC et al (2003) Transvaginal three-dimensional ultrasonography combined with serum CA 125 level for the diagnosis of pelvic adhesions before laparoscopic surgery. J Am Assoc Gynecol Laparosc 10: 320–326

49. Gaeta M, Minatoli F, Mileto A et al (2010) Nuck canal endometriosis: MR imaging findings and clinical features. Abdom Imaging [Epub ahead of print]

50. Zanardi R, Del Frate C, Zuiani C, Bazzocchi M (2003) Staging of endometriosis based on MRI findings versus laparoscopic classification according to the American Fertility Society. Abdom Imaging 28:733–742

51. Carbognin G, Guarise A, Minelli L et al (2004) Pelvic endometriosis: US and MRI features. Abdom Imaging 29: 609–618

52. Puglielli E, Di Cesare Masciocchi C (2004) Rectal endometriosis: MRI study with rectal coil. Eur Radiol 14:2362–2363

53. Nakai A, Togashi K, Kosaka K et al (2008) Do anticolinergic agents suppress uterine peristalis and sporadic myometrial contractions at cine-MR imaging? Radiology 246:489-496

54. Hottat N, Larrousse C, Anaf V et al (2009) Endometriosis: contribution of 3.0-T pelvic MR imaging in preoperative assessment – initial results. Radiology 253:126–134

55. Chhristensen JT, Boldsen JL, Werstergaard JG (2002) Functional cysts in premenopausal and gynecologically healthy women. Contraception 66:153–157

56. Togashi K, Nishimura K, Kimura I et al (1991) Endometrial cysts: diagnosis with MR imaging. Radiology 180:73–78

57. Takeuchi M, Matsuzaki K, Nishitani H (2008) Susceptibility-weighted MRI of endometrioma: preliminary results. AJR Am J Roentgenol 191:1366–1370

58. Bazot M, Darai E, Hourani R (2004) Deep pelvic endometriosis: MR imaging diagnosis and prediction of extension of disease. Radiology 232:379–389

59. Chassang M, Novellas S, Bloch-Marcotte C et al (2009) Utility of vaginal and rectal contrast medium in MRI for the detection of deep pelvic endometriosis. Eur Radiol 20: 1003–1010

60. Chapron C, Vieira M, Chopin N (2004) Accuracy of rectal endoscopic ultrasonography and magnetic resonance imaging in the diagnosis of rectal involvement for patients presenting with deeply infiltrating endometriosis. Ultrasound Obstet Gynecol 24:175–179

61. Thomassin I, Bazot M, Detchec R et al (2004) Symptoms before and after surgical removal of colorectal endometriosis that are assessed by magnetic resonance imaging and rectal endoscopic sonography. Am J Obstet Gynecol 190:1264–1271

62. Bis KG, Vrachliotis TG, Agrawal R (1997) Pelvic endometriosis: MR imaging spectrum with laparoscopic correlation and dianostic pitfalls. Radiographics 17:639–655

63. Togashi K (2002) MR imaging in obstetrics and gynecology. Nippon Igaku Hoshasen Gakkai Zasshi 62:7–16

64. Peters AA, Trimbos Kemper GC, Admiral C et al (1992) A randomized clinical trial on the benefit of adhesiolysis in patients with intraperitoneal adhesions and chronic pelvic pain. Br J Obstet Gynaecol 99:59–62

65. Van Gorp T, Amant F, Neven P et al (2004) Endometriosis and the development of malignant tumors of the pelvis. A review of literature. Best Pract Res Clin Obstet Gynecol 18: 349–371

66. Lacroix-Triki M, Beyris L, Martel P, Marques B (2004) Low-grade endometrial stroma sarcoma arising from sciatic nerve endometriosis. Obstet Gynecol 104:1147–1149

67. Mariuzzi GM (2007) Anatomia patologica e correlazioni anatomo-cliniche. Piccin, Padova

68. Basak S, Saha A (2009) Adenomiosys: still largely under-diagnosed. J Obstet Gyneacol 29(6):533–535

Giovanni Serafini, Nicoletta Gandolfo, Francesca Lacelli, Nadia Perrone
Giulia Succio, Giovanna Grillo, Alberto Tagliafico, Lorenzo Derchi

16.1 Introduzione

La valutazione della pelvi acuta femminile deve necessariamente iniziare con l'accurata raccolta dell'anamnesi e con l'esame clinico. Un quadro clinico di pelvi acuta può infatti essere determinato da patologie sia ginecologiche sia di pertinenza non ginecologica, quali calcolosi ureterale, forme infiammatorie dell'intestino e adenomesenteriti, diverticoliti e occlusione intestinale. Inoltre, l'emergenza pelvica in età pediatrica o fertile pone problematiche relative non solo alla vita della paziente, ma anche alla conservazione dell'integrità anatomo-funzionale dell'apparato riproduttivo.

In genere, la patologia acuta della pelvi femminile si manifesta con tre sintomi, che possono comparire ed evolvere in modo asincrono e variamente associato: *dolore*, *febbre* e *sanguinamento dai genitali esterni*.
La comparsa di *dolore acuto* in particolari momenti della vita è già orientativa per alcune patologie ginecologiche. Il dolore che esordisce alla *pubertà* in giovani pazienti con amenorrea primaria è fortemente orientativo per una patologia malformativa determinante alterata canalizzazione della via genitale, quali imperforazione dell'imene, atresia vaginale e malformazioni uterine, con possibile formazione di ematocolpo ed ematometra. In età riproduttiva il dolore è spesso riconducibile a patologie funzionali, mentre nel climaterio sono più frequenti le cause oncologiche e le patologie pelviche non ginecologiche, quali diverticoliti e ascessi.

Nelle pazienti in età fertile è importante correlare la comparsa dei sintomi alla *fase del ciclo ovarico*. Un dolore a insorgenza periovulatoria può essere dovuto allo sviluppo di una cisti follicolare o a un sanguinamento peritoneale postovulatorio, mentre l'esordio di dolore in fase postovulatoria e premestruale è probabilmente correlato alla formazione di un corpo luteo endoemorragico. Il dolore mestruale, soprattutto se tendente all'esacerbazione negli ultimi giorni del ciclo, può dipendere dalla presenza di un'endometriosi pelvica o dal sanguinamento all'interno di un endometrioma già presente.

Nella paziente con *amenorrea secondaria* l'insorgenza del dolore può essere correlata a una gravidanza ectopica, specie se all'anamnesi sono riportate precedenti gravidanze ectopiche o terapie per la fertilità.

La *tipologia del dolore* deve essere accuratamente valutata, in quanto un dolore accessionale di tipo colico può essere espressione di una litiasi ureterale, mentre un dolore che insorge progressivamente e tende ad accentuarsi in modo continuo può essere secondario a una forma infiammatoria o a una torsione ovarica. Un dolore intermittente, infine, può essere riconducibile a fenomeni di torsione e detorsione spontanea dell'annesso.

L'*associazione del dolore a febbre*, specie se ingravescente, orienta verso una forma infettiva di natura tubo-ovarica o appendicolare, o verso una torsione ovarica complessa con sovrapposizione infettiva. È importante valutare il dato anamnestico di pregressi interventi, sia ginecologici sia a carico del tubo digerente, e l'associazione con altre patologie note, come la diverticolosi e la diverticolite. Possono associarsi sintomi di tipo urinario tali da orientare verso una patologia ureterale o vescicale.

G. Serafini (✉)
Dipartimento Immagini ASL 2 Savonese
S.C. di Radiologia Diagnostica e Interventistica
Ospedale Santa Corona, Pietra Ligure

Il *sanguinamento acuto* riconosce, in età fertile, prevalentemente cause di tipo funzionale ormonale, mentre in menopausa deriva più frequentemente da patologie oncologiche. Può derivare anche da patologie sistemiche, quali le malattie coagulative e il grave ipotiroidismo. Quando associato a dolore, può far sospettare la presenza di miomi in espulsione e, se è presente amenorrea, una gravidanza ectopica o un aborto in atto.

- patologia emorragica correlata a cisti funzionali;
- torsione ovarica;
- malattia infiammatoria pelvica (MIP) e ascesso tubo-ovarico (ATO);
- gravidanza ectopica.

Meno frequentemente il dolore acuto correla con l'endometriosi (più spesso associata a dolore cronico) e la patologia oncologica utero-annessiale.

16.2 Diagnostica per immagini

Un addome acuto associato a dolore pelvico è una frequente causa di accesso ai reparti di emergenza per eventi non traumatici. Un rapido triage costituisce pertanto un elemento cruciale per i successivi provvedimenti terapeutici.

Lo studio con imaging della pelvi inizia quasi sempre con una valutazione ecografia che, al di fuori dell'età pediatrica, deve essere condotta per via transvaginale, a vescica vuota. Lo studio per via sovrapubica è infatti limitato dalla scarsa risoluzione spaziale, soprattutto a carico della sede retrouterina, e dall'assenza di replezione vescicale, come spesso si verifica nell'emergenza. L'ecografia associata alla valutazione clinica è quasi sempre sufficiente per giungere a un corretto inquadramento clinico della causa dell'addome acuto. L'integrazione con la MDCT con mdc risulta indispensabile nei casi incerti e in quelli in cui vi sia il sospetto di una patologia a origine non ginecologica o quando si sospetti il coinvolgimento, in una patologia ginecologica, del tubo digerente, dell'apparato urinario, delle pareti pelviche e del peritoneo. L'utilizzo della risonanza magnetica non trova significative indicazioni nell'urgenza dell'adulto, se si eccettua lo studio delle pazienti gravide, particolarmente per lo studio delle patologie appendicolari e la diagnosi differenziale con altre patologie, o nell'età pediatrica per motivi di radioprotezione. Qualora si renda necessario il ricorso alla RM, questa può essere eseguita come procedura di urgenza senza utilizzo di mdc orale, con sequenze rapide. Il protocollo proposto dal Massachusetts General Hospital prevede sequenze triplanari *single shot fast spin eco* (SS-FSE) T2 pesate con saturazione del grasso, assiali T2 FSE, assiali T1 pre e post contrast con saturazione del grasso e assiali STIR [1].

Le cause più comuni di patologia ginecologica sono:
- ematocolpo ed ematometra in età puberale;
- cisti ovariche funzionali, particolarmente quelle del corpo luteo;

16.2.1 Ematometra ed ematocolpo

Ematometra ed ematocolpo sono condizioni patologiche determinate dalla ritenzione in cavità endometriale o in vagina di sangue mestruale.

Esse conseguono alla presenza di varie alterazioni di canalizzazione dell'apparato genitale e si manifestano, spesso con dolore acuto, alla comparsa del menarca o nei mesi successivi. Se l'ostruzione è completa, si associano ad amenorrea primaria.

La presenza di imperforazione dell'imene o di agenesia del terzo distale della vagina produce una ritenzione prossimale del fluido mestruale, che sovradistende – in maniera anche notevole – il canale vaginale, sino a costituire una massa fluida corpuscolata a localizzazione mediana (ematocolpo). Nelle fasi più avanzate della sovradistensione è anche possibile che la raccolta si estenda in sede craniale, determinando distensione del collo uterino (ematocervice) e della cavità uterina (ematometra). Le raccolte intrauterine sono tuttavia in genere di dimensioni inferiori a quelle vaginali, poiché la composizione muscolare della parete dell'utero non consente una sovradistensione analoga.

Le anomalie malformative vaginali possono associarsi a concomitanti anomalie malformative uterine di varia tipologia e gravità (agenesia cervicale, utero bicorne con atresia di uno o entrambi i corni ecc.), realizzando quadri morfologici complessi che richiedono un corretto inquadramento diagnostico.

La diagnosi di ematocolpo e di ematometra si basa sul dato anamnestico dell'amenorrea primaria e sulla constatazione ecografica di una raccolta fluida intensamente corpuscolata a localizzazione mediana. Lo studio dei rapporti con le strutture anatomiche consente di definire il livello e il grado di ostruzione e di distensione e le strutture anatomiche coinvolte (Fig. 16.1).

La RM si rende necessaria per conferma la sovradistensione da parte di materiale emorragico e per un completo inquadramento diagnostico del tipo di anomalia nelle forme complesse (Fig. 16.2).

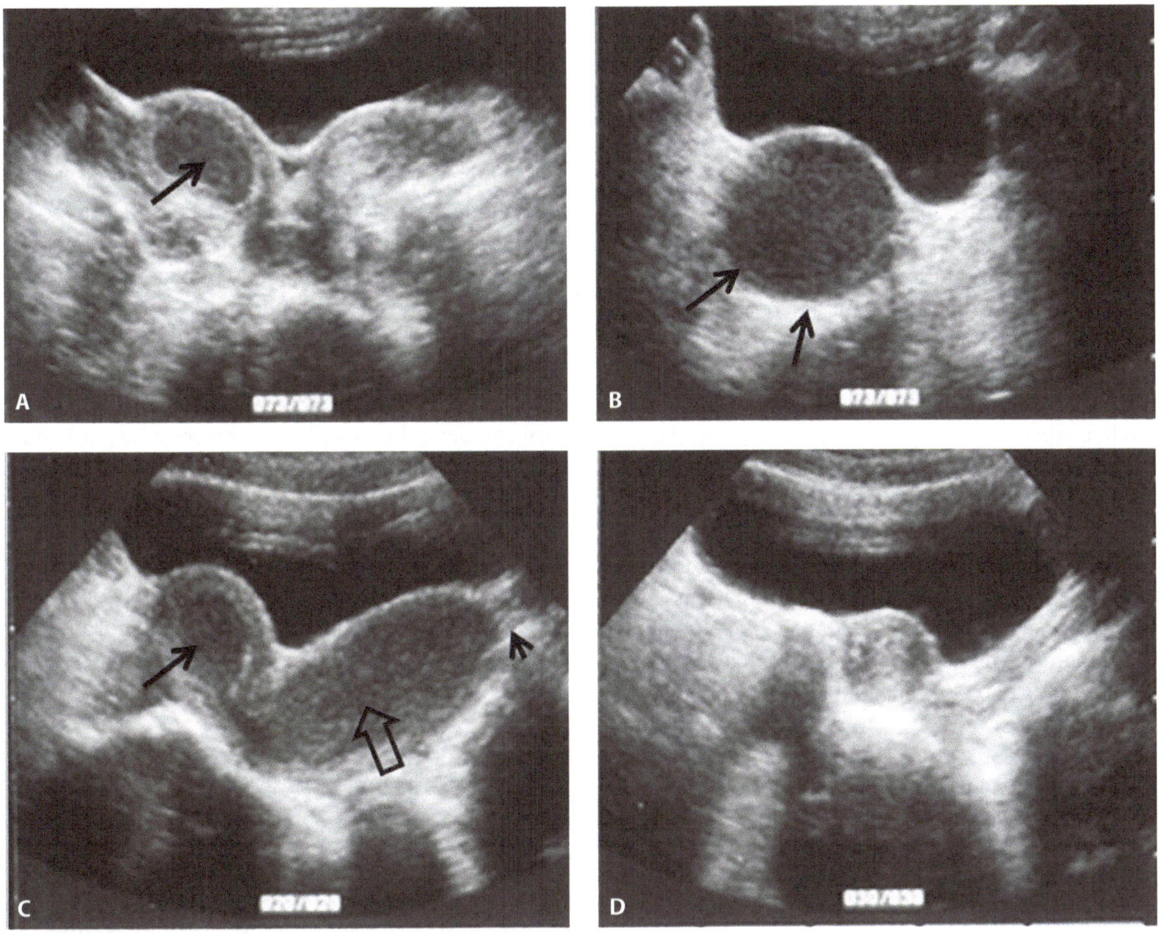

Fig. 16.1 Paziente giovane, regolarmente mestruata, con dolori pelvici cronici riacutizzati. Ematometra ed ematocolpo a carico dell'emisistema destro in utero didelfo con emivagina destra atresica nel terzo inferiore. (**A**) scansione assiale mediana a livello dei corpi uterini. Ben visibili entrambi i corpi uterini con ematometra nel corpo destro (*freccia*). (**B**) Sezione assiale caudale a livello della vagina. Ben visibile la sovradistensione dell'emivagina destra (*frecce*). L'emivagina sinistra è compressa e non visibile. (**C**) Scansione sagittale paramediana destra sull'asse longitudinale dell'emiutero destro. In tale piano di scansione si evidenzia l'ematometra (*freccia*), l'ematocolpo (*freccia vuota*) e il tratto imperforato della vagina (*freccia corta*). (**D**) Piano sagittale paramediano sinistro. Emisistema sinistro uterino ipotrofico ma morfologicamente regolare

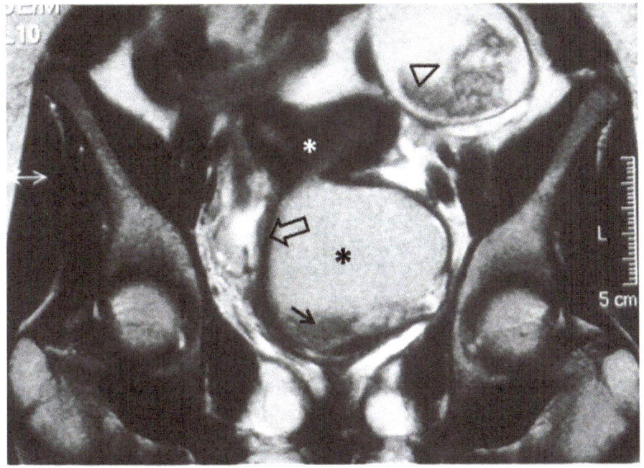

Fig. 16.2 Paziente di anni 15, con amenorrea primaria. Dolori cronici con violenta riacutizzazione. Scansione coronale FSE T2 pesata che evidenzia malformazione uterina complessa con utero bicorne unicolle, imperforazione dell'orifizio uterino esterno, atresia vaginale ed ematosalpinge sinistra. Presenza di voluminosa ematocervice iperintensa in T2 (*asterisco nero*) e *shading* per la presenza di detriti di emosiderina depositati in sede declive (sanguinamenti ripetuti nel tempo) (*freccia*). Lo stroma cervicale è molto assottigliato per la sovradistensione ed è visibile sotto forma di sottile stria ipointensa (*freccia vuota*). Corpi uterini con minimale raccolta ematica (*asterisco bianco*). Ematosalpinge iperintensa in T2 con detriti ipointensi di emosiderina (*punta di freccia*)

16.2.2 Cisti ovariche funzionali e patologia emorragica correlata

Nella donna in età riproduttiva sono normalmente presenti follicoli oofori, la cui dimensione non eccede generalmente i 3 cm; al di sotto di tale valore non è corretto parlare di cisti funzionale.

Benché la valenza patologica sia generalmente modesta, tranne nei casi di sanguinamento peritoneale, le cisti funzionali follicolari e luteiniche sono una frequente causa di insorgenza di dolore acuto pelvico nelle donne giovani. Il dolore precede, in genere, l'ovulazione ed è correlato alla sovradistensione acuta della parete cistica e della capsula ovarica. La correlazione tra dolore e sovradistensione è stata dimostrata nel 97% dei casi e il sintomo precede la rottura follicolare.

La rottura follicolare determina la formazione di una raccolta fluida nel Douglas e intorno agli annessi in quantità che la laparoscopia ha determinato essere di norma non superiore a 25 mL. La raccolta è dimostrabile ecograficamente nelle prime ore successive all'ovulazione. Dopo l'ovulazione il follicolo ovulatorio tende a ridursi di volume e a trasformarsi in corpo luteo mestruale o in corpo luteo gravidico se vi è stata fecondazione. Il corpo luteo mestruale occupa una sede centro-ovarica ed è caratterizzato da un piccolo lume fluido con parete spessa iperecogena riccamente vascolarizzata, circondata dalla struttura ovarica patrimoniale. Dopo l'ovulazione può tuttavia verificarsi un sanguinamento, sia in peritoneo sia, molto più comunemente, all'interno del corpo luteo, con formazione di un ematoma luteinico (corpo luteo endoemorragico).

Lo studio della patologia funzionale acuta dell'ovaio si effettua di norma con ecografia sovrapubica in età pediatrica e transvaginale in età riproduttiva.

Nelle *cisti funzionali* la valutazione ecografica dimostra la presenza di un espanso cistico uniloculare di dimensioni comprese tra 3 e 8 cm, a contenuto anecogeno nelle cisti follicolari, variamente corpuscolato nelle forme persistenti e luteiniche. Sia le cisti follicolari sia, ancor più, il corpo luteo, presentano ricca vascolarizzazione periferica di aspetto anulare che tende a ridursi dopo il 24° giorno del ciclo, tranne nel caso di corpo luteo gravidico, in cui l'ipervascolarità persiste sino alla fine del primo trimestre.

La persistenza di un corpo luteo mestruale può determinare, con l'elevata produzione di progesterone, luteinizzazione protratta dell'endometrio, che si ispessisce e appare iperecogeno. La presenza di amenorrea conseguente allo stimolo progestinico protratto è nota come *sindrome di Alban*.

Il *corpo luteo cistico* è caratterizzato da pareti regolari ma sfumate, da dimensioni variabili, comprese tra 4 e 8 cm, e da corpuscolazioni endoluminali di diversa entità.

Il *corpo luteo endoemorragico* è sempre agevolmente riconoscibile all'ecografia per la forma di raccolta fluida strutturata, con aspetti ecografici diversi e caratteristici: a reticolo fine o grossolano, talvolta con aspetti pseudosolidi, che tendono rapidamente a modificarsi man mano che progredisce l'evoluzione e la retrazione del coagulo endoluminale. Nei casi dubbi il monitoraggio ecografico può quindi contribuire alla formulazione della corretta diagnosi (Fig. 16.3) Anche l'utilizzo del color Doppler può essere utile per la diagnosi, evidenziando l'intensa vascolarità esclusivamente periferica e l'assenza di segnali vascolari nelle componenti pseudosolide della lesione (Fig. 16.4)

Il ricorso alle altre tecniche di imaging è eccezionale e sporadico e non trova significative indicazioni nell'urgenza. In TC il contenuto ematico del corpo luteo è agevolmente tipizzabile, con attenuazione interna

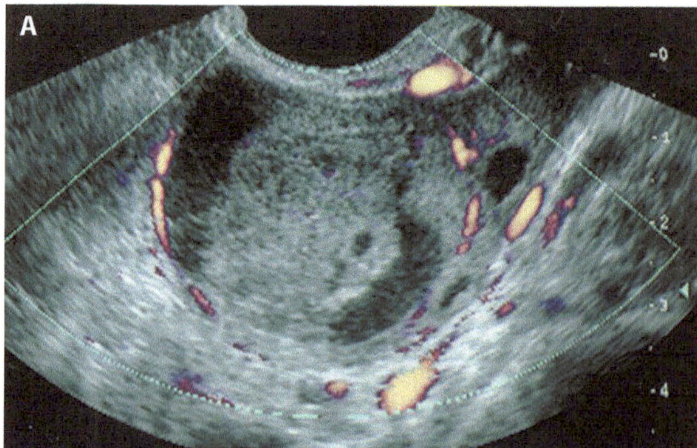

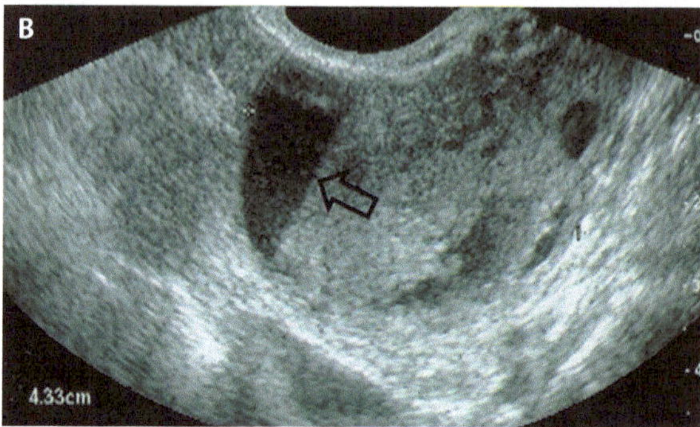

Fig. 16.3 Ecografia transvaginale con power Doppler. Corpo luteo endoemorragico. (**A**) Voluminoso coagulo totalmente privo di vascolarizzazione all'interno dell'ematoma luteinico. (**B**) Ricontrollo dopo 1 settimana: sierificazione dell'ematoma con formazione di livello liquido-liquido (*freccia vuota*)

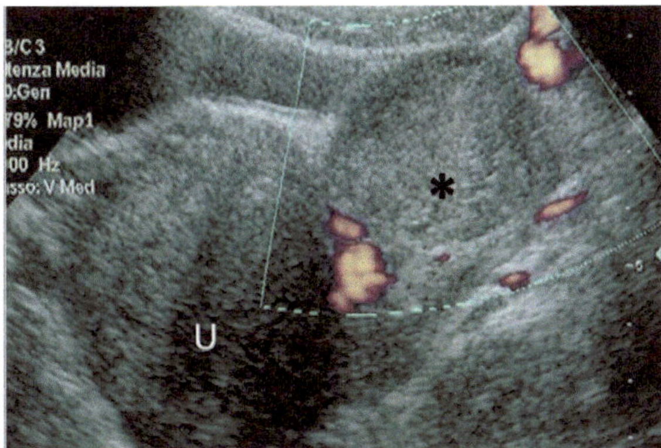

Fig. 16.4 Ecografia sovrapubica in giovane paziente "virgo". Corpo luteo endoemorragico con aspetto totalmente solido (*asterisco*). La lesione appare priva di vascolarità, poiché costituita da sangue e non da tessuto vitale. *U* utero

variabile da 25 a 100 HU, a seconda del tempo intercorso dal sanguinamento [2]. Se il sanguinamento non avviene all'interno del corpo luteo ma sulla superficie peritoneale dell'ovaio, per interruzione di piccoli vasi arteriosi capsulari o della parete follicolare, gli aspetti ecografici sono quelli di una raccolta fluida libera, retrouterina, periannessiale e periviscerale di varia entità, quasi sempre anecogena o modicamente corpuscolata. Il dato anamnestico dell'insorgenza acuta rapidissima del dolore, correlato alla fase periovulatoria del ciclo, e il rilievo ecografico di fluido libero nella pelvi sono quasi sempre dirimenti per la diagnosi.

16.2.3 Endometriosi

Di norma l'endometriosi e l'endometrioma determinano un quadro di dolore cronico piuttosto tipico, correlato con il ciclo ovarico e la mestruazione. Appare particolarmente significativa, sebbene non costante, la vivace dolorabilità dei fornici durante l'esame fisico e la mobilizzazione del collo uterino. (Gli aspetti anatomopatologici e l'imaging delle forme croniche dell'endometriosi sono discusse nel capitolo 15.)

L'endometriosi può tuttavia anche esordire o complicarsi con una sintomatologia acuta nei rari casi di rottura spontanea peritoneale o quando il sanguinamento endoluminale determina una rapida distensione dell'endometrioma. Inoltre, l'endometriosi profonda può determinare fenomeni aderenziali peritoneali, con conseguente trazione sulle anse e aspetti di tipo subocclusivo (Figg. 16.5 e 16.6)

Nelle forme con dolore a insorgenza acuta l'ecografia transvaginale rappresenta la metodica di prima istanza nel sospetto clinico di endometriosi e nella diagnosi differenziale. Infatti, benché non consenta la detezione dei piccoli impianti peritoneali, tale metodica è comunque in grado di identificare gli endometriomi a sede pelvica, anche se di piccole dimensioni, e quindi di condizionare il successivo iter diagnostico-terapeutico (laparoscopia operativa). Nella sospetta endometriosi l'ecografia sovrapubica appare insufficiente per l'elevata possibilità di omettere le localizzazioni pelviche profonde o coperte dalle anse intestinali o per

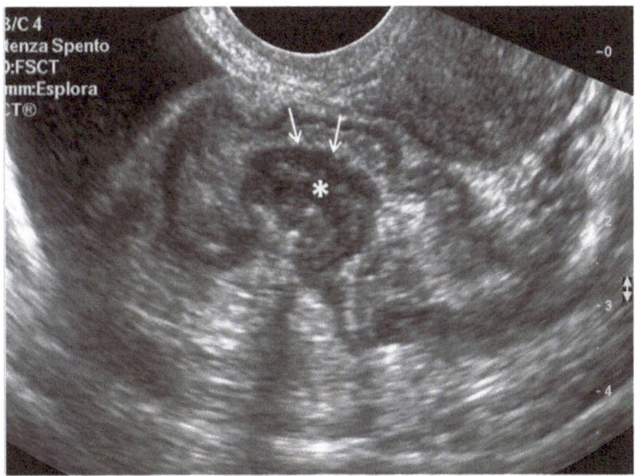

Fig. 16.5 Paziente con addome acuto e occlusione intestinale, plurioperata per endometriosi. Focolaio endometriosico profondo (*asterisco*) con interessamento a pieno spessore della parete di ansa ileale (*frecce*) che appare retratta

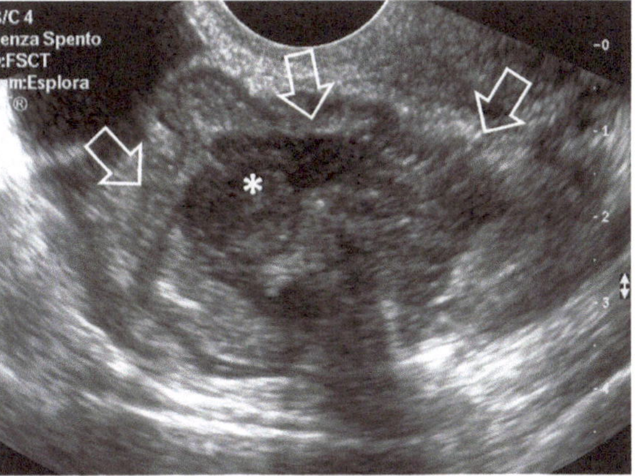

Fig. 16.6 Paziente occlusa con endometriosi profonda determinante grave retrazione di ansa (*frecce vuote*) che avvolge circonferenzialmente il focolaio endometriosico attivo (*asterisco*)

l'impossibilità di tipizzare con certezza i voluminosi endometriomi con la caratteristica corpuscolazione endoluminale. Il riscontro ecografico di endometrioma tipico consente il ricorso immediato alla laparoscopia operativa. Il ricorso alla RM può essere giustificato, al di fuori dell'urgenza, qualora sussistano dubbi diagnostici di localizzazione endometriosica in sede extraperitoneale non accessibile alla laparoscopia, come nelle localizzazioni del setto retto-vaginale o nelle forme di vecchia data con fenomeni aderenziali che rendono la laparoscopia incompleta.

Ecograficamente le cisti endometriosiche si presentano con corpuscolazioni uniformi per calibro e omogeneamente distribuite, che conferiscono alla lesione un aspetto simile al vetro smeriglio (Fig. 16.7) [3, 4]. Il sanguinamento acuto, che si sovrappone al materiale ematico già trasformato presente nell'endometrioma, produce l'insorgenza di corpuscolazioni con differenti dimensione ed ecogenicità, talvolta stratificate; l'endometrioma può diventare maggiormente disomogeneo. La successione di differenti episodi di sanguinamento può determinare, all'indagine RM, fenomeni di shading per stratificazione dei cataboliti ematici in varie fasi di trasformazione (Fig. 16.8)

Le pareti della cisti possono essere molto sottili o più spesse, a seconda della localizzazione, ma sono sempre regolari. Le cisti di vecchia data o non attive presentano contenuto più disomogeneo e pareti irregolari con possibili calcificazioni.

La caratteristica più rilevante dell'endometriosi è comunque quella di mantenere costantemente un carattere fluido nel tempo, senza alcuna tendenza all'orga-

nizzazione o alla coagulazione (cisti cioccolato). Tale comportamento le differenzia nettamente dalle cisti endoemorragiche del corpo luteo, che tendono all'organizzazione e alla retrazione del coagulo e si modificano microscopicamente nell'arco di pochi giorni. Anche la valutazione color Doppler può essere utile nella diagnosi differenziale, poiché dimostra la scarsità di flusso periferico nell'endometriosi e la presenza di ricca vascolarizzazione periferica/parietale con flusso a bassa resistenza nel corpo luteo.

Per il suo contenuto emorragico, alla RM l'endometrioma dimostra tipicamente un alto segnale nelle sequenze T1 pesate, ottenute sia con sia senza saturazione del grasso (Fig. 16.9). Gli endometriomi, inoltre, si evidenziano per un basso segnale in T2 determinato dall'accorciamento del T2 prodotto dal contenuto ematico (Fig. 16.10). Sia in T1 sia in T2 le lesioni endometriosiche possono essere caratterizzate da un segnale a bassa intensità periferico, determinato dalla

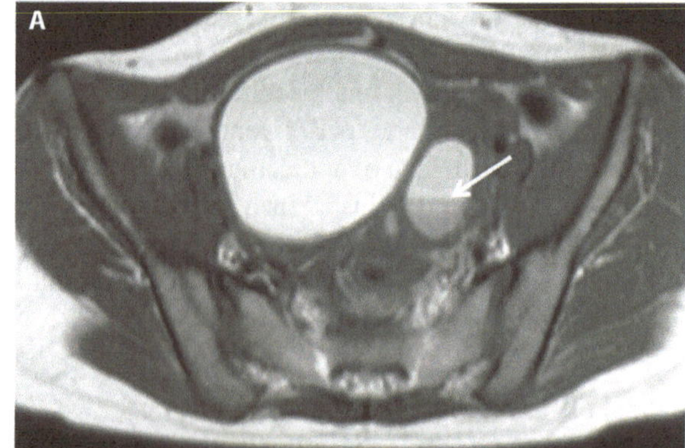

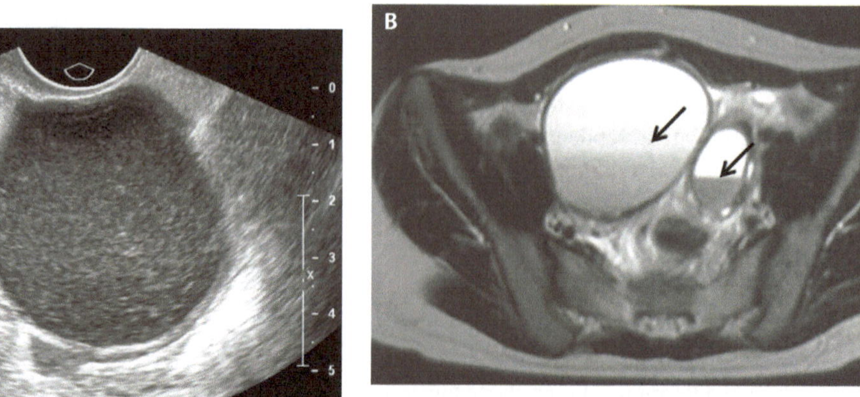

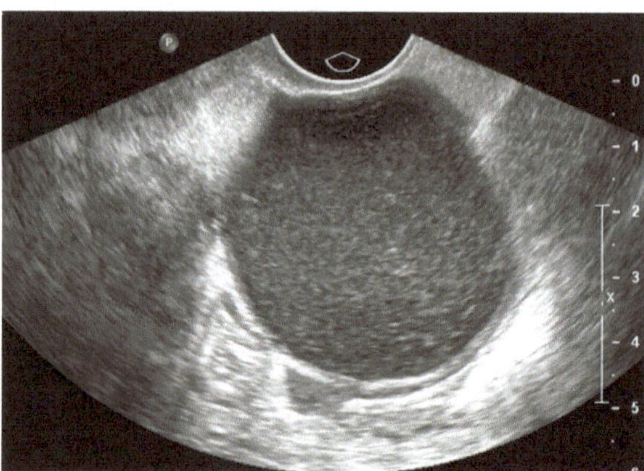

Fig. 16.7 Ecografia transvaginale. Dolori mestruali cronici riacutizzati. Endometrioma "tipico". Espanso cistico uniformemente corpuscolato con aspetto a vetro smerigliato (*asterisco*)

Fig. 16.8 Paziente di anni 30 con dolori pelvici cronici e comparsa di dolore acuto. Risonanza magnetica di voluminosi endometriomi pelvici con shading (*frecce*). (**A**) Scansione assiale TSE T1 e (**B**) scansione assiale TSE T2

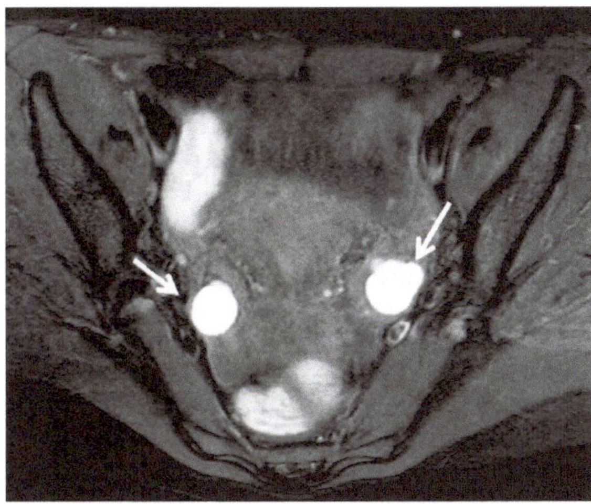

Fig. 16.9 Algie mestruali insorte alla pubertà e riacutizzate. Viva dolorabilità a livello del fornice vaginale sinistro. Endometriosi annessiale bilaterale. Scansione assiale SE T1 con soppressione del grasso che evidenzia la presenza di espansi in sede annessiale bilateralmente caratterizzati da un elevato segnale, specifico per endometrioma (*frecce*)

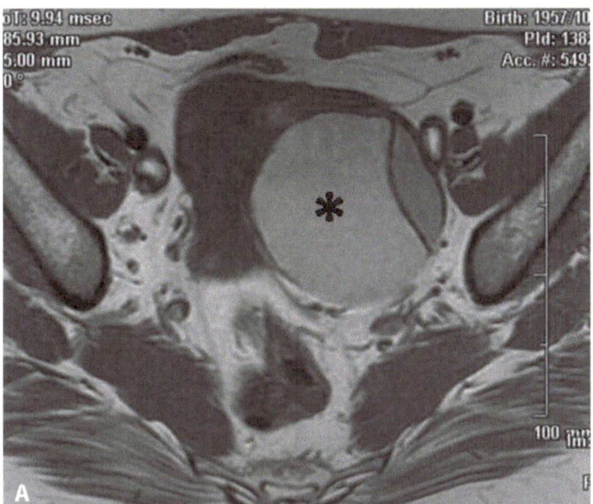

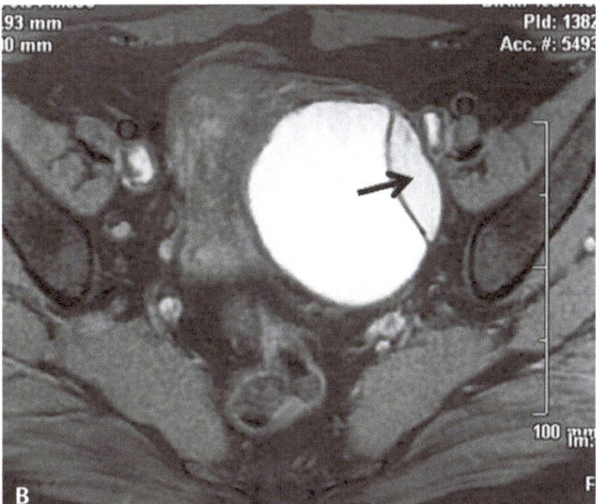

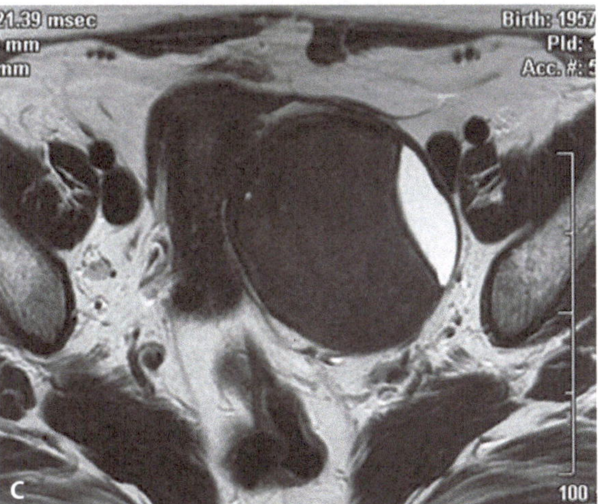

Fig. 16.10 Cisti annessiale con componete emorragica. Nella scansione assiale FSE T1 pesata (**A**) si dimostra la presenza di contenuto ematico a segnale intermedio/alto nella loculazione di destra riferibile a emorragia subacuta (*asterisco*) e segnale intermedio/basso nella loculazione di sinistra. La scansione assiale FSE T1 pesata con soppressione del grasso (**B**) migliora la detezione e la caratterizzazione della componente ematica all'interno della loculazione di destra, minimizzando il segnale proveniente dal grasso tissutale. la loculazione di sinistra mantiene segnale intermedio/alto, espressione di un contenuto con componente fluida proteinacea (*freccia*). (**C**) La scansione assiale FSE T2 evidenzia il basso segnale della componete ematica e l'iperintensità di segnale della loculazione di sinistra a conferma della natura sierosa non ematica del contenuto

capsula fibrosa con cui le lesioni si impiantano e aderiscono agli organi adiacenti. Le sequenze con soppressione del grasso aumentano la specificità della diagnosi di endometriosi e consentono di differenziare quest'ultima dalle cisti dermoidi, nella quali il segnale proveniente dal tessuto adiposo viene soppresso. L'endometriosi solida fibrosa non sanguinante da tempo è stata descritta in RM con segnale di intensità intermedia, con foci a segnale iperintenso in T1 e zone ipointense in T2, con enhancement dopo somministrazione di mdc [5].

Il ruolo della TC è limitato all'identificazione dell'infiltrazione degli organi adiacenti da parte dell'endometriosi. La MDCT con tecnica di enteroclisi si è dimostrata altamente affidabile nell'identificazione della penetrazione, nella parete dei visceri cavi, dell'endometriosi profonda [6], per la quale si intende l'endometrioma in sede tipica circondato da tessuto sclerotico che, all'atto chirurgico, risulti infiltrante per oltre 5 mm nella parete dei visceri adiacenti [7].

16.2.4 Gravidanza ectopica

La ricerca di una gravidanza ectopica è una delle più comuni indicazioni all'esecuzione di ecografia transvaginale in paziente con dolore pelvico acuto.

Benché la gravidanza ectopica sia presente clinicamente con una triade sintomatologica costituita da:
- dolore annessiale
- massa pelvica
- sanguinamento,

solo una parte delle pazienti con tali sintomi è gravida e la triade sintomatologia è presente in meno della metà delle pazienti con gravidanza ectopica.

La gravidanza ectopica rappresenta circa l'1,5% di tutte le gravidanze ed è, nei paesi occidentali, la principale causa di mortalità materna. L'incidenza della patologia è aumentata costantemente tra il 1970 e il 1992 ma da allora è rimasta stabile. La mortalità per gravidanza ectopica, precedentemente superiore di dieci volte rispetto a quella per gravidanza normale, si è invece ridotta progressivamente, scendendo allo 0,5 per 1000, soprattutto grazie alla diagnosi precoce [8]. Nell'80% dei casi la sede dell'ectopia è tubarica.

Fattori di rischio significativi sono da considerarsi la malattia infiammatoria pelvica, la pregressa chirurgia tubarica, l'endometriosi, alcune procedure di fecondazione assistita, nonché il dato anmnestico di precedenti eventi analoghi [9].

16.2.4.1 Diagnosi ecografica

Criterio diagnostico di esclusione: gravidanza ectopica *vs* gravidanza a localizzazione sconosciuta

La valutazione ecografia deve cominciare dallo studio con ecografia transvaginale dell'utero, poiché la constatazione di una gravidanza intrauterina in atto rende statisticamente fortemente improbabile una concomitante gravidanza ectopica eterotopica (criterio di esclusione). Il rischio di una gravidanza eterotopica nelle donne normali non sottoposte a procedure mediche per la fertilità è, infatti, compreso tra 1/8000 e 1/30.000 gravidanze spontanee. Nelle donne sottoposte a stimolazione ovarica o a fecondazione in vitro, mediante embrio transfert (FIVET), la percentuale di gravidanze eterotopiche è, invece, considerevolmente più alta.

Nello studio dell'utero occorre prestare particolare attenzione agli artefatti prodotti dallo pseudosacco, determinato dalla concomitante presenza in cavità uterina di una piccola quantità di fluido circondata dalla decidua parietale che simula un piccolo sacco gestazionale. Gli elementi tipizzanti dello pseudosacco sono, in ecografia transvaginale, la sede centrale in cavità (mentre il vero sacco gestazionale è sempre eccentrico, poiché annidato all'interno della decidua parietale) e l'assenza della doppia parete deciduale, tipica del vero sacco gestazionale (Fig. 16.11).

L'assenza del sacco gestazionale intrauterino in pazienti con test di gravidanza positivo deve indurre il sospetto di una possibile gravidanza ectopica, anche se, per meglio quantificare la probabilità dell'evento patologico è sempre opportuno procedere al dosaggio delle

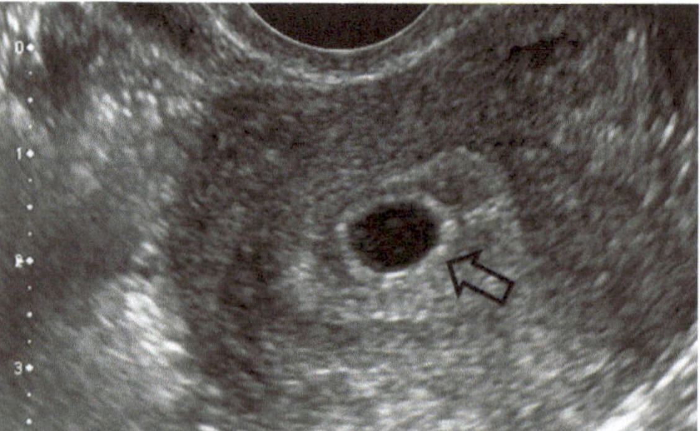

Fig. 16.11 Ecografia transvaginale. Sacco gestazionale intrauterino normale in paziente con sanguinamento e dolori. Ben visibile l'impianto eccentrico nella decidua parietale e la parete coriale iperecogena (*freccia vuota*) all'interno della parete deciduale più spessa e asimmetrica

beta-hCG, che consente di definire meglio l'epoca gestazionale. Barnhart [8] ha osservato che, utilizzando il criterio discriminatorio dell'hCG, un sacco gestazionale intrauterino era evidenziabile nel 91,5% dei casi nelle donne con valori superiori a 1500 UI/L e solo nel 28,6% dei casi nelle donne con valori inferiori a 1500 UI/L. Elevati valori di beta-hCG (>1500 UI/L), associati all'assenza di dimostrazione ecografica del sacco gestazionale, sono da ritenersi elementi di forte rischio di gravidanza extrauterina o di aborto in atto e richiedono un attento monitoraggio. Dosaggi seriati delle beta-hCG possono aiutare, nei casi dubbi, a discriminare tra gravidanza ectopica, gravidanza intrauterina potenzialmente vitale e gravidanza abortiva. In genere il tempo di incremento delle hCG nella gravidanza ectopica è sensibilmente superiore a quello osservato nella gravidanza potenzialmente vitale.

Alcuni Autori, tuttavia, ritengono che la diagnosi di "probabile gravidanza ectopica" basata soltanto sull'assenza di dimostrabilità di una gravidanza intrauterina, in paziente con valori di hCG superiori a 1500 UI/L, sia scarsamente utile dal punto di vista clinico e possa condurre a interventi inutili o generare forte stress nella paziente. Per tale motivo, è stato proposto di considerare il segno indiretto di "mancata dimostrazione della gravidanza intrauterina" come segno, in realtà, di "gravidanza a localizzazione sconosciuta" (pregnancy of unknown location, PUL) [10, 11]. Infatti, solo dal 7 al 20% delle donne con iniziale diagnosi di gravidanza a localizzazione sconosciuta ha una successiva conferma diagnostica di gravidanza ectopica, mentre dal 25 al 50% delle donne con gravidanza ectopica riceve inizialmente una diagnosi di gravidanza a localizzazione sconosciuta.

Ruolo dell'ecografia transaddominale

Non vi è attualmente spazio diagnostico per l'ecografia sovrapubica. Infatti la scarsa risoluzione della metodica permette la diagnosi solamente in tempi tardivi, quando la gravidanza ectopica è già in fase di rottura e il trattamento conservativo non è più possibile. La sensibilità dell'ecografia sovrapubica nella diagnosi è considerata, anche in condizioni ottimali, inferiore al 70%.

Il criterio ecografico dell'utero "vuoto" come elemento diagnostico di rischio assume valore, con ecografia transaddominale, solamente quando il dosaggio delle beta-hCG supera i 6500 IU/L, ed è quindi un segno tardivo. Il sospetto di gravidanza ectopica con ecografia transaddominale può essere posto con ragionevole sicurezza solamente quando è presente emoperitoneo e vi è già indicazione alla chirurgia in emergenza.

Ecografia transvaginale e criteri per la diagnosi di gravidanza ectopica

Dopo aver constatato l'assenza di un sacco gestazionale in sede intrauterina, prima di iniziare la ricerca dei segni diretti di gravidanza ectopica, può essere utile identificare il lato in cui è avvenuta l'ovulazione con l'evidenziazione, in sede intraovarica, del corpo luteo gravidico. La gravidanza ectopica è, infatti, ipsilaterale con il corpo luteo in un'elevata percentuale di casi, superiore all'80%.

I criteri ecografici transvaginali per la diagnosi sono:

I *massa disomogenea in sede adiacente all'ovaio, ma sicuramente extraovarica*;

II *anello iperecogeno (tubal ring) corrispondente al sacco gestazionale vuoto*;

III *sacco gestazionale contenente il polo fetale senza dimostrabilità di attività cardiaca*;

IV *sacco gestazionale contenente il polo fetale con dimostrabilità di attività cardiaca*.

Una massa disomogenea complessa annessiale (I) con utero vuoto, riccamente vascolarizzata, rappresenta in genere un quadro avanzato di gravidanza ectopica, con probabile rottura della gravidanza nella tuba ed emorragia tubarica. Tale segno è sensibile ma scarsamente specifico e il suo valore predittivo positivo (VPP) è basso. Gli altri segni (II, III, IV) sono invece di più difficile riscontro e meno sensibili, ma altamente specifici, con valori di VPP compresi tra il 97,8 e il 100%. Il riscontro precoce della tipica immagine del sacco gestazionale in sede extrauterina (tubal ring) (Fig. 16.12) senza embrione vitale rende inoltre

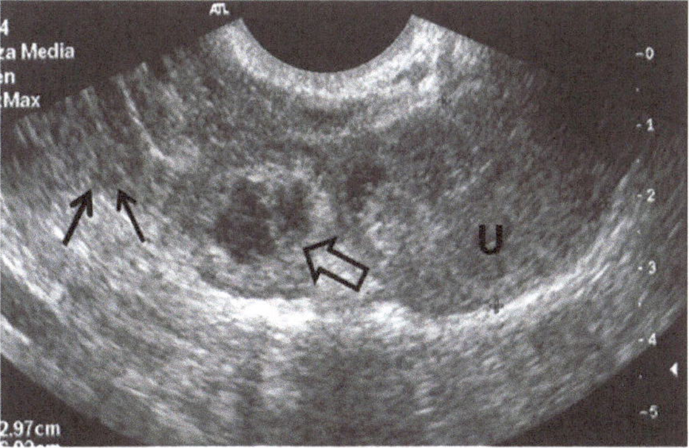

Fig. 16.12 Ecografia transvaginale di sezione assiale dell'utero (*U*). In sede parauterina destra presenza di *tubal ring* (*freccia vuota*) con parete iperecogena a localizzazione extrauterina ed extraovarica. Ovaio (*frecce*). Conferma chirurgica di gravidanza tubarica

possibile il trattamento non chirurgico della malattia per via sistemica, con metotrexate.

Il sacco gestazionale ectopico è sempre riccamente vascolarizzato, con aspetto anulare dei vasi. Tale aspetto richiede una precisa diagnosi differenziale con un eventuale corpo luteo, anch'esso molto vascolarizzato (Figg. 16.13 e 16.14). La diagnosi differenziale si basa sulla sede sempre intraovarica del corpo luteo e quasi sempre extraovarica della gravidanza ectopica. La presenza di ectopia ovarica rappresenta infatti solo il 2,3% di tutte le gravidanze ectopiche [12].

La presenza di liquido nel cavo del Douglas costituisce un elemento diagnostico di modesta significatività, poiché può essere presente anche nella gravidanza normale, sebbene, in genere, in quantità più modeste rispetto alla gravidanza ectopica. Il liquido libero assume significato clinico solamente quando è molto abbondante e corpuscolato emorragico.

16.2.5 Torsione ovarica

La torsione dell'ovaio, associata o meno alla torsione della tuba, è responsabile del 2,7% di tutte le emergenze ginecologiche. Si verifica con maggiore frequenza nell'età fertile, ma può anche verificarsi nell'età prepuberale e in quella postmenopausale. Nell'età postmenopausale la frequenza è inferiore al 20% della totalità delle torsioni. Circa il 10-20% delle torsioni si verifica durante una gravidanza nel primo trimestre ed è più frequentemente associato a pregressa stimolazione farmacologica dell'ovaio. Rare sono le torsioni nel secondo trimestre di gravidanza e rarissime quelle nel terzo [13].

La maggior parte delle torsioni si verifica a destra (60%), verosimilmente per la maggior mobilità dell'ovaio, che a sinistra è limitata dalla presenza del mesosigma. In genere la torsione è associata a lesioni espansive cistiche dell'ovaio, quasi sempre benigne e prevalentemente di natura funzionale, ma anche la cisti dermoide può essere causa di torsione. La correlazione tra un teratoma cistico maturo e la torsione ovarica è compresa tra il 3,5 e il 16% (Fig. 16.15). Raramente,

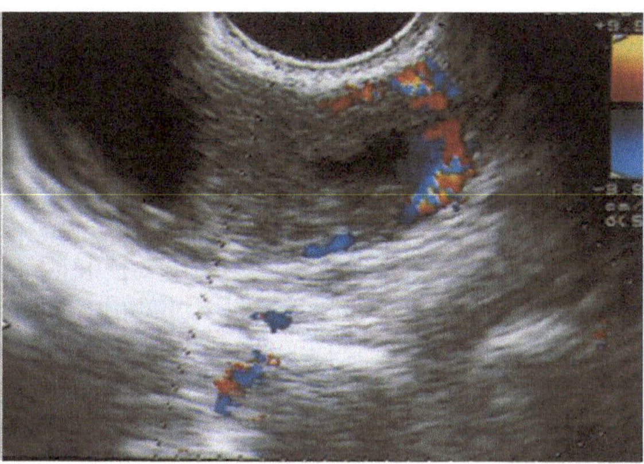

Fig. 16.13 Gravidanza tubarica. Ecografia transvaginale di *tubal ring* con intensa vascolarizzazione di parete

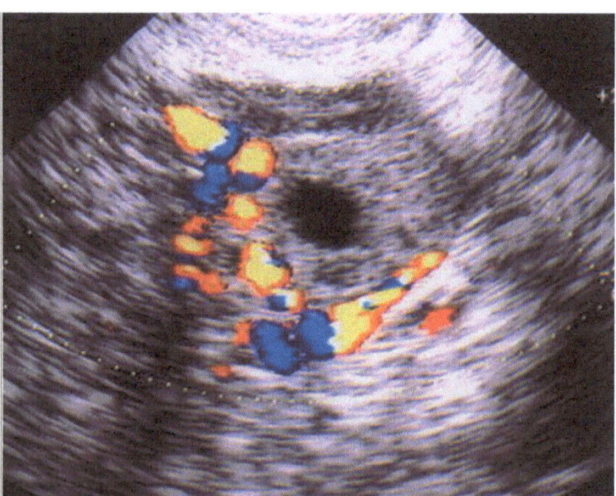

Fig. 16.14 Ecografia transvaginale. Gravidanza extrauterina. Piccola immagine liquida localizzata all'interno di spesso cercine iperecogeno intensamente vascolarizzato da flusso arterioso

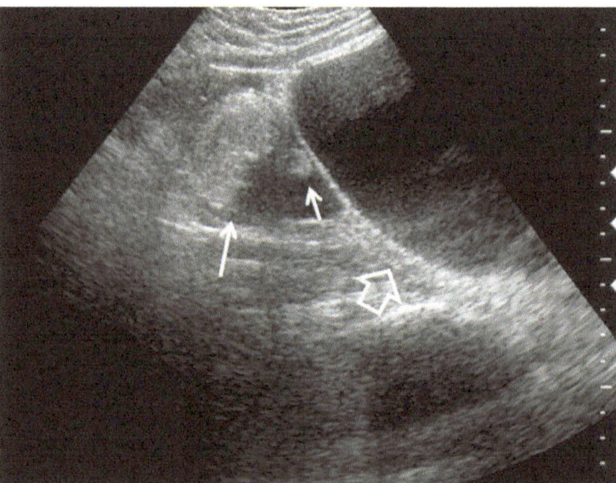

Fig. 16.15 Ecografia transaddominale. Paziente di anni 18 con dolore acuto addominale ingravescente. Lesione espansiva di morfologia piriforme a localizzazione pelvica alta sopravescicale, a struttura mista con componenti intensamente iperecogene all'interno (*frecce*). Cisti dermoide torta (conferma chirurgica). Il polo inferiore della lesione, di aspetto imbutiforme, corrisponde al peduncolo vascolare torto (*freccia vuota*)

invece, la torsione si verifica in un ovaio di dimensioni normali. In genere il fenomeno si verifica più frequentemente in età prepuberale [14] (Fig. 16.16).

La torsione sul peduncolo ovarico produce una stasi circolatoria inizialmente venosa, con infarcimento venoso emorragico e ingrandimento progressivo per edema. Se la torsione diventa completa e comporta un'occlusione arteriosa, si può determinare necrosi gangrenosa. Tale condizione rende indispensabile il trattamento chirurgico immediato, perché può evolvere verso un'infezione e una peritonite, con rischio di morte. Il dolore intermittente può essere associato a una torsione parziale che si risolve spontaneamente, ma che può anche evolvere verso una torsione completa e rappresenta pertanto un problema diagnostico di non facile soluzione.

16.2.5.1 Ecografia

L'ecografia transvaginale o sovrapubica in età pediatrica è la prima indagine da eseguirsi nel sospetto di torsione ovarica. Essa è tuttavia scarsamente specifica, poiché i riscontri ecografici sono in buona parte aspecifici. La sensibilità della metodica ecografica nella diagnosi di torsione è infatti compresa tra il 46 e il 74%.

È possibile dimostrare ecograficamente la presenza di masse aspecifiche, cistiche, solide o complesse associate a liquido libero in peritoneo o a ispessimento parietale determinato dall'edema (Figg. 16.17 e 16.18). È invece molto tipica la dislocazione dell'annesso torto

in sede mediana alta, cranialmente all'utero [15]. La torsione dell'ovaio normale è caratterizzata ecograficamente dall'aumento di volume, più o meno elevato in base al grado di torsione, dall'incremento dell'ecogenicità dello stroma ovarico, che si espande notevolmente, e dalla presenza di follicoli periferici a pareti sfumate. La presenza di follicoli completamente repleti

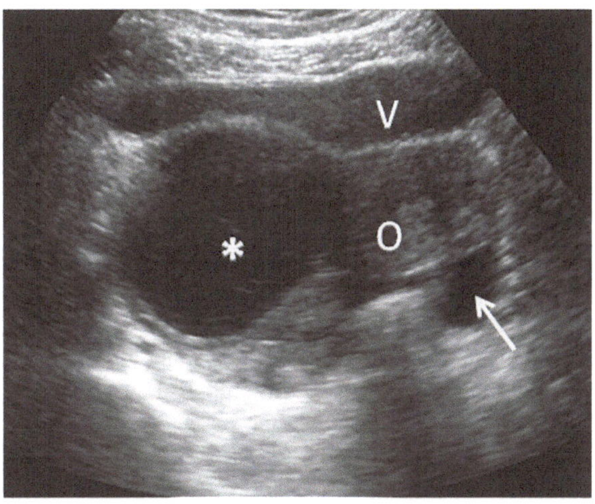

Fig. 16.17 Ecografia sovrapubica. Paziente di anni 16 con dolore acuto ingravescente. Torsione di cisti funzionale ovarica destra (conferma chirurgica). Presenza di lesione espansiva ovarica destra con fini echi lineari interni riferibili a corpo luteo torto (*asterisco*). Piccola falda di emoperitoneo nel Douglas. *O* ovaio, *V* vescica

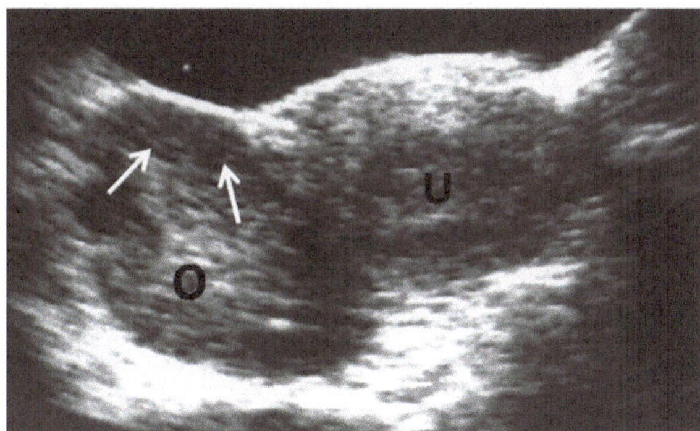

Fig. 16.16 Ecografia transaddominale in età puberale. Dolore pelvico ingravescente a esordio acuto. Torsione di ovaio normale (conferma chirurgica). L'ovaio destro, *O*, appare notevolmente aumentato di volume con incremento dell'ecogenicità dello stroma per edema. I follicoli periferici sono scarsamente riconoscibili, con margini sfumati e con lume occupato da materiale ipoecogeno ematico (*frecce*). *U*, utero

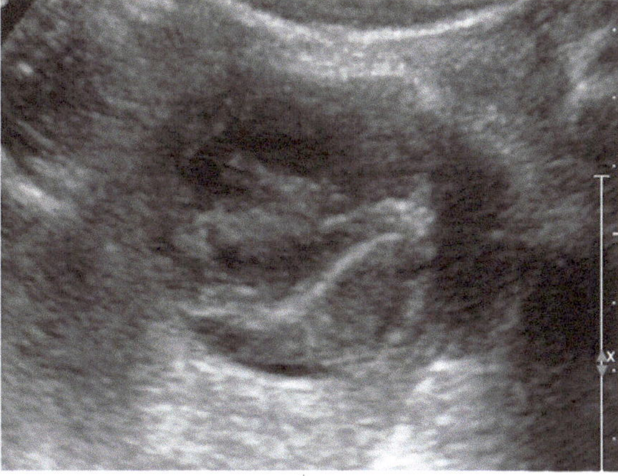

Fig. 16.18 Paziente di anni 40 con dolore addominale e febbre. Ecografia transvaginale. Massa disomogenea annessiale con aree di necrosi e ispessimenti parietali irregolari. Diagnosi chirurgica di torsione con necrosi e sovrapposizione infettiva

di materiale corpuscolato emorragico o con livello liquido-liquido è da ritenersi fortemente specifico per torsione, ma non è di frequente riscontro.

Nella prima fase dell'esperienza si è ritenuto che il color Doppler e il Doppler pulsato potessero rappresentare un valido ausilio diagnostico, ma tale ipotesi si è rivelata non realistica e numerosi Autori hanno dimostrato la presenza di segnali colore in annessi con torsione confermata chirurgicamente. La spiegazione di tale fenomeno può essere dovuta al duplice apporto vascolare dell'annesso. L'arcata vascolare genitale è infatti una sede anastomotica fisiologica tra l'arteria ovarica e il ramo ovarico dell'arteria uterina. È inoltre probabile che le fasi iniziali della malattia e la comparsa dei sintomi correlino con la sola ostruzione venosa e il conseguente edema massivo, quando la componente arteriosa è ancora pervia poiché caratterizzata da una pressione endoluminale più elevata. Ciò può anche spiegare perché i casi in cui risulta dimostrabile ecograficamente qualche segnale di flusso venoso e arterioso all'interno della lesione torta, siano anche quelli meno avanzati, nei quali il trattamento laparoscopico conservativo con detorsione può preservare la vitalità dell'ovaio e la fertilità (Fig. 16.19).

Alcuni studi hanno evidenziato l'importanza dello studio morfologico del peduncolo vascolare ("whirlpool sign") [16]. La dimostrazione dell'aspetto "a vortice" del funicolo, segnalato nell'88% e nel 100% dei casi di torsione [15, 16], è tuttavia altamente specifica ma di non facile identificazione.

16.2.5.2 MDCT e RM

L'uso della TC o della RM è limitato alla definizione dei casi dubbi alla valutazione ecografia e delle forme subacute e croniche. Sia con TC sia con RM gli aspetti della torsione sono i seguenti.

- Ispessimento tubarico: presente in oltre l'80% dei casi sotto forma di massa tubulare o a bersaglio localizzata in sede annessiale a stretto contatto con la massa torta.
- Ispessimento della parete degli espansi cistici: presente in circa il 75% dei casi. La parete degli espansi cistici si ispessisce in modo concentrico sino a oltre 10 mm (Figg. 16.20 e 16.21); presenta superficie liscia priva di irregolarità o nodularità. Tale condizione può associarsi a raccolta emorragica. Alla TC senza mdc un'emorragia intraluminale può essere diagnosticata per gli alti valori di attenuazione, superiori a 50 HU (Fig. 16.22). Un'elevata intensità di segnale nelle sequenze T1 pesate in RM orienta verso la presenza di contenuto ematico subacuto e congestione vascolare (Fig. 16.23). Dopo somministrazione di mdc sia in TC sia in RM la lesione può risultare scarsamente vascolarizzata, soprattutto a livello delle componenti nodulari solide.
- Laterodeviazione uterina: una deviazione dell'utero dal lato torto, per effetto dell'accorciamento del peduncolo vascolare, può essere dimostrata con tutte le metodiche di imaging e può essere riscontrata in circa un terzo dei casi di torsione [17].

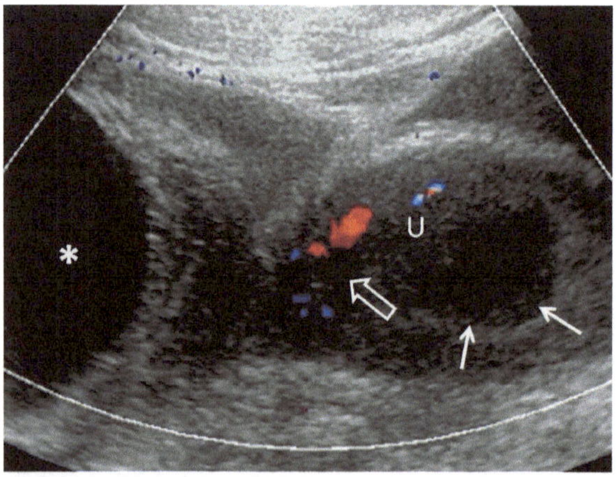

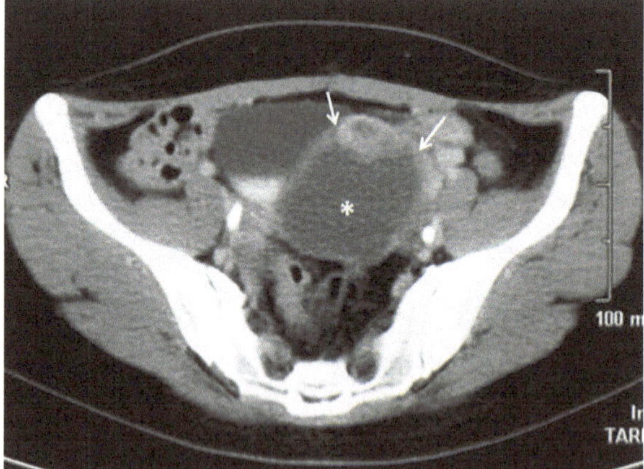

Fig. 16.19 Ecografia sovrapubica in giovane paziente con cisti follicolare torta (*asterisco*). *U*, utero con raccolta fluida endoluminale (*frecce*). Presenza di segnali vascolari a livello del peduncolo vascolare (*freccia vuota*). Assenza di vascolarizzazione in sede annessiale e nella parete della cisti

Fig. 16.20 Paziente di 38 anni con dolore acuto addomino-pelvico con irradiazione lombare. MDCT con contrasto di tumore cistico ovarico benigno sinistro (cistoadenoma mucinoso) torto (*asterisco*). Ispessimento parietale eccentrico delle pareti degli espansi cistici (*frecce*) dell'annesso torto

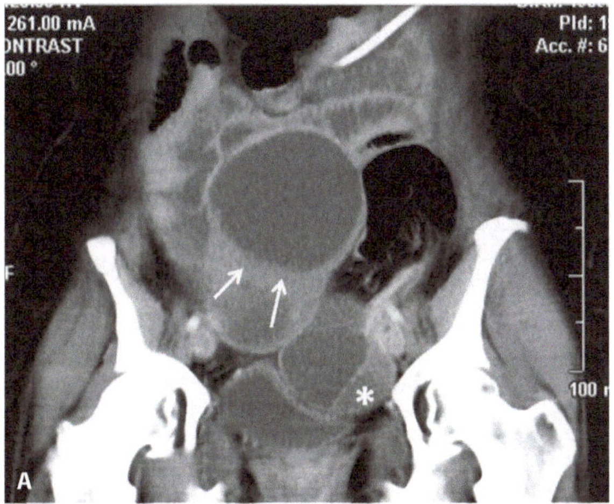

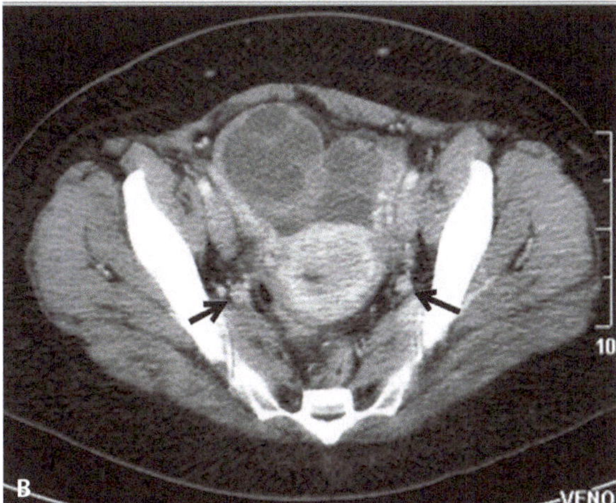

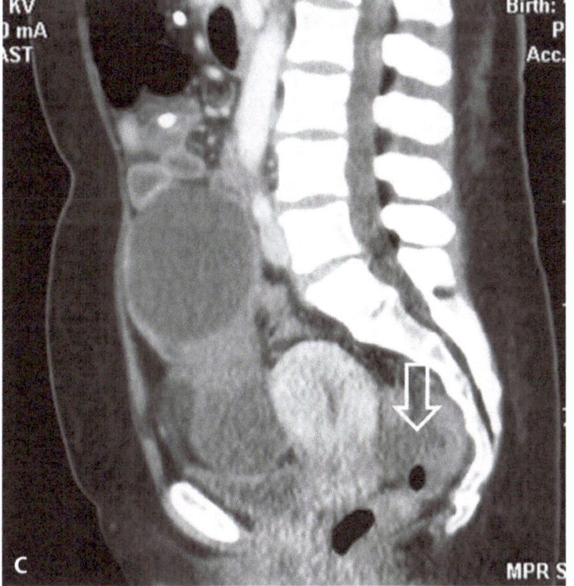

Fig. 16.21 Tumore annessiale cistico bilaterale torto a destra (conferma chirurgica). (**A**) La ricostruzione coronale MDCT con contrasto evidenzia la presenza di ispessimento parietale (*frecce*). In sede annessiale sinistra espanso cistico con livello iperdenso riferibile a materiale ematico (*asterisco*). (**B**) MDCT assiale con contrasto che evidenzia aumento di calibro di entrambe le vene gonadiche (*frecce*). (**C**) falda emorragica nel Douglas (*freccia vuota*)

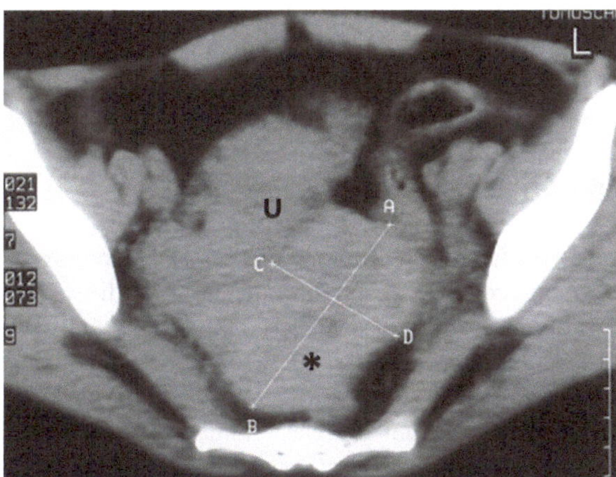

Fig. 16.22 MDCT senza mezzo di contrasto in emergenza di giovane donna con dolore acuto. Massa retrouterina lievemente iperdensa (*asterisco*), da infarto emorragico dell'ovaio di sinistra da torsione incompleta. *U* utero

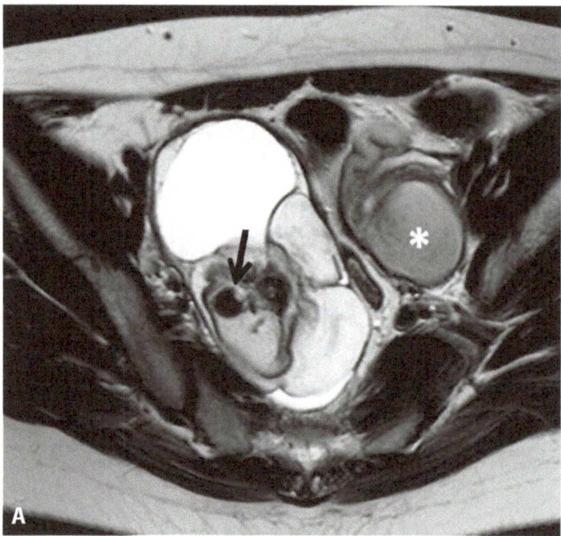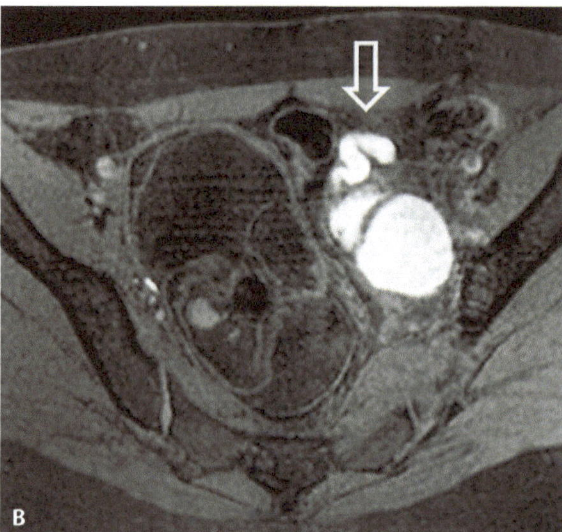

Fig. 16.23 Dolore pelvico con presenza di massa alla valutazione clinica. (**A**) Scansione assiale TSE T2 pesata e (**B**) T1 volumetrica con soppressione del grasso. Presenza di una massa eterogenea, in sede annessiale destra, a componente mista in parte fluida (aree a elevato segnale in T2) e in parte solida con elementi di natura adiposa (segnale iperintenso in T2) e cartilaginea a basso segnale (*freccia*), riferibile a teratoma maturo. In sede annessiale sinistra si evidenzia distensione fluida della tuba a contenuto iperintenso nella sequenza T1 con soppressione del grasso riferibile a ematosalpinge (*freccia vuota*). Conferma chirurgica di torsione annessiale sinistra con infarcimento emorragico della tuba

– Ascite: la presenza di un versamento ascitico in modesta quantità è stata segnalata in corso di torsione annessiale. Tale reperto è presente in circa un terzo dei casi ed è aspecifico.

16.2.6 Malattia infiammatoria pelvica (MIP) e ascesso tubo-ovarico (ATO)

La MIP e la sua principale complicanza, l'ATO, rappresentano una grave causa di pelvi acuta e una delle principali cause d'infertilità e di gravidanza ectopica nelle donne in età fertile.

La maggior parte delle flogosi annessiali è determinata dall'infezione ascendente attraverso la cervice uterina e l'endometrio. In questi casi è possibile identificare una storia clinica precedente di infezione del basso tratto genitale sostenuta da *Chlamydia trachomatis* o *Neisseria gonorrhoeae*. Meno comunemente l'infezione dell'annesso avviene per via ematogena o per contiguità anatomica (ascesso appendicolare, perforazione diverticolare ascessualizzata) e, in tali casi, può essere causata da germi comuni. Essa si manifesta con sintomi piuttosto tipici, anche se non tutti presenti costantemente. Il dolore acuto è il sintomo più comune, presente in circa il 90% dei casi con leucocitosi (75%). La febbre è presente in oltre il 50% dei casi, mentre perdite vaginali (30%), vomito (25%) e sanguinamento (21%) sono meno comuni.

L'ecografia transvaginale ha un ruolo fondamentale nella diagnosi della patologia infiammatoria e rappresenta l'indagine di prima istanza [18, 19]; è, inoltre, il metodo ideale per il posizionamento, all'interno di raccolte ascessuali, di cateteri di drenaggio per via transfornice, consentendo di evitare il transito attraverso le anse intestinali.

16.2.6.1 Endometrite

Le forme infiammatorie iniziali sono in genere povere di segni ecografici. È possibile il riscontro di ispessimento endometriale aspecifico o di essudato o di gas in sede intrauterina in caso di endometrite e di raccolte fluide modeste in sede intraperitoneale. La presenza di fluido in cavità e nel Douglas è tuttavia segno aspecifico e può essere riscontrato anche in soggetti normali.

16.2.6.2 Salpingite

In condizioni normali il diametro tubarico non eccede i 3-4 mm. L'avanzamento dell'infezione nella tuba ne comporta la progressiva distensione per la comparsa al suo interno di fluido corpuscolato; in caso di fimosi del padiglione, alla valutazione ecografica la tuba appare molto dilatata e serpiginosa, con morfologia "a cornucopia", completamente repleta di materiale essudatizio (idrosalpinge), con parete, pliche e fimbrie fortemente ispessite (spessore superiore a 4 mm). Altre volte l'idrosalpinge si presenta come multiple formazioni similcistiche corpuscolate raggruppate e irregolari, da differenziare da una formazione cistica ovarica plurisettata (Fig. 16.24). Sono possibili anche aspetti "a ruota dentata", considerati patognomonici delle infiammazioni tubariche acute [20, 21].

Il segnale color Doppler è caratteristicamente elevato a causa dell'iperemia locale, con flussi a basse resistenze; possono inoltre essere evidenziate dilatazioni di vasi venosi.

La MDCT dimostra un ispessimento parietale tubarico con enhancement dopo somministrazione di mdc e può confermare le raccolte fluide tubariche, di cui definisce la densità.

Alla RM l'idrosalpinge appare come una struttura tubulare, che origina dal margine laterale superiore del corpo uterino ed è separata dall'ovaio. L'intensità del segnale è, di regola, quella consueta dei fluidi idrici, ma può essere elevata in caso di emorragia tubarica o di contenuto proteinaceo denso. Nelle forme evolute, con aspetto a pseudomassa, può esservi presa di contrasto negli pseudosetti, molto vascolarizzati per la flogosi concomitante [22].

16.2.6.3 Complesso tubo-ovarico

Si distingue dall'ascesso tubo-ovarico in quanto risultano ancora riconoscibili, distintamente e separati una dall'altro, la tuba e l'ovaio. Il coinvolgimento dell'ovaio si manifesta con un'ovarite acuta, che determina incremento del volume ovarico e perdita della normale differenziazione corticomidollare. I follicoli oofori possono non essere visualizzabili poiché repleti di materiale denso iperecogeno. Al quadro di ovarite acuta si associa l'aspetto ecografico della piosalpinge, con tuba ectasica, a pareti fortemente ispessite e con contenuto tubarico fluido ma fortemente ecogeno, di aspetto pseudosolido (Figg. 16.25 e 16.26).

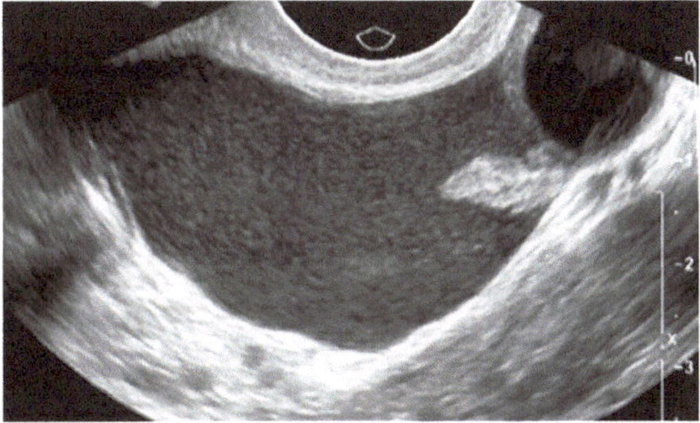

Fig. 16.25 Piosalpinge. Raccolta fluida finemente corpuscolata riferibile a materiale purulento endosalpingeo

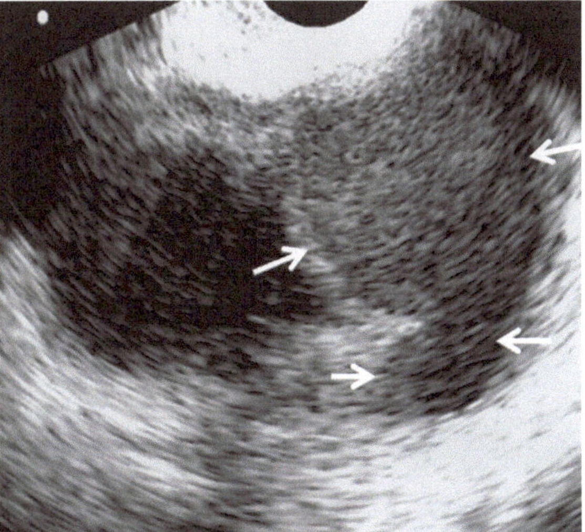

Fig. 16.26 Piosalpinge. Presenza di sovradistensione fluida del padiglione tubarico (*frecce*) repleto di materiale purulento a livello di ecogenicità medio/alto

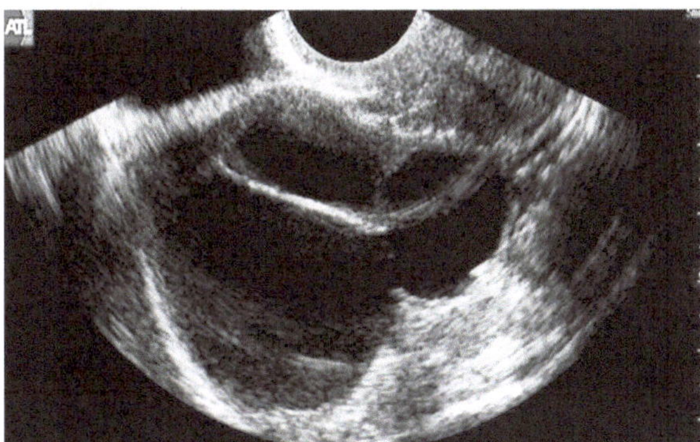

Fig. 16.24 Idrosalpinge di grandi dimensioni con aspetto similcistico settata. La valutazione dinamica consente di documentare la continuità anatomica delle loculazioni

16.2.6.4 Ascesso tubo-ovarico

L'ATO rappresenta la forma più grave di evoluzione della salpingite acuta. È spesso la sequela di una forma acuta o può essere dovuto a un processo flogistico attenuato quale si verifica nelle infezioni da *Clamidia*, che presentano un decorso paucisintomatico. Esso consegue allo stillicidio dalla tuba di materiale infetto, che coinvolge le strutture vicine al padiglione, l'ovaio e il peritoneo. Il quadro ecografico che ne deriva è rappresentato da una massa eterogenea di notevoli dimensioni (5-10 cm), disomogenea e a margini sfumati, nel cui contesto è impossibile riuscire a distinguere le strutture coinvolte, tuba o ovaio. Si associa frequentemente la presenza di versamento liquido nella pelvi (Fig. 16.27).

L'estensione dell'ascesso verso altri organi e strutture pelvici, quali pareti pelviche, visceri e mesi, rappresenta la complicanza più grave, gravata da discreta mortalità (5-10%), e richiede il trattamento antibiotico e l'ospedalizzazione immediata. Il trattamento chirurgico o il posizionamento di drenaggio transfornice deve essere preso in considerazione in prima istanza e, comunque, se non vi è un'adeguata risposta alla terapia antibiotica entro 72 ore dall'inizio del trattamento.

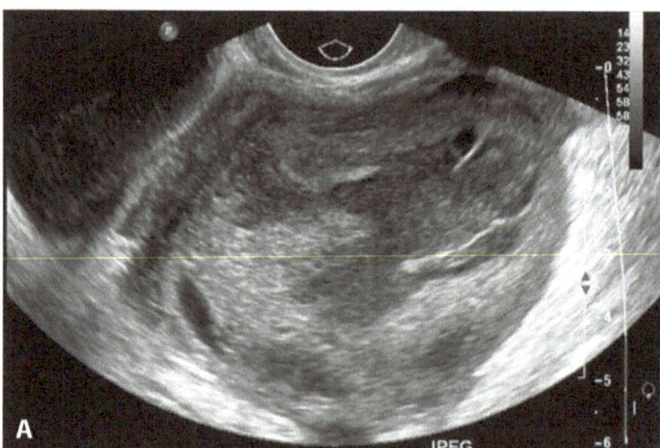

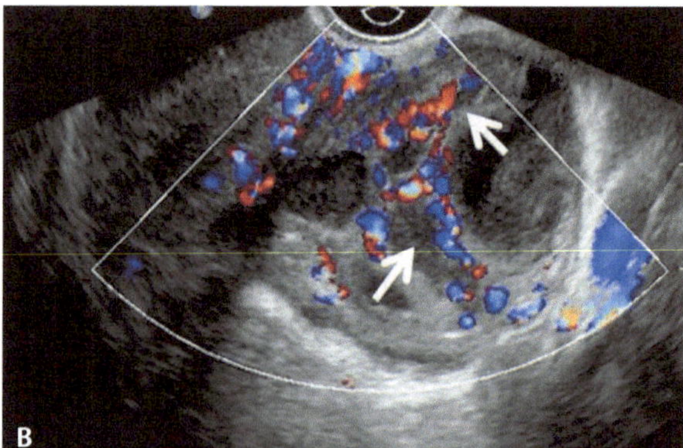

Fig. 16.27 Paziente con dolore addominale, febbre superiore a 38 °C e leucocitosi. Ascesso tubo-ovarico. (**A**) Massa annessiale complessa costituita da componenti solide e fluide corspuscolate con conglomerazione delle pareti tubariche e dell'ovaio non più riconoscibili individualmente. (**B**) Il color Doppler evidenzia intensa vascolarità su base flogistica delle componenti anatomiche presenti nell'ascesso (pareti tubariche) (*frecce*)

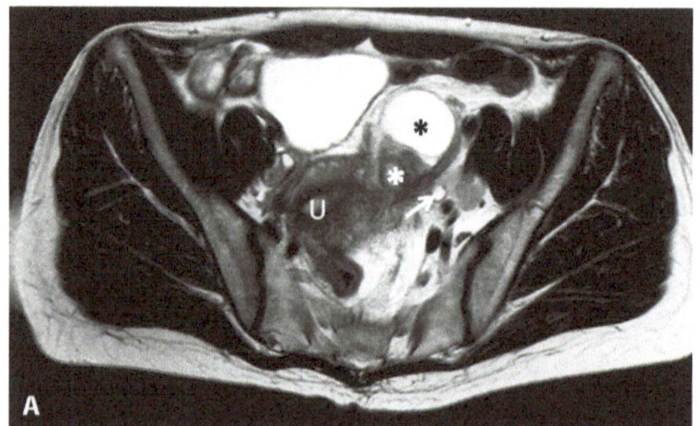

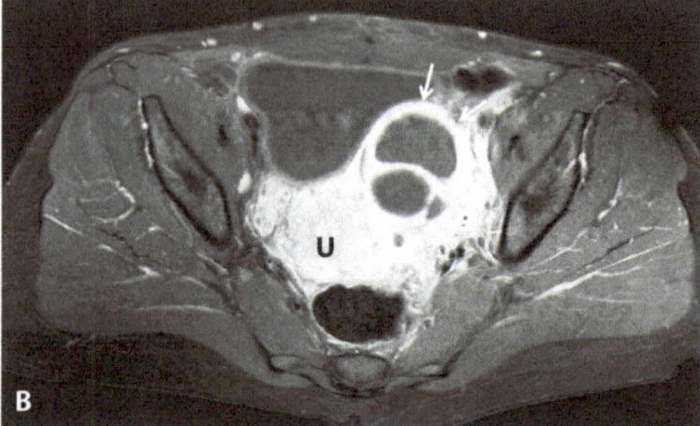

Fig. 16.28 Dolore pelvico a insorgenza acuta in quadro di ascesso tubo-ovarico. (**A**) La scansione assiale TSE T2 pesata evidenzia la presenza di una distensione fluida della tuba di sinistra (*asterischi*) caratterizzata dalla presenza di un contenuto fluido a segnale eterogeneo per la presenza di materiale purulento endoluminale. Dilatazione dell'uretere di sinistra (*freccia*) da *encasement* da parte della massa ascessuale. (**B**) Scansione assiale T1 con soppressione del grasso dopo contrasto. Intensa impregnazione contrastografica delle pareti tubariche (*frecce*) e infarcimento edematoso del grasso pelvico e dei legamenti utero-sacrali. *U* utero

Il ruolo della MDCT è del tutto marginale nelle forme flogistiche lievi e iniziali, ove i segni radiologici sono scarsi o assenti. Nelle forme avanzate che procedono verso il "complesso tubo-ovarico" e verso l'ATO, in cui non risultano più riconoscibili i singoli elementi anatomici, la MDCT meglio consente di identificare il coinvolgimento, nelle masse annessiali flogistiche, delle strutture peritoneali, delle pareti pelviche e, soprattutto, delle anse intestinali. L'infarcimento edematoso del grasso pelvico e dei legamenti utero-sacrali, come pure l'enhancement del peritoneo, dell'endometrio e del canale endocervicale sono ben visualizzabili [18] (Fig. 16.28).

L'ascesso pelvico può inoltre infiltrare o inglobare vescica e ureteri determinando idronefrosi. In tale caso l'uro-TC può consentire una diagnosi di estensione dell'inglobamento ureterale.

La RM consente di rilevare anche piccole quantità di fluido endopelvico e la sua panoramicità permette di escludere altre eventuali cause di masse annessiali cistiche in caso di tube non dilatate [23]. Nell'ATO la RM identifica una lesione espansiva eterogenea annessiale con pareti spesse e iperintense in T1 e un contenuto ipointenso in T1 e moderatamente iperintenso in T2, dipendente dalla viscosità e dalla concentrazione del materiale proteinaceo presente nel lume ascessuale. Essa, inoltre, è in grado di definire l'estensione pelvica dell'infiammazione, identificando l'iperintensità delle sedi coinvolte (pareti pelviche, legamenti utero-sacrali, adenopatie) nelle sequenze T2 pesate con soppressione del grasso e nelle sequenze postcontrastografiche T1 pesate [24]. L'accuratezza diagnostica della RM nelle malattie infiammatorie pelviche è superiore al 90% [1].

Bibliografia

1. Singh AK, Desai H, Novelline RA (2009) Emergency MRI of acute pelvic pain: MR protocol with no oral contrast. Emerg Radiol 16:133–141
2. Potter AW, Chandrasekhar CA (2008) US and CT evaluation of acute pelvic pain of gynecologic origin in nonpregnant premenopausal patients. Radiographics 28:1645–59
3. Patel MD, Feldstein VA, Chen DC et al (1999) Endometriomas: diagnostic performance of US. Radiology 210:739–745
4. Kupfer MC, Schwimer SR, Lebovic J (1992) Transvaginal sonographic appearance of endometriomata: spectrum of findings. J Ultrasound Med 11:129–133
5. Ha HK, Lim YT, Kim HS (1994) Diagnosis of pelvic endometriosis: fat-suppressed T1-weighted vs conventional MR images. AJR Am J Roentgenol 163:127–131
6. Biscaldi E, Ferrero S, Fulcheri E et al (2007) Multislice CT enteroclysis in the diagnosis of bowel endometriosis. Eur Radiol 17:211–219
7. Koninckx PR, Martin DC (1992) Deep endometriosis: a consequence of infiltration or retraction or possibly adenomyosis externa? Fertil Steril 58:924–928
8. Barnhart KT (2009) Clinical practice. Ectopic pregnancy. N Engl J Med 361:379–387
9. McWilliams GDE, Hill M, Dietrich CS (2008) Ginecologic Emergencies. Surg Clin N Am 88:265–283
10. Condous G, Okaro E, Khalid A (2004) The use of a new logistic regression model for predicting the outcome of pregnancies of unknown location. Human Reprod 19:1900–1910
11. Bignardi T, Alhamdan D, Condous G (2008) Is ultrasound the new gold standard for the diagnosis of ectopic pregnancy? Semin Ultrasound CT MR 29:114–120
12. Kamath MS, Aleyamma TK, Muthukumar M (2010) A case report: ovarian heterotopic pregnancy after in vitro fertilization. Fertil Steril Mar 31 [Epub ahead of print]
13. Hasiakos D, Papakonstantinou K, Kontoravdis A et al (2008) Adnexal torsion during pregnancy: report of four cases and review of the literature. J Obstet Gynaecol Res 34(4 Pt 2):683–687
14. Stark JE, Siegel MJ (1994) Ovarian torsion in prepubertal and pubertal girls: sonographic findings. AJR Am J Roentgenol 163:1479–1482
15. Vijayaraghavan SB (2004) Sonographic whirlpool sign in ovarian torsion. J Ultrasound Med 23:1643–1649
16. Lee EJ, Kwon HC, Joo HJ, Fleischer AC (1998) Diagnosis of ovarian torsion with color Doppler sonography: depiction of twisted vascular pedicle. J Ultrasound Med 17:83–89
17. Rha SE, Byun JY, Jung SE (2002) CT and MR imaging features of adnexal torsion. Radiographics 22:283–294
18. Sam JW, Jacobs JE, Birnbaum BA (2002) Spectrum of CT findings in acute pyogenic pelvic inflammatory disease. Radiographics 22(6):1327–1334
19. Horrow MM (2004) Ultrasound of pelvic inflammatory disease. Ultrasound Q 20(4):171-179
20. Timor-Tritsch IE, Lerner JP, Monteagudo A et al (1998) Transvaginal sonographic markers of tubal inflammatory disease. Ultrasound Obstet Gynecol 12:56–66
21. Benjaminov O, Atri M (2004) Sonography of the abnormal fallopian tube. AJR Am J Roentgenol 183:737–742
22. Kim MY, Rha SE, Oh SN et al (2009) MR Imaging findings of hydrosalpinx: a comprehensive review. Radiographics 29:495–507
23. Tukeva TA, Aronen HJ, Karjalainen PT et al (1999) MR imaging in pelvic inflammatory disease: comparison with laparoscopy and US. Radiology 210:209–216
24. Thomassin-Naggara I, Dubernard G, Lafont C et al (2008) [Imaging in pelvic inflammatory disease]. J Radiol 89(1 Pt2): 134–141

Parte **V**

Apparato genitale maschile

A cura di Ilario Menchi

Diagnostica per immagini della patologia prostatica benigna

Ilario Menchi, Simone Agostini, Francesco Mondaini,
Lorenzo Masieri, Massimo Valentino, Pietro Pavlica

17.1 Prostata

17.1.1 Metodiche di diagnostica per immagini

Le metodiche di diagnostica per immagini in grado di studiare la prostata sono l'ecografia e la risonanza magnetica (RM). La tomografia tomputerizzata (TC), che viene utilizzata nel bilancio di estensione della malattia neoplastica, non ha invece alcuna possibilità diagnostica nello studio diretto della ghiandola.

L'ecografia deve essere eseguita in prima istanza per via sovrapubica, previa buona ma non eccessiva replezione vescicale. Questo approccio consente infatti uno studio ottimale dello stato della vescica, del residuo dopo minzione e una buona valutazione morfologica e dimensionale della prostata (Fig. 17.1).

L'uso della sonda endocavitaria, da considerare di secondo livello nella patologia oncologica dove è comunque indispensabile per guidare la biopsia, trova nella patologia non oncologica un'indicazione di nicchia per quesiti connessi all'infertilità o in rari casi di patologia flogistica.

Esistono in commercio vari tipi di sonde endocavitarie: lineare, trasversale ed end-fire. La visualizzazione migliore della ghiandola si ottiene utilizzando l'approccio lineare o quello trasversale (Figg. 17.2 e 17.3). In ogni caso la risoluzione della metodica con sonda endocavitaria per il tessuto ghiandolare è molto buona e

permette di evidenziare, oltre alla morfologia e alle dimensioni della ghiandola, anche l'anatomia zonale (Fig. 17.4)

Se condotta in maniera corretta, la RM riesce a rappresentare la struttura della prostata normale in maniera migliore rispetto all'ecografia ed è infatti considerata la più adatta tra le metodiche di imaging per lo studio della ghiandola. Lo studio RM della prostata si effettua con una fase morfologica condotta prevalentemente con acquisizioni T2 pesate nei piani assiale coronale e sagittale, seguita, in relazione al quesito clinico, da una fase contrastografica con tecnica dinamica e dall'analisi spettroscopica. Queste ultime opzioni sono utilizzate essenzialmente nella patologia oncologica; pertanto non verranno considerate in questo capitolo. La migliore rappresentazione morfostrutturale della prostata in RM si ottiene con la bobina endocavitaria. La recente tecnologia consente tuttavia di ottenere immagini di buon livello anche con tecnica phased array.

17.2 Iperplasia prostatica benigna

17.2.1 Clinica

L'iperplasia prostatica benigna (IPB, sinonimi: ipertrofia prostatica benigna, adenoma prostatico) è una condizione che si sviluppa nel maschio adulto-anziano caratterizzata da un aumento di volume della zona di prostata che circonda l'uretra (transizionale). Questa condizione non deve essere considerata una malattia fino a quando non produca ostacolo al flusso dell'urina e/o sintomi che alterino il fisiologico atto dello svuotamento vescicale.

I. Menchi (✉)
Dipartimento di Diagnostica per Immagini
Azienda Ospedaliero-Universitaria Careggi, Firenze

A. Blandino et al. (a cura di), *Imaging dell'Apparato Urogenitale*.
© Springer-Verlag Italia 2010

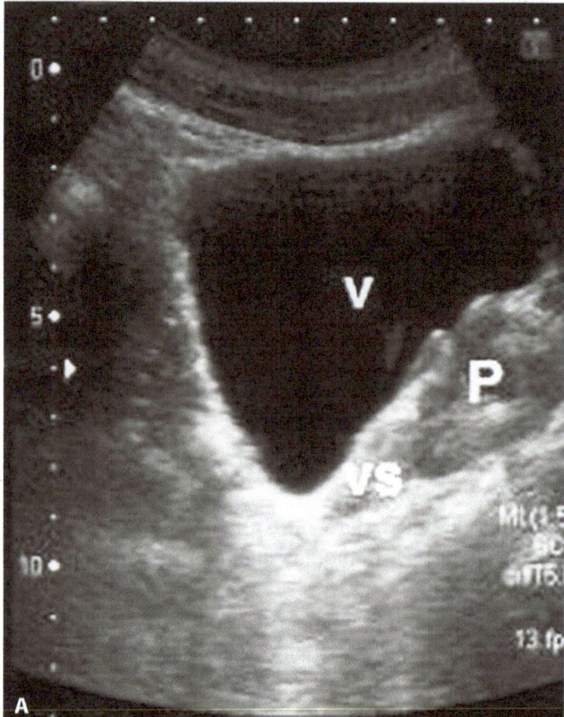

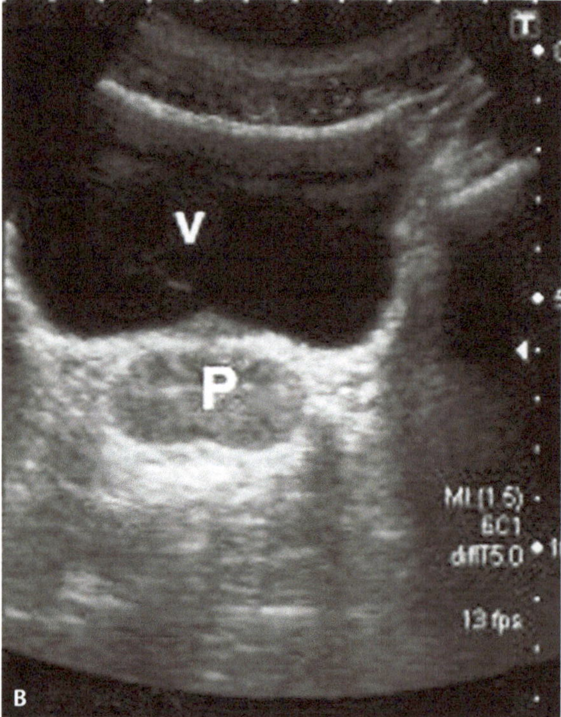

Fig. 17.1 Ecografia sovrapubica. Allo studio sagittale (**A**) e trasversale (**B**) si rilevano la morfologia e le dimensioni della prostata (*P*) in questo caso normale. È importante la possibilità di valutare la vescica (*V*). Nella scansione sagittale bene evidenti le vescicole seminali (*vs*)

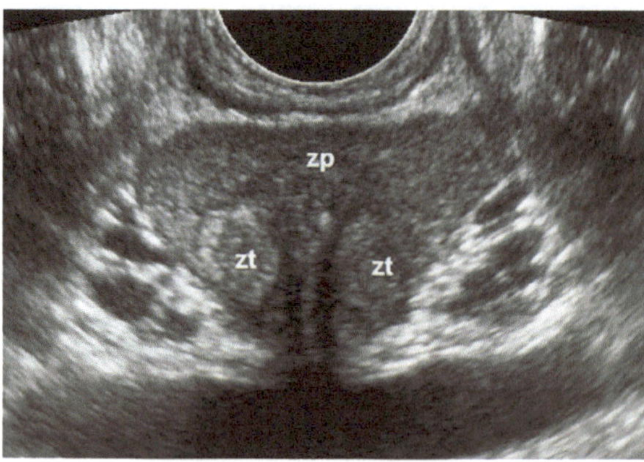

Fig. 17.2 Ecografia transrettale con sonda trasversale: bene evidente l'anatomia zonale e in particolare la zona transizionale (*zt*) e la zona periferica (*zp*)

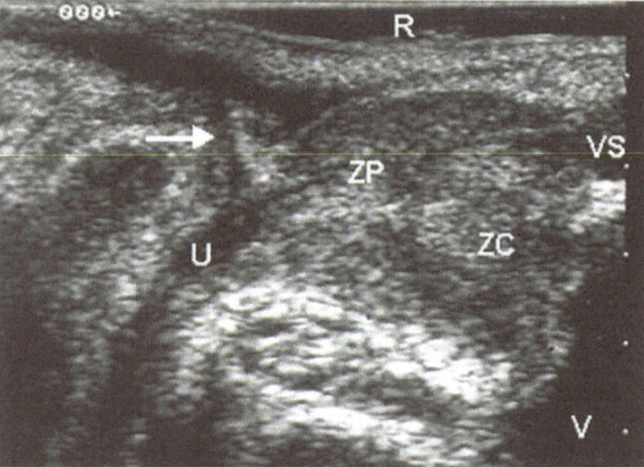

Fig. 17.3 Ecografia transrettale con sonda lineare; *R* retto; *VS* vescicole seminali; *ZC* zona centrale; *ZP* zona periferica; *U* uretra; *V* vescica

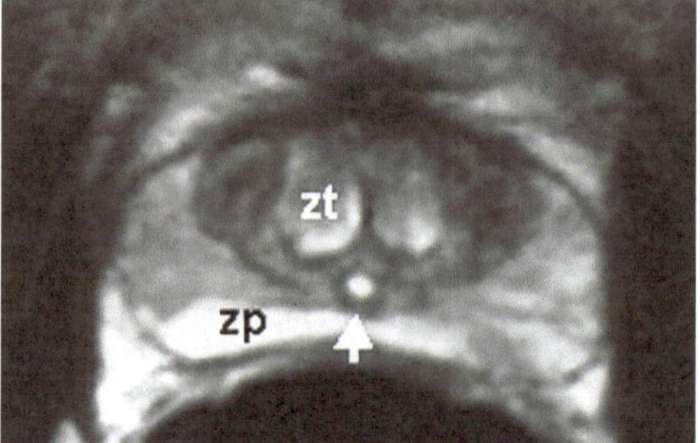

Fig. 17.4 Risonanza magnetica (acquisizione T2 trasversale con sonda endocavitaria): prostata normale; *zt* zona transizionale; *zp* zona periferica. Bene evidente il dotto eiaculatore

I sintomi della IPB sono sostenuti dall'ostruzione cervico-uretrale e sono inquadrabili nella clinica della cosidetta LUTS (Lower Urinary Tract syndrome) [1]. I più significativi, in ordine di gravità, sono:

- urgenza minzionale, cioè incapacità da parte del paziente di differire la minzione;
- pollachiuria, costituita da aumento della frequenza minzionale diurna e notturna;
- cosiddetta esitazione, cioè l'attesa prima di iniziare la minzione;
- mitto ipovalido, consistente nella comparsa di un getto urinario debole;
- disuria, cioè difficoltà alla minzione, utilizzo della spinta addominale per riuscire a espellere le urine, riscontro di mitto debole e interrotto e senso di incompleto svuotamento vescicale dopo la minzione;
- "iscuria paradossa", cioè grave difficoltà alla minzione, secondaria a ritenzione d'urina, con sgocciolamento continuo (è una falsa incontinenza, in quanto in realtà la vescica è piena e trabocca) e incapacità totale o parziale da parte del paziente di emettere all'esterno l'urina contenuta nella vescica.

Le complicanze più gravi legate alla IPB, oltre alla ritenzione d'urina, sono l'infezione delle vie urinarie (febbre urosettica), la vescica da sforzo per ipetrofia detrusoriale con formazione di diverticoli e la calcolosi vescicale. Si giunge nelle forme avanzate e gravi alla compromissione funzionale della vescica e, infine, all'insufficienza renale per uropatia ostruttiva da globo vescicale [2].

La gravità dei sintomi è correlata alle dimensioni della ghiandola, ma anche alla morfologia dell'adenoma. È noto infatti che adenomi di grandi dimensioni possono essere scarsamente ostruenti, mentre piccoli noduli, se in posizione periuretrale, possono dare sintomatologia importante.

Gli esami di base che generalmente consentono di inquadrare l'iperplasia prostatica benigna e i conseguenti disturbi minzionali sono [3]:

- questionari sintomatologici (per esempio, IPSS, vedi box 17.1);
- esplorazione rettale e dosaggio del PSA;
- ecografia dell'apparato urinario;
- uroflussometria (Fig. 17.5).

Box 17.1 Questionario sintomatologico IPSS

International Prostate Symptom Score (IPSS)

L'IPSS è un test utilizzato a livello internazionale per classificare i numerosi e differenti sintomi che accompagnano un ingrossamento della prostata.
I sintomi vengono valutati con un punteggio, dal quale l'urologo esperto può trarre utili informazioni.

Il questionario è riportato di seguito.

1. Quante volte dopo la minzione ha avuto la sensazione che la vescica non si fosse svuotata completamente?
2. Quante volte ha dovuto urinare di nuovo entro le 2 ore?
3. Quante volte ha dovuto ripetutamente interrompere e riprendere la minzione?
4. Quante volte ha avuto difficoltà a trattenere la minzione?
5. Quante volte il getto urinario le è apparso debole?
6. Quante volte ha dovuto sforzarsi per iniziare la minzione?
7. Quante volte ha dovuto alzarsi la notte per urinare?
8. Come si sentirebbe se i disturbi che riferisce adesso non dovessero più modificarsi in futuro?

A ognuna delle domande da 1 a 7 la risposta può essere:
- Mai
- Meno di una volta su cinque
- Meno della metà delle volte
- Circa la metà delle volte
- Più della metà delle volte
- Sempre

Al quesito 8 le risposte sono:
- Bene
- Soddisfatto
- Abbastanza soddisfatto
- Parzialmente insoddisfatto
- Prevalentemente insoddisfatto
- Male
- Molto male

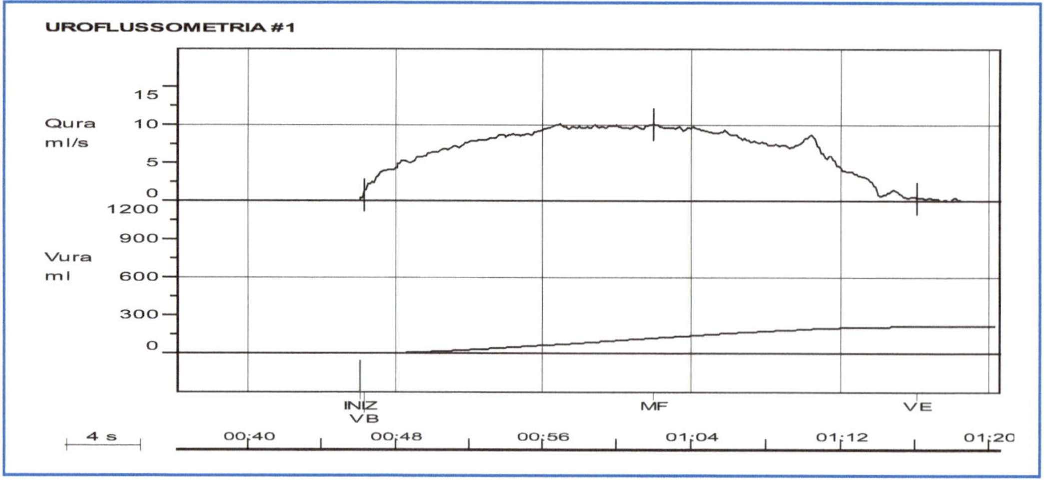

Fig. 17.5 Tracciato uroflussometrico caratterizzato da andamento piatto quale si rileva nell'ostruzione cervico-uretrale

A questi esami di base va aggiunto sempre un'esame delle urine, che permette di accertare o sospettare infezioni delle vie urinarie, frequenti nell'IPB e condizione favorente gli episodi urosettici, e di verificare la presenza di tracce di sangue nelle urine. Il dosaggio del PSA, insieme all'esplorazione rettale della prostata, risulta importante nella differenziazione tra iperplasia prostatica e tumore della prostata. L'uroflussometria ha un ruolo fondamentale nel definire la qualità della minzione documentando il flusso minzionale del paziente. Nel paziente con disturbi minzionali secondari a IPB la curva che rappresenta il flusso è generalmente di altezza ridotta (picco di flusso basso) e prolungata.

Il trattamento dell'IPB deve avere come obiettivi principali il miglioramento della sintomatologia del basso apparato urinario e, di conseguenza, della qualità di vita del paziente e il rallentamento della progressione, al fine di prevenire complicazioni come ritenzione urinaria acuta o episodi urosettici.

Le opzioni terapeutiche sono rappresentate dalla vigile attesa (in caso di sintomatologia lieve), dalla terapia farmacologica e dalla terapia chirurgica [2, 4].

La *terapia farmacologica* dell'IPB può essere suddivisa nelle seguenti tre categorie.

– Inibitori della 5-alfareduttasi (finasteride e dutasteride): farmaci che agiscono riducendo il volume della ghiandola prostatica inibendo uno specifico enzima coinvolto nella stimolazione della crescita cellulare. Consentono una riduzione del 25% circa delle dimensioni della prostata in un periodo compreso tra 6 e 12 mesi, mantenendo tale effetto con la prosecuzione della terapia. Gli effetti collaterali hanno un'incidenza intorno al 2-8% e sono rappresentati da calo della libido e della funzione sessuale con o senza riduzione dell'eiaculato. È bene ricordare che gli inibitori della 5-alfareduttasi abbassano il PSA; quando dosato nei pazienti in terapia con questi farmaci il valore del PSA è circa la metà di quello reale, dunque è buona prassi raddoppiare il valore otenuto durante il trattamento con questi farmaci.

– Alfa-bloccanti (doxazosina, terazosina, alfuzosina, tamsulosina): determinano un rilassamento della muscolatura liscia del collo vescicale e dell'uretra prostatica, favorendo il passaggio dell'urina nel tratto di uretra che si restringe a causa dell'aumento di volume dei lobi prostatici. Questi farmaci, nati come antipertensivi, possono determinare episodi di ipotensione o di cefalea. In taluni casi può manifestarsi scomparsa dell'eiaculazione per eiaculazione retrograda. Tutti questi disturbi regrediscono completamente alla sospensione del farmaco.

– Fitoterapici: nella cura dell'ipertrofia prostatica vengono spesso utilizzati farmaci derivati da piante, utili soprattutto nel miglioramento della sintomatologia, specialmente se coesistono disturbi infiammatori.

La *terapia chirurgica* può essere di elezione, come opzione terapeutica da concordare con il paziente, o di necessità per ritenzione urinaria acuta, macroematuria, insufficienza renale postrenale, litiasi vescicale, sintomatologia severa o refrattaria alle terapie farmacologiche, elevato residuo postminzionale (RPM), diverticolosi vescicale, infezioni urinarie ricorrenti.

La scelta del tipo di procedura chirurgica alla quale sottoporre il paziente affetto da IPB sintomatica si basa essenzialmente sulle dimensioni dell'adenoma prostatico da rimuovere.

- *Resezione prostatica transuretrale* (TURP). È l'intervento di riferimento e il più eseguito al mondo nei pazienti con iperplasia prostatica benigna. È un intervento endoscopico praticato per via transuretrale in anestesia generale o epidurale. Viene condotto con un resettore sulla cui sommità vi è un'ansa diatermica che consente la resezione dell'adenoma prostatico e la coagulazione del vasi sanguigni. Alla fine della procedura, dopo aver rimosso l'intero tessuto adenomatoso ed effettuato l'emostasi, viene posizionato un catetere, che viene generalmente rimosso in II-III giornata postoperatoria. La TURP può essere utilizzata in sicurezza nei casi in cui la prostata non superi i 60 gr di peso. Il prolungarsi della procedura determina infatti il rischio di assorbimento sistemico della soluzione di irrigazione a base di glicina, che può determinare emodiluizione e squilibri elettrolitici, con conseguenti disturbi cardiocircolatori e neurologici anche gravi (TUR-syndrome) (0-8%). Sempre più utilizzati sono gli strumenti bipolari, che consentono di trattare adenomi di maggiori dimensioni evitando il rischio della TUR-syndrome grazie all'impiego della sola soluzione fisiologica.
- *Adenomectomia prostatica*. Rappresenta il classico intervento per l'iperplasia prostatica; noto ed eseguito da oltre un secolo, consiste nella rimozione del tessuto iperplastico con un intervento chirurgico a cielo aperto. Questo intervento, tuttora valido, è utilizzato in pazienti con voluminosi adenomi prostatici (>70 g circa). L'intervento si conduce praticando una piccola incisione addominale e asportando il tessuto adenomatoso mediante l'apertura della vescica o direttamente della capsula prostatica. La degenza postoperatoria è generalmente più lunga rispetto a quella rischiesta dalla TURP, con il mantenimento del catetere vescicale per 4 o 5 giorni. Rispetto alla TURP, l'adenomectomia prostatica presenta un maggior rischio di sanguinamento.

Numerose terapie sono state proposte negli ultimi anni come alternative a questi interventi. Tuttavia molte hanno evidenziato scarsi risultati e sono state quindi poco praticate. Incoraggianti sono i dati derivanti dall'applicazione del laser (HoLEP) nella terapia dell'IPB, tuttavia tale procedura deve ancora essere validata con studi a lungo termine. Altre tecniche sono rappresentate dalla vaporizzazione prostatica transuretrale (TUVAP), dall'impiego dei laser Nd:YAG, dalla termoterapia con microonde (TUMT) e dall'ablazione transuretrale con radiofrequenze (TUNA). Anche queste ultime devono essere ulteriormente validate con studi a lungo termine.

17.2.2 Diagnostica per immagini

Il compito della diagnostica per immagini nell'IPB si sviluppa essenzialmente su due livelli: evidenziare alterazioni che la preliminare valutazione clinica, benché molto attenta e precisa, non è in grado di rilevare, e fornire un corrispettivo morfologico alla sintomatologia ostruttiva (LUTS), indirizzando la scelta terapeutica [5].

Infatti la valutazione clinica, per quanto ben condotta, non è in grado di evidenziare le alterazioni che in un certo numero di soggetti si associano a una clinica più o meno evidente di ostruzione cervico-uretrale. Non bisogna infatti dimenticare che la quantificazione del grado di ostruzione si affida essenzialmente a un questionario e alla flussometria. La validità del questionario è inevitabilmente condizionata dalla soggettività della percezione del disturbo. Il rilievo della flussometria, d'altra parte, è spesso inficiato dalle condizioni in cui il soggetto è costretto a mingere, spesso in condizioni di sovraccarico vescicale e comunque in ambiente estraneo e dalla difficoltà di urinare a comando. Quest'ultimo problema può essere risolto con la flussometria domiciliare, che è comunque una pratica di una certa complessità e non da tutti fruibile [5, 6].

L'ecografia deve valutare lo stato della parete vescicale, il contenuto della vescica e il residuo dopo minzione. È anche importante definire le dimensioni e la morfologia della ghiandola e, in particolare, dell'adenoma. Per tali scopi, salvo rare eccezioni, è sufficiente l'esame ecografico condotto per via sovrapubica. L'esame con sonda endocavitaria è considerato di secondo livello e da attuare solo per sospetto oncologico derivante da un'esplorazione rettale sospetta o da alterati valori di PSA [2]. Per condurre un buon esame ecografico è necessaria la replezione vescicale, che per essere ottimale non deve mai essere eccessiva; infatti una vescica troppo distesa non solo non consente un buono studio delle pareti, ma può comportare difficoltà nella misurazione del residuo postminzionale (Figg. 17. 6 e 17.7).

Il *residuo postminzionale* è un dato di notevole importanza, che serve a valutare il grado di ostruzione e a predire la possibilità di episodi urosettici o di ritenzione urinaria. Dopo eccessiva replezione, la minzione non

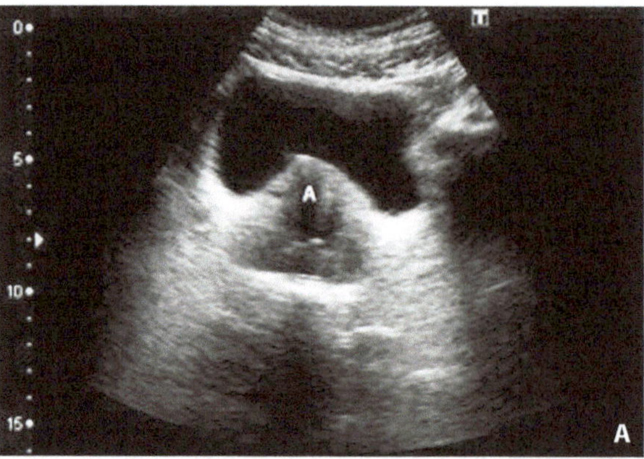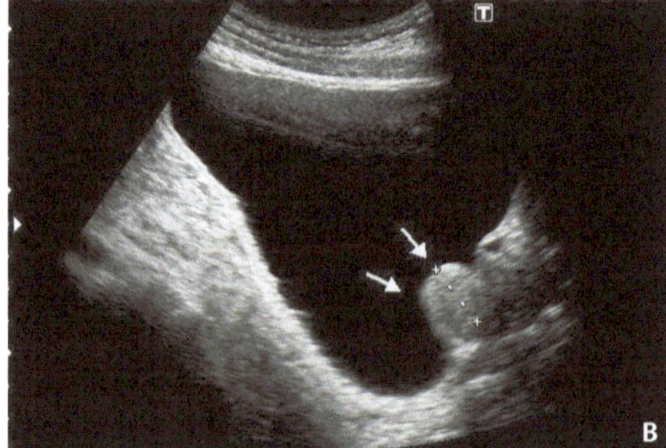

Fig. 17.6 Ecografia sovrapubica trasversale (**A**) e lineare (**B**) in soggetto con ipertrofia prostatica di modesta entità ma con aumento volumetrico della porzione periuretrale; per essere ottimale il grado di replezione deve consentire un buono studio della parete, ma non deve essere eccessivo

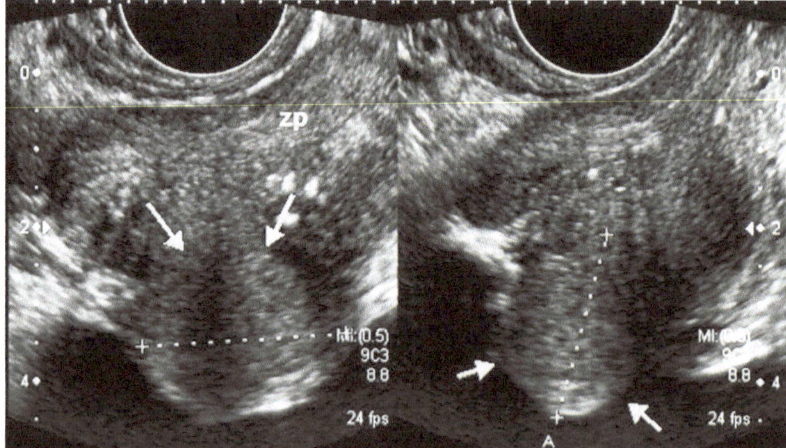

Fig. 17.7 Stesso caso della Fig. 17.6 esaminato con sonda endorettale biplanare. Nonostante la migliore rappresentazione iconografica, lo studio endorettale non aggiunge ulteriori informazioni diagnostiche

avviene in maniera fisiologica e permane un residuo eccessivo e non reale, che non deve quindi essere considerato. In tale evenienza, per ottenere un residuo attendibile spesso non è sufficiente chiedere al paziente una seconda o una terza minzione, poiché il detrusore non riesce a recuperare la sua funzione in tempi brevi: è buona pratica far tornare il paziente un altro giorno a vescica non piena e rivalutare il residuo. Altro segno correlato al grado di ostruzione è l'alterazione della parete vescicale, che inizia con il semplice ispessimento da ipertrofia detrusoriale, in iniziale vescica da sforzo, e progredisce attraverso la formazione di microdiverticoli intraparietali o di franchi diverticoli extraparietali. In questi casi non è infrequente la presenza di calcoli

nella vescica. Secondo alcuni la misurazione dello spessore parietale è di qualche utilità, ma la validità di questo parametro non è stata confermata e pertanto non è da considerare di alcun aiuto.

Il rilievo di calcolosi intravescicale dovrebbe essere completato dalla valutazione della mobilità della formazione nei diversi decubiti, per escludere l'eventualità di neoformazioni vescicali calcifiche. Nei pazienti con vescica da sforzo avanzata può essere difficile evidenziare o escludere una neoformazione a placca; in tali casi è di aiuto la citologia urinaria. In presenza di diverticoli, la cui diagnosi di certezza è affidata all'evidenza dell'ostio diverticolare, occorre studiarne accuratamente il contenuto; il rilievo di calcoli e talora di formazioni neoplastiche intradiverticolari, non visibili in cistoscopia, è affidato esclusivamente all'ecografia (Figg. 17.8 e 17.9).

Un buono studio ecografico del paziente disurico o comunque ostruito deve comprendere anche l'alto apparato urinario, non solo per evidenziare patologia incidentale litiasica, neoplastica o di altro genere, ma soprattutto per escludere il convolgimento dei reni e della via escretrice nella patologia ostruttiva, che quando avanzata e severa può comportare idronefrosi.

Mediante ecografia con approccio sovrapubico è possibile definire le dimensioni e la morfologia del-l'adenoma [7]. Infatti il quadro ostruttivo e la relativa sintomatologia non sono in rapporto solamente con le dimensioni dell'adenoma, ma anche e soprattutto con la sua morfologia. Si definisce bilobato l'adenoma nel quale si formano due noduli di ipertrofia, che hanno origine prevalentemente dalle due porzioni transizionali. Normalmente l'adenoma così conformato è intraprostatico e anche quando di grandi dimensioni tende a sollevare il pavimento vescicale in maniera dolce. Non è infrequente il riscontro di adenomi di questo tipo di grandi dimensioni associati a sintomatologia soggettiva modesta e senza segni ecografici di

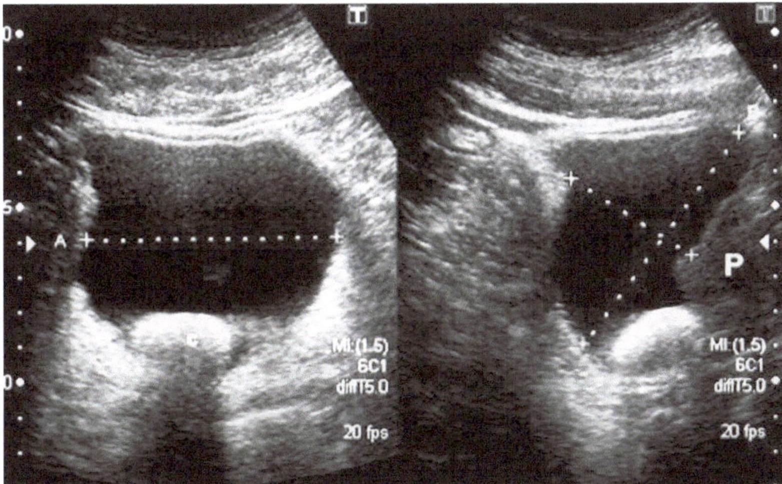

Fig. 17.8 Ecografia sovrapubica: calcolo in vescica, mobile nei vari decubiti. La ricerca della mobilità è importante per escludere neoplasie calcifiche

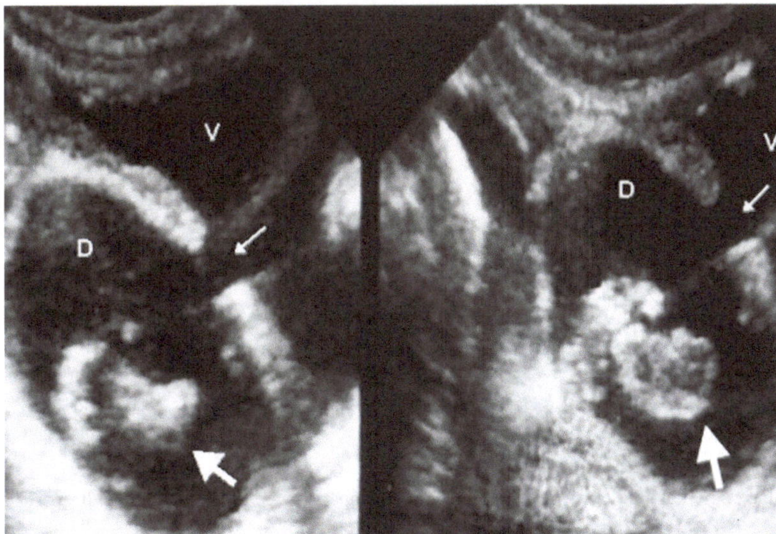

Fig. 17.9 Ecografia sovrapubica: formazione solida intradiverticolare; anche in questo caso la mobilità, ottenuta mediante piccoli colpi secchi della sonda sull'addome, orienta per calcolo ed esclude la neoformazione

grande ostruzione. Il nodulo di ipertrofia che origina dalla porzione periuretrale forma il cosiddetto terzo lobo, che aggetta decisamente in vescica al di sotto dell'imbuto uretrale sul collo, che ne risulta ristretto e improntato con conseguente ostacolo al meccanismo minzionale. Il terzo lobo, anche se piccolo, può determinare disuria importante.

In linea generale il terzo lobo isolato si giova della resezione transuretrale (TURP); anche l'iperplasia trilobata o bilobata intraprostatica può essere trattata con la resezione transuretrale ma, come detto sopra, fino a una dimensione limite corrispondente a un peso di 60 grammi. L'ecografia è in grado di misurare accuratamente il volume dell'adenoma e di definirne il peso presunto (1 cc = 1 g).

17.2.2.1 Imaging dopo trattamento

Dopo il trattamento farmacologico con finasteride o dutasteride, l'ecografia sovrapubica dovrebbe documentare diminuzione volumetrica della prostata, mentre dopo la terapia con alfa-litici si dovrebbe vedere migliorato l'eventuale residuo postminzionale; in entrambi i casi l'ecografia dovrebbe essere sempre associata all'uroflussometria [8].

La diagnostica per immagini svolge un ruolo importante nella valutazione delle eventuali complicanze postchirurgiche. Di queste interessano la diagnostica per immagini la sclerosi del collo vescicale e la ricrescita di parte dell'adenoma (Figg. 17.10, 17.11 e 17.12). La sclerosi del collo vescicale è dovuta a esito cicatriziale; si osserva nel 2-5% dei casi operati e inizia a manifestarsi dalle 6 alle 12 settimane dopo l'intervento, con una sintomatologia ostruttiva ingravescente fino alla minzione filiforme o per sgocciolamento.

La terapia consiste solitamente nella resezione per via endoscopica del collo ristretto. Prima dell'intervento correttivo è necessario un esame diagnostico ecografico, nel quale il collo vescicale, detto neocollo, che dopo adenomectomia deve essere ampio e beante, appare ristretto in maniera più o meno irregolare. Solitamente questo rilievo viene confermato e approfondito mediante una uretrocistografia retrograda e minzionale, che mostra sia il restringimento del collo sia l'alterazione della dinamica minzionale [9].

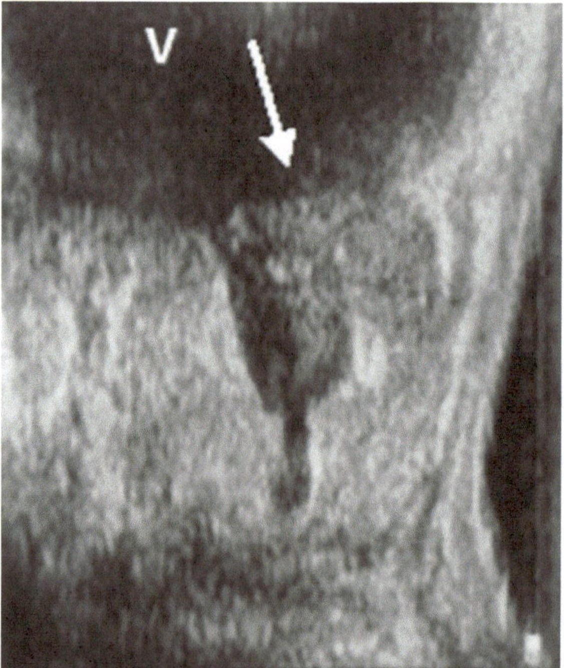
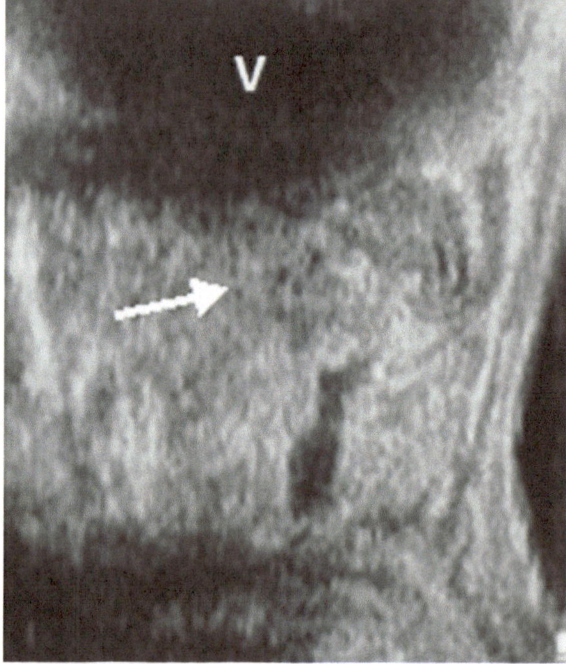

Fig. 17.10 Ecografia transrettale con sonda lineare. Il collo di resezione dopo adenectomia appare occupato da una lamina di sclerosi (*freccia*)

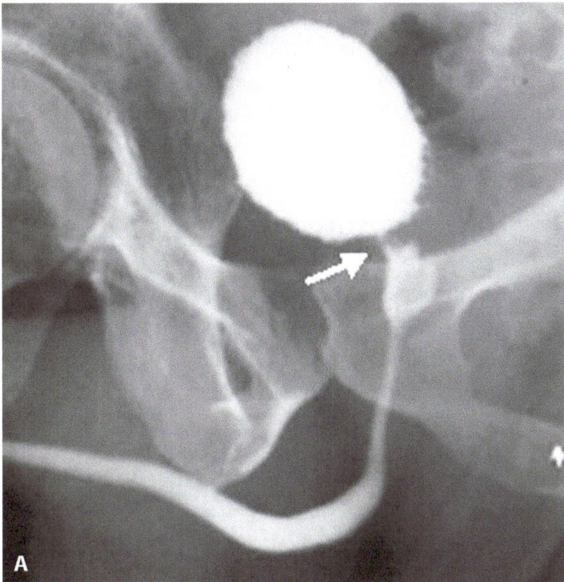

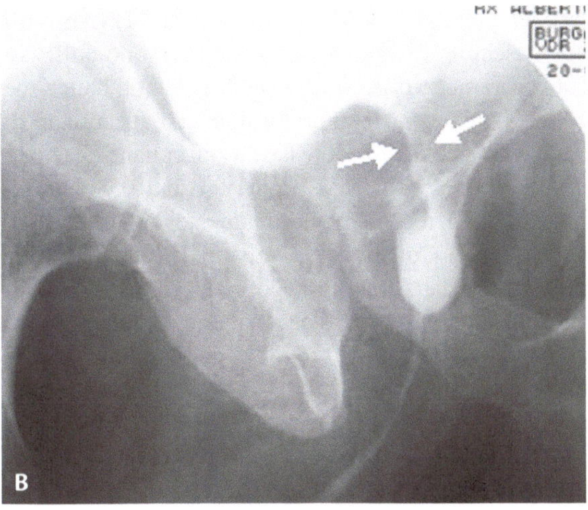

Fig. 17.11 Stesso paziente della Fig. 17.10. L'uretrografia mostra la zona di sclerosi sia nella fase retrograda (**A**) sia nella fase minzionale (**B**) (*frecce*)

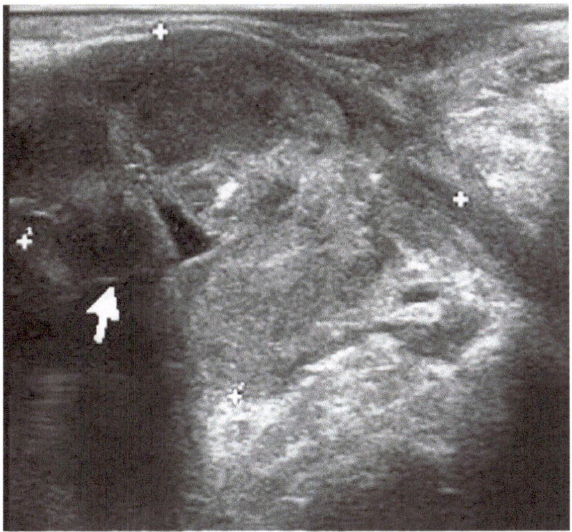

Fig. 17.12 Ecografia transrettale lineare: recidiva di adenoma che occupa il collo di resezione

17.3 Prostatite

Con il termine "prostatite" si intendono sia le prostatiti batteriche, nelle quali è riconosciuta l'origine infettiva della condizione patologica, sia la cosiddetta sindrome prostatitica, più recentemente definita sindrome da dolore pelvico cronico (CPPS, chronic pelvic pain syndrome), nella quale non si può trovare un agente infettivo e la cui origine è multifattoriale e in molti casi oscura [10].

In base alla durata della sintomatologia, le prostatiti batteriche vengono suddivise in acute e croniche (queste ultime sono descritte come tali se la clinica si presenta per un periodo superiore a 3 mesi). Alcuni patogeni sono riconosciuti come agenti eziologici (*E. coli*, *Klebsiella* spp., *Proteus mirabilis*, *Enterococcus faecalis*, *Pseudomonas aeruginosa*), mentre il riscontro di stafilococchi, streptococchi, *Corynebacterium*, *Chlamydia trachomatis*, *Ureaplasma urealyticum*, *Mycoplasma hominis* mantiene un significato dubbio. Un patogeno viene rilevato con i metodi di routine solo nel 5-10% dei casi e solo in questi la terapia antimicrobica avrebbe pertanto una base razionale [11].

Nell'impossibilità di isolare il germe e di effettuare un antibiogramma, la prostatite batterica viene supposta in base ai sintomi (ostruttivi o irritativi) e diagnosticata in base all'evidenza di un processo infiammatorio o infettivo che riguarda la prostata. Il quadro clinico è caratterizzato da dolore in varie sedi e LUTS (difficoltà a urinare, stranguria, frequente bisogno di urinare). Nelle prostatiti e nella CPPS il dolore è localizzato soprattutto a livello di prostata/perineo, scroto e/o testicolo, pene, vescica, schiena. La prostatite cronica batterica è la più frequente causa di infezioni urinarie (UTI) ricorrenti nel maschio [12]. Poiché questi sintomi sono utilizzati come parametro classificativo nelle prostatiti batteriche e nella CPPS, sono stati proposti diversi questionari di valutazione della prostatite basati sulla quantificazione del rilievo, tra i quali il Chronic Prostatitis Symptom Index (CPSI), recentemente sviluppato dall'International Prostatitis Collaborative Network (IPCN). Sebbene sia stato validato, finora l'apporto del CPSI negli studi clinici è ancora incerto. Il questionario contiene quattro domande sul dolore o discomfort, due sulla minzione e tre sulla qualità di vita.

Tra le procedure diagnostiche, l'esplorazione rettale è sempre importante. Nella prostatite acuta la prostata può essere congesta e soffice. Il massaggio prostatico è controindicato per l'intensa dolorabilità. In altri casi la prostata risulta normale alla palpazione. Un punto cruciale nella valutazione clinica è rappresentato dalla diagnosi differenziale per escludere altri disordini urogenitali o anorettali [13].

Gli esami necessari per il completamento della valutazione del paziente con prostatite sono le colture e l'esame microscopico del mitto frazionato e l'esame del secreto prostatico (test di Meares). Il parametro principale per diagnosticare l'infiammazione del tratto genitourinario nel maschio è l'aumentato numero di leucociti nel secreto prostatico, nelle urine dopo massaggio e nel liquido seminale. Altri marker di infiammazione comprendono pH elevato, LDH e immunoglobuline.

La terapia antibatterica deve essere impiegata nelle forme batteriche acute; è raccomandata in quelle croniche e può essere indicata nelle CPPS, con criterio *ex iuvantibus*. Le prostatite batterica acuta può rappresentare una condizione patologica importante, nella quale la somministrazione parenterale di alte dosi di antibiotico battericida è solitamente richiesta (penicilline ad ampio spettro, cefalosporine di terza generazione o chinolonici associati nella fase iniziale a un aminoglicoside). Il trattamento va prolungato fino alla defervescenza e alla normalizzazione degli indici di infezione, con successivo trattamento per os per 2-4 settimane. Nella prostatite batterica cronica il chinolonico o il trimetoprim dovrebbero essere somministrati per os per 2 settimane dopo la diagnosi iniziale. Alla rivalutazione l'antibiotico va proseguito solo se le colture pretrattamento sono positive e/o il paziente ha riferito effetti positivi dal trattamento. I pazienti con CPPS vengono spesso trattati in maniera empirica con numerosi trattamenti medici e fisici. Nonostante l'esistenza di alcuni studi scientifici validi, sinora non sono state prodotte specifiche raccomandazioni. La mancanza in

letteratura di dati di forte evidenza deriva probabilmente dal fatto che le CPPS sono in realtà spesso sostenute da situazioni patogenetiche eterogenee, che condizionano risultati terapeutici assai incerti [12].

17.3.1 Diagnostica per immagini

L'ecografia riveste un ruolo significativo nelle forme acute nelle quali è in grado di rilevare le forme micro o macroascessuali; in presenza di queste ultime costituisce una guida per l'evacuazione (Fig. 17.13) [14].

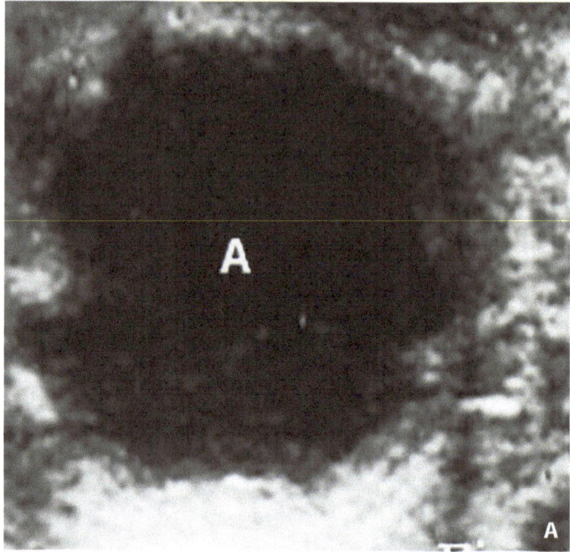

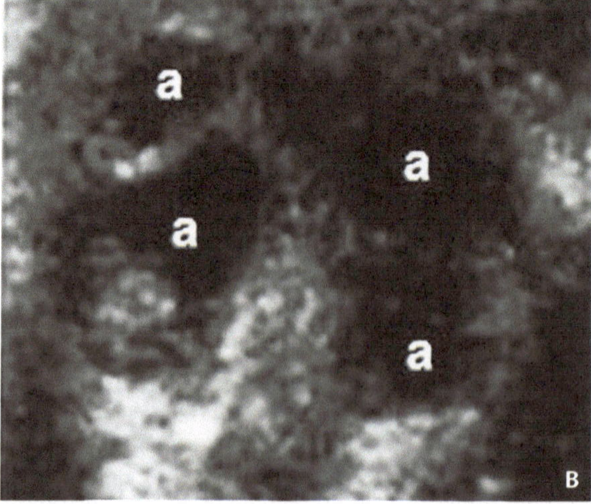

Fig. 17.13 Grosso ascesso prostatico: con cavità unica (**A**) e multiconcamerato (**B**)

Il quadro ecografico dell'ascesso è costituito da una raccolta liquido-corpuscolata di dimensioni variabili. L'eco-color Doppler mostra un anello di intensa vascolarizzazione periferica. Questi rilievi, unitamente al dato dell'esplorazione rettale, forniscono un quadro del tutto caratteristico. Nelle forme microascessuali, o comunque negli ascessi di piccole dimensioni, il quadro è più ambiguo: la clinica meno evidente e l'ecografia dubbia, in quanto le piccole raccolte fittamente corpuscolate possono essere confuse con noduli solidi (Figg. 17.14 e 17.15). In ogni caso, se esistono problemi di diagnosi o di bilancio di estensione delle forme molto grosse, si può ricorrere alla RM, che mostra quadri estremamente

suggestivi. Nelle acquisizioni T2 pesate la raccolta ascessuale è fortemente iperintensa, mentre nella pesatura in T1 si può evidenziare il contenuto ematico per il caratteristico segnale iperintenso [15].

La letteratura basata sull'evidenza non riconosce alcun ruolo all'imaging di tutte le altre forme sopra descritte, a eccezione di quelle croniche granulomatose. Queste ultime, in realtà, entrano in diagnosi differenziale con il carcinoma sia per il rilievo all'esplorazione rettale sia per i valori del PSA e per l'aspetto ecografico. La RM mostra un quadro leggermente diverso rispetto al carcinoma, ma non sufficiente per evitare il prelievo bioptico, che è dirimente. Delle prostatiti granulomatose si tratterà più diffusamente in relazione alla diagnosi differenziale nel capitolo sul carcinoma.

Nonostante l'assenza di dati in letteratura circa l'utilità dell'ecografia nelle prostatiti, questa viene frequentemente richiesta e attuata anche in ambiente specialistico. Sebbene, per la maggior parte, i segni ecografici riferiti come caratteristici di prostatite non abbiano alcun valore diagnostico, è interessante esaminarli brevemente. Il segno maggiormente correlato con la prostatite è la presenza di calcificazioni. Queste sono estremamente diffuse e quasi mai correlate alla sintomatologia; fanno eccezione le calcificazioni, o meglio veri e propri piccoli calcoli, situate nella via seminale o nel dotto eiaculatore. Questi infatti sono correlati a dolore o bruciore durante l'eiaculazione e rappresentano una delle cause più frequenti di emospermia (Figg. 17.16, 17.17 e 17.18).

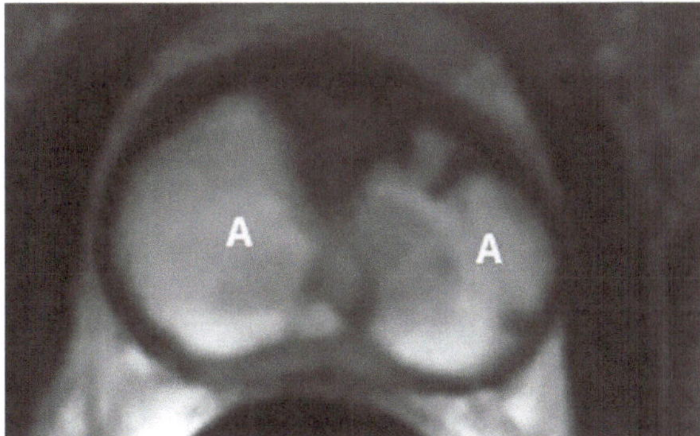

Fig. 17.14 Stesso paziente della Fig. 17.13 A. RM: acquisizione T2 pesata, piano assiale. Grossolana colliquazione ascessuale (*A*) a contenuto iperintenso (pus) che interessa tutta la prostata

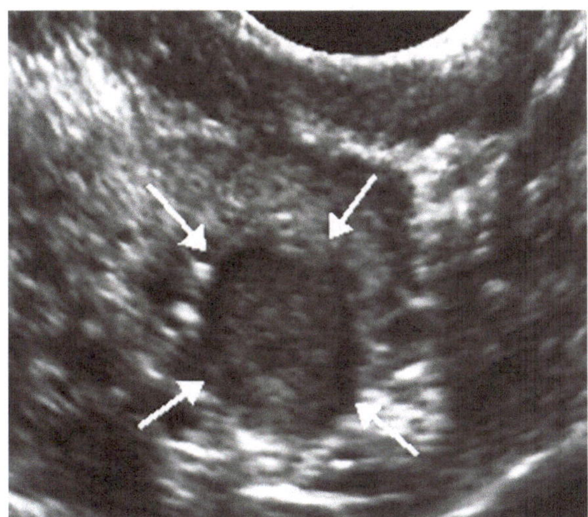

Fig. 17.15 Ecografia transrettale: piccola cavità a contenuto corpuscolato che può simulare un nodulo solido (*frecce*)

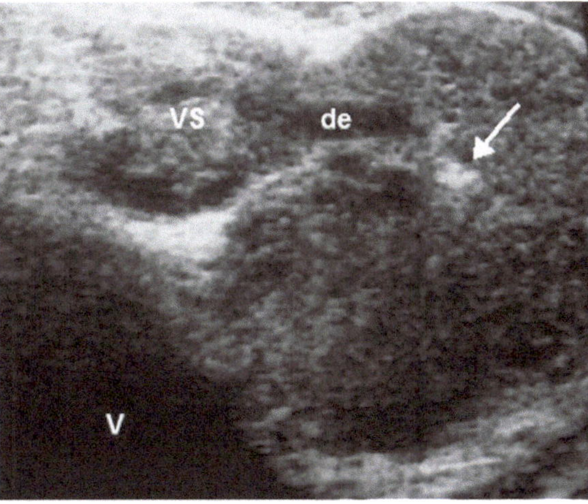

Fig. 17.16 Ecografia transrettale lineare: calcolosi del dotto eiaculatore (*freccia*) con dilatazione del dotto a monte (*de*). *V*, vescica; *VS*, vescicole seminali

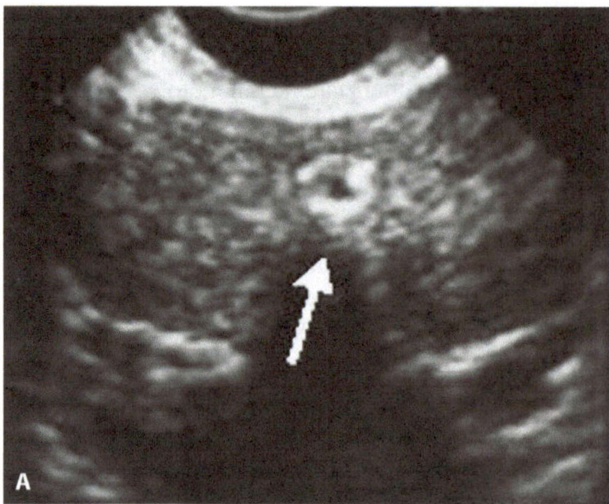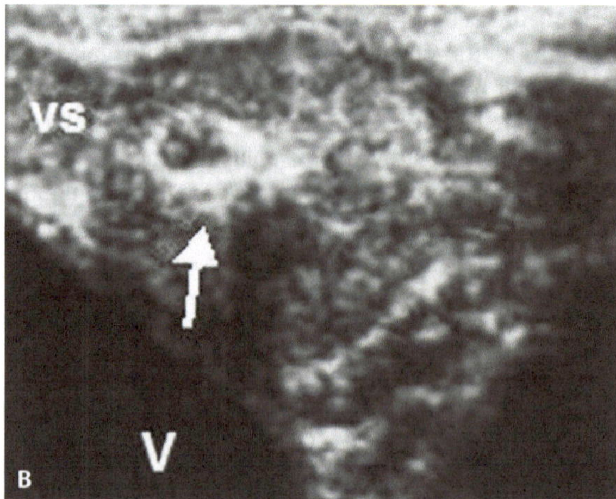

Fig. 17.17 Ecografia transrettale assiale (**A**) e lineare (**B**): diffusa calcificazione a guaina del dotto eiaculatore (*freccia*)

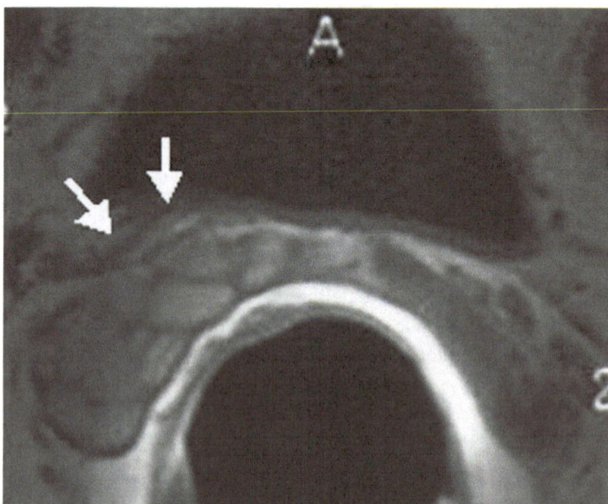

Fig. 17.18 RM endorettale assiale, acquisizione T1 pesata: emo-vescicola destra (*freccia*) bene evidente per il segnale del contenuto iperintenso in questo tipo di acquisizione

Anche se intuitivamente correlabile, si tende a non dare significato alla congestione dei plessi periprostatici e ancor meno alle aree di sclerosi nella cosidetta "prostata black and white" [16, 17, 18, 19].

17.4 Infertilità ed ecografia

L'ecografia è indicata quando all'anamnesi il paziente infertile riferisce emospermia, eiaculazione dolorosa o disturbi della minzione o quando siano presenti alterazioni seminologiche, quali ipoposia, azoospermia o oligoastenoteratozoospermia severa, riduzione o assenza del fruttosio seminale. In ogni caso, nel quesito di infertilità questa va eseguita sia per via sovrapubica sia per via transrettale.

Per una corretta esecuzione dell'esame e per ottenere una migliore visualizzazione dei dotti eiaculatori nel caso siano ostruiti, è opportuno che il paziente eiaculi nelle 12 ore precedenti l'indagine.

L'esame ecografico ha inizio con lo studio della prostata, della quale occorre riportare le dimensioni (e il volume) e la morfologia per il rilievo di eventuali formazioni cistiche intraprostatiche mediane (residui del dotto di Müller) o paramediane (residui del dotto di

Wolff). Le disomogeneità ecostrutturali del parenchima – come le calcificazioni, le zone debolmente e omogeneamente iperecogene o ipoecogene – non hanno alcun significato, in particolare in assenza di sintomatologia. Importante invece la valutazione delle vescicole seminali e delle ampolle deferenziali, che nella norma hanno profili e margini regolari. Margini irregolari o pseudodiverticolari fanno sospettare ostruzione dei dotti eiaculatori. Le vescicole seminali devono essere simmetriche; l'evidente asimmetria deve far sospettare una patologia ostruttiva monolaterale del dotto eiaculatore oppure una flogosi monolaterale della vescicola seminale. Significativo il rilievo di eventuali formazioni litiasiche intravescicolari [17, 20].

Bibliografia

1. O'Leary MP (2000) LUTS, ED and QOL: alphabet soup or real concerns to aging men? Urology 56:7–11
2. AUA Practice Guidelines Committee. AUA guideline on management of benign prostatic hyperplasia (2003) Chapter 1: diagnosis and treatment recommendations. http://www.auanet.org/content/guidelines-and-quality-care/clinical-guidelines.cfm?sub=bph
3. Rosen RC, Wei JT, Althof SE et al (2009) Association of sexual dysfunction with lower urinary tract symptoms of BPH and BPH medical therapies: results from the BPH Registry. Urology 73:562–566
4. AUA Practice Guidelines Committee. AUA Guideline on Management of Benign Prostatic Hyperplasia (2003). Chapter 3: results of the treatment outcomes analyses. http://www.auanet.org/content/guidelines-and-quality-care/clinical-guidelines.cfm?sub=bph
5. O'Leary MP, Wei JT, Roehrborn C, Miner M (2008) Correlation of the International Prostate Symptom Score bother question with the Benign Prostatic Hyperplasia Impact Index in a clinical practice setting. BJU Int 101:1531–1535
6. Ushijima S, Ukimura O, Okihara K et al (2006) Visual analog scale questionnaire to assess quality of life specific to each symptom of the International Prostate Symptom Score. J Urol 176:665–671
7. Berry SJ, Coffey DS, Walsh PC, Ewing LL (1984) The development of human benign prostatic hyperplasia with age. J Urol 132:474–479
8. Rhodes PR, Krogh RH, Bruskewitz RC (1999) Impact of drug therapy on benign prostatic hyperplasia-specific quality of life. Urology 53:1090–1098
9. Pavlica P, Barozzi L, Menchi I (2003) Imaging of male urethra. Eur Radiol 13:1583–1596
10. Le BV, Schaeffer AJ (2009) Genitourinary pain syndromes, prostatitis, and lower urinary tract symptoms. Urol Clin North Am 36:527–536
11. Stern JA, Schaeffer AJ (2000) Chronic prostatitis. West J Med 172:98–101
12. Erickson BA, Jang TL, Ching C, Schaeffer AJ (2006) Chronic prostatitis. Clin Evid Jun(15):1252–1262
13. Nickel JC, Shoskes D, Wang Y et al (2006) How does the pre-massage and post-massage 2-glass test compare to the Meares-Stamey 4-glass test in men with chronic prostatitis/chronic pelvic pain syndrome? J Urol 176:119–124
14. Collado A, Ponce de León J, Salinas D et al (2001) Prostatic abscess due to Candida with no systemic manifestations. Urol Int 67(2):186–188
15. Barozzi L, Pavlica P, Menchi I (1998) Prostatic abscess: diagnosis and treatment. AJR Am J Roentgenol 170:753–757
16. Mehik A, Hellström P, Lukkarinen O et al (1999) Increased intraprostatic pressure in patients with chronic prostatitis. Urol Res 27:277–279
17. Veneziano S, Pavlica P, Mannini D (1995) Color Doppler ultrasonographic scanning in prostatitis: clinical correlation. Eur Urol 28:6–9
18. De la Rosette JJ, Giesen RJ, Huynen AL et al (1995) Automated analysis and interpretation of transrectal ultrasonography images in patients with prostatitis. Eur Urol: 47–53
19. Clements R, Thomas KG, Griffiths GJ, Peeling WB (1993) Transrectal ultrasound appearances of granulomatous prostatitis. Clin Radiol 47:174–176
20. Lencioni R, Ortori S, Cioni D et al (1999) Endorectal coil MR imaging findings in hemospermia. MAGMA 8: 91–97

Simone Agostini, Massimo Valentino, Michele Bertolotto, Antonella Verrioli, Alessandro Natali, Pietro Pavlica, Libero Barozzi

18.1 Richiami di anatomia radiologica: limiti tra normale e patologico

Il didimo ha un asse maggiore sagittale, leggermente obliquo, compreso tra 42 e 58 mm, un diametro latero-laterale di 18-24 mm e un diametro antero-posteriore di 30-36 mm. Il volume (formula dell'ellissoide) normalmente risulta essere compreso tra 14 e 25 mL. All'ecografia (US) il parenchima testicolare è caratterizzato da fini echi addensati e omogenei, la cui intensità è bassa nel periodo prepuberale e aumenta, talora disomogeneamente, fino a raggiungere un livello medio nell'adulto, simile a quella della tiroide. La sottile tunica albuginea è riconoscibile come una linea ipoecogena sottostante il foglietto viscerale, iperecogeno, della tunica vaginale propria (Fig. 18.1 A). Il *mediastino testicolare (mediastinum testis)*, a localizzazione posteriore, è rappresentato da un'area iperecogena ovalare o triangolare nella scansione assiale e allungata in quella sagittale (Fig. 18.1 B). La *rete testis* non è normalmente visibile. I *vasi* si identificano come sottili strie ipoecogene dirette obliquamente dal margine anteriore a quello posteriore verso il mediastino. La *testa dell'epididimo*, posta sopra il polo testicolare craniale, non deve misurare più di 12 mm in senso cranio-caudale ed è isoecogena al didimo. Il *corpo dell'epididimo*, struttura cilindrica a sezione ovoidale che segue il profilo del didimo adiacente al mediastino, deve avere uno spessore massimo di circa 3-4 mm e un'ecogenicità lievemente inferiore rispetto alla testa. La coda dell'epididimo deve avere un diametro massimo inferiore a 5 mm e un'ecogenicità ulteriormente ridotta per la diminuzione delle interfacce parietali (Fig. 18.1 B,C,D). Al polo testicolare superiore, ben contrastata dal liquido contenuto nel recesso funicolare della cavità vaginale, è possibile riscontrare l'appendice del testicolo, o *idatide di Morgagni*, un corpicciolo peduncolato, con dimensioni usualmente inferiori a 6 mm, aggettante nel sacco vaginale, isoecogeno rispetto al didimo (Fig. 18.2 A). L'*appendice dell'epididimo* è una piccola formazione peduncolata in continuità con la testa, ipoecogena e talora ombelicata, che rappresenta il residuo dei dotti di Wolff (Fig. 18.2 B). Il *dotto deferente*, cordone nettamente ipoecogeno, talora con lume apprezzabile, di solito decorre posteriormente all'epididimo, e deve avere un diametro massimo di 3 mm (Fig. 18.3). Il *funicolo spermatico* è ben visualizzabile nelle scansioni assiali al di sopra del polo testicolare superiore. Si distingue un compartimento anteriore, contenente l'arteria testicolare e il plesso pampiniforme, e un compartimento posteriore, con il dotto deferente, l'arteria e il plesso venoso deferenziale (Fig. 18.4) [1, 2]. L'integrazione con l'eco-color Doppler (ECD), il power Doppler e il Doppler pulsato permette una valutazione della perfusione. Nei testicoli normali si ha un pattern vascolare con morfologia "stellata" convergente al mediastino. Il Doppler pulsato permette di calcolare l'indice di resistenza (IR), parametro correlato alla perfusione testicolare che risulta incrementato in varie condizioni patologiche. Sono necessarie almeno due misurazioni di tale parametro, da eseguirsi a livello dell'arteria testicolare e dei vasi intratesticolari (range di normalità rispettivi di 0,75-0,88 e 0,45-0,67) [1, 2].

Alla risonanza magnetica (RM) i testicoli presentano un'omogenea intensità di segnale, isointensa rispetto al

S. Agostini (✉)
Dipartimento di Diagnostica per Immagini
Azienda Ospedaliero-Universitaria Careggi, Firenze

A. Blandino et al. (a cura di), *Imaging dell'Apparato Urogenitale*.
© Springer-Verlag Italia 2010

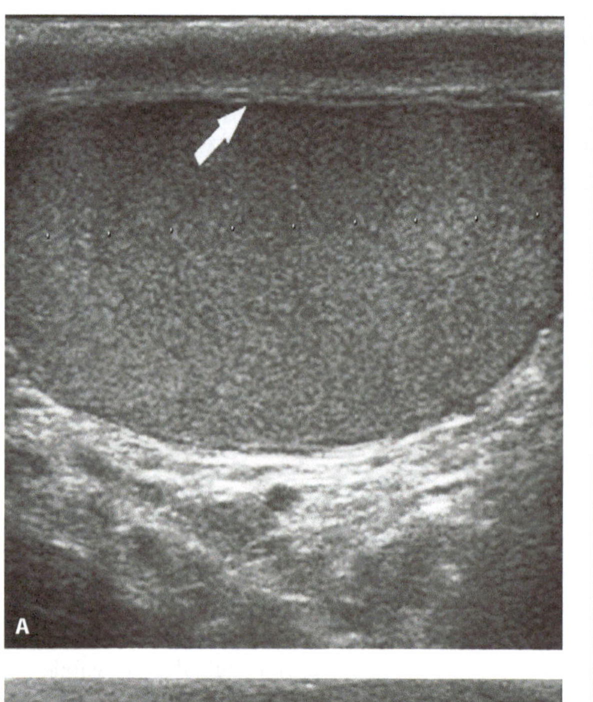
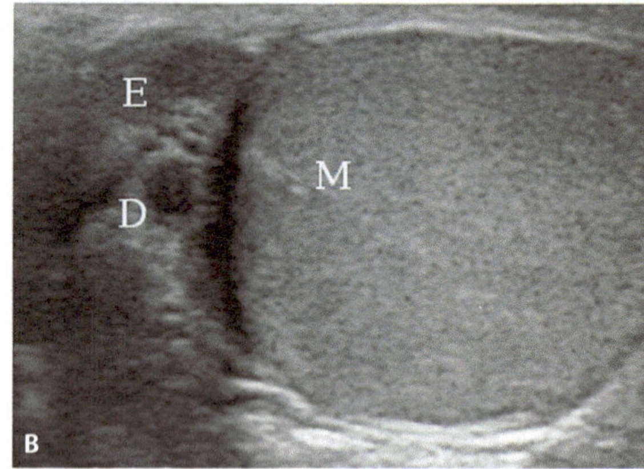

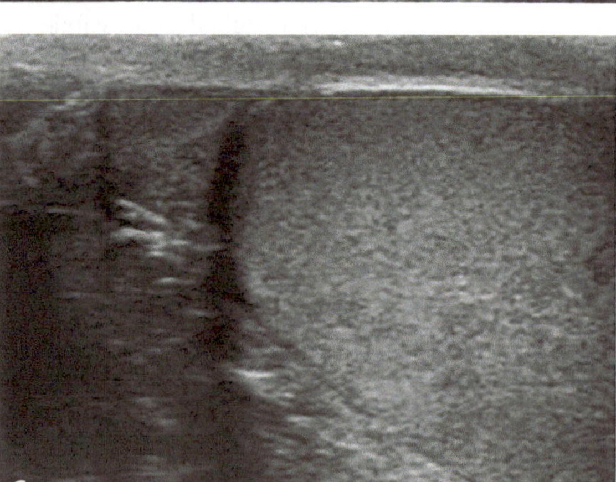
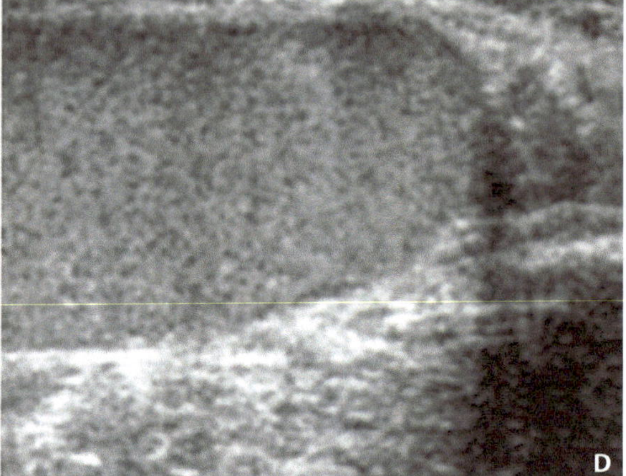

Fig. 18.1 Normale rappresentazione (**A**) scansione longitudinale: ecostruttura del didimo, albuginea ipoecogena (*freccia*); (**B**) scansione assiale: mediastino iperecogeno (*M*), corpo dell'epididimo anteriore debolmente ipoecogeno (*E*), deferente posteriore nettamente ipoecogeno (*D*); (**C**) scansione longitudinale: testa dell'epididimo isoecogena; (**D**) scansione longitudinale: coda dell'epididimo ipoecogena

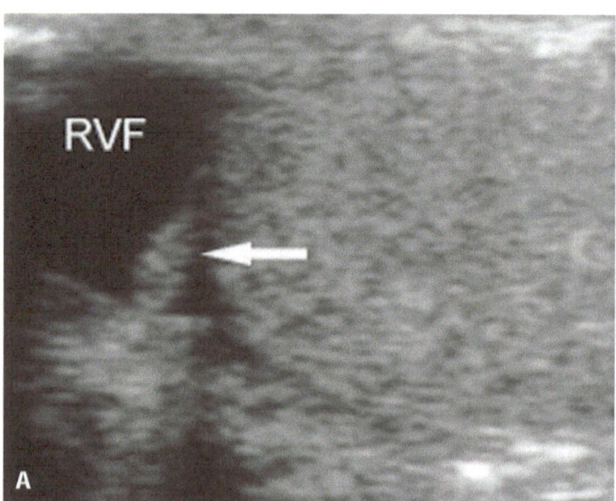

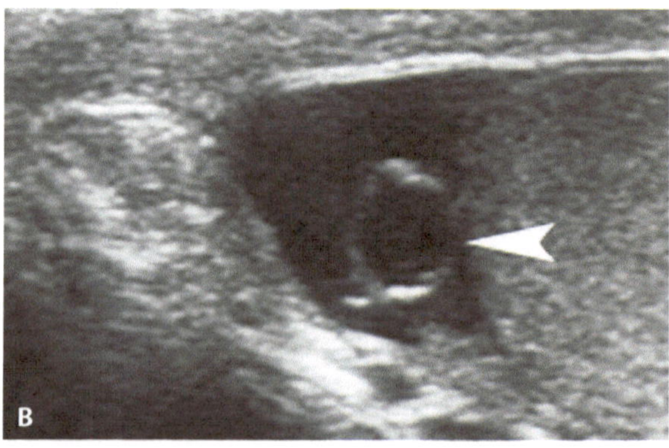

Fig. 18.2 (**A**) Appendice di Morgagni (*freccia*). *RVF*, recesso vaginale funicolare; (**B**) appendice dell'epididimo (*punta di freccia*)

muscolo nelle sequenze T1 pesate e iperintensa nelle sequenze T2 pesate. La tunica albuginea è ipointensa in entrambe le sequenze. Il mediastino appare come un'esile banda ipointensa nelle sequenze T2. L'epidi- dimo nelle sequenze T1 pesate non è ben distinguibile dal didimo in quanto isointenso rispetto a quest'ultimo, mentre nelle sequenze T2 appare di segnale relativa- mente ipointenso (Fig. 18.5) [3, 4].

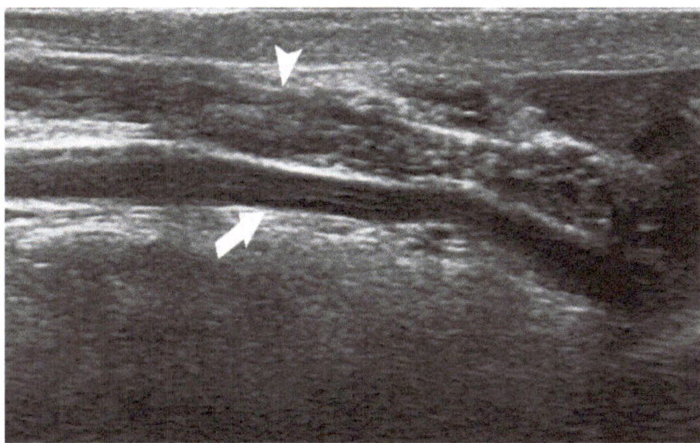

Fig. 18.3 Decorso del deferente a livello del funicolo (*freccia*), posteriormente al plesso pampiniforme (*punta di freccia*)

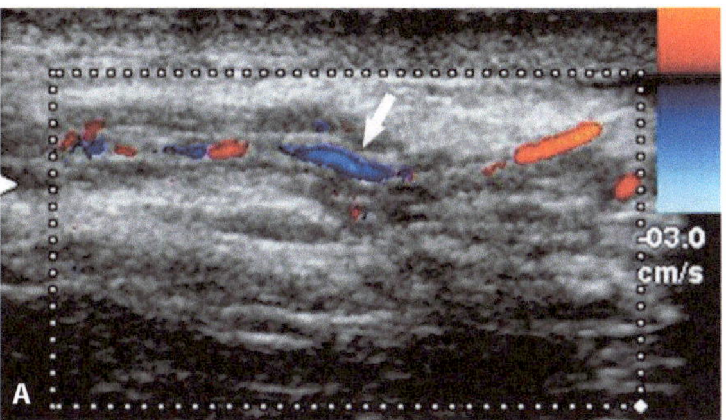

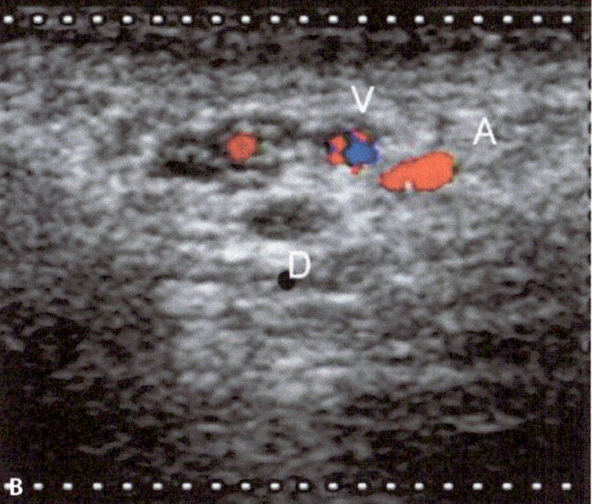

Fig. 18.4 Normale rappresentazione del funicolo: (**A**) scansione longitudinale ECD con evidenza dell'arteria testicolare (*freccia*). (**B**) scansione assiale ECD: comparto anteriore con arteria (*A*) e plesso della vena spermatica interna (*V*) e comparto posteriore con deferente (*D*)

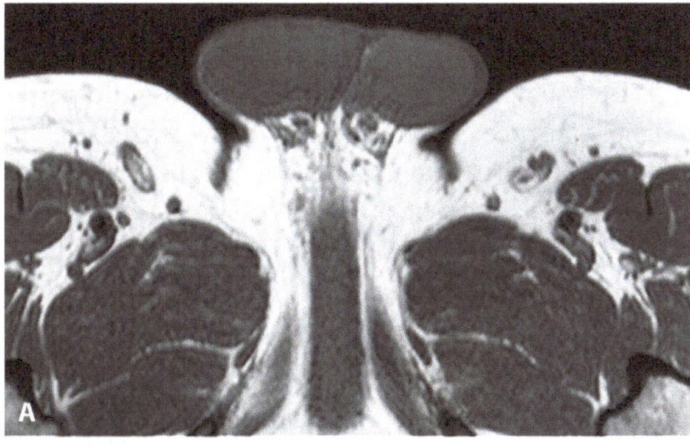

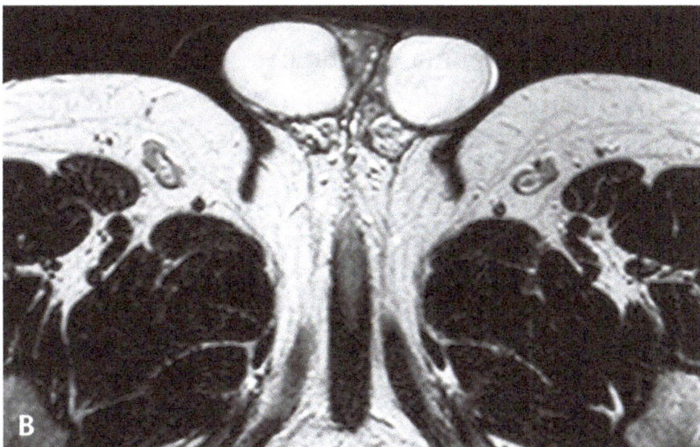

Fig. 18.5 Normale intensità di segnale dei testicoli: (**A**) sequenza T1 pesata e (**B**) T2 pesata

18.2 Scrotopatie acute

18.2.1 Introduzione

Il dolore scrotale acuto può essere sostenuto da numerose affezioni, che includono i processi infiammatori degli organi testicolari veri e propri e della borsa scrotale, le alterazioni vascolari quali la torsione testicolare e l'infarto segmentale, i traumi e infine i tumori del testicolo, che hanno un'insorgenza acuta nel 10% dei casi. La diagnosi, sospettata sulla base dei dati anamnestici e clinici, trova nell'imaging una conferma diagnostica e una migliore definizione del processo.

L'US, associata all'ECD con power Doppler, costituisce attualmente l'indagine di primo livello capace di fornire tempestivamente informazioni morfologiche e sullo stato di perfusione del testicolo [5-7], ed è solitamente in grado di risolvere il quesito diagnostico.

La RM non trova un'indicazione immediata nel paziente con dolore acuto, ma può essere proposta nei casi dubbi [8].

La tomografia computerizzata (TC) è impiegata unicamente nei traumi e nelle flogosi estese alla regione perineo-scrotale, ove è in grado di valutare con accuratezza l'interessamento dei tessuti molli e le eventuali complicanze associate [9].

La radiologia tradizionale (RC) è ancora utilizzata per la ricerca di corpi estranei e per la dimostrazione di raccolte gassose [10].

18.2.2 Torsione

La torsione, vera emergenza clinica, rappresenta la causa più frequente di dolore ed edema scrotale nei bambini e nei giovani [11]. Nell'età adulta e avanzata è molto meno frequente rispetto ai fenomeni flogistici, ma deve essere sempre tenuta presente specie negli anziani, in quanto favorita dall'idrocele, comune in questa fascia d'età [12]. La diagnosi tempestiva è fondamentale per una pronta terapia chirurgica capace di salvare il testicolo: la probabilità di preservare la funzione del testicolo è tanto maggiore quanto più breve è l'intervallo di tempo che intercorre tra comparsa dei sintomi e detorsione [13]. La percentuale di successo terapeutico è del 100% se l'intervento viene praticato entro 4-6 ore, scende al 70% tra le 6 e le 12 ore e al 20% tra le 12 e le 24 ore dall'esordio. Dopo le 24 ore il danno testicolare da ischemia è irreversibile e il testicolo necrotico viene rimosso, poiché se lasciato in sede potrebbe

esercitare un'azione negativa sul testicolo sano, verosimilmente per la produzione di autoanticorpi.

Relativamente al livello in cui si verifica la rotazione del testicolo, si riconoscono due forme di torsione: intravaginale ed extravaginale.

18.2.2.1 Torsione intravaginale

In questi casi il testicolo e il funicolo spermatico ruotano di 360° o più, determinando un blocco del flusso, prima venoso e poi arterioso. La torsione intravaginale è più frequente nell'età peripuberale ed è in genere favorita da un abnorme sviluppo della tunica vaginale. Questa anomalia, definita anche *bell clappler deformity* (BCD), è caratterizzata da una tunica vaginale ampia, che avvolge completamente il testicolo e l'epididimo, con fissazione allo scroto attraverso un sottile meso [14]. Questa abnorme mobilità, sospettabile all'esame clinico ed ecografico, rappresenta un fattore di rischio per torsione. Più raramente la torsione può realizzarsi tra testicolo e testa dell'epididimo, quando è presente un mesorchium lungo e lasso.

Nella torsione intravaginale il quadro US varia in base al momento in cui viene eseguito l'esame. Nelle prime 2-4 ore non si osservano modifiche della normale ecogenicità testicolare; dopo 4-6 ore il testicolo appare ingrandito e ipoecogeno per fenomeni di edema; oltre le 6 ore l'ecostruttura diviene sempre più disomogenea a causa dell'edema, dell'emorragia, dell'ischemia e della necrosi [15, 16]. L'ingrandimento può interessare anche l'epididimo, che appare ipoecogeno, e può simulare un'epididimite. Lo studio della regione funicolare è fondamentale, poiché consente di documentare l'aspetto a spirale delle strutture funicolari torte ("whirlpool-sign"). Dopo 6 ore è sempre presente idrocele reattivo e ispessimento edematoso della borsa scrotale. Se il testicolo necrotico non viene asportato, nell'arco di qualche mese va incontro a una progressiva riduzione di dimensioni e assume un aspetto ipoecogeno e disomogeneo.

L'ECD con power Doppler è indispensabile per la diagnosi precoce, perché permette di evidenziare la variazione della perfusione sin dall'inizio della torsione. Nelle torsioni complete si evidenzia l'assenza di flusso intratesticolare, cui si associa l'aumento del flusso nella borsa scrotale e nel funicolo a monte della torsione (Fig. 18.6). Nelle torsioni incomplete (inferiori a 360°) si osserva un'asimmetria di perfusione arteriosa tra i due didimi, cui si associa all'esame spettrale una diminuzione di ampiezza del picco sistolico, un ritardo del tempo di picco e, soprattutto, una diminuzione della fase

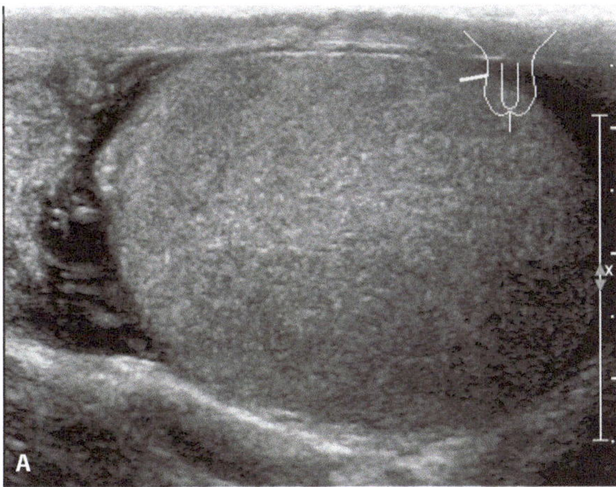 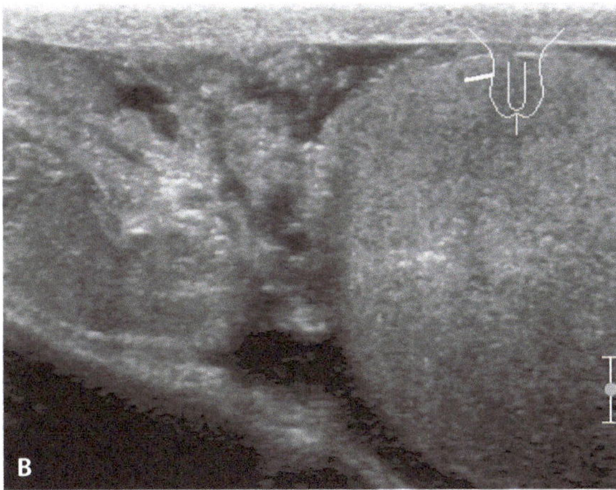

Fig. 18.6 Ecografia (**A**) ed eco-color Doppler (**B**) scrotale, scansione longitudinale. Torsione acuta del testicolo. Testicolo ipoecogeno (**A**) privo di vascolarizzazione al color Doppler (**B**)

diastolica con aumento dell'indice di resistenza, espressione dell'aumento della pressione venosa intratesticolare per il difficile scarico venoso, rispetto al lato sano controlaterale che deve essere sempre studiato [17]. Il riscontro di un'ipervascolarizzazione a livello del testicolo può dipendere da una detorsione spontanea o intermittente, per cui può osservarsi un'iperemia reattiva diffusa che simula un'epididimorchite, subito dopo la detorsione. La diagnosi di detorsione spontanea o favorita da manovre urologiche, o di torsione intermittente deve essere sempre sospettata quando c'è un'associazione tra dolore scrotale acuto che si risolve spontaneamente e un'iperperfusione unilaterale del testicolo documentata al color Doppler o alla scintigrafia con TC-99 [18].

18.2.2.2 Torsione extravaginale

La torsione extravaginale si verifica a causa di una scarsa fissazione della corda spermatica a livello del canale inguinale, per cui la rotazione si verifica all'altezza dell'anello inguinale esterno e tutto il contenuto scrotale del lato interessato va incontro a un esteso processo ischemico. Questo tipo di torsione si verifica spesso durante lo sviluppo intrauterino o subito dopo la nascita e può essere identificata in corso di ecografia pre-natale. Più raramente si osserva nel periodo post-natale e si manifesta con tumefazione e dolore testicolare nei primi mesi di vita. Nel primo caso il testicolo è necrotico già alla nascita senza possibilità di recupero chirurgico, che invece esistono nei casi di torsione extravaginale post-natale.

Il quadro ecografico non differisce dalla torsione intravaginale e varia a seconda del momento di osservazione. La tumefazione testicolare del neonato deve essere differenziata dalla peritonite da meconio, dalle emorragie peritoneali con pervietà del dotto peritoneo-vaginale e dai tumori testicolari.

Torsione delle appendici testicolari

Le appendici testicolari costituiscono residui del dotto di Müller. La torsione acuta si manifesta con un quadro clinico analogo a quello della torsione completa, anche se il dolore è in genere localizzato al polo superiore del testicolo. La massima incidenza si osserva nei bambini tra i 6 e i 12 anni ed è favorita dall'aspetto peduncolato delle appendici.

Ecograficamente si evidenzia una piccola immagine ipoecogena adiacente al testicolo o all'epididimo, facilmente riconoscibile per l'idrocele reattivo. Al power Doppler il flusso testicolare è conservato, mentre si può talvolta riscontrare un aumento di flusso attorno all'appendice torta a livello del polo superiore [19] e frequentemente una modesta iperemia dei tessuti peritesticolari dell'emiscroto. La diagnosi differenziale con le flogosi epididimo-testicolari è spesso molto difficile e deve essere fatta sulla base dei reperti clinico-laboratoristici. L'intervento chirurgico non è sempre necessario, poiché tale condizione non pone a rischio la fertilità futura. Di solito l'appendice torta va incontro a necrosi e si distacca dando luogo a un corpo mobile endoscrotale, che con il tempo tende a calcificare (scrotolita).

18.2.3 Infarto segmentale del testicolo

In età adulta e senile gli episodi di dolore testicolare acuto possono essere causati da fenomeni ischemici secondari a processi trombo-embolici, che provocano l'ostruzione di un'arteria intratesticolare con conseguente necrosi ischemica a valle. L'US in fase precoce non dimostra alterazioni, mentre tardivamente l'area ischemica può apparire ipoecogena, di forma rotondeggiante nelle scansioni trasversali e cuneiforme in quelle longitudinali, simulando talvolta un'orchite focale. Il color-power risulta diagnostico, in quanto dimostra una normale perfusione testicolare associata a ipervascolarizzazione perilesionale e assenza di flusso nel contesto della lesione [20] (Fig. 18.7). Questi infarti ischemici, solitamente poco estesi, quando osservati al di fuori della fase acuta devono essere differenziati soprattutto da piccoli tumori maligni e benigni, nei quali spesso non si evidenzia segnale colore. In questi casi si fa solitamente ricorso alla RM, sia senza sia con mezzo di contrasto (mdc), che ne dimostra l'assenza di impregnazione, presente invece nelle masse solide [21].

L'infarto emorragico può riscontrarsi dopo interventi per ernia inguinale, con conseguente stasi venosa e infarcimento ematico del testicolo, dell'epididimo e del funicolo [22]. La sintomatologia è caratterizzata da tumefazione dolente a insorgenza subacuta, senza febbre e incremento dei globuli bianchi. All'US si ha ingrandimento del testicolo, strutturalmente disomogeneo con focolai iperecogeni e aree fluide. L'ECD dimostra una persistente vascolarizzazione arteriosa, senza flusso a livello dei vasi spermatici. La RM è in grado di dimo-

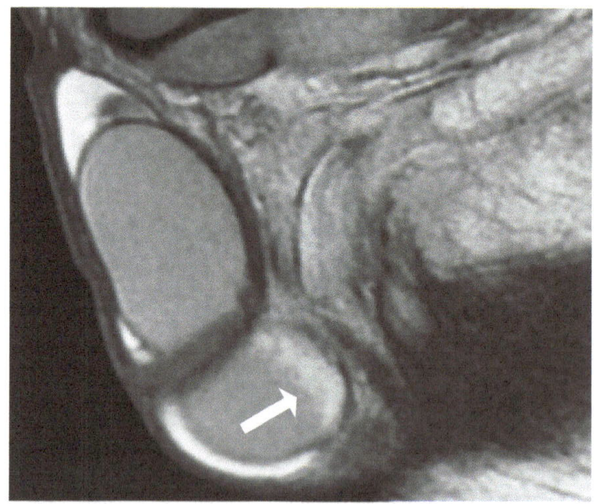

Fig. 18.8 RM scrotale. Sequenza T2 pesata, longitudinale. Infarto focale del testicolo sinistro. L'area ischemica presenta un segnale iperintenso per infarcimento emorragico recente (*freccia*)

strare la presenza di emoglobina con un segnale che si modifica in funzione del tempo intercorso dall'evento emorragico, per la trasformazione dell'emoglobina in metaemoglobina (Fig. 18.8).

18.2.4 Epididimite e orchite

I processi infiammatori costituiscono una causa frequente di scroto acuto nel giovane adulto e sono solitamente causati da germi trasmessi per via sessuale. Cause congenite quali le stenosi uretrali e gli sbocchi uretrali ectopici ne favoriscono l'insorgenza. L'infiammazione si localizza spesso all'epididimo e solo nel 20% dei casi si associa a orchite.

All'US l'epididimite acuta si presenta con aumento di dimensioni dell'epididimo, riduzione dell'ecogenicità (con possibili aree iperecogene dovute a fenomeni emorragici) e aumento della vascolarizzazione all'ECD. Il didimo eventualmente coinvolto si presenta ingrandito e ipoecogeno con aumento del segnale color (Fig. 18.9). L'analisi spettrale evidenzia una riduzione dell'indice di resistenza sotto il valore di 0,7 nelle arterie dell'epididimo e di 0,5 in quelle del testicolo [23]. In caso di ascessualizzazione è possibile il riscontro di una formazione liquida o marcatamente ipoecogena, a limiti non ben definiti, circondata da un alone ipoecogeno con assenza di flusso all'interno della cavità ascessuale.

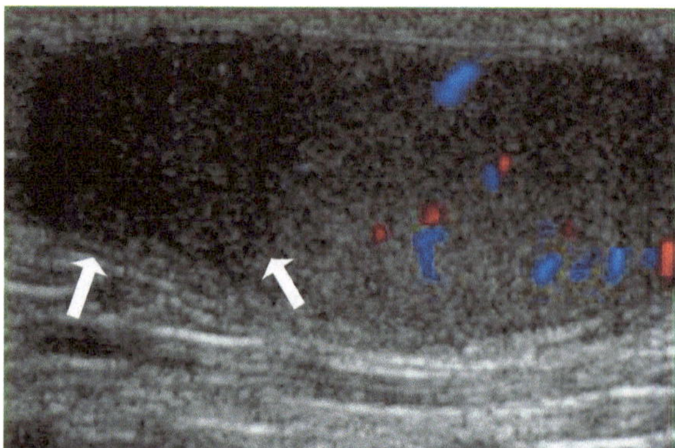

Fig. 18.7 Eco-color Doppler scrotale, scansione longitudinale. Infarto focale del testicolo. L'area ischemica appare ipoecogena, ha sede periferica ed è priva di vascolarizzazione (*frecce*)

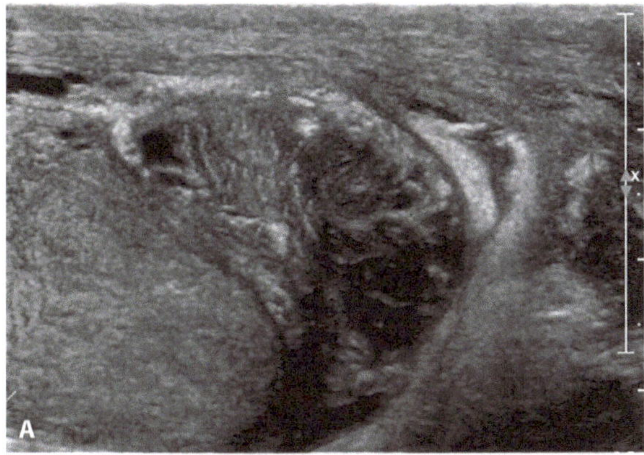

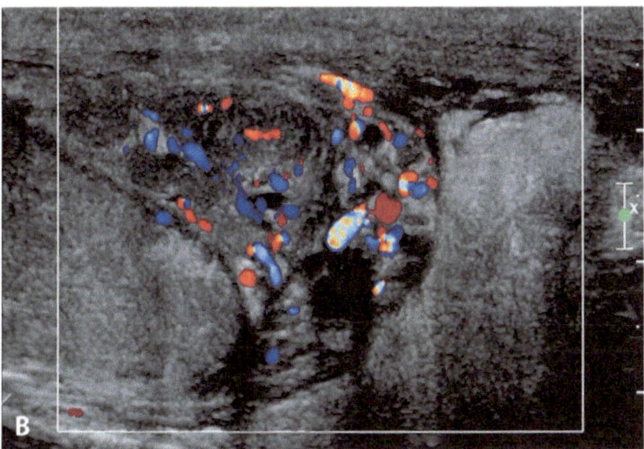

Fig. 18.9 Ecografia (**A**) ed eco-color Doppler (**B**) scrotale, scansione longitudinale. Epididimite acuta. Aumento del volume della coda dell'epididimo con disomogeneità ecografiche diffuse associate (**A**). Il color Doppler dimostra evidente incremento della vascolarizzazione

Alla RM l'epididimo ingrandito presenta una bassa intensità di segnale nelle sequenze T2 pesate e una vivace iperdensità nelle sequenze T1 dopo infusione di gadolinio (Fig. 18.10).

L'orchite primitiva è rara e nella grande maggioranza dei casi di origine virale, associata alla parotite.

Una complicanza dell'epididimo-orchite è l'ischemia testicolare diffusa, che deriva dalla compressione dei vasi testicolari da parte dell'epididimo e del funicolo ingranditi. L'ecografia dimostra un testicolo ingrandito e disomogeneo, con riduzione o assenza di flusso arterioso al color Doppler, che si contrappone all'iperemia dell'epididimo adiacente. L'analisi spettrale evidenzia riduzione o inversione del flusso diastolico con aumento dell'indice di resistenza, espressione di ostacolato deflusso venoso. Questi reperti eco Doppler consentono di differenziare l'ischemia post-infiammatoria da quella in corso di torsione [24].

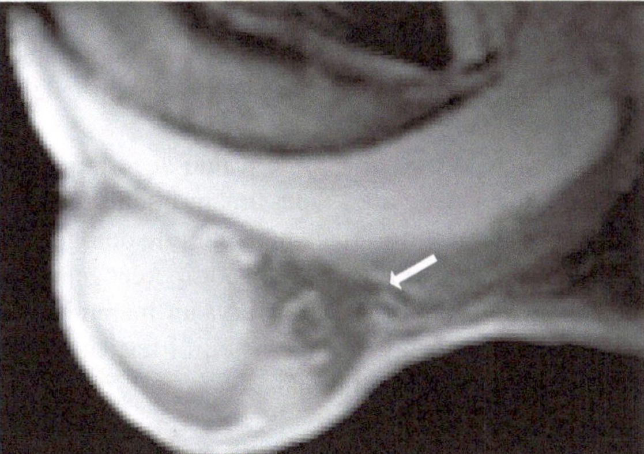

Fig. 18.10 RM scrotale. Sequenza T2 pesata, longitudinale. Epididimite acuta. Aumento delle dimensioni dell'epididimo con segnale ipointenso

18.2.5 Gangrena di Fournier

La gangrena di Fournier è una fascite necrotizzante a rapida progressione che coinvolge il perineo e i genitali. La diagnosi è clinica, ma l'imaging è determinante nel definirne l'estensione.

La TC costituisce la metodica di scelta, permettendo di valutare le strutture coinvolte e la possibile estensione al retroperitoneo. I segni TC includono flogosi dei tessuti molli, ispessimento asimmetrico delle fasce, raccolte ascessuali, coinvolgimento del tessuto adiposo ed enfisema sottocutaneo dovuti a batteri gas-forming [10]. L'enfisema sottocutaneo costituisce il segno patognomonico della gangrena di Fournier, anche se non è sempre presente (Fig. 18.11).

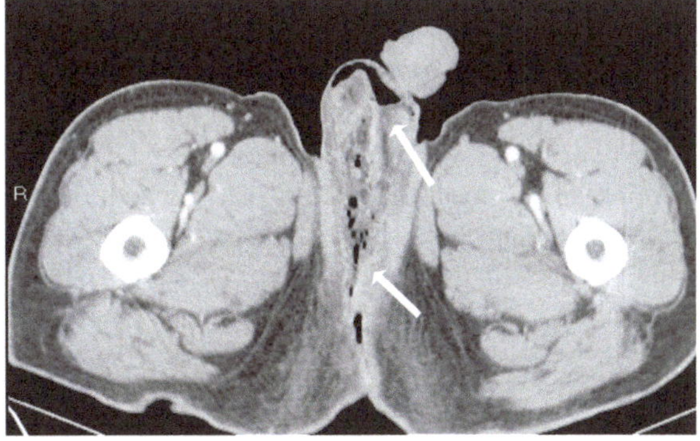

Fig. 18.11 TC addome senza mezzo di contrasto. Gangrena di Fournier. Presenza di gas nei tessuti molli dello scroto e del perineo (*frecce*)

La RC può identificare l'enfisema sottocutaneo dello scroto esteso al perineo e alla parete addominale. È possibile anche identificare l'ispessimento della borsa scrotale [10].

L'US, spesso eseguita come primo accertamento, consente di evidenziare l'ispessimento delle tuniche scrotali con struttura marcatamente disomogenea, aspetto stratificato e presenza di spot iperecogeni dovuti a bolle di gas. All'ECD si osserva un'iperemia con vasi dilatati, normalmente non visibili. I testicoli e gli epididimi sono di solito normali.

18.2.6 Traumi

I traumi testicolari sono secondari a incidenti stradali, lavorativi o sportivi, usualmente per traumi perineali diretti con compressione dello scroto contro l'osso pubico. L'esame clinico è difficile a causa del dolore e dell'edema, per cui l'esame ecografico è fondamentale per poter distinguere tra ematoma scrotale, ematocele, ematoma testicolare o rottura testicolare [25]. La diagnosi di rottura testicolare è importante, poiché una terapia chirurgica entro 72 ore può permettere di salvare la funzionalità dell'organo.

L'US rappresenta spesso il primo e unico accertamento diagnostico. Negli ematoceli e negli ematomi intratesticolari senza rottura dell'albuginea la terapia chirurgica non è indicata, se non nei rari casi in cui si verifichi un'ischemia da compressione del testicolo da parte dell'ematoma. Gli ematomi scrotali sono facilmente identificabili per la dissociazione delle tuniche e per la presenza di una raccolta fluida extratesticolare. Il color Doppler deve escludere una torsione testicolare post-traumatica. L'ematocele, che è una raccolta ematica nella cavità vaginale, si presenta all'ecografia con aspetti diversi in rapporto alla fase di osservazione. In fase precoce il sangue è in genere iperecogeno, mentre in presenza di ematomi vecchi si osservano sepimentazioni che delimitano aree anecogene di tipo fluido. Nei grandi ematoceli il testicolo può essere dislocato e compresso. Gli ematomi intratesticolari appaiono come chiazze di aumentata ecogenicità, sparse nel contesto di un testicolo ingrandito e iperecogeno. L'ecogenicità si modifica rapidamente, come conseguenza della formazione del coagulo e della sua retrazione. La rottura del testicolo è caratterizzata dall'interruzione dell'albuginea, con conseguente estensione del tessuto testicolare nella cavità vaginale o nel sacco scrotale. L'US evidenzia l'interruzione della linea iperecogena che delimita il didimo e la protrusione di tessuto testicolare a

limiti non ben definiti, associati a ispessimento delle pareti scrotali ed ematocele (Fig. 18.12). Il color Doppler è utile per valutare il grado di vitalità del parenchima residuo [25].

La RM viene eseguita nei casi dubbi e per identificare l'interruzione della vaginale. L'ematoma ha segnale iperintenso in T1 e variabile in T2 sulla base delle modificazioni dell'emoglobina in metaemoglobina (Fig. 18.13). Dopo infusione di gadolinio la lesione non modifica il suo segnale, differenziandosi quindi dalle lesioni neoplastiche.

La TC, pur essendo virtualmente poco utile nel trauma scrotale, è tuttavia l'indagine più utilizzata nel

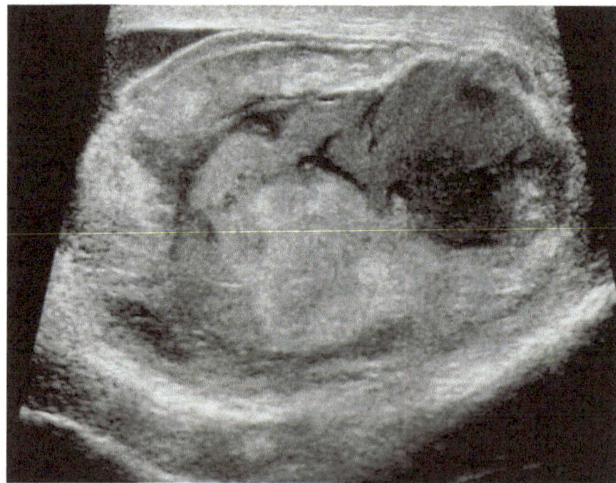

Fig. 18.12 Ecografia scrotale, scansione longitudinale. Trauma scrotale. Alterazione della normale ecostruttura, con raccolta ipoecogena peritesticolare e interruzione della tonaca albuginea

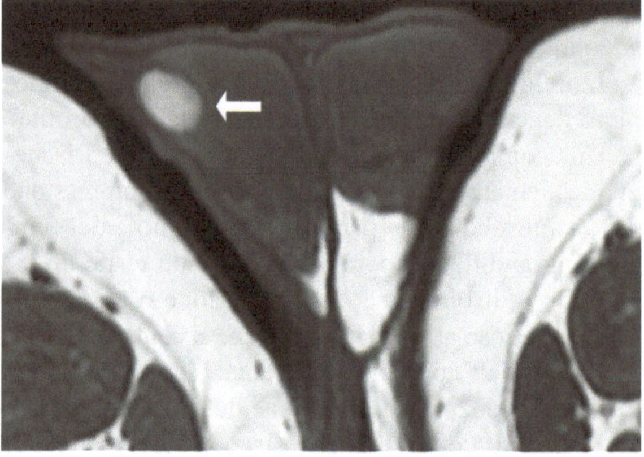

Fig. 18.13 RM scrotale. Sequenza T1 pesata, assiale. Ematoma intratesticolare. La lesione emorragica si caratterizza per l'iperintensità del segnale T1 dipendente

paziente traumatizzato. I reperti indicativi per lesione traumatica testicolare sono la dislocazione del testicolo e l'ematoma nel canale inguinale. In questi casi è raccomandato eseguire un esame US per valutare un eventuale trauma testicolare [26].

18.3 Scrotopatie croniche

Le condizioni cliniche che portano il paziente a rivolgersi all'urologo e all'andrologo nella pratica sono riconducibili a:
- infertilità maschile;
- dolore scrotale cronico (DSC);
- tumefazione scrotale non dolente, con incremento progressivo o di recente rilievo.

Il ruolo dell'imaging è escludere la presenza di una patologia neoplastica e identificare la patologia responsabile della sintomatologia, spesso già sospettata clinicamente. La metodica di elezione è l'ecografia [27], poiché è in grado di rilevare con molta accuratezza anche le minime alterazioni del testicolo e delle strutture paratesticolari, che per una corretta interpretazione devono essere sempre correlate strettamente con la clinica. Ogni esame ecografico dovrebbe essere sempre completato con l'analisi color Doppler (ECD) e con l'esame dell'apparato urinario, in particolare della prostata. Il ruolo della RM è estremamente ridotto e limitato alla valutazione strutturale di lesioni mal definite con US, nella diagnosi differenziale con le neoplasie, e allo studio delle vie seminali in peculiari condizioni legate all'infertilità. Non esiste un ruolo per la TC.

18.3.1 Infertilità maschile

L'OMS definisce infertilità quella condizione in cui, in una coppia sessualmente attiva, non si abbia il conseguimento di una gravidanza dopo un periodo di almeno 12 mesi di rapporti non protetti finalizzati alla procreazione. Si stima che la condizione interessi circa il 15% delle coppie [28, 29]. In questo ambito il "fattore maschile" ha un ruolo nel 30% dei casi se preso da solo, ma raggiunge il 50% se in associazione con fattori ginecologici. L'imaging testicolare contribuisce, associato all'esame del liquido seminale, a individuare le patologie che sottendono situazioni di oligo astenoteratospermia (OAT), spesso alla base di una ridotta capacità fecondante del liquido seminale. Anche nelle situazioni di azoospermia (mancanza di spermatozoi nel liquido seminale) la diagnostica per immagini è estremamente utile per discriminare tra una azoospermia non ostruttiva (NOA) da una azoospermia ostruttiva (OA) e indirizzare verso soluzioni terapeutiche mirate.

Cause di OAT
1. Ipogonadismo ipogonadotropo
2. Varicocele
3. Criptorchidismo
4. Flogosi didimarie e delle vie seminali/ esiti di torsione del funicolo
5. Esposizione a tossici (calore, radiazioni elettromagnetiche, piombo, cadmio, mercurio, estrogeni, farmaci citotossici)
6. Qualità della vita (fumo, alcol, droghe).

Cause di NOA
1. Ipogonadismo ipergonadotropo
   - congenito (anorchia, sindrome di Klinefelter, sindrome a sole cellule di Sertoli ecc.)
   - acquisito: esiti con atrofia (torsioni, flogosi, parotite ecc.)

Cause di OA
1. Congenite (agenesia del deferente, dell'epididimo, delle vescichette seminali)
2. Acquisite (epididimiti, lesioni iatrogene in corso di ernioplastiche inguinali ecc.)

L'US, con ECD, con l'ottimale valutazione morfodimensionale e strutturale dei testicoli e del contenuto della borsa scrotale, fornisce nella maggior parte dei casi un buon supporto alla diagnosi clinica [30]. L'utilità della RM è legata alla panoramicità che consente lo studio delle vie seminali nella loro interezza e una più affidabile diagnosi differenziale tra criptorchidismo e agenesia testicolare. Ci occuperemo nel dettaglio delle condizioni in cui il dato ecografico è significativo [31].

18.3.2 Varicocele

Il varicocele consiste nella dilatazione del plesso venoso pampiniforme ed è la più frequente causa di infertilità correggibile [32]. La prevalenza nella popolazione generale dipende dalla modalità di diagnosi e varia dal 15% con il solo esame obiettivo al 35% con ECD [33] e si apprezza, clinico o subclinico, almeno nel 40% dei pazienti infertili [29]. Usualmente localizzato a sinistra (80%), può essere bilaterale. L'età di insorgenza è quella giovanile, dopo i 15 anni. Esiste una forma di varicocele intratesticolare, riscontrato nell'1,5-3% degli esami ecografici, di solito in associazione a varicocele di alto grado [34]. È sintomatico (dolore pulsante o sensazione di pesantezza dolorosa) nel 30% circa dei casi; la probabilità che si manifesti clinicamente cresce con il grado e con la presenza di varicocele intratesticolare [35]. Il varicocele viene classificato in primitivo o secondario, da cause ostruttive venose, congenite o acquisite. Lo scopo della diagnostica per immagini è infatti quello di rilevare precocemente il varicocele in pazienti con OAT e fornire un grading della patologia per un adeguato piano terapeutico. In caso di varicocele di recente insorgenza e in età atipica, le indagini vanno estese all'addome nell'ipotesi di una patologia espansiva, causa di compressione.

La presenza nello scroto di vasi con calibro superiore o uguale a 3 mm, comunque dilatabili con le manovre di Valsalva, è sufficiente per la diagnosi (Fig. 18.15). Le classificazioni clinica ed ecografica in gradi sono riportate in Tabella 18.1 [2]. L'ECD e il Doppler pulsato con il rilievo di reflusso all'interno delle vene alle manovre funzionali e in clinostatismo riducono l'eventualità di sottostima dei gradi minori. Si considera patologico un reflusso con durata superiore a 2 secondi alla manovra di Valsalva indipendentemente dalle dimensioni dei vasi [2]. La classificazione ECD di Sarteschi, riportata in tabella, si basa sulle variazioni di flusso e sulla mappatura dei vasi interessati; si valutano i vasi al funicolo, la componente del plesso craniale al polo superiore e quella retrotesticolare estesa fino al polo inferiore. Andrebbe sempre eseguita la valutazione in ortostatismo, in quanto aumenta la sensibilità per il I grado (Figg. 18.14, 18.15 e 18.16). Il varicocele può comportare fenomeni di atrofia testicolare (Fig. 18.17) o di arresto di crescita, pertanto è sempre necessario fornire una volumetria dei didimi. Nel varicocele intratesticolare si apprezzano strutture anecogene tubulari entro il didimo caratteristicamente dotate di flusso passibile di inversione o accelerazione alle manovre funzionali (Fig. 18.16) [2, 34]. La flebografia, non più indicata per scopo diagnostico, è attualmente utilizzata per il trattamento embolizzante o sclerosante e può documentare la presenza di varianti anatomiche di uno o entrambi i vasi spermatici, evenienza che può complicare o rendere addirittura impossibile il successo terapeutico [2].

Le attuali opzioni terapeutiche, oltre all'intervento di legatura dei vasi spermatici al funicolo (open o laparoscopico), sono rappresentate dall'embolizzazione (spiraline) e dalla scleroembolizzazione (attualmente la tecnica con minori complicanze). Le possibilità di successo sono inversamente proporzionali al grado. La correzione del varicocele incrementa di oltre il 50% la probabilità di gravidanza. La recidiva si attesta attualmente intorno al 6,5% [36].

Tabella 18.1 Classificazione clinica ed ecografica in gradi del varicocele

Clinica Dubin e Amelar [37]	US [37]		ECD Sarteschi [2]	
Gs subclinico	Grado 1	Vasi apprezzabili (2-3 mm), non dilatabili alle manovre funzionali	I	Non varicosità, reflusso e dilatazione a livello dei vasi al funicolo alle manovre (Fig. 18.14 A)
G1 evocabile con manovre funzionali	Grado 2	Vasi non dilatati in condizioni di base, ma dilatabili con manovre funzionali	II	Varicosità con reflusso e dilatazione alle manovre a livello dei vasi craniali al polo superiore del testicolo (plesso sovratesticolare) (Fig. 18.14 C)
G2 palpabile in condizioni basali	Grado 3	Vasi già ectasici, ulteriormente dilatabili	III	Varicosità fino al polo inferiore del testicolo con reflusso e dilatazione alle manovre e dilatazione basale in ortostatismo (Fig. 18.14 B)
G3 visibile			IV	Dilatazione basale in clinostatismo, ulteriore dilatazione con manovre e ortostasi; reflusso presente in condizioni basali che incrementa alle manovre. Frequente ipotrofia del testicolo (Fig. 18.15 A)
	Grado 4	Vasi già ectasici, non ulteriormente dilatabili	V	Dilatazione marcata con assente o scarso incremento alle manovre, reflusso basale con o senza scarso incremento alle manovre (Fig. 18.15 B)

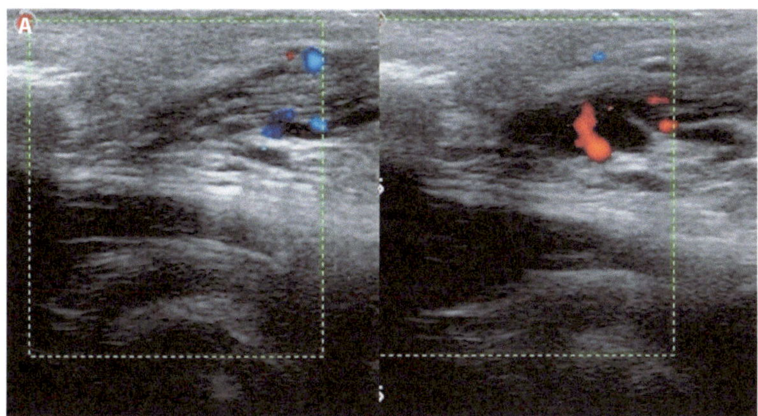

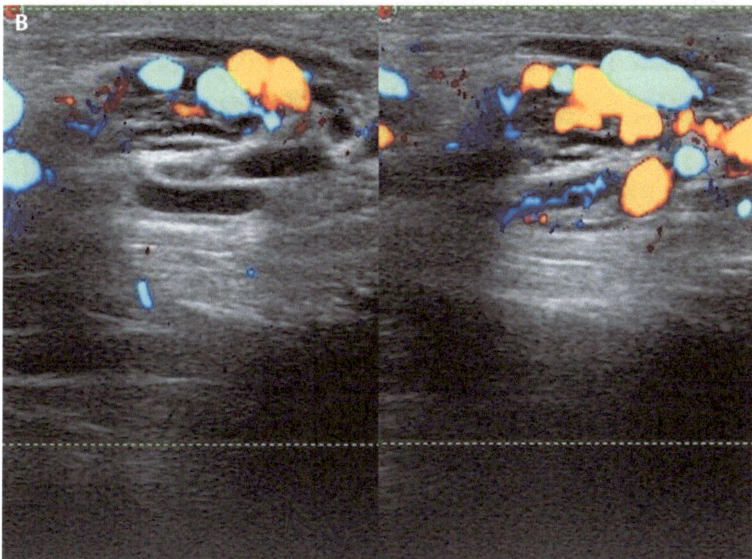

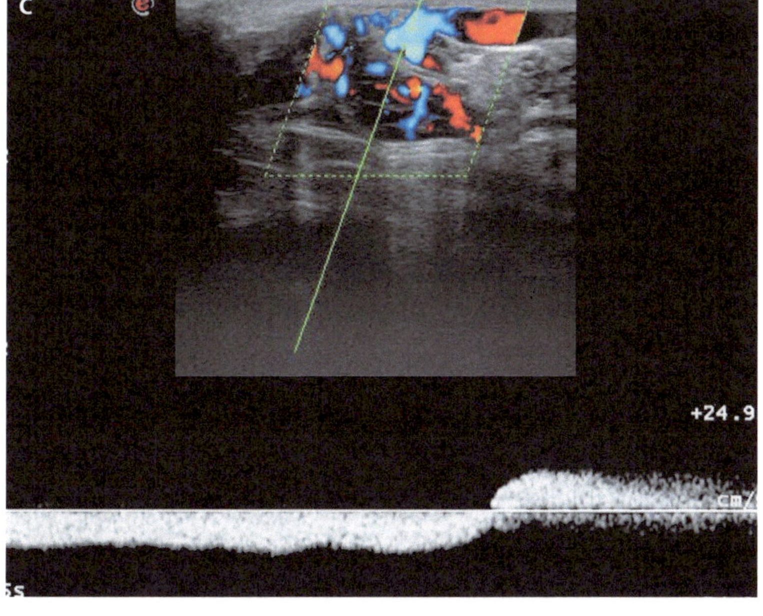

Fig. 18.14 Varicocele: inversione del flusso alla manovra di Valsalva (**A**) ECD di I grado al funicolo; (**B**) power Doppler in III grado; (**C**) Doppler pulsato al plesso sovratesticolare in II grado

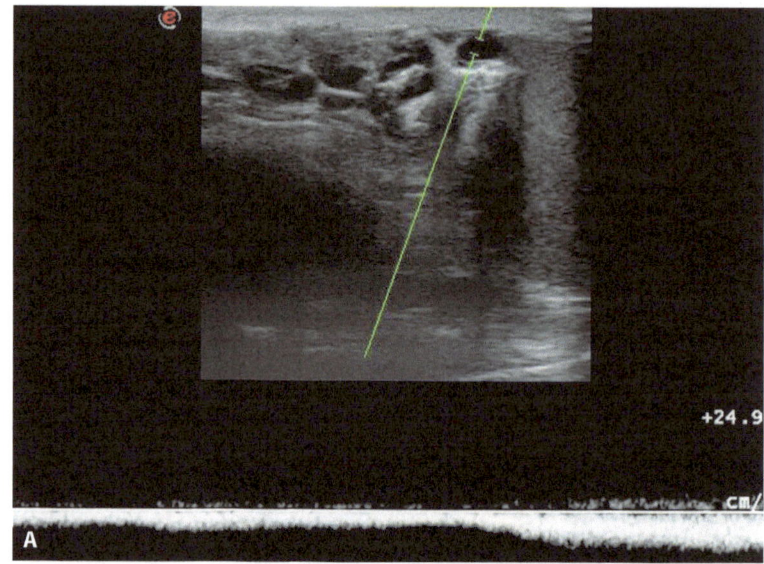

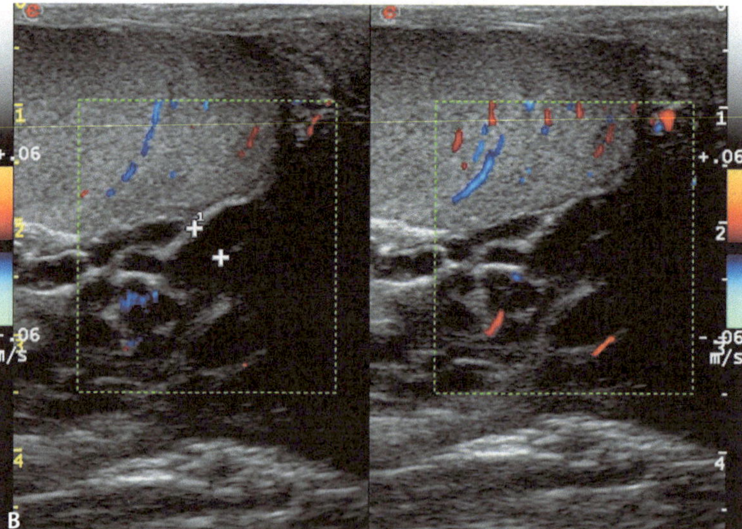

Fig. 18.15 Varicocele. (**A**) IV grado, Doppler pulsato: inversione in condizioni basali con accelerazione del flusso in Valsalva; (**B**) V grado: basso flusso senza significative modificazioni in Valsalva

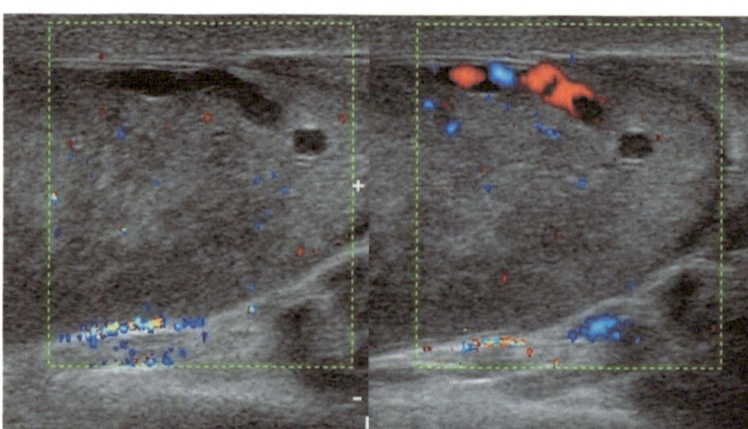

Fig. 18.16 Varicocele intratesticolare: l'ECD mostra evidente inversione del flusso in Valsalva

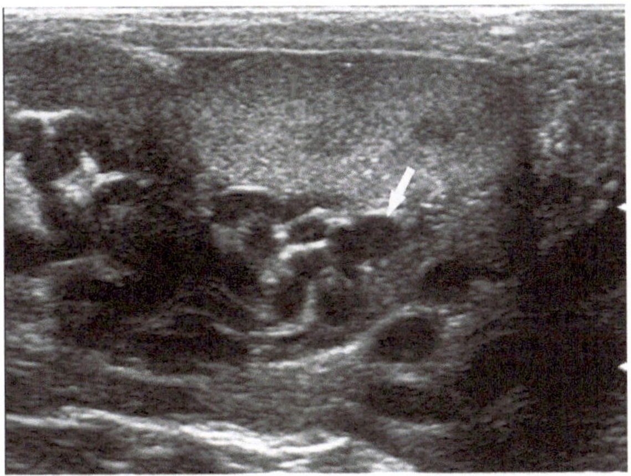

Fig. 18.17 Ectasie di diametro superiore a 3 mm a livello del plesso in sede sovra e retrotesticolare in varicocele di IV grado (*freccia*), atrofia del testicolo associata ad aree ipoecogene e a riduzione dimensionale

18.3.3 Sindromi ostruttive

Le sindromi ostruttive, complessivamente responsabili del 5-15% dei casi di infertilità [2], vengono classificate in prossimali e distali in base al livello di ostruzione. Quelle prossimali interessano le vie seminali intratesticolari, l'epididimo e il dotto deferente pre-inguinale, quelle distali coinvolgono il deferente distale e il tratto ampullo-vescicolo-duttale. Si distinguono forme congenite e forme acquisite. Nelle prime si riscontra bilateralità in poco più del 50% dei casi, l'alterazione può trovarsi in un punto qualsiasi della via seminale e interessarla in modo diffuso o segmentario.

L'*agenesia dell'epididimo*, di raro riscontro, solitamente interessa la regione del corpo-coda. Ecograficamente spicca l'assenza dell'epididimo e può residuare unicamente un'esile banderella di tessuto ipoecogeno a livello del polo superiore del testicolo (Fig. 18.18).

L'*anomala fusione didimo-epididimaria* è un'alterazione altrettanto rara, di solito associata a criptorchidismo, in cui si riscontra una netta separazione tra gonade e dotto escretore e si pone in DD con un'anomala sospensione mesiale dell'epididimo caratterizzata da un ampio recesso vaginale epididimo-didimario che condiziona esclusivamente il rischio di torsione.

Nell'*agenesia del deferente* si apprezza la sua assenza in sede scrotale e a livello del funicolo. Le lesioni cistiche dell'epididimo (vedi oltre Fig. 18.28) possono essere causa di ostruzione, con dilatazione della rete testis a monte.

Le *forme ostruttive acquisite* possono essere secondarie a processi flogistici prostatici e funicolo epididimari, post-traumatiche o iatrogene con sezione o compressione delle vie seminali.

Nelle forme distali, all'US si rilevano ingrandimento, disomogeneità dell'epididimo e dilatazione del deferente. Questi rilievi possono talvolta essere associati a un aspetto tumefatto, omogeneamete ipoecogeno, del didimo e a un'ectasia della rete testis, unici reperti possibili nelle forme prossimali (Fig. 18.19).

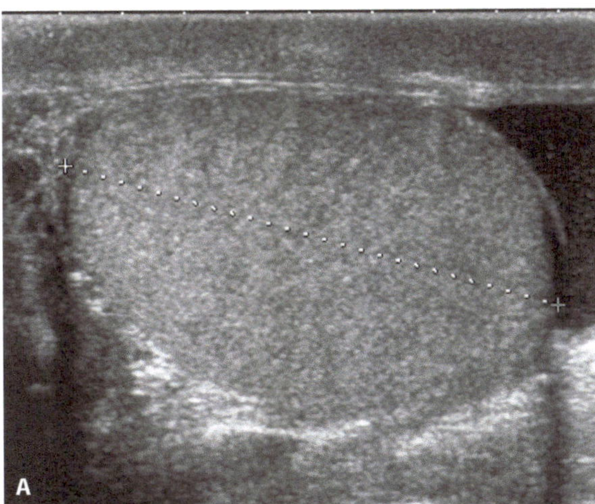

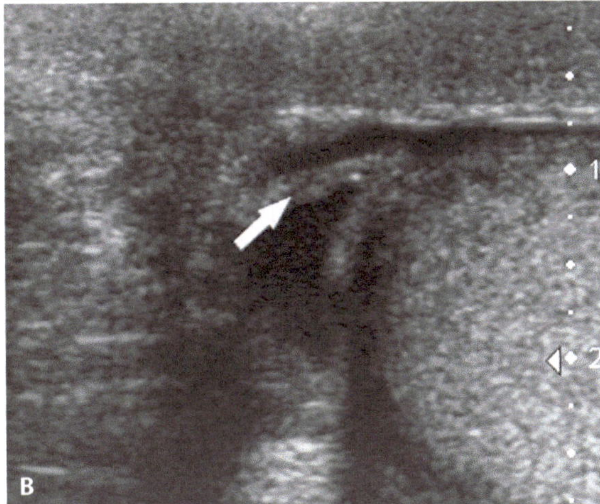

Fig. 18.18 Aplasia dell'epididimo: (**A**) assenza dell'epididimo; (**B**) caratteristica banderella ipodensa in sede cefalica (*freccia*)

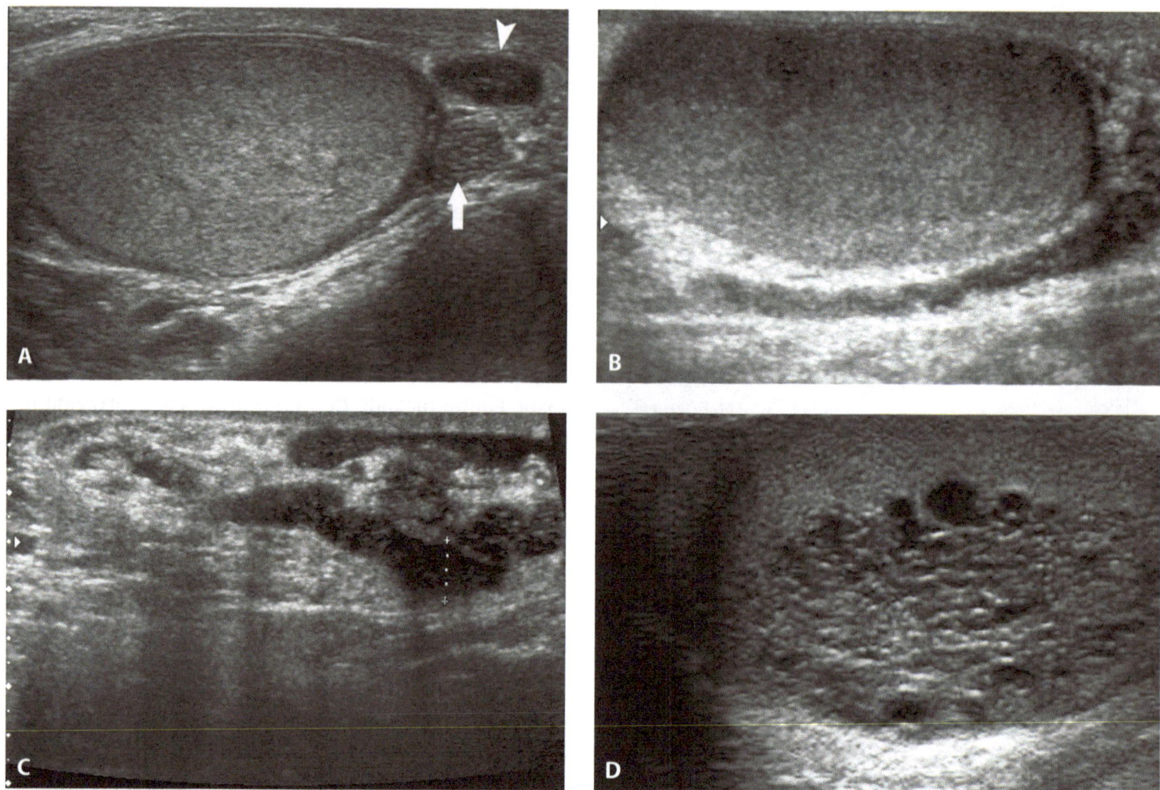

Fig. 18.19 Ostruzione: (**A**) aumento della componente tubulare a livello del corpo dell'epididimo, con tumefazione e ipoecogenità (*freccia*), associato a incremento dimensionale del deferente (*punta di freccia*), in inversione anteriore; (**B**) ectasia del deferente in sede retrotesticolare e (**C**) al funicolo; (**D**) ectasia della rete testis

18.3.4 Ipogonadismo

L'ipogonadismo consiste in un'insufficiente funzione delle gonadi, che può essere ricondotta a un'alterazione primitiva (ipogonadismo ipergonadotropo) o secondaria ad alterazioni ipotalamo-ipofisarie (ipogonadismo ipo-gonadotropo). Le forme primitive possono essere a loro volta congenite (anorchia, sindrome di Klinefelter ecc.) o acquisite con atrofia del testicolo (danni vascolari, flogistico/ infettivi, radio o chemioterapia ecc.). L'US può porre in evidenza una riduzione di volume testicolare. Si considera francamente atrofico un testicolo con volume <5 mL. Si parla di ipotrofia lieve per valori di 11-12 mL e di ipotrofia media per valori 9-10 mL [2]. Si può riscontrare un'alterazione della ecogenicità, che può però essere assente, specie nelle forme primitive. I pattern ecografici sono costituiti da un'ipoecogenicità diffusa, un'ipoecogenicità a "carta geografica" e da un aspetto caratterizzato da venature ipoecogene che seguono la distribuzione vascolare, tipico del testicolo senile (Fig. 18.20). Nei pazienti azoospermici l'eco-color Doppler permette di valutare se la distribuzione dei vasi è conservata o meno e se permangono delle zone di vascolarizzazione, di solito periferiche, correlate a sperma- togenesi residua.

Nei pazienti con conta spermatica alterata, a prescindere dalle alterazioni morfostrutturali, l'IR risulta sempre aumentato. Nell'ipogonadismo ipogonado-tropo il testicolo mostra unicamente una riduzione di volume. L'ultrasonografia dovrà quindi monitorare la risposta alla terapia sostitutiva.

18.3.5 Microlitiasi

La microlitiasi è un'alterazione diagnosticabile solo con ecografia, costituita dalla presenza di depositi di calcio

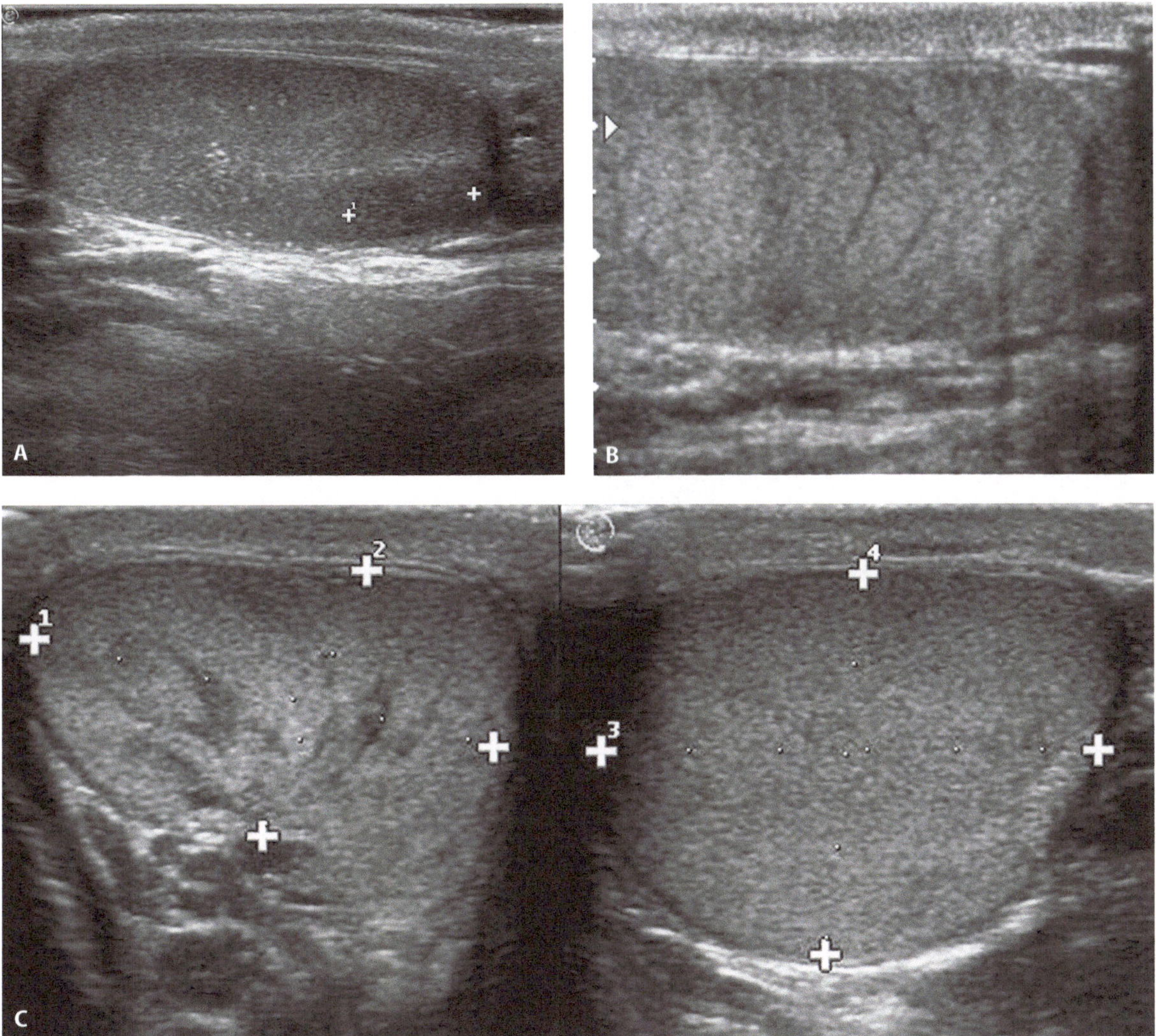

Fig. 18.20 Pattern di atrofia: (**A**) ipoecogenicità diffusa con esito focale a contorni sfumati; (**B**) ipoecogenicità a bandeggio perivascolare; (**C**) ipoecogenicità a carta geografica

all'interno dei tubuli seminiferi per degenerazione delle cellule tubulari. Si ritiene che questa alterazione sia correlata a una generica situazione disontogenetica, in quanto frequentemente associata a ipogonadismo e criptorchidismo. È stata riscontrata un'associazione con neoplasie maligne, con un rischio relativo stimato da 4 a 20 volte [38, 39], tuttavia a oggi non è stato ancora dimostrato che questa entità costituisca una condizione precancerosa o causale per le neoplasie. Si consiglia comunque un monitoraggio ecografico almeno annuale [1, 38] (Fig. 18.21).

18.3.6 Dolore scrotale cronico

Il dolore scrotale cronico (noto anche come DSC, CSP, orchialgia o orchidinia) è definito come una condizione di dolore continuo o intermittente, perdurante almeno tre mesi, tale da interferire con le attività quotidiane del paziente [40-42]. Nonostante abbia un'ampia rilevanza nella pratica clinica quotidiana, la prevalenza dell'orchialgia è sconosciuta, ma si ritiene che essa sia responsabile del 3% degli accessi ambulatoriali in uro-andrologia [27].

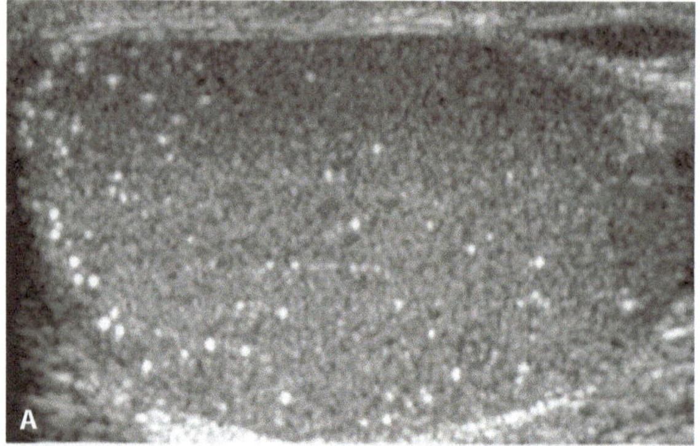

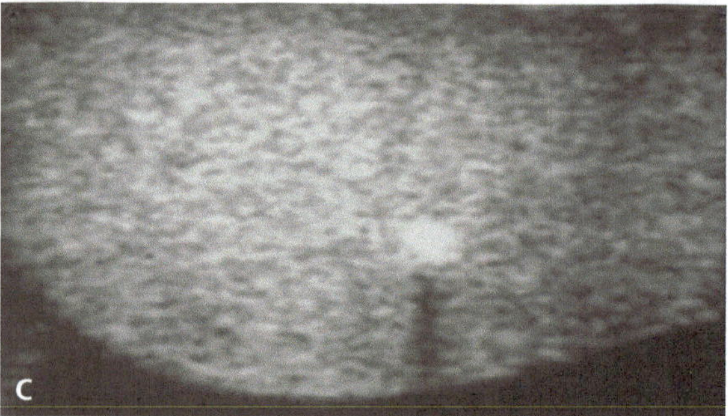

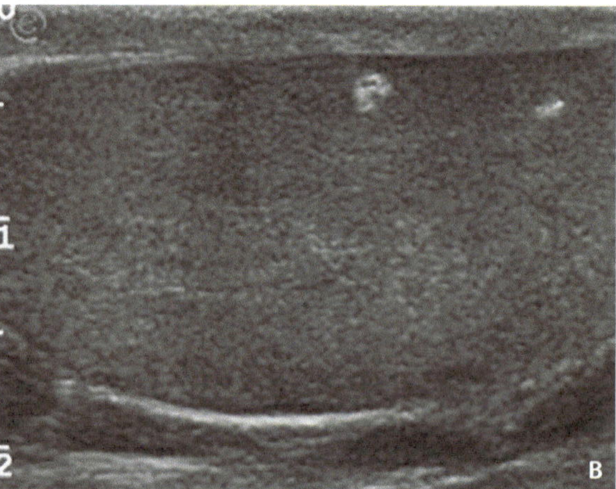

Fig. 18.21 Microlitiasi: (**A**) forma classica: spot iperecogeni multipli (più di 5 per campo di scansione) tra 1 e 3 mm, senza sbarramento acustico posteriore; (**B**) forma limitata (meno di 5 per campo); (**C**) esito, calcificazione con sbarramento acustico posteriore

Le principali cause scrotali di dolore cronico sono:
– infezioni/flogosi: epididimite cronica e funicolite;
– tumori (il 30% si presenta per dolore);
– varicocele;
– spermatocele/cisti dell'epididimo e del funicolo;
– cisti del testicolo (semplici e dell'albuginea);
– idrocele e scrotoliti;
– condizioni post-traumatiche e post-chirurgiche;
– ipermobilità: torsione e subtorsione intermittente;
– ernia, riparazione di ernia e intrappolamento del nervo pudendo.

In molti casi il dolore testicolare è riferito (per cause non scrotali, dall'ernia discale alla litiasi, alle sindromi pelviche) o neuropatico; di questi non sarà trattato in questo capitolo.

Nell'approccio diagnostico le linee guida della EAU [41] prevedono, dopo un'accurata anamnesi relativa all'apparato urogenitale [27], l'esame obiettivo per la localizzazione di espansi all'interno della borsa scrotale e l'evocazione di dolore in parti specifiche. Da non trascurare l'esplorazione rettale per evidenziare le cause prostatiche del dolore. In seguito a un primo tentativo terapeutico fallito, dopo gli esami di laboratorio viene proposta l'ecografia scrotale estesa all'apparato urinario e alla prostata.

18.3.7 Epididimite cronica

Clinicamente si caratterizza per una tumefazione più o meno evidente e soprattutto per il dolore cronico, esacerbato dalla palpazione e dalla pinzatura dell'epididimo. Gli esami colturali possono definire l'agente patogeno. L'US evidenzia in primo luogo la presenza di tumefazione delle diverse porzioni dell'epididimo, ecostrutturalmente disomogenee, tendenzialmente iperecogene, caratterizzate da ipovascolarizzazione all'ECD per la prevalenza di fenomeni fibrosclerotici e infiltrativi (Fig. 18.22). Nel loro contesto si possono inscrivere calcificazioni e granulomi, formazioni ipoecogene ipovascolarizzate a contorni netti e fenomeni di stasi a monte, ossia dilatazioni "a salsicciotto" dei condotti ipo-anecogene con rinforzo posteriore fino a veri spermatoceli, in forma di raccolte liquide corpuscolate con rinforzo di parete, prive di vascolarizzazione (Fig. 18. 23 A-C).

Lo sperm granuloma (Fig. 18.23 D), rilevabile in forme non classicamente granulomatose, è una reazione granulomatosa secondaria allo stravaso di sperma, può localizzarsi in qualsiasi parte del sistema duttale ed essere multiplo (epididimite nodosa). Si possono associare tumefazioni funicolo-deferenziali,

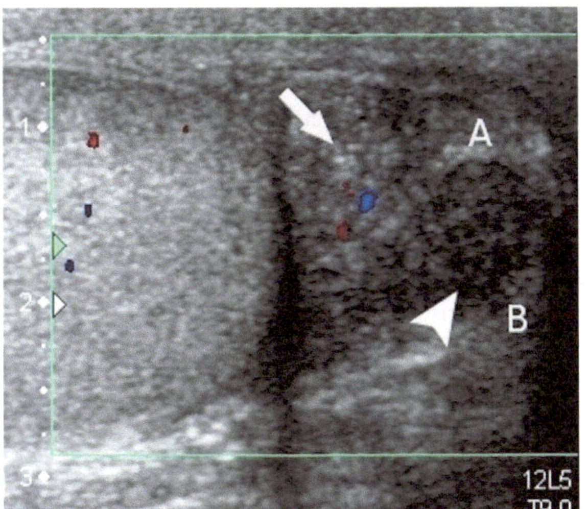

Fig. 18.22 Epididimite cronica: ispessimento disomogeneo della coda dell'epididimo con porzione maggiormente iperecogena (*freccia*) e fenomeni di dilatazione tubulare (*punta di freccia*), scarsa vascolarizzazione all'ECD

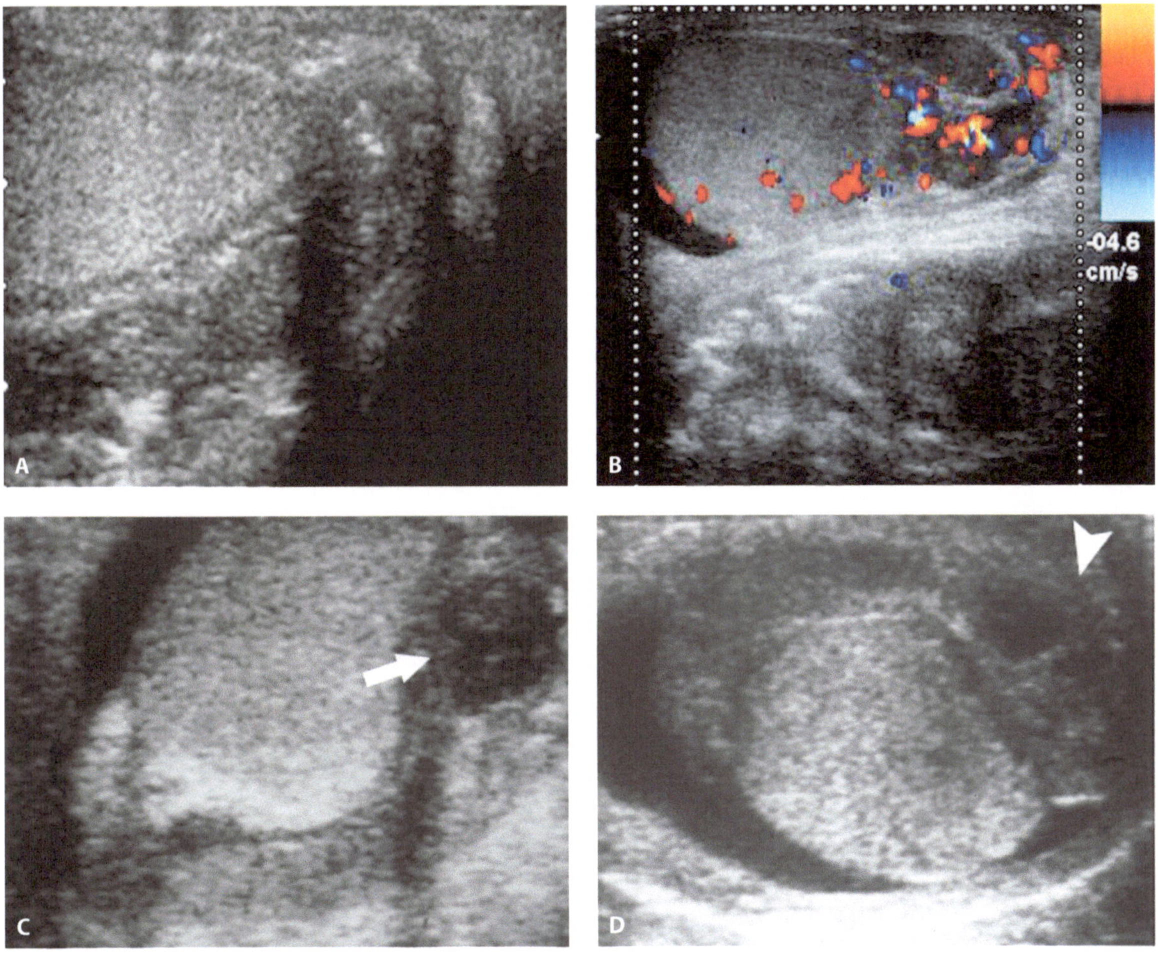

Fig. 18.23 Epididimite cronica: (**A**) tumefazione di corpo e coda con microcalcificazioni; (**B**) dilatazioni " a salsicciotto" delle vie seminali con assenza di flusso; (**C**) spermatocele ipoecogeno, con rinforzo acustico posteriore (*freccia*), inscritto in tumefazione dell'epididimo; (**D**) granuloma (*punta di freccia*)

ispessimento delle guaine fino alla pachivaginalite e idrocele, spesso saccato. La diagnosi differenziale si pone con patologie estremamente rare, come il tumore adenomatoide (altri tumori benigni rari e tumori maligni rarissimi) e localizzazioni scrotali di patologie emoproliferative [2, 38, 43, 44].

18.3.8 Esiti post-traumatici

Le alterazioni traumatiche trattate in maniera conservativa (edema, contusione o lacerazioni senza rottura) usualmente guariscono in tempi brevi, ma possono residuare in una condizione di dolore cronico, probabilmente secondaria a fenomeni di plasticità neurale e di rigenerazione assonica, con o senza corrispettivo clinico-ecografico. L'US può evidenziare la presenza di aree ipoecogene, ipo-avascolarizzate alla valutazione ECD, con morfologia spesso spiculare, raramente pseudo-nodulare, a contorni generalmente sfumati. Le alterazioni costituiscono il corrispettivo di aree di atrofia o fibrosi ialina e si possono inscrivere in un quadro più evidente di atrofia (Fig. 18.24).

18.3.9 Condizioni post-chirurgiche

Un paziente su sette sottoposti a intervento di vasectomia sviluppa un dolore testicolare cronico secondario all'ostruzione delle vie efferenti epididimarie e alla dilatazione duttale concomitante. In Italia, visto il divieto di legge a pratiche di sterilizzazione definitiva, l'esperienza in tal senso è ridotta, ma quadri simili si possono realizzare in seguito a prostatectomia radicale o alterazioni iatrogene in ernioplastiche inguinali. All'US si rilevano i reperti dell'ostruzione, cui si associa la presenza di spermatocele e di *sperm granulomas*; questi sono di frequente riscontro in tali condizioni (oltre il 40% dei casi) ma rarmente dolenti (3%) (Figg. 18.19 e 18.23 D). Negli esiti di ernioplastica si può realizzare un intrappolamento diretto dei nervi privo di corrispettivo ecografico [38].

18.3.10 Torsione intermittente

Il 50% dei pazienti con torsione acuta riporta precedenti episodi con risoluzione spontanea. La torsione intravaginale riconosce come elemento patogenetico fondamentale la BCD (*bell clapper deformity*). L'esame ultrasonografico rileva alterazioni congenite dei rapporti tra testicolo, epididimo, funicolo e borsa scrotale dovuti ad anomalie dell'apparato legamentoso denominate "inversioni".

La BCD mostra un'elevata correlazione con l'inversione orizzontale (costituita dall'esagerata inclinazione in avanti del testicolo, che giace perpendicolarmente rispetto all'asse del funicolo), con quella anteriore (nella quale il margine posteriore del testicolo, l'epididimo e il deferente occupano una posizione anteriore) e con quella verticale (in cui il polo superiore del testicolo guarda verso il basso). Queste condizioni vanno quindi riconosciute e segnalate (Figg. 18.19 A e 18.25) [44].

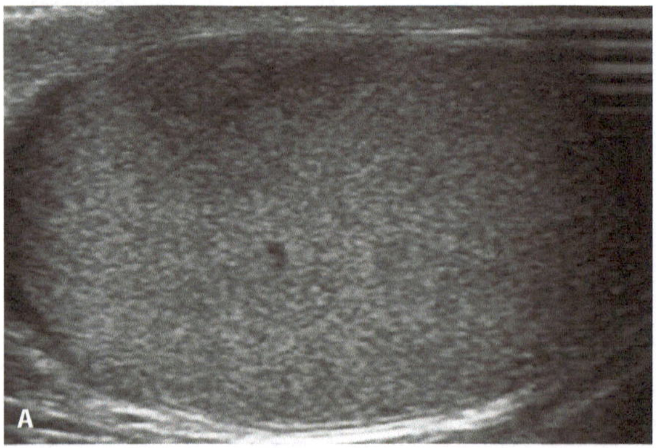
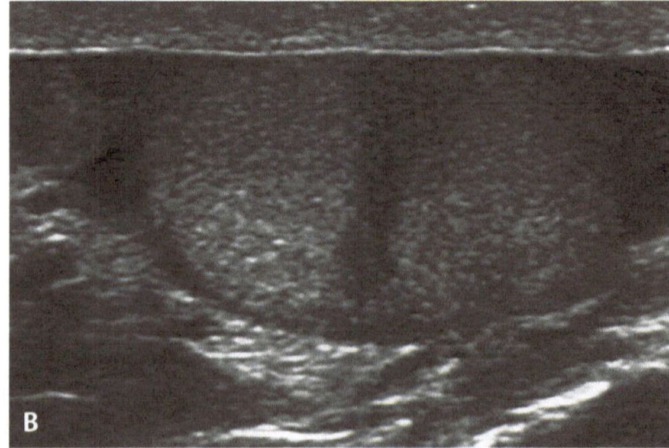

Fig. 18.24 Esito traumatico: area ipoecogena a contorni non definiti; (**A**) scansione longitudinale; (**B**) scansione assiale

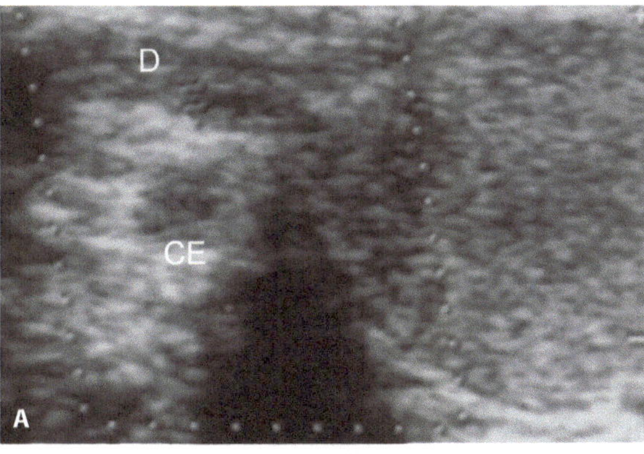 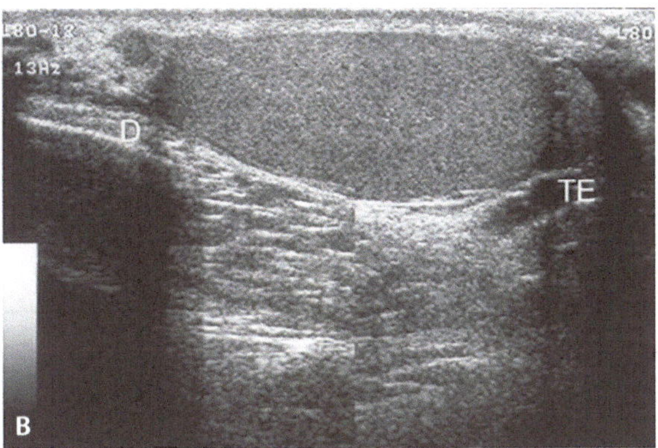

Fig. 18.25 Inversioni. (**A**) Orizzontale: inclinazione in avanti del testicolo, perpendicolare rispetto all'asse del funicolo. *D* deferente, *CE* corpo epididimo. (**B**) Verticale: il polo superiore del testicolo, con la testa dell'epididimo (*TE*), guarda verso il basso

18.3.11 Tumefazioni scrotali non dolenti

18.3.11.1 Idrocele

L'idrocele, costituito dal patologico aumento di liquido tra i due foglietti della tunica vaginale, rappresenta la più comune causa di tumefazione scrotale non dolente. Una limitata quantità di liquido a livello del recesso funicolare è parafisiologica e si evidenzia nell'86% dei pazienti asintomatici. In rapporto al volume può causare sensazione di peso localizzato, eccezionalmente di dolore. Si può presentare a qualsiasi età. L'insorgenza può essere rapida o lenta, in relazione all'evento causale.

Si distinguono: *forme congenite* (6% del totale) dovute alla mancata obliterazione del dotto peritoneo-vaginale, che normalmente avviene entro il secondo anno di vita; *forme idiopatiche* per un'eccessiva produzione o un ridotto riassorbimento del liquido, conseguenti a lesioni congenite o acquisite dei linfatici della vaginale; *forme acquisite* secondarie a infiammazioni, torsioni, traumi o a neoplasie del testicolo o della vaginale.

La diagnosi è in pratica ecografica, anche se clinicamente è ipotizzabile con alta affidabilità e dimostrabile mediante transilluminazione. All'US la diagnosi va posta solo quando lo spessore della falda, che normalmente circonda la testa dell'epididimo a livello del recesso funicolare, supera i 5 mm, con il paziente in clinostatismo (Fig. 18.26 A). In quantità maggiori, il liquido causa un progressivo distacco delle pareti scrotali dal testicolo, fino a circondarlo antero-lateralmente, con risparmio dell'"area nuda" posteriore, costituita

dall'impianto del mesorchio (Fig. 18.26 B). Risultano ben visualizzabili in basso il legamento scrotale e le appendici del testicolo e dell'epididimo, quando presenti. La valutazione della progressione si ottiene dalla misura del maggiore diametro della falda in senso antero-posteriore con il paziente in ortostatismo. In caso di idrocele congenito si evidenzia una falda "a clessidra", con liquido ben evidente anche nel canale inguinale e spostabile dal compartimento scrotale. Il contenuto è usualmente anecogeno, ma sono possibili limitati echi in sospensione per presenza di proteine e colesterolo. Talora sono presenti dei setti che rendono "complessa" l'immagine ecografica (Fig. 18.26 C). La comparsa di echi dispersi in discreta quantità, con tendenza alla sedimentazione, può essere espressione di evoluzione flogistica. Si può associare la presenza di ispessimento delle guaine sia per flogosi sia in condizioni inveterate (Fig. 18.26 D). Nei casi a origine flogistica la continua riattivazione porta a proliferazione connettivale, aderenze, sinfisi e calcificazioni, con esito finale in obliterazione della vaginale. Alla RM si evidenzia una raccolta con caratteristiche di liquido sieroso: ipointensa in T1 e iperintensa in T2. La terapia è chirurgica, con evacuazione ed eversione della vaginale [1, 38, 44].

18.3.11.2 Scrotoliti

Gli scrotoliti, calcoli o perle scrotali, sono corpi calcificati (depositi fibrinoidi su nidus calcificato) mobili tra i due foglietti della vaginale. Hanno un'incidenza

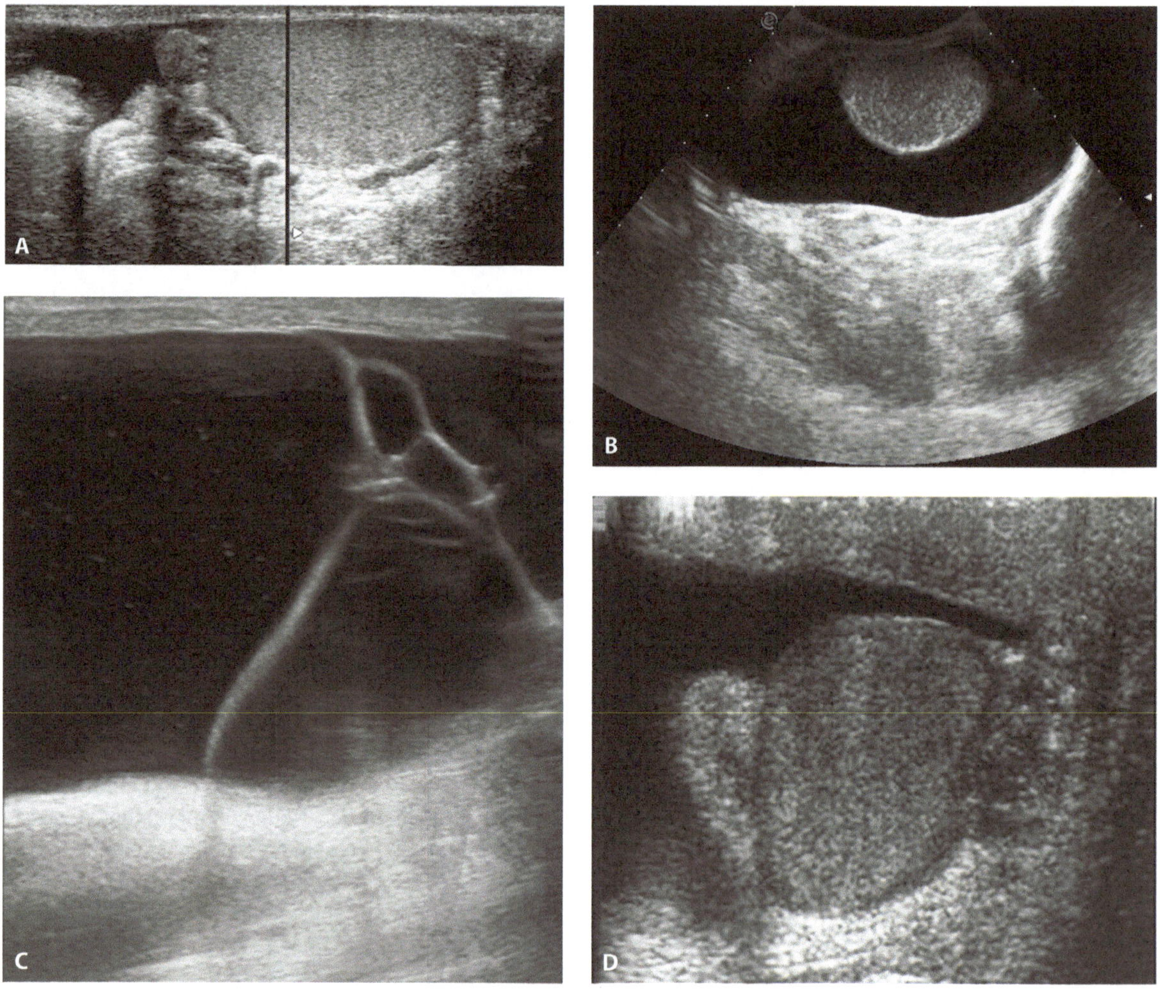

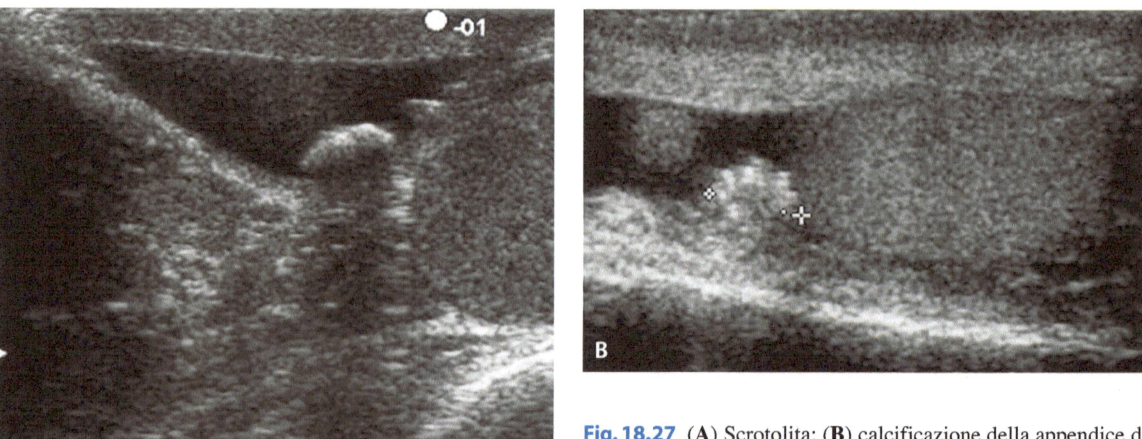

Fig. 18.26 Idrocele: (**A**) limitata raccolta a livello del recesso superiore; (**B**) grossolano idrocele che abbraccia il testicolo; (**C**) idrocele plurisepimentato; (**D**) idrocele associato a ispessimento delle guaine scrotali

Fig. 18.27 (**A**) Scrotolita; (**B**) calcificazione della appendice di Morgagni

del 2,6%; il 52% si presenta come un reperto isolato, il 48% è associato a idrocele, epididimite, varicocele e cisti. Sebbene alcuni Autori riportino la presenza di dolore nel 25% dei reperti isolati, sono generalmente da considerare entità prive di importanza clinica. Si tratta di esiti di fatti infiammatori, traumatici e microtraumatici coinvolgenti la vaginale o secondari a torsioni delle appendici testicolari. All'US si evidenziano come formazioni iperecogene dotate di sbarramento acustico posteriore, talora con aspetto a bersaglio con componente interna maggiormente ecogenica. Spesso multipli, vanno ricercati in sede declive e sono caratteristicamente mobili (Fig. 18.27), anche in assenza dell'idrocele frequentemente associato [1].

18.3.11.3 Cisti dell'epididimo e spermatocele

Dal punto di vista anatomopatologico si tratta di dilatazioni cistiche, dotate di una parete fibromuscolare rivestita da epitelio cuboide. Il contenuto, in normali circostanze sterile, è costituito da liquido sieroso nelle cisti malformative e da sperma degradato, simil-latteo, ricco di spermatozoi, linfociti e detriti cellulari, negli spermatoceli. Le cisti disontogenetiche hanno origine linfatica o wolffiana. Gli spermatoceli sono il risultato di ostruzione e dilatazione del sistema duttale.

Le due forme sono differenziabili solo con l'esame del contenuto. Apprezzabili nel 40-70% dei pazienti sottoposti a ecografia, sono multiple nel 29% dei casi [44]. Le cisti sono più frequenti (75%) rispetto agli spermatoceli, ma questi prevalgono nelle sindromi ostruttive acquisite. Le lesioni occupano preferenzialmente la regione cefalica. Prevalgono le forme di piccole dimensioni, non palpabili, ma si possono rilevare formazioni di grosse dimensioni, uniche con pareti regolari, o multiple, talora intercomunicanti, estese anche al mediastino del didimo.

Clinicamente tendono a essere asintomatiche, ma possono essere causa di dolore tale da richiedere un intervento chirurgico. Le forme operate per questo motivo, presentano usualmente diametro superiore a 1 cm e pareti ispessite [1, 35, 44]. All'US si rilevano formazioni anecogene, con pareti regolari e rinforzo acustico posteriore. Frequentemente la cisti è unica e localizzata a livello cefalico, contenuta nella testa o sporgente nella cavità vaginale (Fig. 18.28). Più raramente si hanno cisti multiple e separate tra loro, in tal caso è pressoché certa la genesi malformativa (Fig. 18.29). Quando si rilevano formazioni intercomunicanti, è sospettabile la genesi ostruttiva. Non è possibile sulla sola base del dato morfostrutturale differenziare le cisti disontogenetiche dagli spermatoceli. Comunque il contenuto corpuscolato, un diametro maggiore di 4 cm e l'intercomunicazione depongono per lo spermatocele (Fig. 18.30). Quando raggiungono cospicue dimensioni, le tumefazioni possono provocare una compressione del plesso venoso anteriore del funicolo spermatico causando un varicocele secondario. Inoltre, è relativamente frequente la dilatazione della rete testis in forme multiple o di grandi dimensioni (Fig. 18.28) [1, 38, 44].

18.3.11.4 Poliorchia

La poliorchia consiste nella presenza di testicoli sovrannumerari e rappresenta una condizione congenita

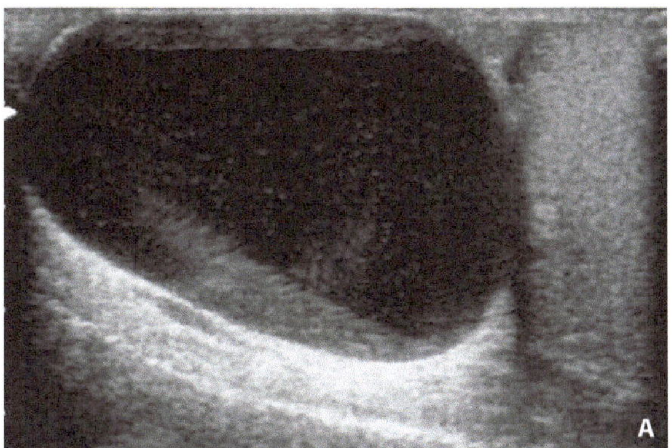
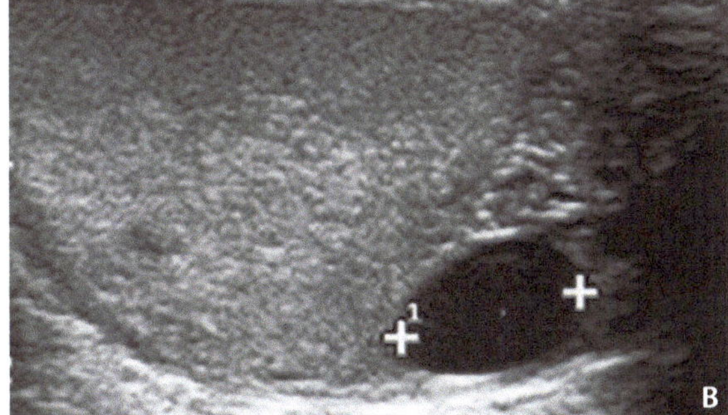

Fig. 18.28 Cisti dell'epididimo: (**A**) testa; (**B**) corpo

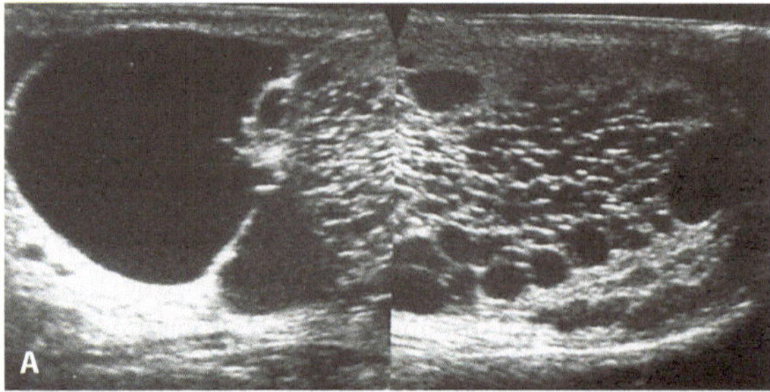

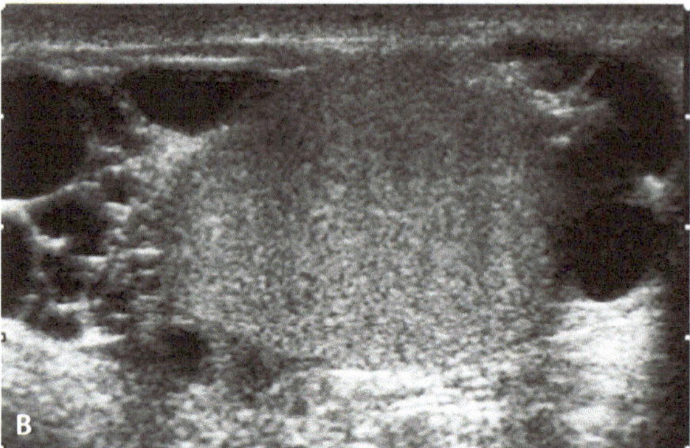

Fig. 18.29 Cisti multiple: displasia cistica (**A**) dell'epididimo e della rete testis, con fenomeni di stasi (**B**) displasia cistica dell'epididimo

rara, associata nel 50% dei casi a criptorchidismo. Nei casi più frequenti si rileva la presenza di tre testicoli, anche se è possibile il riscontro di cinque testicoli. Nel 75% dei casi il testicolo sovrannumerario è localizzato nella borsa scrotale; nei restanti casi può essere localizzato in sede inguinale (20%) o retroperitoneale (5%). Nonostante un aspetto istologico del tutto normale, la spermatogenesi è frequentemente compromessa e i testicoli sovrannumerari presentano un maggior rischio di torsione a causa di un'aumentata mobilità. La diagnosi ecografica mostra una formazione strutturalmente sovrapponibile a quella dei testicoli normali, con dimensioni variabili. Nei casi dubbi lo studio con RM è dirimente [44].

18.3.11.5 Ernie

La clinica è usualmente sufficiente per la diagnosi delle ernie inguinoscrotali. L'US può confermare la presenza di anse intestinali peristaltiche a contenuto fluido, della vescica o di grasso omentale debolmente iperecogeno. Relativamente alla presenza di solo contenuto omentale, la continuazione all'interno del canale inguinale, la mobilità alla manovra di Valsala e la

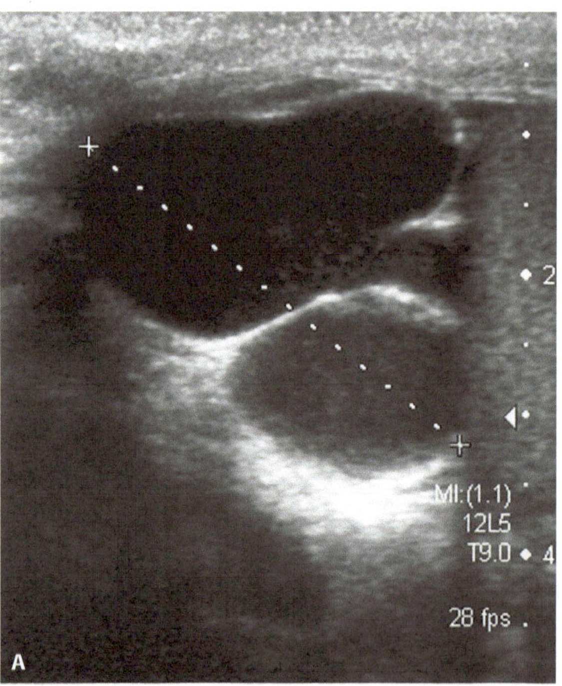

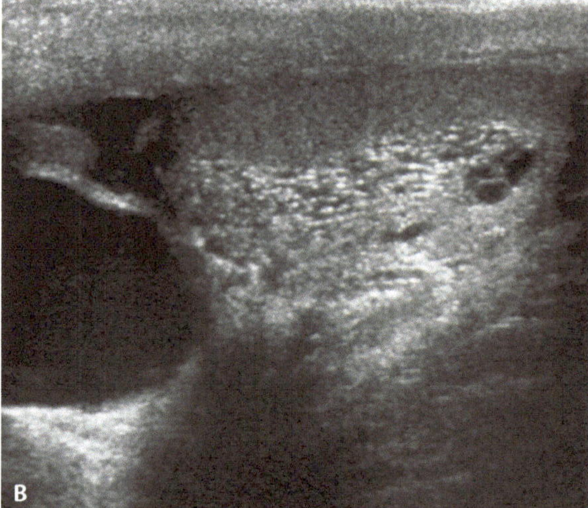

Fig. 18.30 Spermatocele: (**A**) concamerazioni comunicanti a contenuto corpuscolato; (**B**) associata dilatazione della rete testis con piccolo spermatocele intratesticolare

riducibilità permettono la DD con i lipomi. La perdita di peristalsi, l'ispessimento parietale delle anse, la presenza di fluido e l'ispessimento delle pareti dello scroto depongono per un'ernia strozzata. L'ernia intraparietale e la punta d'ernia presentano più frequente-mente un contenuto omentale, iperecogeno, caratterizzato da movimento con gli atti respiratori e con manovra di Valsalva (Fig. 18.31). Le ernie (in particolare le indirette, oblique esterne) possono essere causa di dolore scrotale riferito [1, 38, 44].

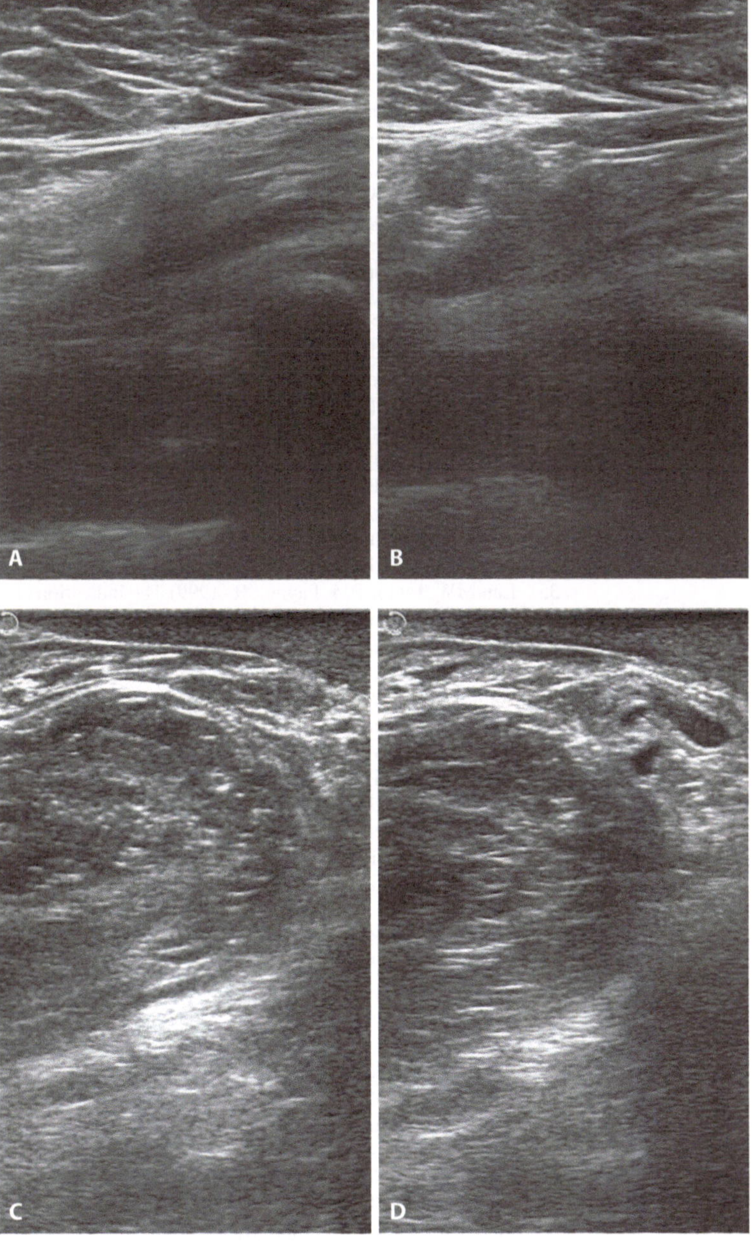

Fig. 18.31 Ernia intraparietale: (**A**) normale aspetto del canale inguinale; (**B**) produzione erniaria omentale durante manovra di Valsalva; (**C**, **D**) grossolana ernia omentale che non risente delle manovre

Bibliografia

1. Oyen RH (2002) Scrotal Ultrasound. Eur Radiol 12:19–34
2. Sarteschi LM, Menchini-Fabris GF (2003) Ecografia Andrologica. Athena, Modena
3. Pozzi Mucelli R, Del Maschio A, Belgrano E (2001) Risonanza magnetica dell'apparato urogenitale. Poletto Editore, Milano
4. Kim W, Rosen MA, Langer JE et al (2007) US MR imaging correlation in pathologic conditions of the scrotum. Radiographics 27(5):1239–1253
5. Feld R, Middleton WD (1992) Recent advances in sonography of the testis and scrotum. Radiol Clin North Am 30: 1033–1051
6. Muttarak M (2003) Anatomy and diseases of the scrotum. In: Peh WCG, Hiramatsu Y (eds) The Asian-Oceanian Textbook of Radiology. Singapore: TTG Asia Media, pp 809–821
7. Pavlica P, Barozzi L (2001) Imaging of the acute scrotum. Eur Radiol 11:220–228
8. Serra AD, Hricak H, Coakley FV et al (1998) Inconclusive clinical and ultrasound evaluation of the scrotum: impact of magnetic resonance imaging on patient management and cost. Urology 51:1018–1021
9. Kim B, Dudley A, Morey A et al (2009) Pelvic and scrotal trauma: CT and triage of patients. Abdom Imaging 34:541–544
10. Levenson RB, Singh AK, Novelline RA (2008) Fournier gangrene: role of imaging. Radiographics 28:519–528
11. Blaivas M, Sierzenski P, Lambert M (2001) Emergency evaluation of patients presenting with acute scrotum using bedside Ultrasonography. Acad Emerg Med 8:90–93
12. Berman JM, Beidle TR, Kunberger LE et al (1996). Sonographic evaluation of acute intrascrotal pathology. AJR 166: 857–861
13. http://www.auanet.org/content/education-and-meetings/med-stu-curriculum/acute-scrotum.pdf
14. Dogra V (2003) Bell-clapper deformity. AJR 180:1176; author reply 1176-1177
15. Kapoor S (2008) Testicular torsion: a race against time. Int J Clin Pract 62:821–827
16. Lee SK, Shen CY, Gueng MK, Su YC (2006) Using grayscale and color Doppler ultrasound for testicular torsion diagnosis and outcome analysis. Ultrasound Med Biol 32 (S1): 230–231
17. Lee FT Jr, Winter DB, Madsen FA et al (1996) Conventional color-Doppler velocity sonography versus color-Doppler energy sonography for the diagnosis of acute experimental torsion of the spermatic cord. AJR 167:785–790
18. Frush DP, Babcock DS, Lewis AG et al (1995) Comparison of color Doppler sonography and radionuclide imaging in different degrees of torsion in rabbit testes. Acad Radiol 2: 945–951
19. Cohen HL, Shapiro MA, Haller JO, Glassberg K (1992) Torsion of the testicular appendage. Sonographic diagnosis. J Ultrasound Med 11:81–83
20. Bilagi P, Sriprasan S, Clarke LJ et al (2007) Clinical and ultrasound features of segmental testicular infarction: six-year experience from a single centre. Eur Radiol 17:2810–2818
21. Ruibal M, Quintana JL, Fernandez G, Zungri E (2003) Segmental testicular infarction. J Urol 170:187–188
22. Calcagno C, Gastaldi F (2007) Segmental testicular infarction following herniorrhaphy and varicocelectomy. Urol Int 79:273–275
23. Berman JM, Beidle TR, Kunberger LE et al (1996). Sonographic evaluation of acute intrascrotal pathology. AJR 166:857-61
24. Süzer O, Özcan H, Küpeli S (1997) Color Doppler imaging in the diagnosis of the acute scrotum. Eur Urol 32:457–461
25. Jeffrey RB, Laing FC, Hricak H, McAninch JW (1983) Sonography of testicular trauma. AJR 141:993–995
26. Jankowski JT, Spirnak JP (2006) Current recommendations for imaging in the management of urologic traumas. Urol Clin North Am 33:365–376
27. van Haarst EP, van Andel G, Rijcken TH et al (1999) Value of diagnostic ultrasound in patients with chronic scrotal pain and normal findings on clinical examination. Urology 54: 1068–1072
28. Parsons RB, Fischer AM, Bar-Chama N, Mitty HA (1997) MR imaging in male infertility. Radiographics 17:627–637
29. Simpson WL Jr, Rausch DR (2009) Imaging of Male Infertility: Pictorial Review. AJR 192(Suppl 6):S98–107
30. Schurich M, Aigner F, Frauscher F, Pallewin L (2009) The role of ultrasound in assessment of male fertility. Eur J Obstet Gynecol Reprod Biol 144 Suppl 1:S192–198
31. Kim W, Rosen MA, Langer JE et al (2007) US MR Imaging Correlation in Pathologic Conditions of the Scrotum. Radiographics 27:1239–1253
32. Linee Guida Società Italiana di Andrologia, 1999
33. Meacham RB, Townsend RR, Rademacher D et al (1994) The incidence of varicoceles in the general population when evaluated by physical examination, gray scale sonography and color Doppler sonography. J Urol 151:1535–1538
34. Bucci S, Liguori G, Amodeo A et al (2008) Intratesticular varicocele: evaluation using grey scale and color Doppler ultrasound. World J Urol 26:87–89
35. Lau MW, Taylor PM, Payne SR (1999) The indications for scrotal ultrasound. Br J Radiol 72:833–837
36. Bechara CF, Weakley SM, Kougias P et al (2009) Percutaneous treatment of varicocele with microcoil embolization: comparison of treatment outcome with laparoscopic varicocelectomy. Vascular 17 (Suppl 3):S129–136
37. Menchini Fabris GF, Carletti C, Paoli R, Sarteschi M (1989) Testo-Atlante di Ecografia in Andrologia. Rima, Firenze
38. Dogra VS, Gottlieb RH, Oka M, Rubens DJ (2003) Sonography of the scrotum. Radiology 227:18–36
39. Kim B, Winter TC, Ryu G (2003) Testicular microlithiasis: clinical significance and review of the literature. Eur Radiol 13:2567–2576
40. Granitsiotis P, Kirk D. (2004) Chronic testicular pain: an overview. Eur Urol 45:430–436
41. Fall M, Baranowski AP, Elneil S et al (2009) EAU guidelines on chronic pelvic pain. Eur Urol 57:35–48
42. Ruiz Cerdà Jl (2007) Urethral and Scrotal pain syndromes. Actas Urol 31:338–344
43. Nickel JC (2003) Chronic epididymitis: a practical approach to understanding and managing a difficult urologic enigma. Rev Urol 5:209–215
44. Woodward PJ, Schwab CM, Sesterhenn IA (2003) From the archives of the AFIP: extratesticular scrotal masses: radiologic-pathologic correlation. Radiographics 23:215–240

Michele Bertolotto, Massimo Valentino, Pietro Pavlica,
Libero Barozzi

Nella società attuale lo studio della patologia del pene e delle sue alterazioni funzionali è diventato sempre più diffuso grazie alle trasformazioni etiche e morali avvenute nella popolazione. Due sono le metodiche d'imaging principali utilizzate nella pratica clinica: l'ecografia, sia in scala dei grigi sia con color Doppler, e la RM. La radiologia tradizionale e la TC sono più raramente impiegate e solo per la soluzione di problemi specifici.

19.1 Anatomia

Il pene è costituito da una parte esterna e mobile (asta), sormontata dal glande, e da una parte interna e fissa, rappresentata dalle crura. Presenta forma circolare in sezione trasversale e cilindrica sul piano sagittale e le sue dimensioni variano a seconda che si trovi in condizioni di riposo o in erezione. È costituito in sede dorsale da due corpi cavernosi (Fig. 19.1) e in sede ventrale dal corpo spongioso, che si continua distalmente nel glande e contiene l'uretra. Il corpo spongioso e i corpi cavernosi sono circondati da tre involucri connettivali di spessore e struttura diversi, rappresentati dall'interno verso l'esterno da: tunica albuginea, fascia di Buck e fascia di Colles [1].

Esternamente alla tunica albuginea esiste una seconda fascia fibrosa, denominata fascia di Buck, che circonda i tre corpi erettili del pene e si fonde con la

tunica albuginea a livello della base del pene. Più esternamente si riconosce un terzo involucro connettivale, la fascia di Colles, che separa il tessuto sottocutaneo e la cute dalle strutture erettili sottostanti.

I corpi cavernosi sono costituiti da uno scheletro fibroso e da cellule muscolari lisce che delimitano spazi intercomunicanti rivestiti da endotelio. Tali spazi, denominati caverne o lacune, sono più ampi in sede centrale, attorno alle arterie cavernose.

L'apporto arterioso del pene è assicurato dall'arteria pudenda interna, ramo dell'arteria iliaca interna, che dà

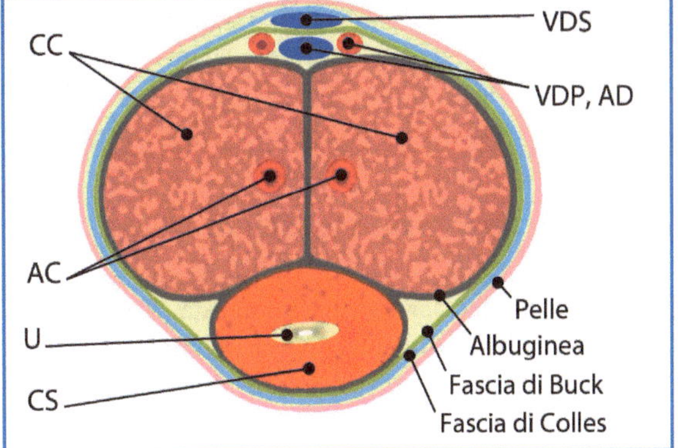

Fig. 19.1 Rappresentazione schematica dell'anatomia normale del pene in sezione trasversale. La tunica albuginea (*linea grigia*) riveste separatamente i due corpi cavernosi (*CC*) e il corpo spongioso (*CS*), che contiene l'uretra (*U*). La fascia di Buck (*linea verde*) e la fascia di Colles (*linea azzurra*) circondano l'albuginea. Le arterie dorsali (*AD*) e la vena dorsale profonda (*VDP*) si trovano tra l'albuginea e la fascia di Buck; la vena dorsale superficiale (*VDS*) tra le fasce di Buck e di Colles. Le arterie cavernose (*AC*) sono situate all'interno dei corpi cavernosi, leggermente spostate verso la linea mediana

M. Bertolotto (✉)
Dipartimento di Scienze Cliniche, Tecnologiche e Traslazionali
Unità Clinico Operativa di Radiologia,
Università degli Studi di Trieste, Ospedale di Cattinara

A. Blandino et al. (a cura di), *Imaging dell'Apparato Urogenitale*.
© Springer-Verlag Italia 2010

origine all'arteria peniena. Questo vaso si divide in quattro rami terminali: bulbare, uretrale, dorsale e cavernoso [1]. L'arteria bulbare irrora il bulbo del corpo spongioso; l'arteria uretrale, incostante e di lunghezza variabile, irrora il corpo spongioso e l'uretra; l'arteria cavernosa penetra nel corpo cavernoso e presenta decorso lineare; l'arteria dorsale decorre tra la tunica albuginea e la fascia di Buck e assicura la vascolarizzazione del glande.

Le arterie cavernose svolgono un ruolo determinante nell'aumentare l'apporto arterioso al pene durante l'erezione. Lungo il loro decorso nel tessuto erettile, esse danno origine alle arterie elicine e ai vasi comunicanti spongio-cavernosi e dorso-cavernosi. Le arterie elicine si dividono precocemente in diramazioni di secondo e terzo ordine, che sboccano nei sinusoidi del tessuto cavernoso. Il drenaggio venoso del pene ha origine dalle piccole vene alla periferia degli spazi sinusoidali dei corpi cavernosi che confluiscono in un plesso venoso situato subito al di sotto della tunica albuginea [1].

19.2 Metodiche di imaging

19.2.1 Esame radiologico diretto

La tecnica e le indicazioni sono analoghe a quelle impiegate per lo studio dello scroto e sono dirette alla documentazione di calcificazioni, gas o corpi estranei. Le proiezioni sono antero-posteriore e latero-laterali, con la tecnica dei raggi molli.

19.2.2 Arteriografia selettiva

La metodica è stata largamente impiegata in passato per lo studio dei disturbi della funzione erettile e consiste nell'opacizzazione selettiva, preferibilmente bilaterale, delle arterie cavernose, mediante posizionamento di un catetere nell'arteria ipogastrica o meglio ancora nell'arteria pudenda interna. Il cateterisno selettivo non presenta difficoltà tecniche particolari nei soggetti giovani, mentre può risultare complesso o impossibile nei pazienti con lesioni aterosclerotiche stenosanti. L'esame può essere eseguito in condizioni di non erezione nei casi di traumi o fistole artero-venose peniene, mentre si ricorre all'erezione farmaco indotta quando si studiano le disfunzioni erettili. I radiogrammi vengono assunti in proiezione obliqua omolaterale al vaso cateterizzato, distendendo la parte mobile del pene sulla coscia. In genere vengono iniettati 20-30 cc di contrasto iodato non ionico per lato. La procedura risulta indispensabile nei casi in cui si voglia procedere all'embolizzazione selettiva delle arterie cavernose.

19.2.3 Cavernosografia

L'esame è diretto allo studio del tessuto erettile e, soprattutto, delle vene di deflusso. Si esegue su tavolo radiologico provvisto di catena televisiva, previa iniezione intracavernosa di prostaglandina (10-20 mcg di PGE1), alla quale fa seguito dopo 10 minuti circa l'iniezione diretta, uni o bilaterale, nel corpo cavernoso di mezzo di contrasto organo-iodato non ionico. Normalmente si impiegano aghi butterfly di 19-21 G e 50 mL di mezzo di contrasto diluito con una pari quantità di soluzione fisiologica. L'iniezione può essere effettuata manualmente o, preferibilmente, mediante pompa da infusione utilizzata per la cavernosomanometria. La velocità d'iniezione varia in rapporto alla risposta erettile ottenuta.

I radiogrammi vengono acquisiti in proiezione antero-posteriore, obliqua e latero-laterale per valutare la struttura del tessuto spongioso, ma soprattutto le vene di deflusso.

19.2.4 Ecografia e color Doppler

L'indagine ecografica basale viene raramente utilizzata se non nei pazienti con trauma penieno, in quanto le informazioni diagnostiche non sono superiori a quelle che si ottengono con l'esame clinico e la semplice palpazione. Per tale motivo si ricorre comunemente allo studio in fase di tumescenza/erezione indotta farmacologicamente. Le prostaglandine attualmente disponibili presentano bassi rischi di priapismo secondario.

Per l'esplorazione dell'asta, posta distalmente al legamento sospensore, si eseguono scansioni longitudinali e trasversali sulla faccia dorsale e ventrale del pene in base al grado di erezione. Vengono impiegate sonde ad alta frequenza tra 7 e 15 MHz [2].

Per la farmacostimolazione si utilizza una siringa da insulina, provvista di ago corto da 25-26 G, oppure le preparazioni monouso attualmente in commercio provviste di aghi da 32 G, praticamente indolori. I farmaci impiegati – prostaglandine (PGE1) alla dose di 10-20 mcg o papaverina alla dose di 8-20 mg – vengono iniettati in uno dei corpi cavernosi, lateralmente al fascio vascolo-nervoso, 1-2 cm dietro al solco balano-prepuziale. Dopo 5-10 minuti si ottiene normalmente una buona tumescenza e, a volte, un'erezione particolarmente valida, che può durare anche 2-4 ore. In questi casi è utile monitorare il paziente, che viene mantenuto in decubito supino con eventuale applicazione di ghiaccio sul pene.

19.2.5 Tomografia computerizzata

La TC, raramente impiegata, viene utilizzata per la documentazione di calcificazioni o raccolte di gas/aria o di fluidi a livello dei corpi cavernosi o delle tuniche di rivestimento. Mentre in condizioni basali la parte pendula è male esplorabile, le crura e il bulbo uretrale risultano invece ben rappresentati nelle normali scansioni assiali.

19.2.6 Risonanza magnetica

La risonanza magnetica presenta notevoli vantaggi rispetto a tutte le altre metodiche per l'elevata risoluzione di contrasto tra le strutture anatomiche [3].

L'esame può essere eseguito in condizioni basali, ma normalmente si preferisce uno studio dinamico (in erezione), previa farmacostimolazione. Dopo aver ottenuto l'erezione, il pene viene fissato con un cerotto alla parete addominale inferiore; quindi si posiziona, previo supporto, la bobina di superficie in tutta adiacenza. Le proiezioni assiali e sagittali consentono di studiare in maniera panoramica sia l'asta sia le crura. La proiezione coronale è impiegata invece per lo studio dell'asse del pene e del setto [4].

Il pene viene studiato mediante scansioni in tutti e tre i piani dello spazio. La scansione più utile è quella assiale, che permette lo studio comparativo completo sia della parte mobile sia delle crura. Con questa proiezione sono ben analizzabili la tunica albuginea e il setto mediano. La scansione sagittale offre la rappresentazione contemporanea di un corpo cavernoso e della crura corrispondente, con ottimo dettaglio delle superfici dorsale e ventrale della parte mobile. La scansione coronale, infine, consente di ottenere la valutazione panoramica comparativa dei corpi cavernosi ed

è più idonea per lo studio del setto e dei profili laterali. La scelta delle proiezioni è, comunque, condizionata dalla sede del processo morboso in base all'esame clinico preliminare.

In particolari condizioni – quali induratio penis plastica (IPP), tumori e fistole artero-venose – è utile l'impiego del mezzo di contrasto sia per lo studio della fase angiografica sia per valutare il contrast enhancement di eventuali lesioni espansive o delle placche di IPP.

19.3 Anatomia ecografica

Nelle scansioni trasversali sulla faccia dorsale il pene si presenta come una struttura ovalare, nella quale si identificano, a partire dall'esterno, le seguenti componenti (Fig. 19.2) [2].

a. Cute, sottocute e fascia dartoica: formano una struttura modicamente iperecogena, non perfettamente omogenea.
b. Fascia di Buck, costituita da una linea intensamente ecogena e continua.
c. Sottile strato ipoecogeno interposto tra la fascia di Buck e l'albuginea, dove è localizzato il plesso venoso.
d. Linea ecogena, concentrica alla fascia di Buck, da riferire all'albuginea.
e. Corpi cavernosi: hanno forma tondeggiante, sono simmetrici e presentano struttura lievemente ipoecogena e omogenea. Sono circondati dalla tunica albuginea, che si continua nella parte centrale con il setto pettineo. I pilastri intracavernosi si presentano come interfacce lineari sottili a decorso lateromediale che si dipartono dalla superficie interna dell'albuginea. Le arterie cavernose sono facilmente identificabili come piccole immagini anulari iperecogene, che decorrono in posizione lievemente eccentrica più vicine al setto mediano. In condizioni di flaccidità hanno un decorso tortuoso, che le rende visibili a tratti come due sottili linee iperecogene centrali parallele.
f. Sotto i corpi cavernosi si trova il corpo spongioso dell'uretra, la cui ecostruttura è simile a quella dei corpi cavernosi, con punto centrale iperecogeno corrispondente alle pareti dell'uretra collabite.

In fase di erezione, le strutture ecografiche descritte sono meglio visibili. I corpi cavernosi aumentano di dimensioni, diventano meno ecogeni, con ampie lacune vascolari, e le arterie cavernose diventano rettilinee e si dilatano. La tunica albuginea e la fascia di

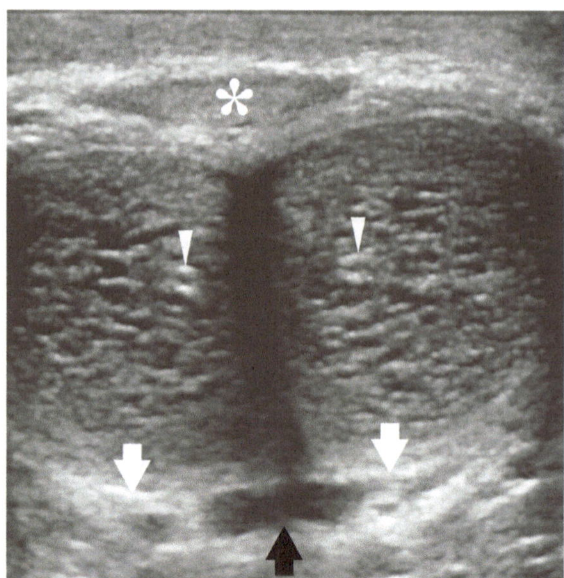

Fig. 19.2 Anatomia ecografica normale del pene. Scansione assiale. Le arterie cavernose (*punte di freccia*) appaiono come piccole immagini tondeggianti con pareti iperecogene all'interno dei corpi cavernosi. I vasi dorsali del pene (*freccia nera*) sono visibili esternamente alla tunica albuginea (*frecce bianche*). Il corpo spongioso (*asterisco*) è situato ventralmente in sede mediana

Buck vengono a stretto contatto, determinando la scomparsa pressoché completa della zona corrispondente al plesso venoso.

Il glande è leggermente iperecogeno rispetto ai corpi cavernosi e ha ecostruttura più fine. Avvolge l'estremità anteriore dei corpi cavernosi dai quali è separato dall'albuginea. L'uretra può essere studiata dopo distensione con soluzione fisiologica utilizzando scansioni trasversali e longitudinali [1].

Nei primi minuti successivi alla farmacostimolazione si osserva con l'ecografia B-mode la progressiva dilatazione delle arterie cavernose [1] e la distensione delle lacune dei corpi cavernosi, a partire da quelle centrali più voluminose. In questa fase la porzione centrale dei corpi cavernosi è in genere meno ecogena rispetto alla porzione periferica. L'ecogenicità del tessuto cavernoso ritorna omogenea nei minuti successivi, quando il paziente raggiunge l'erezione.

Dopo lo studio morfologico dei vasi (Fig. 19.3) si passa alle rilevazioni velocimetriche dei flussi nelle arterie cavernose utilizzando il Doppler pulsato [5]. È importante posizionare il volume campione all'origine dell'arteria cavernosa, in quanto l'angolo Doppler è più favorevole per una corretta misurazione della velocità

del picco sistolico, che si riduce progressivamente verso le sedi più distali.

In condizioni normali forma e morfologia dello spettro Doppler variano notevolmente, e in maniera caratteristica, durante l'instaurarsi dell'erezione. Dallo stato di flaccidità fino all'erezione rigida si riconoscono sei fasi vascolari successive che correlano con un progressivo aumento della pressione intracavernosa (Fig. 19.4) [6].

In stato di flaccidità (Fase 0) i flussi nelle arterie cavernose sono a bassa velocità e ad alta resistenza; subito dopo la farmacostimolazione (Fase 1) si osservano nelle arterie cavernose flussi ad alta velocità e bassa resistenza, con velocità di picco sistolico >35 cm/s e velocità diastoliche >8 cm/s. Nei soggetti giovani, in questa fase non è raro riscontrare velocità sistoliche di 80-100 cm/s e velocità diastoliche anche superiori a 20 cm/s. L'aumento progressivo della pressione endocavernosa comporta la comparsa di un'incisura a inizio diastole e una progressiva riduzione della velocità diastolica (Fase 2), fino alla scomparsa del flusso diastolico (Fase 3) e alla sua inversione (Fase 4). Nella fase di massima erezione, non raggiunta sistematicamente dopo farmacostimolazione anche in condizioni normali, si apprezza una progressiva riduzione del flusso sistolico, che correla con una pressione intracavernosa superiore alla pressione sistolica per contrazione dei muscoli ischiocavernosi e bulbocavernoso (Fase 5).

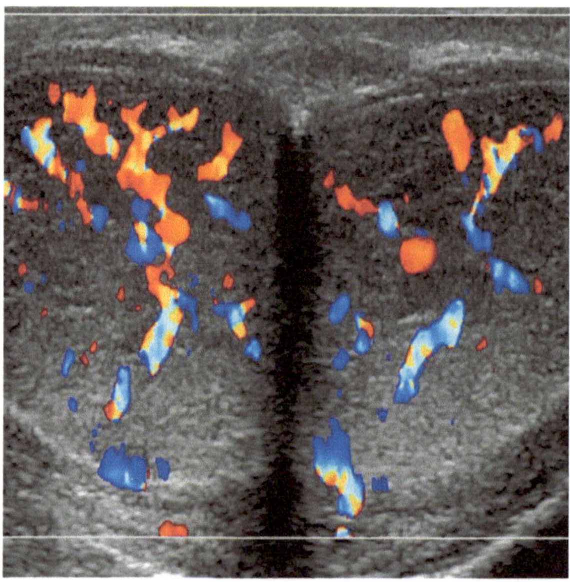

Fig. 19.3 Anatomia eco-color Doppler normale del pene. Scansione assiale che dimostra le arterie cavernose e i vasi dorsali

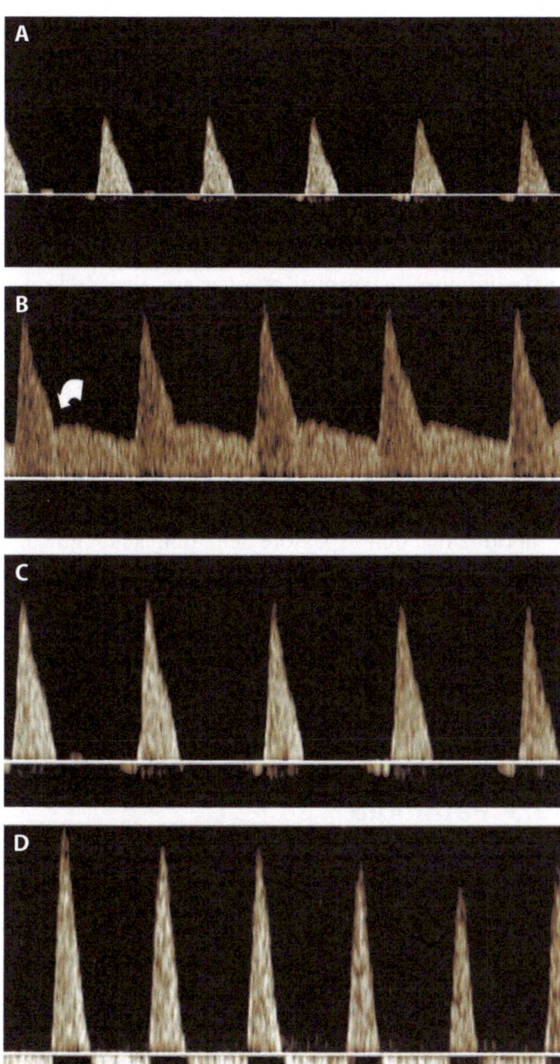

Fig. 19.4 Variazioni fisiologiche principali e di più comune osservazione della forma dello spettro Doppler nelle arterie cavernose. (**A**) In stato di flaccidità (Fase 0) si osservano flussi a bassa velocità e alta resistenza. (**B**) Dopo farmacostimolazione si osservano flussi ad alta velocità e bassa resistenza; successivamente (Fase 2) compare un'incisura a inizio diastole (*freccia curva*). All'aumentare della turgidità peniena (**C**) il flusso diastolico scompare (Fase 3) e, quando viene raggiunta l'erezione (**D**) si ha l'inversione del flusso diastolico (Fase 4). In questo caso la Fase 5 non è stata raggiunta

19.4 Anatomia RM

Lo studio basale, non in erezione, risulta limitato e spesso non è possibile ottenere una corretta rappresentazione dei componenti anatomici, in quanto non è facile posizionare in maniera corretta il pene allo stato flaccido. Per tali motivi l'esame in fase di erezione trova indicazione in tutti i casi, quando possibile, per poter avere informazioni diagnostiche adeguate e affidabili. Nelle sequenze pesate in T1, soprattutto se eseguite dopo farmacostimolazione, il tessuto erettile ha un'intensità di segnale più bassa del tessuto adiposo, ma maggiore di quello della muscolatura striata (Fig. 19.5).

La tunica albuginea si presenta come una linea ipointensa separata dalla fascia di Buck da una linea di intensità più elevata in T1 attribuibile al tessuto connettivo adiposo interposto. In erezione essa si distende e risulta pertanto assottigliata. Nelle sequenze T2 pesate i corpi cavernosi presentano una maggiore intensità di segnale, variabile in rapporto al grado di tumescenza del pene. In fase di erezione tale fenomeno tende ad accentuarsi per la presenza del sangue che riempie le lacune spongiose. Il corpo cavernoso ha un'intensità di segnale nettamente superiore a quella dei tessuti molli circostanti, soprattutto rispetto alla tunica albuginea che li delimita.

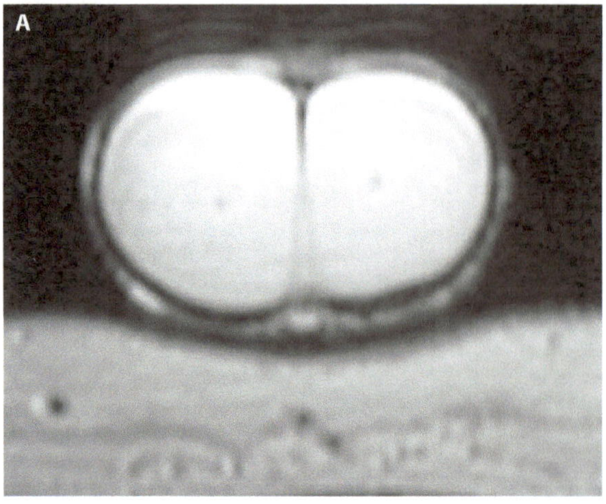

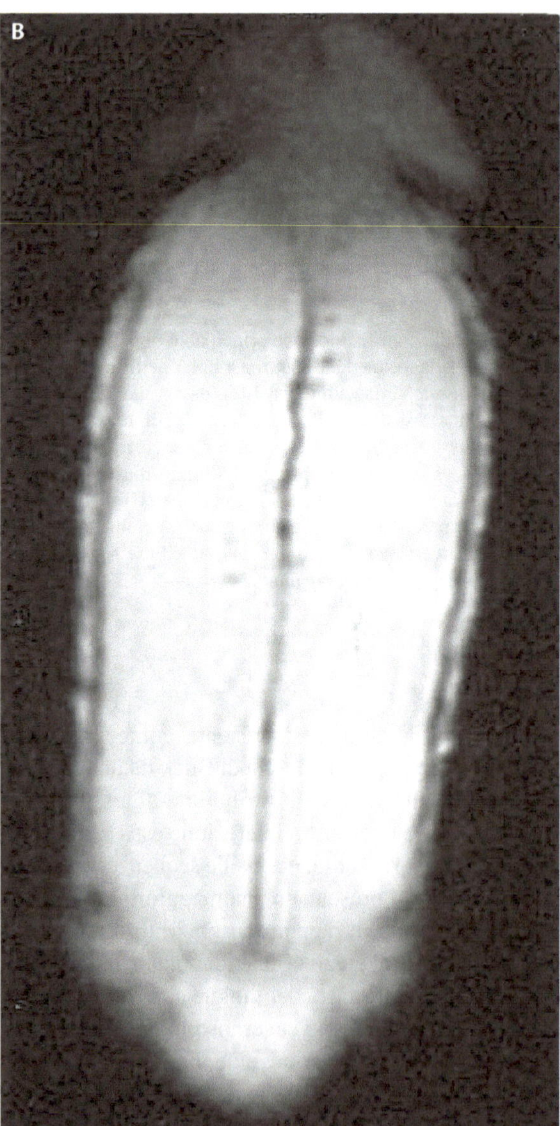

Il setto pettineo si presenta come una linea ipointensa mediana, a profili zigrinati, ben documentabile nelle scansioni coronali. Il glande e le crura sono isointensi rispetto al tessuto erettile dei corpi cavernosi.

Nelle sequenze pesate in T2 i corpi cavernosi, il corpo spongioso e il glande presentano aumento dell'intensità di segnale, con incremento del contrasto rispetto alle tuniche, che rimangono ipointense. Il segnale dei corpi cavernosi può variare a seconda del diverso grado di riempimento ematico delle lacune vascolari. Durante l'erezione, spontanea o farmacologicamente indotta, la RM permette di valutare meglio le strutture anatomiche e in particolare di dimostrare:

- l'aumento del volume dei corpi cavernosi;
- l'aumento di intensità del segnale dei corpi cavernosi;
- la riduzione dello spessore della tunica albuginea.

L'evidente miglioramento della qualità delle immagini e delle informazioni diagnostiche che si ottiene nella fase dinamica rende consigliabile nella maggioranza dei casi l'esecuzione dell'esame direttamente durante l'erezione, senza ricorrere allo studio basale.

19.5 Patologia

19.5.1 Malformazioni

Le lesioni congenite del pene sono rare. Si tratta, in genere, di forme di ipo-epispadia ed ermafroditismo con ipoplasia più o meno spiccata dei corpi cavernosi.

L'ecografia trova indicazione nella valutazione della struttura e delle dimensioni degli organi erettili e nel monitoraggio delle loro modificazioni durante lo sviluppo sessuale.

Per la sua panoramicità e la ripetibilità nel tempo, la RM costituisce attualmente la metodica più utile per lo studio delle malformazioni peniene o per valutare il risultati della terapia chirurgica. È utile nello studio delle ipoplasie unilaterali dei corpi cavernosi, nell'epispadia, nelle difallie, nella diastasi dell'osso pubico e

Fig. 19.5 Anatomia RM del pene in erezione. Sequenza T2 pesata in scansione trasversale (**A**) e in scansione coronale (**B**). Nelle sequenze T2 pesate il tessuto erettile presenta intensità di segnale elevata, mentre l'albuginea e la fascia di Buck risultano ipointense. Nella scansione coronale (**B**) si documenta in maniera ottimale il setto intercavernoso

nelle anomalie complesse della regione perineo-genitale. Viene ampiamente utilizzata per lo studio degli ermafroditismi e delle ambiguità genitali per valutare il tessuto erettile residuo e la situazione anatomica degli organi interni, in previsione di una terapia ricostruttiva o negli interventi di assegnazione del sesso.

19.5.2 Induratio penis plastica

Chiamata anche malattia di La Peyronie, è sicuramente l'affezione peniena di più frequente riscontro nella pratica clinica. Colpisce lo 0,4-0,7% dei pazienti urologici e la diagnosi è in genere facile. È invece molto più difficile stabilire – sulla base dei dati anamnestici e clinici – lo stadio evolutivo della lesione e la sua esatta estensione, specie quando interessa il setto e la radice dei corpi cavernosi. L'eziopatogenesi è tuttora sconosciuta e delle numerose ipotesi formulate quella autoimmune è sicuramente la più suggestiva. Il quadro anatomopatologico è caratterizzato, inizialmente, da una vasculite dell'albuginea con essudazione plasmatica e attivazione dei fibroblasti, responsabili della formazione del cheloide subfasciale, che clinicamente si evidenzia come una placca palpabile.

Con l'ecografia di base, a pene flaccido, le possibilità diagnostiche sono limitate al riconoscimento di eventuali calcificazioni o placche molto spesse ed estese. In fase dinamica, invece, la distensione dei corpi cavernosi e la tensione dell'albuginea consentono una più agevole individuazione delle placche, del loro numero e della loro estensione. All'ecografia in fase dinamica si può identificare ogni tipo di placca. I caratteri semeiologici possono essere sintetizzati come segue (Fig. 19.6).
1. Fase essudativa: aree ipoecogene con interruzione segmentaria della linea iperecogena corrispondente all'albuginea. Il corpo cavernoso sottostante presenta in genere una buona espandibilità.
2. Fase fibrosa: ispessimento dell'albuginea con dimostrazione di un'area ecogena più o meno spessa ed estesa. Il corpo cavernoso sottostante si espande di meno e, inoltre, presenta un'ecogenicità più marcata, con numerosi piccoli spot ecogeni verosimilmente riferibili ai setti cavernosi ispessiti o scarsamente distesi. In diversi casi (20-25%) gli ultrasuoni possono documentare placche non rilevate clinicamente, soprattutto quando localizzate a livello del setto o della radice del pene. Le placche calcifiche appaiono spesso circondate da un alone ipoecogeno periferico, corrispondente a tessuto fibroso.

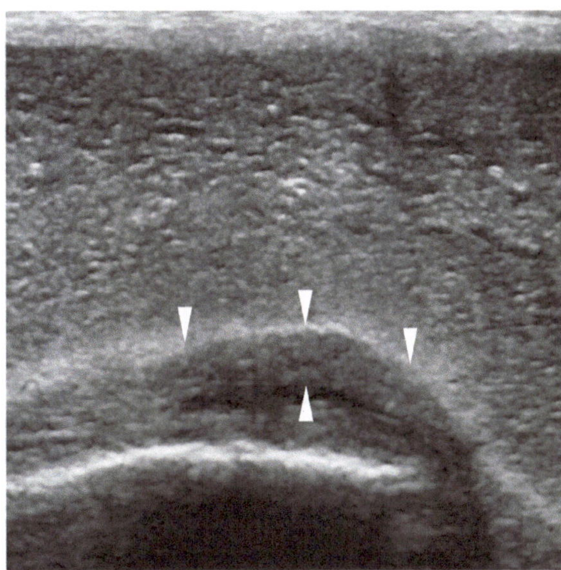

Fig. 19.6 Induratio penis plastica. La scansione longitudinale dimostra una placca dorsale scarsamente ecogena (*punte di freccia*), che impedisce la distensione del tessuto erettile sottostante

Lo studio eco-color Doppler del paziente con IPP consente di valutare la funzione erettile [7, 8], informazione fondamentale per programmare correttamente la terapia. Nella maggior parte dei pazienti con IPP un deficit erettile concomitante non è dovuto a questa patologia, che determina piuttosto difficoltà o impossibilità alla penetrazione a causa dell'incurvamento o dell'accorciamento penieno, ma a cause vascolari. Il riscontro di un'impotenza orienta verso la scelta di un impianto protesico, piuttosto che verso interventi chirurgici di corporoplastica.

Nell'IPP la RM del pene viene eseguita dopo induzione farmacologica dell'erezione e permette di rendere più evidenti le alterazioni strutturali che interessano la tunica albuginea. È possibile definire il numero, la sede e l'estensione della placca e l'entità dell'incurvamento (Fig. 19.7). Nelle sequenze T1 pesate l'IPP appare come un'area di ispessimento irregolare a bassa intensità di segnale che coinvolge la tunica albuginea [9]. La ridotta estensibilità provoca l'accorciamento circoscritto e di conseguenza l'incurvamento, che è chiaramente evidenziabile. Nelle sequenze T2 pesate lo spessore della placca è ben definibile in quanto ipointensa rispetto al tessuto cavernoso sottostante. Le calcificazioni sono invece mal identificabili, in quanto presentano il medesimo comportamento del segnale della tunica albuginea e del tessuto fibroso.

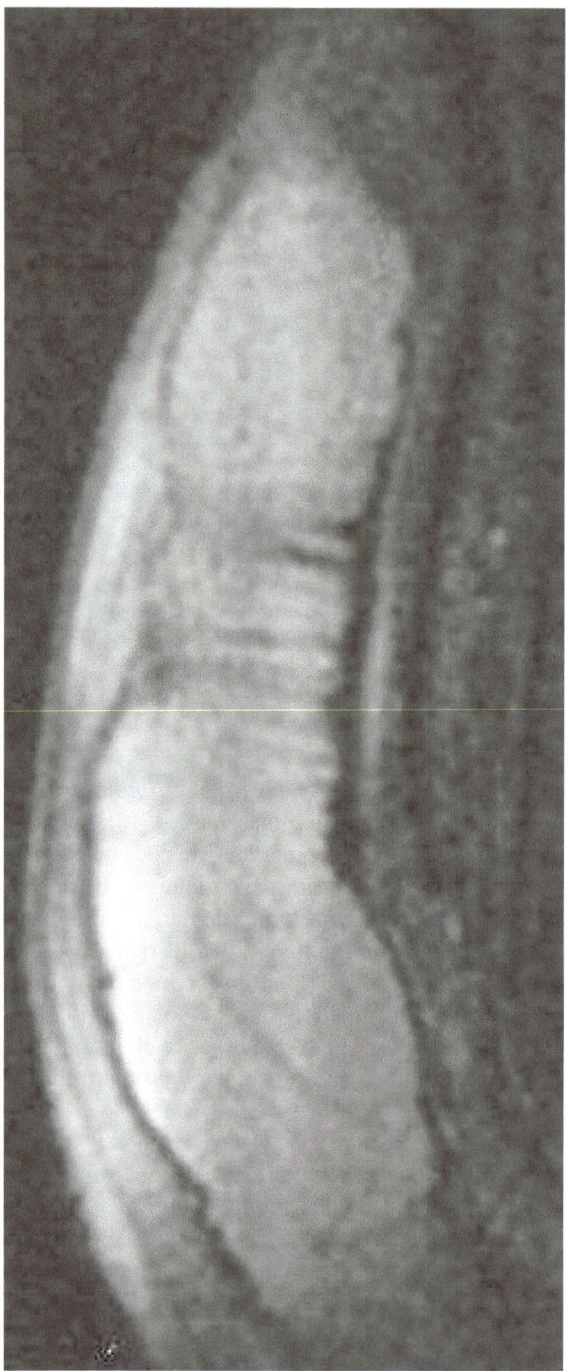

Fig. 19.7 Induratio penis plastica. RM T2 pesata in scansione sagittale. L'ispessimento dell'albuginea dorsale è ben apprezzabile con accorciamento del pene e incurvamento dorsale

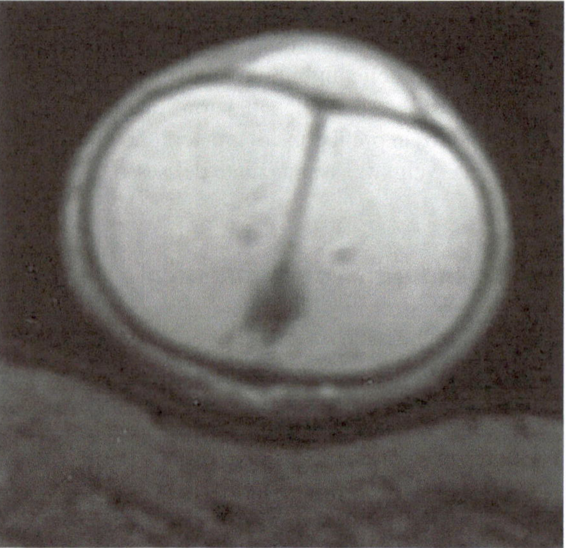

Fig. 19.8 Induratio penis plastica settale. RM T2 pesata dopo farmacostimolazione. L'ispessimento settale, causa di dolore in fase erettiva, è chiaramente riconoscibile per l'ipointensità di segnale della placca

Le placche settali (Fig. 19.8) si riconoscono nelle scansioni coronali e assiali, sotto forma di noduli ipointensi in tutte le sequenze, posti in sede mediana lungo il decorso del setto.

19.5.3 Fibrosi dei corpi cavernosi

La fibrosi primitiva o idiopatica del pene può essere localizzata o diffusa; si presenta ecograficamente come un'area iperecogena nel contesto del tessuto cavernoso, o come un'iperecogenicità diffusa dei corpi cavernosi, a volte fortemente attenuante o con calcificazioni.

Le forme secondarie di fibrosi circoscritta dei corpi cavernosi sono molto più frequenti di quelle primitive. Si sviluppano in seguito a traumi, iniezione intracavernosa di farmaci e manovre chirurgiche. Nei pazienti con priapismo a basso flusso uno stato ipossico del pene prolungato oltre 5-6 ore comporta una progressiva alterazione delle fibrocellule muscolari dei corpi cavernosi e l'evoluzione verso una fibrosi diffusa, che può verificarsi anche in seguito a flogosi severe.

La fibrosi diffusa (Fig. 19.9), di solito secondaria a crisi priapica prolungata, interessa entrambi i corpi cavernosi e si presenta all'esame ecografico con un diffuso aumento dell'ecogenicità del tessuto erettile.

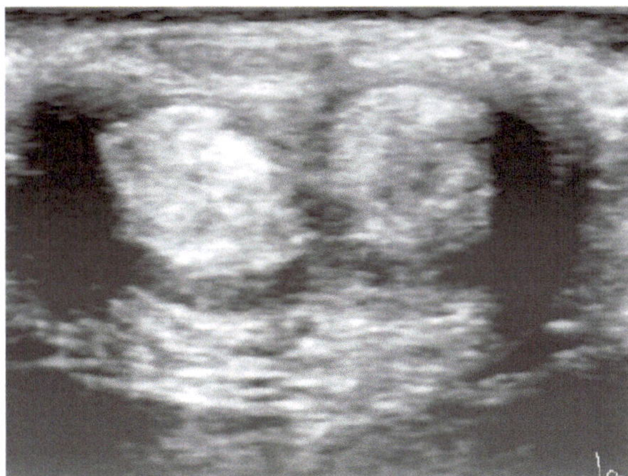

Fig. 19.9 Fibrosi dei corpi cavernosi. Ecografia in scansione assiale che dimostra aree iperecogene a contorni mal definiti nel contesto di entrambi i corpi cavernosi

Caratteristica è la scarsa o assente dilatazione dei corpi cavernosi dopo stimolazione farmacologica e la mancanza della tipica ipoecogenicità reticolare, dovuta alla dilatazione dei sinusoidi.

Se la fibrosi diffusa è rara, molto più spesso si riscontrano nodosità a livello del tratto medio del pene (5-7%), che alla palpazione possono simulare placche di induratio. L'esame ecografico di questi noduli rivela aree iperecogene focali, del diametro di 1-1,5 cm, poste per lo più nel contesto dei corpi cavernosi e/o sotto l'albuginea. La RM dimostra, nei pochi casi riportati dalla letteratura, delle aree di ipointensità di segnale focali o diffuse che sono ben identificabili nel contesto dell'iperintensità del tessuto erettile. Nelle forme diffuse la fibrosi è particolarmente evidente attorno alle arterie cavernose e si documenta solo all'altezza della parte pendula del pene, risparmiando la regione delle crura.

19.6 Traumi

Il pene può subire lesioni per traumi penetranti e non penetranti che si verificano in erezione o in flaccidità. Le ferite penetranti del pene sono la conseguenza di lesioni da armi da fuoco, ferite penetranti spesso autoinflitte, punture di insetti o morsi di animali. La diagnosi è clinica e l'imaging in genere non è necessario.

I traumi non penetranti possono produrre ematomi sottocutanei, intracavernosi ed extracavernosi, confinati tra le diverse fasce del pene (Fig. 19.10). Nei casi più gravi può verificarsi la rottura della tunica albuginea associata o meno a lacerazione del tessuto cavernoso e a lesioni uretrali [10]. Le lesioni che si verificano sono profondamente diverse a seconda che il pene sia eretto o in stato di flaccidità, in quanto diversa è la mobilità, la posizione, la deformabilità e l'elasticità del pene.

L'ecografia è l'indagine di imaging di prima istanza nello studio dei pazienti con trauma penieno, in quanto permette un'accurata valutazione dell'anatomia peniena normale ed è in grado di delineare la natura e l'estensione della lesione [11, 12]. Raramente sono necessarie altre tecniche di imaging, quali RM o cavernosografia. L'ecografia consente di confermare la diagnosi di rottura dell'albuginea quando la presentazione clinica è atipica, o quando il dolore e l'importante rigonfiamento penieno impediscono la valutazione clinica. La lesione [13] si presenta come un'interruzione della iperecogenicità della tunica albuginea (Fig. 19.11); piccole rotture difficilmente identificabili in B-mode possono essere riconosciute all'eco-color Doppler comprimendo il pene per la comparsa di segnale colore nella sede della lesione. L'ecografia consente inoltre di valutare la sede e l'estensione dell'ematoma. La distensione del lume uretrale con soluzione fisiologica può essere utile per identificare lesioni uretrali come un'interruzione della parete; in assenza di ferite penetranti la presenza di aria nei corpi cavernosi costituisce un segno indiretto di lesione dell'uretra.

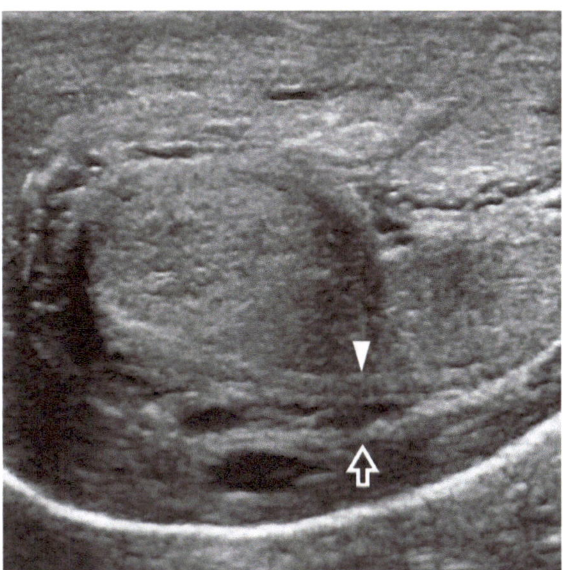

Fig. 19.10 Ematoma penieno confinato tra la tunica albuginea (*punta di freccia*) e la fascia di Buck (*freccia*)

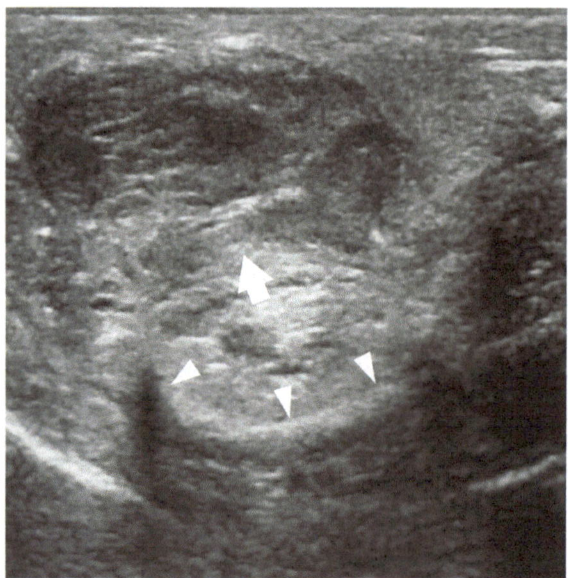

Fig. 19.11 Rottura della tunica albuginea. Ecografia in scansione assiale che dimostra l'interruzione (*freccia*) della tunica albuginea (*punte di freccia*)

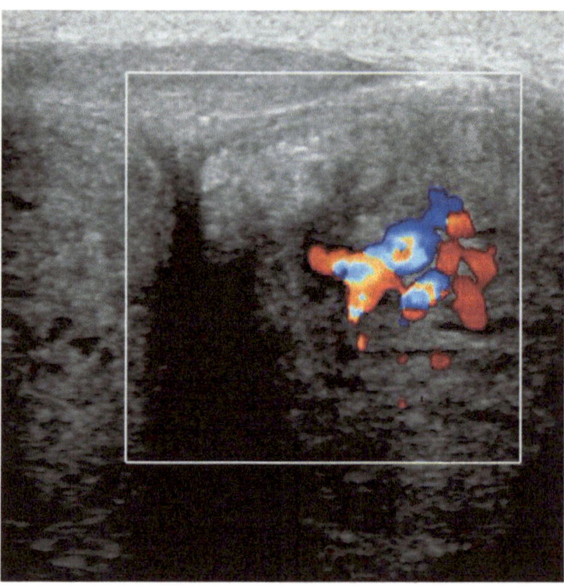

Fig. 19.12 Priapismo ad alto flusso. Eco-color Doppler in scansione longitudinale. La lacerazione dell'arteria cavernosa e del tessuto cavernoso si presenta con una lacuna ipervascolarizzata nel contesto del corpo cavernoso

Se il trauma si verifica quando il pene è in stato di flaccidità si sviluppano ematomi intracavernosi o extracavernosi, ma l'albuginea rimane illesa. La rottura di un'arteria cavernosa è rara e si manifesta clinicamente con la comparsa di un priapismo ad alto flusso [14]. L'eco-color Doppler consente di valutare gli ematomi, di confermare l'integrità della tunica albuginea e di valutare i vasi penieni. Nei pazienti con priapismo ad alto flusso, in particolare, la zona della lacerazione dell'arteria e del tessuto cavernoso è individuabile come un'area ipoecogena nel contesto del tessuto cavernoso, che presenta intenso segnale colore all'eco-color Doppler [15, 16]. Il campionamento Doppler della fistola documenta flussi turbolenti con elevata velocità di picco (Fig. 19.12).

Il ruolo della RM nello studio delle fratture del pene è quello di valutare la sede e l'estensione della lacerazione e ricercare il coinvolgimento del corpo spongioso e dell'uretra [17]. Per la sua elevata accuratezza diagnostica, la RM risulta attualmente sempre più utilizzata; gli ultrasuoni non sono invece adeguati, poiché l'infiltrazione emorragica e l'edema rendono difficile la definizione della sede e dell'estensione della lacerazione [18].

I traumi diretti possono provocare a volte una lacerazione del tessuto cavernoso, con formazione di lacune vascolari e fistole artero-venose intraspongiose. Il priapismo ad alto flusso, non ischemico, che ne consegue si presenta all'esame RM con una distensione dei corpi cavernosi, che appaiono iperintensi, e la presenza di un'area lacunare fortemente iperintensa, corrispondente alla fistola artero-venosa. In questi casi l'angio-RM può fornire dettagli più precisi per quanto riguarda i rapporti con l'arteria cavernosa e le vene di deflusso [19].

Nei rari casi di priapismo post-traumatico a basso flusso senza fistole, la RM può evidenziare aree di trombosi o ematoma intracavernoso uni o bilaterale, che giustifica il quadro clinico [20].

19.7 Tumori

19.7.1 Tumori maligni

Le neoplasie maligne hanno una bassa incidenza nei paesi occidentali (0,4-0,6% dei tumori maligni urologici), mentre raggiungono il 5-10% in alcuni paesi africani, verosimilmente in rapporto alle scadenti condizioni igieniche e alla fimosi; per la maggior parte sono carcinomi squamosi (95%) [21]. Il tumore compare in genere tra la VI e la VII decade ed è molto raro nei soggetti circoncisi; la scarsa igiene, la fimosi e le infezioni da papillomavirus sono strettamente associate allo sviluppo della malattia. Il carcinoma squamoso si localizza al glande nel 50% circa dei casi; in assenza di trattamento cresce invadendo prima la fascia di Buck e quindi la tunica albuginea, infiltrando i corpi cavernosi.

Una precisa stadiazione del carcinoma squamoso del pene influenza la strategia terapeutica e la prognosi [22, 23]. L'ecografia ha lo scopo soprattutto di stadiare localmente la patologia o di porre la diagnosi di recidiva negli esiti di interventi chirurgici o radioterapici.

Il carcinoma squamoso si presenta in genere all'ecografia B-mode come una lesione disomogeneamente ipoecogena con spot iperecogeni dovuti alla presenza di bolle d'aria intrappolate nelle regioni ulcerate [24]. La possibilità d'identificare ecograficamente la tunica albuginea permette di differenziare le neoplasie limitate al glande da quelle che hanno invaso i corpi cavernosi.

La RM viene attualmente proposta per una corretta stadiazione. Nelle sequenze T1 pesate il carcinoma squamoso è ipointenso e si confonde con le strutture adiacenti, mentre è ben visibile in T2 (Fig. 19.13), in quanto ipointenso rispetto al tessuto cavernoso iperintenso [25]. Dopo somministrazione di mdc il tumore incrementa la sua intensità di segnale ed è ben differenziabile dal tessuto cavernoso e dalle tuniche. La RM

permette di identificare le linfoadenopatie in sede inguinale e profonda e allo stesso tempo valutare lo sconfinamento loco-regionale del tumore.

19.7.2 Neoplasie benigne

Le neoplasie benigne del pene sono molto rare. Esse comprendono cisti congenite e acquisite, cisti dermoidi ed epidermoidi, fibromi, miomi, tumori nervosi e neuroepiteliali, lipomi e angiomi [2]. Se si escludono le cisti, per il loro caratteristico comportamento acustico, il quadro ecografico dei tumori benigni del pene è aspecifico e poco conosciuto per l'estrema rarità di queste patologie. L'ecografia viene impiegata soprattutto per documentare la presenza della lesione e valutarne i rapporti con le diverse strutture del pene.

19.7.3 Metastasi peniene

L'interessamento metastatico del pene deriva dalla diffusione locale di tumori degli organi adiacenti o, più raramente, dalla diffusione ematogena o linfatica di neoplasie di organi distanti. Il trattamento è palliativo e la prognosi è rapidamente infausta [26]. In circa il 40% dei casi si riconosce un aumento di consistenza del pene, che risulta estremamante dolente, dovuto all'infiltrazione diffusa dei corpi cavernosi associata o meno a stasi ematica o a trombosi nei corpi cavernosi e nelle vene di deflusso. Meno frequentemente l'interessamento neoplastico del pene si presenta come multipli noduli palpabili. I sintomi includono, oltre al dolore, ematuria e ostruzione urinaria [26].

19.8 Trombosi della vena dorsale superficiale del pene

La trombosi della vena dorsale superficiale del pene, o trombosi di Mondor, è una patologia rara che può colpire soggetti di tutte le età. La malattia può presentarsi in pazienti con trombofilia ereditaria, o in seguito a traumi e infiammazioni; sono stati riportanti casi insorti in seguito a stasi venosa causata da sovradistensione vescicale e processi neoplastici della vescica e della prostata. La trombosi può peraltro essere idiopatica e presentarsi anche in assenza di evidenti fattori scatenanti o di cause predisponenti.

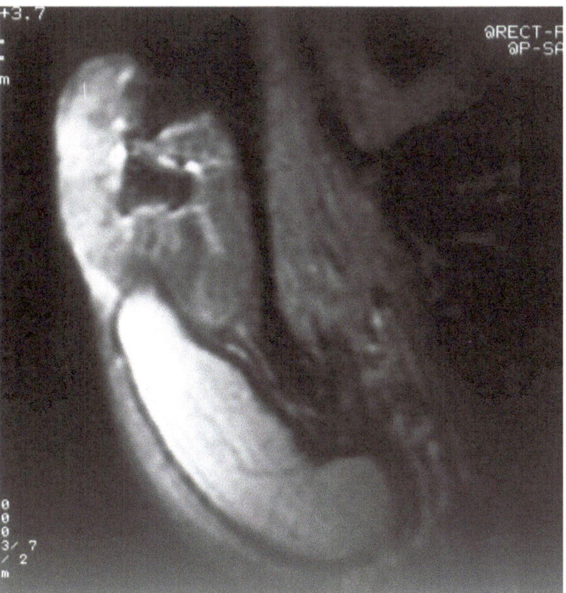

Fig. 19.13 Tumore del glande esteso all'apice dei corpi cavernosi. RM T2 pesata in scansione sagittale. La lesione neoplastica interessa estesamente il glande con infiltrazione dell'apice dei corpi cavernosi (stadio T2)

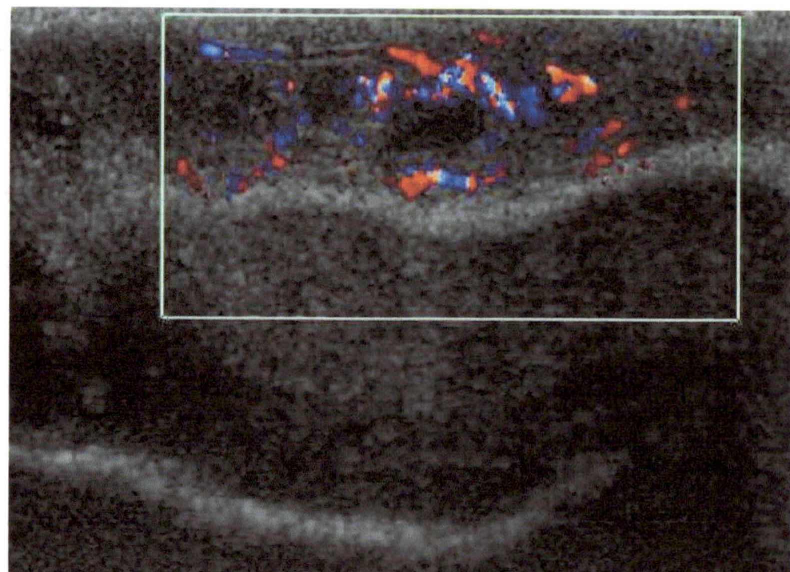

Fig. 19.14 Trombosi delle vena dorsale profonda del pene (trombosi di Mondor). Eco-color Doppler in scansione trasversale. La vena trombizzata, priva di flusso e non comprimibile, si trova medialmente alle arterie dorsali

Il quadro clinico è contraddistinto da indurimento della vena dorsale, che assume un aspetto "a cordone". Nella forma acuta i segni sono in genere quelli tipici della tromboflebite superficiale, con evidenti fenomeni di flogosi associati a febbre. Nella forma subacuta e cronica il quadro clinico è molto più sfumato, con sensazione di fastidio e presenza di indurimento venoso. La malattia ha evoluzione benigna con guarigione spontanea in 6-8 settimane. L'eco-color Doppler (Fig. 19.14) dimostra la trombosi del vaso per l'assenza di comprimibilità e la presenza di materiale ecogeno all'interno del lume e per l'assenza di flussi [8, 27].

19.9 Flogosi

I processi flogistici del pene sono rari e di solito si sviluppano come complicanze di traumi penetranti, o in seguito a manovre iatrogene quali l'iniezione intracavernosa di farmaci, la cavernosografia o procedure angiografiche. L'ecografia permette di individuare, nei pazienti con flogosi peniena estesa ai tessuti erettili, aree ipoecogene intracavernose a limiti non ben definiti associate a ispessimento delle fasce, che possono presentarsi con un aspetto stratificato "a buccia di cipolla". Gli ascessi si presentano come raccolte ipoecogene a profili irregolari con echi mobili all'interno localizzate nei corpi erettili o tra le fasce di rivestimento [8].

I processi infiammatori primitivi e isolati del pene interessano generalmente i tessuti superficiali e solo raramente si estendono al tessuto erettile vero e proprio, in quanto l'albuginea e la fascia di Buck rappresentano delle valide barriere alla diffusione delle flogosi. I corpi cavernosi possono essere interessati per contiguità da raccolte fluide di tipo ascessuale a partenza dal canale uretrale. Rispetto alla TC, la RM presenta il vantaggio di una migliore definizione dell'estensione delle raccolte flogistiche, sia per la possibilità dello studio multiplanare sia per la migliore risoluzione di contrasto delle diverse formazioni anatomiche coinvolte dai fenomeni flogistico-colliquativi.

Le aree flogistiche determinano una tumescenza dei tessuti, con iperintensità nelle sequenze T2 pesate e con evidente incremento di segnale dopo eventuale somministrazione di gadolinio.

19.10 Protesi

Le protesi peniene vengono impiegate nella chirurgia ricostruttiva del pene dopo interventi per tumori maligni, anomalie congenite, estrofia vescicale, cambiamento di sesso o per estesi traumi o ustioni perineali. Una delle applicazioni cliniche più diffuse è nel trattamento delle disfunzioni erettili che non rispondono alla terapia farmacologica.

L'esame ecografico viene utilizzato soprattutto per la ricerca di flogosi periprotesiche o rotture, mentre le dislocazioni sono male valutabili.

Nello studio RM dei pazienti portatori di protesi è sempre necessario conoscere la composizione del materiale costruttivo, onde escludere la presenza di una componente ferromagnetica al suo interno. Le protesi semirigide di silicone appaiono come formazioni tubulari prive di segnale in entrambe le sequenze T1 e T2 pesate, mentre le protesi gonfiabili presentano il segnale dei fluidi. Le due complicanze più frequenti delle protesi sono le infezioni e i malposizionamenti.

19.11 Disfunzione erettile

L'erezione è un complesso fenomeno neuro-endocrino, caratterizzato dal punto di vista vascolare da:
- dilatazione delle arterie afferenti ai corpi cavernosi, con aumento della portata arteriosa;
- riduzione o arresto del deflusso venoso;
- dilatazione degli spazi sinusoidali dei corpi cavernosi.

L'eco Doppler con farmacostimolazione rappresenta oggi la metodica strumentale più utile per l'inquadramento iniziale dei pazienti impotenti, in considerazione sia dell'elevato numero di informazioni che è in grado di fornire sia della sua scarsa invasività.

Circa l'80% dei soggetti con impotenza organica presenta un certo grado di insufficienza arteriosa, mentre nel 15% dei casi si è dimostrato un precoce deflusso venoso per alterazione dei meccanismi veno-occlusivi [28]. L'ecografia B-mode e il Doppler pulsato rappresentano le metodiche più largamente impiegate prima di procedere a indagini più invasive, costose e complesse, come l'arteriografia selettiva delle arterie pudende, la cavernoso-manometria e la cavernosografia.

I parametri B-mode che vengono valutati prima e dopo iniezione cavernosa sono:
- distensibilità dei corpi cavernosi;
- diametro delle arterie cavernose.

I parametri eco Doppler, invece, sono:
- velocità del picco sistolico nelle arterie cavernose;
- velocità del picco diastolico.

Il calcolo della volumetria dei corpi cavernosi in condizioni di base e dopo erezione farmaco-indotta si è dimostrata metodica poco utile per la valutazione dell'impotenza di origine arteriosa.

Le arterie cavernose sono, in genere, facilmente identificabili, soprattutto se si utilizza il color. Il diametro si misura sulle scansioni longitudinali e varia, in condizioni basali, da 0,2 a 1 mm (media 0,4 mm) e in erezione tra 0,2 e 1,3 mm (media 0,7 mm). Le percentuali di variazione vanno dal 100 al 150%, ma le differenze non sono statisticamente significative tra i pazienti sani e quelli affetti da lesioni arteriose di grado diverso. La velocità di picco sistolico è il parametro più utile, sia in condizioni di riposo sia, soprattutto, in fase dinamica. La velocità e la morfologia della curva flussimetrica variano nei diversi momenti del processo erettivo, in stretta dipendenza con la pressione endocavernosa [29].

La maggior parte degli Autori ritiene che il valore di picco sistolico di 30 cm/s possa distinguere con sufficiente precisione i pazienti con arterie cavernose normali da quelli con lesioni gravi (Fig. 19.15), mentre non sarebbe in grado di individuare i pazienti con lesioni lievi o di media gravità. Per tale ragione, alcuni hanno proposto di utilizzare il valore di 40 cm/s come cut-off. Importante è valutare la velocità di picco in entrambe le arterie cavernose, poiché le lesioni sono spesso asimmetriche. In presenza di aumentato deflusso venoso si osserva una persistente ed elevata velocità diastolica (Fig. 19.16) anche in fase di massima erezione [30]. Quando la velocità diastolica è superiore a 15 cm/s deve essere posto il sospetto di patologia venosa, per cui si deve procedere a uno studio contrastografico, per conferma diagnostica.

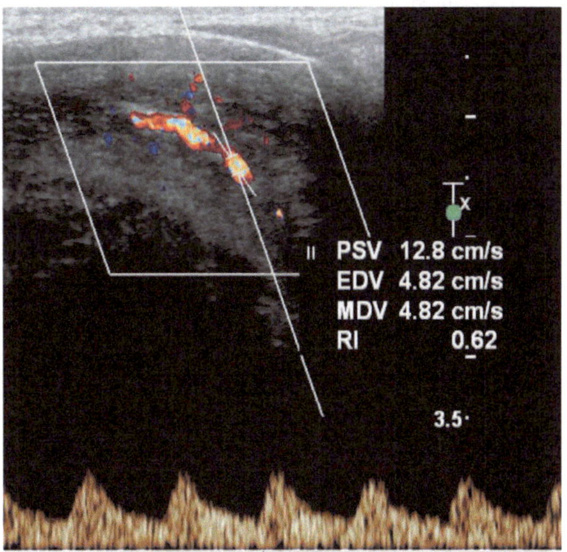

Fig. 19.15 Deficit erettile di origine arteriosa. Scansione longitudinale alla radice del pene dopo somministrazione di 20 mcg di PGE1. Si evidenziano flussi a bassa velocità con valore di 12,8 cm/s, espressione di ipoperfusione arteriosa

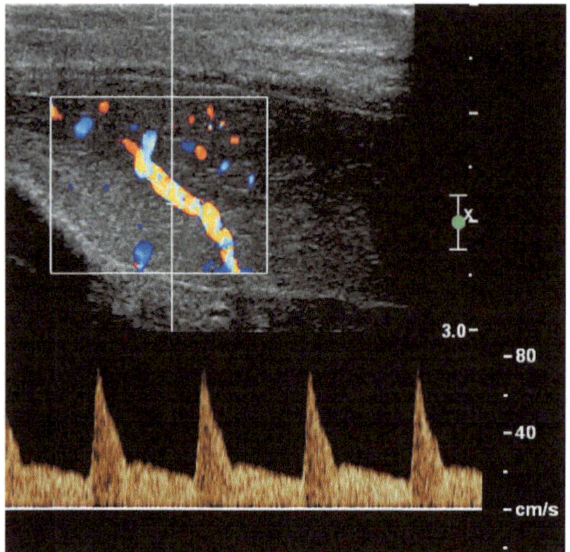

Fig. 19.16 Disfunzione erettile di origine veno-occlusiva. Scansione longitudinale. Il campionamento dell'arteria cavernosa nella fase di massima turgidità peniena, dopo somministrazione di 20 mcg di PGE1, mostra flussi con alta velocità di picco sistolico (circa 70 cm/s) che non progrediscono oltre la Fase 2. Il flusso diastolico è elevato con abbondante fuga venosa

19.12 Priapismo a basso flusso

Si tratta di un'erezione persistente e dolorosa, non legata a stimolazione o desiderio sessuale, che non recede dopo l'orgasmo. È prodotta da insufficiente deflusso venoso dal pene per molteplici cause, molte delle quali non note [31].

La diagnosi differenziale con il priapismo ad alto flusso è essenziale, in quanto il mancato tempestivo trattamento, entro 24 ore dall'insorgenza, determina danni permenenti al tessuto erettile, con fibrosi dei corpi cavernosi e impotenza. Anche quando tempestivamente trattato, peraltro, il priapismo a basso flusso determina spesso l'insorgenza di un deficit erettile permanente.

La diagnosi di priapismo a basso flusso è basata sulla clinica e sul riscontro di sangue non ossigenato all'interno dei corpi cavernosi; l'eco-color Doppler dimostra assenza di flussi nelle arterie cavernose, o flussi con bassa velocità e alte resistenze.

Nel follow-up dei pazienti con priapismo a basso flusso è possibile valutare la funzione erettile e la comparsa di fibrosi, che si presenta iperecogena rispetto alla normale ecogenicità dei corpi cavernosi.

Bibliografia

1. Doubilet PM, Benson CB, Silverman SG, Gluck CD (1991) The Penis. Seminars in Ultrasound, CT MRI 12:157–175
2. Bertolotto M (ed) (2008) Color Doppler US of the penis. Springer-Verlag, Berlin - Heidelberg
3. Vossough A, Pretorius ES, Siegelman ES et al (2002) Magnetic resonance imaging of the penis. Abdom Imaging 27:640–659
4. Pretorius ES, Siegelman ES, Ramchandani P, Banner MP (2001) MR imaging of the penis. Radiographics 21 Spec No:S283–298
5. Chiou RK, Alberts GL, Pomeroy BD et al (1999) Study of cavernosal arterial anatomy using color and power Doppler sonography: impact on hemodynamic parameter measurement. J Urol 162:358–360
6. Chiou RK, Pomeroy BD, Chen WS et al (1998) Hemodynamic patterns of pharmacologically induced erection: evaluation by color Doppler sonography. J Urol 159:109–112
7. Chen JH, Liu SP, Hsieh JT (2001) The relationship of penile rigidity and intracavernous vascular resistance in potent men during intracavernous pharmacological testing. J Urol 166:1762–1765
8. Andresen R, Wegner HE, Miller K, Banzer D (1998) Imaging modalities in Peyronie's disease. An intrapersonal comparison of ultrasound sonography, X-ray in mammography technique, computerized tomography, and nuclear magnetic resonance in 20 patients. Eur Urol 34:128–135
9. Montorsi F, Guazzoni G, Bergamaschi F et al (1994) Vascular abnormalities in Peyronie's disease: the role of color Doppler sonography. J Urol 151:373–375
10. Bertolotto M, Pozzi Mucelli RS (2004) Nonpenetrating penile traumas: sonographic and Doppler features. AJR Am J Roentgenol 183:1085–1089
11. Pavlica P, Barozzi L (1998) Ultrasound of penile tumors and trauma. Ultrasound Quarterly 14:95–109
12. Koga S, Saito Y, Arakaki Y et al (1993) Sonography in fracture of the penis. Br J Urol 72:228–229
13. Witt MA, Goldeinstein I, Saenz de Jajeda (1990) Traumatic laceration of intracavernosal arteries: the pathophysiology of non-ischaemic high flow arterial priapism. J Urol 143:1125–1127
14. Hakim LS, Kulaksizoglu H, Mulligan R et al (1996) Evolving concepts in the diagnosis and treatment of arterial high flow priapism. J Urol 155:541–548
15. Bertolotto M, Quaia E, Pozzi Mucelli F et al (2003) Color Doppler imaging of posttraumatic priapism before and after selective embolization. Radiographics 23:495–503
16. Choi MH, Kim B, Ryu JA et al (2000) MR imaging of acute penile fracture. Radiographics 20:1397–1405
17. De Lucchi R, Rizzo L, Rubino A, Tola E (2004) Magnetic resonance diagnosis of traumatic penile fracture. Radiol Med 107:234–240

18. Turpin F, Hoa D, Faix A et al (2008) MRI of the post-traumatic penis. J Radiol 89:303–310

19. Abolyosr A, Moneim AE, Abdelatif AM et al (2005) The management of penile fracture based on clinical and magnetic resonance imaging findings. BJU Int 96:373–377

20. Bertolotto M, Calderan L, Cova MA (2005) Imaging of penile traumas: therapeutic implications. Eur Radiol 15: 2475–2482

21. Bertolotto M, Serafini G, Dogliotti L et al (2005) Primary and secondary malignancies of the penis: ultrasound features. Abdom Imaging 30:108–112

22. Agrawal A, Pai D, Ananthakrishnan N et al (2000) Clinical and sonographic findings in carcinoma of the penis. J Clin Ultrasound 28:399–406

23. Kirkham A, Illing RO, Minhas S, Allen C (2008) MR imaging of nonmalignant penile lesions. RadioGraphics 28: 837–853

24. Pow-Sang MR, Benavente V, Pow-Sang JE et al (2002) Cancer of the penis. Cancer Control 9:305–314

25. Singh AK, Gonzales-Torrez P, Kaewlai R (2007) Imaging of penile neoplasm. Semin Ultrasound CT MR 28:287–296

26. Belville WD, Cohen JA (1992) Secondary penile malignancies: the spectrum of presentation. J Surg Oncol 51:134–137

27. Schmidt BA, Schwarz T, Schellong SM (2000) Spontaneous thrombosis of the deep dorsal penile vein in a patient with thromboembophilia. J Urol 164:1649

28. Lue TF (2000) Erectile dysfunction. N Engl J Med 342: 1802–1813

29. Wagner G, Mulhall J (2001) Pathophysiology and diagnosis of male erectile dysfunction. BMJ 88:3–10

30. Wespes E, Sattar AA, Golzarian J et al (1997) Corporeal veno-occlusive dysfunction: predominantly intracavernous muscular pathology. J Urol 157:1678–1680

31. Pautler SE, Brock GB (2001) Priapism. Urol Clin North Am 28:391–403

Indice analitico

Finito di stampare nel mese di giugno 2010